ELOGIOS A ANTHONY WILLIAM

"O entendimento que Anthony tem dos alimentos, de suas vibrações e de como eles interagem com o corpo nunca deixa de me impressionar. Sem nenhum esforço, ele explica, de maneira compreensível para qualquer pessoa, de que modo nossas escolhas podem ser harmônicas ou desarmônicas. Ele tem um dom. Faça um favor a seu corpo e se trate."

— Pharrell Williams, artista e produtor, ganhador de 11 prêmios Grammy

"Embora seu trabalho tenha de fato um elemento de mistério sobrenatural, boa parte do que Anthony William destaca – sobretudo no que se refere às doenças autoimunes – parece correto e verdadeiro em si mesmo. O melhor é que os protocolos que ele recomenda são naturais, acessíveis e fáceis de pôr em prática."

— Gwyneth Paltrow, atriz vencedora do Oscar, autora de *It's All Easy*, que figurou na lista de best-sellers do *New York Times*, fundadora e Diretora de Comunicação do *site* GOOP.com

"Anthony é uma das fontes em que nossa família confia. O trabalho que ele faz no mundo é uma luz que já conduziu muitas pessoas à segurança. Ele é muito importante para nós."

— Robert De Niro e Grace Hightower De Niro

"Anthony é um grande homem. Seu conhecimento é fascinante e foi muito útil para mim. O suco de aipo, em si e por si, é capaz de mudar vidas!"

— Calvin Harris, produtor, DJ e artista ganhador do Grammy

"O conhecimento de Anthony sobre os alimentos que consumimos e os efeitos que eles têm em nosso corpo e nosso bem-estar geral mudou minha vida!"

— Jenna Dewan, atriz de *World of Dance* e *Step Up*

"Anthony é o mago de todos os artistas da minha gravadora. Se ele fosse um disco de música, superaria com folga Thriller. *Sua habilidade é absolutamente profunda, notável, extraordinária, impressionante. Ele é um luminar cujos livros estão repletos de profecias. Esse é o futuro da medicina."*

— Craig Kallman, *Chairman* e CEO da Atlantic Records

"Os livros de Anthony são ao mesmo tempo revolucionários e práticos. Quem quer que esteja frustrado com os limites atuais da medicina ocidental deve dedicar tempo e atenção a este livro."

— James Van Der Beek, criador, produtor-executivo e astro das séries *What Would Diplo Do?*, *Pose* e *Dawson's Creek*; e Kimberly Van Der Beek, palestrante e ativista

"Meus familiares e amigos foram alvos do inspirado dom de cura de Anthony, e todos nós nos beneficiamos, mais do que as palavras podem expressar, com o rejuvenescimento de nossa saúde física e mental."

— Scott Bakula, produtor e astro da série de televisão *NCIS: New Orleans*, ganhador do Globo de Ouro e astro das séries *Quantum Leap* e *Star Trek: Enterprise*

"Anthony é uma pessoa maravilhosa. Identificou em mim alguns problemas de saúde muito antigos e sabia de quais suplementos eu precisava. De imediato passei a me sentir melhor."

— Rashida Jones, diretora de *Quincy* e ganhadora do Grammy, produtora e protagonista de *Angie Tribeca*, atriz das séries *Parks and Recreation* e *The Office*

"Já pensou se alguém pudesse apenas encostar em você e saber qual é o seu problema? Bem-vindo às mãos curativas de Anthony William – um alquimista dos tempos modernos que, com grande probabilidade, tem nas mãos a chave da longevidade. Seus conselhos salvadores irromperam no meu mundo como um furacão de cura que deixou atrás de si um rastro de amor e luz. Ele é, sem a menor sombra de dúvida, a nona maravilha do mundo."

— Lisa Gregorisch-Dempsey, produtora-executiva sênior da revista *Extra*

"Anthony William está mudando e salvando a vida de pessoas pelo mundo afora com seu dom único. Sua dedicação constante e a grande quantidade de informações avançadas que fornece derrubaram os obstáculos que costumam impedir tantas pessoas de acolher verdades tão necessárias, que a ciência e as pesquisas científicas ainda não descobriram. No âmbito pessoal, ele ajudou a mim e a minhas filhas, dando-nos suportes para a saúde que de fato funcionam. Hoje em dia, o suco de aipo faz parte da nossa rotina!"

— Lisa Rinna, atriz das séries *The Real Housewives of Beverly Hills* e *Days of Our Lives*, campeã de vendas do *ranking* do *New York Times* e *designer* da Lisa Rinna Collection

"Anthony não é apenas um agente de cura caloroso e compassivo. Também é autêntico e extremamente preciso nas capacidades que Deus lhe deu. Foi uma bênção imensa na minha vida."

— Naomi Campbell, modelo, atriz e ativista

"Tive o prazer de trabalhar com Anthony William quando ele veio a Los Angeles e partilhou sua história na revista Extra*. Que entrevista fascinante! Ele deixou o público querendo saber mais... todos iam à loucura! Sua personalidade calorosa e seu coração grande são evidentes. Anthony dedicou sua vida a ajudar as pessoas por meio do conhecimento que recebe do Espírito e partilha todas essas informações por meio de seus livros do Médium Médico, que mudam a vida dos leitores. Anthony William é* sui generis*!"*

— Sharon Levin, produtora sênior da revista *Extra*

"Há algum tempo que venho seguindo Anthony e sempre fico contente (mas não surpresa) com as histórias de sucesso das pessoas que seguem seus protocolos... Há muitos anos que estou em meu próprio caminho de cura, pulando de médico em médico e de especialista em especialista. Anthony é de verdade. Confio nele e em seu vasto conhecimento sobre como a tireoide funciona e os efeitos dos alimentos sobre nosso corpo. Já indiquei Anthony a um número incontável de amigos, familiares e seguidores, pois de fato acredito que ele possui um conhecimento que nenhum médico tem. Acredito que estou agora a caminho da cura e é uma honra para mim ter conhecido a ele e a seu trabalho. Todos os endocrinologistas deveriam ler seu livro sobre a tireoide!"

— Marcela Valladolid, *chef*, escritora e apresentadora de televisão

"Sou filha de médico e sempre usei a medicina moderna para aliviar até os menores sofrimentos. As ideias de Anthony abriram meus olhos para os benefícios curativos dos alimentos e para como uma abordagem mais holística da saúde pode mudar nossa vida."

— Jenny Mollen, atriz e campeã de vendas do *ranking* de livros do *New York Times* com *I Like You Just the Way I Am*

"O dom de cura de Anthony William foi dado por Deus e não é nada menos que milagroso."

— David James Elliott, ator de *Impulse*, *Trumbo*, *Mad Men* e *CSI: NY*; estrelou a série *JAG* durante dez anos

"Anthony William é um dom para a humanidade. Seu trabalho incrível ajudou milhões de pessoas a se curar de doenças para as quais a medicina convencional não tinha respostas. Sua paixão genuína e sua dedicação a ajudar as pessoas não têm iguais, e sou grata por ter podido partilhar uma pequena parte de sua poderosa mensagem em Heal.*"*

— Kelly Noonan Gores, roteirista, diretora e produtora do documentário *Heal*

"Anthony William é um daqueles indivíduos raros que usam seus dons para ajudar as pessoas a desenvolver todo o seu potencial e se tornarem elas mesmas as maiores defensoras de sua própria saúde... Testemunhei em primeira mão a grandeza de Anthony quando fui a um de seus eletrizantes eventos ao vivo. Comparo a exatidão de suas leituras com o ato de uma cantora alcançar notas muito agudas. No entanto, além das notas agudas, foi a alma tão compassiva de Anthony que cativou o público. Anthony William é uma pessoa que hoje tenho o orgulho de chamar de amigo, e posso lhe dizer que a pessoa que fala nos podcasts *e cujas palavras enchem as páginas de* best-sellers *é a mesma que telefona para uma pessoa amada apenas para lhe dar apoio. Não é teatro! Anthony William é autêntico, e as informações que ele partilha por meio do Espírito não têm preço; são fortalecedoras e demasiado necessárias hoje em dia!"*

— Debbie Gibson, atriz, cantora e compositora de musicais da Broadway

"Anthony William tem um dom inestimável! Sempre serei grata a ele por descobrir a causa que estava por trás de diversos problemas de saúde que vinham me incomodando há anos. Com o generoso apoio que ele me dá, me vejo melhorar todo dia. Penso que ele é um recurso fabuloso!"

— Morgan Fairchild, atriz, escritora, palestrante

"Depois de falar comigo por três minutos, Anthony identificou com precisão meu problema de saúde! Este agente de cura sabe do que está falando. As capacidades do Médium Médico são únicas e fascinantes."

— Alejandro Junger, médico, autor campeão de vendas pelo *ranking* do *New York Times* dos livros *Clean*, *Clean Eats* e *Clean Gut* e fundador do aclamado *Clean Program*

"O dom de Anthony o transformou em um conduíte de informações que estão anos-luz à frente da ciência atual."

— Christiane Northrup, médica, autora campeã de vendas pelo *ranking* do *New York Times* dos livros *Goddesses Never Age*, *The Wisdom of Menopause* e *Women's Bodies, Women's Wisdom*

"Depois de ler Tireoide Saudável da série O Médium Médico, ampliei minha abordagem e meus tratamentos para as doenças da tireoide e estou vendo o enorme valor que isso tem para os pacientes. Os resultados são compensadores e gratificantes."

— Prudence Hall, médica, fundadora e diretora do The Hall Center

"Como nos comovemos e nos beneficiamos ao descobrir Anthony e o Espírito da Compaixão, que nos alcança com sua sabedoria de cura por meio do gênio sensível e da carinhosa mediunidade de Anthony. Seu livro é de fato uma 'sabedoria do futuro', de modo que já agora, por milagre, temos uma explicação clara e precisa das muitas doenças misteriosas cujo surgimento os textos médicos do budismo já previam para esta nossa era, em que pessoas inteligentes demais para seu próprio bem perturbaram os elementos da vida em sua busca por lucro."

— Robert Thurman, professor da Cátedra Jey Tsong Khapa de Estudos Budistas Indo-Tibetanos da Universidade Columbia; presidente da Tibet House dos Estados Unidos; autor de *best-sellers* como *Love Your Enemies* e *Inner Revolution*; apresentador do Bob Thurman Podcast

"Anthony William é o prendado Médium Médico, que tem soluções reais e nada radicais para as misteriosas doenças que nos afligem no mundo moderno. Estou mais que entusiasmada por conhecê-lo em pessoa e poder contar com ele como um recurso valioso para meus protocolos de saúde e os de toda a minha família."

— Annabeth Gish, atriz de *Arquivo X, Scandal, The West Wing* e *Mystic Pizza*

"Anthony William dedicou sua vida a ajudar pessoas por meio de informações que de fato fizeram uma diferença substancial na vida delas."

— Amanda de Cadenet, fundadora e CEO de *The Conversation* e *The Girlgaze Project*; autora de *It's Messy* e *#girlgaze*

"Adoro Anthony William! Minhas filhas Sophia e Laura me presentearam com o livro dele no meu aniversário e não consegui parar de ler. O Médium Médico me ajudou a juntar os pontinhos na minha busca pela melhor saúde possível. Por meio da obra de Anthony, percebi que os vírus Epstein-Barr que sobraram de uma doença de infância estavam sabotando minha saúde anos depois. O Médium Médico mudou minha vida."

— Catherine Bach, atriz de *The Young and the Restless, The Dukes of Hazard*

"Eu vinha me recuperando aos poucos, bem devagar, de uma crise espinhal traumática que tive anos atrás, mas ainda sentia fraqueza muscular e esgotamento nervoso e estava com excesso de peso. Um amigo querido me ligou uma noite e recomendou com veemência que eu lesse o livro Médium Médico, de Anthony William. Tantas informações do livro ressoaram em mim que comecei a incorporar algumas ideias e, depois, busquei uma consulta e tive a sorte de conseguir. A leitura foi tão exata que levou meu processo de cura a um nível de saúde mais profundo e mais rico do que eu jamais tinha imaginado. Cheguei a um peso saudável, posso andar de bicicleta e fazer yoga, estou de volta à academia, tenho uma energia constante e durmo profundamente. Toda manhã, ao seguir meus protocolos, sorrio e digo: 'Uau, Anthony William! Obrigado por seu dom de restauração... Sim!'"

— Robert Wisdom, ator de *The Alienist, Flaked, Rosewood, Nashville, The Wire, Ray*

"Neste mundo cheio de confusão, com um ruído constante na área de saúde e bem-estar, confio na profunda autenticidade de Anthony. Seu dom milagroso e verdadeiro se eleva acima de tudo isso e alcança um lugar de claridade."

— Patti Stanger, apresentadora de *Million Dollar Matchmaker*

"Confio em Anthony William para manter minha saúde e a de minha família. Mesmo quando os médicos não sabem o que fazer, Anthony sempre sabe qual é o problema e o caminho da cura."

— Chelsea Field, atriz de *NCIS: New Orleans, Secrets and Lies, Without a Trace, The Last Boy Scout*

"Anthony William traz à medicina uma dimensão que expande nosso conhecimento do corpo e de nós mesmos. Seu trabalho faz parte de uma nova fronteira da cura e é feito com compaixão e amor."

— Marianne Williamson, campeã de vendas no *ranking* do *New York Times* e autora dos livros *Healing the Soul of America, The Age of Miracles* e *Return to Love*

"Anthony William é um guia generoso e compassivo. Dedicou a vida a apoiar as pessoas em seu caminho de cura."

— Gabrielle Bernstein, campeã de vendas no *ranking* do *New York Times* e autora dos livros *The Universe Has Your Back, Judgement Detox* e *Miracles Now*

"Informação que FUNCIONA. É isso que penso quando penso em Anthony William e nas profundas contribuições que ele deu ao mundo. Nada tornou esse fato tão claro para mim quanto o ver trabalhar com uma velha amiga que há anos vinha sofrendo de doenças, confusão mental e fadiga. Ela fora a inúmeros médicos e agentes de cura e se submetera a múltiplos protocolos. Nada funcionou – até que Anthony conversou com ela. A partir de então, os resultados foram incríveis. Recomendo com ênfase seus livros, palestras e consultas. Não perca esta oportunidade de cura!"

— Nick Ortner, campeão de vendas no *ranking* do *New York Times* e autor dos livros *The Tapping Solution for Manifesting Your Greatest Self* e *The Tapping Solution*

"O talento esotérico só é um dom completo quando vem acompanhado de integridade moral e amor. Anthony William é uma combinação divina de cura, talento e ética. É um agente de cura de verdade que faz a lição de casa e a partilha com um espírito de serviço ao mundo."

— Danielle LaPorte, autora *best-seller* dos livros *White Hot Truth* e *The Desire Map*

"Anthony é um vidente e um sábio do bem-estar. Seu dom é notável. Com sua orientação, fui capaz de identificar e tratar um problema de saúde que me assediava havia anos."

— Kris Carr, campeã de vendas no *ranking* do *New York Times* e autora dos livros *Crazy Sexy Juice, Crazy Sexy Kitchen* e *Crazy Sexy Diet*

"Doze horas depois de receber uma dose maciça de autoconfiança administrada com maestria por Anthony, o zumbido persistente nos ouvidos que eu já tinha havia um ano... começou a melhorar. Estou atônito, grato e feliz pelas ideias que ele me deu sobre como seguir em frente."

— Mike Dooley, campeão de vendas no *ranking* do *New York Times*, autor do livro *Infinite Possibilities* e psicógrafo de *Notes from the Universe*

"Sempre que Anthony William recomenda um jeito natural de melhorar a saúde, ele funciona. Vi isso no caso da minha filha, e a melhora foi impressionante. Sua abordagem, de usar ingredientes naturais, é o método de cura mais eficaz."

— Martin D. Shafiroff, consultor financeiro, primeiro colocado no *ranking* "Broker in America" da WealthManagement.com e do *ranking* "Wealth Advisor" da Barron's

"Os preciosos conselhos de Anthony William sobre a prevenção e o combate às doenças estão anos à frente do que se encontra disponível em qualquer outro lugar."

— Richard Sollazzo, médico oncologista, hematologista, nutricionista e geriatra certificado pelo Conselho Regional de Nova York e autor de *Balance Your Health*

"Anthony William é o Edgar Cayce da nossa época e lê o corpo com uma precisão e um insight *extraordinários. Anthony identifica as causas subjacentes de doenças que muitas vezes deixam perplexos até os mais astutos profissionais de saúde convencionais e alternativos. Os conselhos práticos e profundos de Anthony o tornam um dos agentes de cura mais poderosos e eficazes do século XXI."*

— Ann Louise Gittleman, campeã de vendas no *ranking* de livros do *New York Times*, autora de mais de 30 livros sobre saúde e cura e criadora da dieta e do plano de desintoxicação *Fat Flush*

"Como sou empresária em Hollywood, sei reconhecer uma coisa de valor. Alguns dos clientes de Anthony gastaram mais de 1 milhão de dólares buscando resolver sua 'doença misteriosa' até que por fim o encontraram."

— Nanci Chambers, atriz de *JAG*, produtora de Hollywood e empresária

"Fiz uma leitura de saúde com Anthony e ele me revelou, com precisão, coisas do meu corpo que só eu conhecia. Esse homem bondoso, doce, engraçado, humilde e generoso – e tão 'sobrenatural' e dotado de um talento tão extraordinário, com uma habilidade que desafia o nosso jeito de ver o mundo – surpreendeu até a mim, que sou médium! É o Edgar Cayce da nossa época, e é uma bênção imensa tê-lo conosco. Anthony William prova que somos mais do que imaginamos ser."

— Colette Baron-Reid, autora de *best-seller* como *Uncharted* e apresentadora do programa de TV *Messages from Spirit*

"Qualquer físico quântico poderá dizer que no universo há certas coisas que ainda não entendemos. De fato acredito que Anthony conhece algumas delas. Ele tem o dom incrível de descobrir por intuição os métodos mais eficazes de cura."

— Caroline Leavitt, campeã de vendas no *ranking* do *New York Times* e autora dos livros *The Kids' Family Tree Book, Cruel Beautiful World, Is This Tomorrow* e *Pictures of You*

O MÉDIUM MÉDICO

FÍGADO SAUDÁVEL

O MÉDIUM MÉDICO

FÍGADO SAUDÁVEL

AS RESPOSTAS E OS SEGREDOS PARA SE CURAR DE ECZEMA, PSORÍASE, DIABETES, INFECÇÕES POR ESTREPTOCOCOS, ACNE, GOTA, INCHAÇO ABDOMINAL, PEDRAS NA VESÍCULA, ESTRESSE ADRENAL, FADIGA, FÍGADO GORDUROSO, PROBLEMAS DE PESO, SUPERCRESCIMENTO BACTERIANO NO INTESTINO DELGADO E DOENÇAS AUTOIMUNES

ANTHONY WILLIAM

Tradução
Marcelo Brandão Cipolla
Daniel Eiti Missato Cipolla

Editora
Cultrix
SÃO PAULO

Título do original: – *Medical Medium – Liver Rescue.*

Publicado originalmente em 2018 por Hay House Inc., USA.

Para sintonizar a transmissão da Hay House acesse www.hayhouseradio.com

1ª edição 2022./1ª reimpressão 2024.

Editor: Adilson Silva Ramachandra
Gerente editorial: Roseli de S. Ferraz
Preparação de originais: Luciana Soares
Gerente de produção editorial: Indiara Faria Kayo
Editoração eletrônica: Join Bureau
Revisão: Claudete Agua de Melo

Dados Internacionais de Catalogação na Publicação (CIP)
(Câmara Brasileira do Livro, SP, Brasil)

William, Anthony
O médium médico: fígado saudável / Anthony William; tradução Marcelo Brandão Cipolla, Daniel Eiti Missato Cipolla. – São Paulo: Editora Cultrix, 2022.

Título original: Medical medium: liver rescue.
ISBN 978-65-5736-146-7

1. Alimentação saudável 2. Fígado 3. Fígado – Doenças – Obras de divulgação 4. Nutrição – Aspectos da saúde I. Título.

22-100578 CDD-616.362
NLM-WI-700

Índices para catálogo sistemático:
1. Fígado: Doenças: Medicina 616.362
Aline Graziele Benitez – Bibliotecária – CRB-1/3129

Direitos de tradução para o Brasil adquiridos com exclusividade pela
EDITORA PENSAMENTO-CULTRIX LTDA., que se reserva a
propriedade literária desta tradução.
Rua Dr. Mário Vicente, 368 — 04270-000 — São Paulo, SP
Fone: (11) 2066-9000
http://www.editoracultrix.com.br
E-mail: atendimento@editoracultrix.com.br
Foi feito o depósito legal.

A todas as comunidades do Médium Médico que se levantam
toda manhã para disseminar a mensagem do Espírito com
compaixão no coração e luz vivificante nas mãos.

Para todos os médicos e demais profissionais de saúde do passado,
do presente e do futuro que dedicam a vida a buscar a
verdade da cura para seus amados pacientes.

E para Mamãe e Papai, que me trouxeram a este mundo.

SUMÁRIO

PARTE III: O Chamado à Luta: Esclarecimentos Sobre Outros Sintomas e Doenças

PARTE IV: A Salvação do Fígado: Como Cuidar do Fígado e Transformar sua Vida

PREFÁCIO

Toda vez que leio um livro de Anthony William ou ouço um de seus programas de rádio, aprendo alguma coisa nova – algo que parece verdadeiro e que não é ensinado na faculdade de medicina. E não só isso, também aplico em minha vida muito do que aprendo. É o caso de uma vitamina cuja receita ele dá em seu primeiro livro, *Médium Médico*. Nesse livro, Anthony oferece receitas de vitaminas que podem ser tomadas na primeira refeição do dia como parte de sua Limpeza Curativa de 28 Dias – algo que fiz há muitos anos. Minha variação de uma determinada receita se tornou um alimento básico para mim, minha neta e muitas amigas minhas. Ela nunca deixa de suscitar elogios. E agora, depois de ler *O Médium Médico Fígado Saudável*, estou mais feliz do que nunca por consumir esse elixir com regularidade. Ele não só proporciona a hidratação ideal para os tecidos do meu corpo como também ajuda a desintoxicar meu fígado toda vez que o bebo.

Não vou deixá-lo em suspense. A receita é a seguinte: 2 ou 3 bananas orgânicas, 1 xícara e meia a 2 xícaras de mirtilos silvestres do Maine (eu os compro no atacado e os tenho sempre à mão), 1 colher cheia de cerejas orgânicas congeladas. Depois, acrescento água até obter a consistência desejada (de 2 a 3 xícaras, em geral) e bato tudo no liquidificador. Com isso, obtenho duas porções grandes ou quatro pequenas. Quando não tenho visitas, despejo a parte que não consumi em um pote com tampa hermética e a guardo para depois.

O livro *Life-Changing Foods*, do Médium Médico, mudou minha vida como já havia feito seu primeiro livro. Esse belo volume me ensinou tudo sobre a incrível energia, as informações de cura e as lições espirituais contidas em todas as frutas e hortaliças. Com esse conhecimento, o ato de comer até a mais humilde batata (que representa a humildade e a estabilidade) se tornou uma experiência mais prazerosa. Já não consumo alimentos sem prestar atenção. Agora, tenho uma relação de gratidão com tudo o que como. (Nem sempre, é claro, mas muito mais do que antes.)

Agora, lendo *Fígado Saúdável*, tenho mais respeito pelo meu fígado – e pelo fígado das outras pessoas – do que jamais tive antes. Como médica, minha apresentação às funções hepáticas foi limitada à icterícia do recém-nascido e à cirrose hepática que acometia os muitos alcoólatras que atendi durante a residência médica. Também testemunhei os efeitos devastadores das primeiras cirurgias experimentais de ponte de safena, na década de 1970. Muitos pacientes morriam de complicações diversas, entre as quais insuficiência hepática. É claro que as pontes de safena evoluíram muito desde então.

O problema, no entanto, é que a medicina ainda não compreende o que o fígado de fato faz no cotidiano – muito antes de surgirem sintomas como alto índice de enzimas hepáticas, fígado gorduroso ou cirrose. Quando escrevi a primeira edição de *The Wisdom of Menopause*, em 2001, sabia muito bem que a menopausa, em si e por si, não é a culpada por muitos sintomas que as mulheres começam a sofrer na meia-idade, como insônia, ondas de calor e irritabilidade. Com efeito, *Fígado Saúdável* observa que esses sintomas nascem, em sua maior parte, de um fígado assediado – não porque a mulher chegou a uma certa idade e agora está destinada a deteriorar-se, mas porque nosso estilo de vida comprometeu nossa função hepática.

Como observa Anthony, o fígado nos oferece dois níveis de proteção contra os mais diversos tipos de toxinas ambientais: o desarmamento e a detenção. No entanto, essas funções não duram para sempre quando ignoramos de modo contínuo nossa função hepática. Anthony descreve, em detalhes, um fenômeno que já observei repetidas vezes ao longo dos anos. Quando a mulher chega, em média, aos 38 anos de idade, e o homem aos 48, essas capacidades do fígado começam a diminuir, e manifestam-se sintomas como o ganho de peso e as ondas de calor (afogueamentos) – além daquilo que chamamos de "envelhecimento". A essa altura, para a maioria das pessoas a capacidade de desintoxicação do fígado caiu para 60% do que poderia ser. Em essência, o fígado está dizendo: "Já cuidei de você durante décadas e não consigo continuar fazendo isso, a menos que você mude algo".

Um chamado à razão e à sobriedade, não é mesmo? (E um chamado literal, dados os efeitos do álcool sobre a saúde hepática.)

Agora, um resumo do que é preciso saber. O fígado tem a tarefa de fazer a triagem e filtrar, separar o benéfico do tóxico. Limpa o sangue que dele sai e vai direto para o coração. É o equipamento máximo de purificação sanguínea. Também nos protege ao isolar solventes, pesticidas e vírus no seu próprio núcleo, impedindo-os de viajar pela corrente sanguínea.

Quando o fígado libera as toxinas detidas, elas podem ir para três lugares. (1) Para o cólon, através da bile e da vesícula biliar, e são então eliminadas nas fezes. (2) Para os rins, onde são eliminadas pela urina. E, por fim, (3) são eliminadas na própria corrente sanguínea, na forma de radicais livres (mas esse é um último recurso).

Agora preste atenção, pois todos precisam saber disto. Na nossa época, pessoas em um número sem precedentes têm sido diagnosticadas com problemas de fibrilação atrial, palpitações cardíacas e outros problemas do coração. Na verdade, as cardiopatias, em todas as suas formas, constituem a causa número um de mortes tanto para homens quanto para mulheres. Eis aqui, nas palavras de Anthony, um dos maiores motivos disso, sobre o qual você vai ler mais à frente neste livro:

Quando o fígado chega ao ponto de não mais conseguir processar os materiais improdutivos que por ele passam, aumenta a quantidade de detritos, radicais livres e materiais tóxicos (e diminui a de materiais menos tóxicos, que o fígado não enterrou dentro de si) na corrente sanguínea, obrigando o coração a fazer mais força para puxar o sangue do fígado – como se estivesse tomando mingau com um canudo –, o que resulta em pressão alta. Quando o fígado se entope a ponto de biofilmes começarem a sair dele e a cair na corrente sanguínea, é provável que você comece a desenvolver arritmia cardíaca, pois essa substância gelatinosa e pegajosa se acumula nas válvulas cardíacas e impede o livre fluxo do sangue.

No entanto, seja qual for a situação atual da sua saúde, não há necessidade de se render e apenas aceitar a inevitabilidade da diminuição da função hepática a cada ano que passa. Pelo contrário: saiba que, no instante mesmo em que começar a cuidar do fígado, ele será muito mais capaz de cuidar de você. Nosso corpo tem uma capacidade regenerativa quase milagrosa quando começamos a lhe dar os materiais e a atenção de que precisa.

Em *O Médium Médico Fígado Saudável*, o leitor descobrirá muitas funções e mistérios do fígado que a medicina ainda não conhece nem compreende. O mais importante é que aprenderá com exatidão do que o fígado precisa para se regenerar e desempenhar as funções vitais para as quais foi projetado. Descobrirá um tipo especial de células chamado "perime", que o fígado produz quando seus armazéns se enchem demais, e um sistema chamado "hepatomonitoramento", que o fígado implementa, produzindo uma capacidade e uma força sobrenaturais a fim de evitar que as substâncias problemáticas sejam expelidas para a corrente sanguínea.

Juro que, ao terminar este livro, estará a tal ponto grato pelo fígado que vai se sentir estimulado a fazer tudo o que for preciso para ajudá-lo a ajudar você! E não só: Anthony inclui no livro instruções muito específicas, com listas de suplementos, para apoiar o fígado nas mais diversas situações, desde a manutenção diária até problemas de saúde específicos, como acne, síndrome do intestino irritável, problemas das adrenais, inchaço abdominal, transtornos autoimunes, constipação, diabetes, olheiras, eczema e psoríase, fadiga, infecções da vesícula, pedras na vesícula, gota, palpitações cardíacas, hipertensão, colesterol alto, afogueamentos, icterícia, envelhecimento hepático, síndrome de Raynaud, transtorno afetivo sazonal, ganho de peso e até varizes. Por fim, há um capítulo inteiro que qualquer pessoa pode usar para resgatar e restaurar sua função hepática e reconduzi-la ao nível ideal.

Em resumo, *O Médium Médico Fígado Saudável* é um livro que merece estar na estante de qualquer pessoa que se preocupe com a própria saúde. Leia-o, aplique-o – mesmo que apenas algumas sugestões – e goze dos benefícios vitalícios de um fígado saudável e feliz. Você não se arrependerá.

— Christiane Northrup, M.D., autora campeã de vendas do *ranking* de livros do *New York Times*, autora de *Goddesses Never Age*, *The Wisdom of Menopause* e *Women's Bodies, Women's Wisdom*

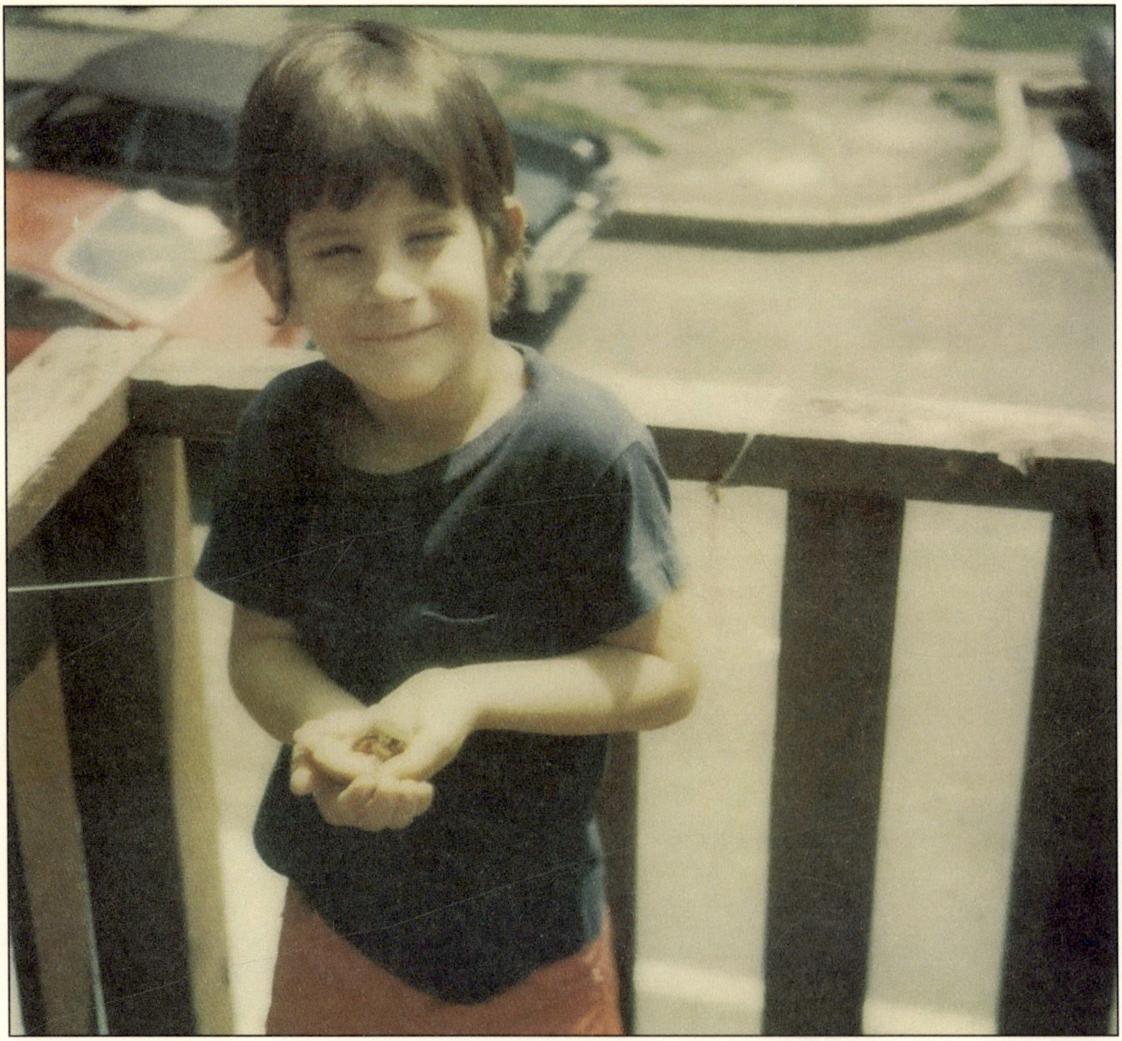

Anthony William aos 4 anos de idade, curando um filhote de passarinho ferido

UMA OBSERVAÇÃO PARA VOCÊ

Foi há muito tempo, na história dos seres humanos, que se inventou a caça ao tesouro. Quando as pessoas saem em busca de um tesouro, quer se trate de um navio naufragado ou de um baú cheio de ouro marcado em um mapa do tesouro, é comum que, depois de muitos anos, cheguem bem perto do objetivo. Os buscadores fizeram suas pesquisas, às vezes durante décadas, gastaram todo o dinheiro que puderam, investiram tempo e energia e, então, enquanto cavam, começa um terremoto; o tesouro cai por uma fenda profunda para nunca mais ser alcançado. O mesmo pode acontecer com um naufrágio. As condições oceânicas precisam estar propícias para o mergulho – um recife de coral pode bloquear o acesso ao navio, ou as águas infestadas de tubarões podem tornar o mergulho demasiado inseguro.

A verdade sobre as doenças crônicas está oculta há muitas décadas. Excelentes pessoas fizeram pesquisas e chegaram perto de obter as respostas. Neurologistas famosos chegam perto, mas depois, por falta de financiamento para as pesquisas, não podem mais avançar. Nesta época em que tanta gente sofreu e até perdeu a vida em razão da falta de respostas, todos os progressos vêm sendo engavetados. As respostas são quase encontradas – quase. Teorias como as que culpam os genes nos afastam ainda mais da verdade, pois levam a medicina e a ciência a despejar todos os seus recursos na pesquisa genética, em vez de procurar respostas de fato capazes de pôr fim à loucura das doenças crônicas que vêm nos assolando há tanto tempo.

Quantas vezes você já não viu algo acontecer e soube que tudo poderia ser diferente caso os outros envolvidos soubessem tudo aquilo que você já aprendeu na vida? Eu, na minha vida, assisti ao avanço das décadas enquanto a comunidade médica dá um passo para a frente e dois para trás na tentativa de descobrir por que as pessoas sofrem. Já vi os médicos quase descobrirem por acaso a causa das doenças crônicas, mas depois não conseguirem mais avançar. Minha tarefa é entregar-lhe as respostas. Está pronto para recebê-las?

Nestas páginas, o leitor encontrará as verdades que a medicina e a ciência quase descobriram, mas foram impedidas de alcançar. Recebi as respostas sobre os sintomas e as doenças crônicas para que você não seja mais obstaculizado pelas barreiras que bloqueiam os avanços da medicina nesse campo. Aqui não há um dragão guardando o castelo onde está o tesouro, nem um monstro marinho bloqueando o acesso ao baú no fundo do oceano. Não há falta de financiamento de pesquisa, não há segundas intenções, não há erros antigos que nos impeçam de descobrir como seguir em frente, pois não estou preso a um sistema. A liberdade vive aqui, nestas palavras; é possível alcançá-la.

A EPIDEMIA DE DOENÇAS CRÔNICAS E MISTERIOSAS

A quantidade de doenças crônicas atingiu os níveis mais altos da história. Só nos Estados Unidos, mais de 250 milhões de pessoas estão doentes ou sofrem de sintomas misteriosos. Essas pessoas estão levando uma vida restrita, sem nenhuma explicação – ou com explicações que não parecem corretas ou as fazem sentir-se ainda pior. Talvez você seja uma delas. Nesse caso, sabe que a medicina ainda está procurando descobrir, às apalpadelas, o que está por trás da epidemia de sintomas e sofrimentos misteriosos.

Quero deixar claro que venero a boa medicina. Há médicos, cirurgiões, enfermeiras, técnicos, pesquisadores, químicos e outros profissionais incrivelmente talentosos que fazem um trabalho profundo tanto na medicina convencional quanto na alternativa. Tive o privilégio de trabalhar com alguns deles. Graças a Deus por existir esses agentes de cura compassivos. Aprender a compreender o nosso mundo por meio de uma investigação rigorosa e sistemática é uma das mais elevadas vocações que existem.

A maioria dos médicos é dotada de uma sabedoria inata. Essa sabedoria lhes diz que a medicina institucional não lhes dá tudo de que precisam para oferecer os melhores diagnósticos e tratamentos para doenças crônicas. Quantas vezes você já não ouviu: "[Inserir aqui o nome] não tem cura conhecida"? Até nas melhores e mais concorridas faculdades, há médicos que se formaram em primeiro lugar e confessam com sinceridade que terminaram a faculdade despreparados para lidar com pacientes que sofrem de doenças crônicas. Tiveram de se tornar especialistas por conta própria. Há também médicos que acreditam que a faculdade lhes deu todas as respostas e que, por algum motivo, imaginam que sua formação é superior aos mistérios das doenças crônicas; pensam que tudo o mais é bobagem e charlatanismo. Isso é uma infelicidade, pois esses médicos negam, assim, os casos de milhões de pessoas que de fato sofrem sem encontrar respostas. De um jeito ou de outro, não é culpa dos médicos nem dos pesquisadores que a indústria da medicina não tenha sido capaz de resolver o problema das doenças crônicas. Todo dia, brilhantes mentes científicas fazem, por acaso, descobertas que, para que sejam mais bem investigadas, precisam de um sinal verde dos investidores e dos que tomam as decisões no topo da pirâmide. Milhares de descobertas que poderiam mudar para melhor a vida das pessoas são impedidas de avançar, e os indivíduos, no campo da ciência, são obstaculizados.

Às vezes tratamos a ciência médica como uma espécie de matemática pura, governada apenas pela lógica e pela razão. Embora às vezes se interpenetrem, a matemática e a ciência não são a mesma coisa. A matemática é definitiva; a ciência não. A verdadeira ciência se aplica a um resultado, uma consequência da aplicação da teoria. Pode-se usar a matemática na ciência médica; pode-se usá-la para criar um medicamento, por exemplo, mas este só pode ser considerado científico quando dá resultados comprovados e quando os números acabam fazendo sentido. Os laboratórios científicos são parques de diversões para pessoas que juntam diversos materiais para testar diferentes hipóteses e teorias, enquanto investidores os pressionam para chegarem a um resultado favorável. Com demasiada frequência, teorias são tratadas como fatos muito antes de serem provadas – ou refutadas. Isso se aplica de modo especial às doenças crônicas. É raríssimo, na medicina das doenças crônicas, encontrar uma resposta franca e correta.

Não seria ótimo se a ciência fosse tão ideal quanto às vezes a imaginamos? Se fosse uma atividade na qual o dinheiro não tivesse voz e a verdade sempre vencesse? Como qualquer atividade humana, a ciência médica é um trabalho em andamento. Pense no recente reconhecimento do mesentério como um órgão. Esse tecido conjuntivo ativo, semelhante a uma malha, é conhecido há muito tempo e chegou até a ser reconhecido em alguns momentos, mas só agora está começando a receber todo o reconhecimento que merece. E outras coisas ainda virão; novas descobertas acontecem todos os dias. A ciência evolui de modo constante e, assim, teorias que em um dia parecem ser definitivas mostram-se obsoletas no dia subsequente. Isso se traduz no seguinte: a ciência ainda não tem todas as respostas.

Já esperamos mais de 100 anos para que a comunidade médica descubra a verdade sobre os problemas hepáticos – bem como aqueles problemas de saúde que ninguém sabe serem relacionados ao fígado –, mas essa descoberta ainda não ocorreu. Não se pode exigir que você espere mais 10, 20 ou 30 anos, ou mais ainda, para que as pesquisas científicas encontrem as verdadeiras respostas. Se está preso à cama, arrastando-se com dificuldade da manhã até a noite ou sentindo-se no escuro a respeito de seus problemas de saúde, não merece permanecer nesse estado nem mais um dia, menos ainda uma década. Não merece, ainda, ter de ver seus filhos passarem pela mesma coisa – mas isso acontece com milhões de pessoas.

UMA FONTE SUPERIOR

É por isso que o Espírito do Altíssimo, expressão da compaixão de Deus, entrou na minha vida quando eu tinha 4 anos de idade: para me ensinar a ver as verdadeiras causas do sofrimento das pessoas e a divulgar essa informação para o mundo. Se quiser saber mais sobre minhas origens, encontrará minha história no livro *Médium Médico – Os Segredos por Trás de doenças Crônicas e Misteriosas e como Finalmente se Curar*. O resumo da ópera é que o Espírito a todo momento fala em meu ouvido com clareza e precisão, como um amigo que estivesse ao meu lado, revelando-me os sintomas de todos ao meu redor. Além disso, o Espírito me ensinou desde muito novo a ver imagens do corpo das pessoas, como imagens fortíssimas de ressonância magnética que revelam todos os bloqueios, doenças, infecções, áreas problemáticas e problemas passados.

Nós vemos você. Sabemos o que você vem enfrentando. E não queremos que continue nessa luta nem mais um segundo. O trabalho da minha vida consiste em comunicar essa mensagem para que você possa se elevar acima do mar de confusão – o ruído e a retórica das modas e tendências de saúde de hoje em dia –, a fim de recuperar a saúde e tornar a ser o piloto da sua própria vida.

O material deste livro é autêntico, é de verdade, e é todo para o seu benefício. Este livro não é como outros livros sobre saúde. Há tantas informações contidas aqui que o leitor, ao terminar, talvez queira reler tudo desde o começo para garantir que não perdeu nada. Às vezes as informações parecerão opostas ao que você já ouviu e, às vezes, serão parecidas com as de outras fontes, mas com algumas diferenças sutis, porém essenciais. O que todas elas têm em comum é que são verdadeiras. Não são teorias recicladas ou reembaladas para darem a impressão de conter um novo entendimento das doenças e dos sintomas crônicos. Essas informações não são fornecidas por uma ciência fragmentária, grupos de interesse, financiamentos de pesquisas em medicina em busca de determinados resultados, pesquisas malfeitas, lobistas, toma lá dá cá, sistemas de crenças já formados, grupos privados de influenciadores, subornos no campo da saúde ou tendências perigosas.

Todos esses obstáculos entram no caminho da ciência e da medicina, impedindo-as de dar os saltos que deveria dar na compreensão das doenças crônicas. Quando fontes externas têm interesse em esconder certas verdades, muito tempo e dinheiro preciosos são gastos em áreas improdutivas de pesquisa. Certas descobertas que de fato fariam avançar o tratamento de doenças crônicas são ignoradas e perdem financiamento. Dados científicos que nos parecem absolutos podem, na verdade, ser distorcidos – contaminados e manipulados – e depois serem tratados por outros especialistas como a palavra final sobre o assunto, embora sejam intrinsecamente falhos.

Para acompanhar os fatos e números relacionados à saúde do fígado e apresentados nas páginas a seguir, o leitor não encontrará citações ou menções de estudos científicos produzidos por fontes improdutivas. Não deve se preocupar com a possibilidade de vir a se provar que essas informações estão erradas ou de elas um dia se mostrarem obsoletas, pois todas as informações sobre saúde que partilho aqui vêm de uma fonte pura, imaculada, avançada, limpa – uma fonte superior: o Espírito de Compaixão. Não há nada mais curativo que a compaixão.

Se você só acredita na ciência, saiba que também gosto da ciência. E saiba que, exceto no campo dos transplantes de fígado (uma área em que a ciência avançou de modo fenomenal), a ciência ainda tem muito o que aprender acerca das funções, dos desafios e das necessidades cotidianas do fígado. A época em que vivemos é incrível, mas também estamos mais doentes e mais cansados do que em qualquer outro momento da história. Se os profissionais da medicina soubessem o quanto do sofrimento das pessoas se origina de um fígado negligenciado ou sobrecarregado, haveria uma revolução no nosso modo de pensar sobre quase todos os aspectos da nossa saúde.

Ao contrário de muitas outras áreas da saúde, que se baseiam sobretudo em pesos, medidas e números, o pensamento científico sobre as doenças crônicas ainda é todo teórico – e as teorias de hoje têm muito pouco de verdade. Por isso, muita gente ainda tem de lidar com sintomas e doenças crônicos. Se as coisas continuarem assim, chegaremos a um ponto em que já não haverá nenhum estudo em que interesses e objetivos escusos não estejam conduzindo os resultados contra todos nós. Essa tendência explica por que a medicina institucional vem decepcionando os portadores de doenças crônicas desde o começo, decepcionando também os médicos e deixando milhões de pessoas entregues ao sofrimento.

NÓS, OS QUESTIONADORES

Era uma vez uma época em que seguíamos tudo o que as autoridades nos diziam. Diziam-nos que a Terra era plana e que o sol orbitava em torno dela, e acreditávamos nisso. Essas teorias não eram fatos, mas as pessoas as tratavam como tais. Naquela época, as pessoas não achavam que a vida era atrasada, retrógrada; a vida era daquele jeito e pronto. Quem quer que falasse contra as ideias predominantes era tido como um tolo. Depois, a ciência passou por uma mudança de paradigma. Os questionadores – os pesquisadores e pensadores comprometidos –, aqueles que durante todo aquele tempo não haviam se contentado em aceitar os "fatos" como tais, provaram por fim que a atividade analítica poderia abrir a porta para uma compreensão muito mais profunda e verdadeira do nosso mundo.

Agora, a nova autoridade é a ciência. Em alguns casos, ela salva vidas. Os cirurgiões agora usam instrumentos esterilizados, por exemplo, pois compreendem os riscos de contaminação que os cirurgiões antigos não conheciam. A existência de alguns avanços, no entanto, não pode nos impedir de questionar de modo ativo. Chegou a hora de mais uma mudança de paradigma. "Porque a ciência" já não basta como resposta quando o assunto são doenças crônicas. Acaso se trata de uma *boa* ciência? Quem a financiou? A amostra era grande e diversificada o suficiente? Os controles foram tratados de modo ético? Acaso se considerou um número suficiente de fatores? Os instrumentos de medida eram avançados? A análise escrita que consta dos resultados não "bate" com os números em si?

Houve parcialidade? Um influenciador forte fez pender a balança para um dos lados? Algumas pesquisas resistem com brilho a todas essas perguntas. Outras revelam alguns furos: propina, toma lá dá cá, amostras pequenas, controles mal feitos. A palavra *ciência* nos é dita como se devêssemos nos curvar perante ela sem o menor questionamento. Parece muito com uma ideologia autoritária, não? Não saímos tanto daquele sistema de crenças quanto imaginamos. Para que haja progresso, é preciso que a própria estrutura seja questionada – e, na sociedade de hoje, não temos permissão para questionar a estrutura científica.

Nem sempre uma moda parece uma moda. Muitas vezes, se disfarça de um conselho médico sólido. Boa parte das informações sobre saúde que circulam por aí são meras repetições ou, pior, o confuso resultado de uma transmissão tipo telefone sem fio. Temos de ter cuidado com aqueles que nos mandam mensagens com segundas intenções, de tal modo que, quando as mensagens chegam a nós, estão distorcidas. No passado, o padrão eram fontes primárias de confiança. Hoje em dia, em um esforço imenso para produzir conteúdo, certas pesquisas sobre a literatura médica são feitas às pressas e acabam sendo publicadas com base em uma única fonte que parece segura o suficiente. Temos de examinar os interesses especiais de quem está interpretando e postando a informação. Os próprios resultados da pesquisa – será que são dignos de confiança?

Com demasiada frequência, a ciência é usada como um mecanismo de ataque. O rótulo de "ciência" pode ser aposto a qualquer coisa para lhe dar um toque especial. Tomemos como exemplo as guerras sobre alimentação. Os veganos usam a ciência para combater os adeptos da dieta paleolítica; os paleolíticos fazem o mesmo com os veganos. Ambos usam estudos para justificar suas ideias – pois pode-se encontrar um estudo para justificar praticamente qualquer coisa. (Comer fígado para ajudar o fígado? Há um estudo que comprova isso. Queijo como alimento para longevidade? Idem. Esses estudos estão corretos ou errados? É você quem vai responder a essa pergunta depois de ler este livro.) Quando nem mesmo a ciência é suficiente, os combatentes nas guerras da alimentação atacam os aspectos emocionais do sistema de crenças do lado oposto. Os veganos acusam os paleolíticos de matar animais. Os paleolíticos dizem aos veganos que estão matando de fome a si mesmos e aos seus filhos. Para melhorar de saúde, não é preciso escolher um lado ou adotar momentaneamente um sistema de crenças – mesmo que esse sistema seja baseado em relatórios de estudos científicos que você leu. Para melhorar, é preciso compreender as responsabilidades do fígado e apoiá-lo para cumpri-las.

E não vamos chegar lá se tratarmos a ciência como um deus e tratarmos aqueles que questionam teorias como tolos. O objetivo da ciência médica é proteger a si mesma. Embora os profissionais de saúde possam ter as melhores intenções como indivíduos, o setor como um todo não quer proteger as pessoas; quer proteger a si mesmo, pois tem de sustentar a própria autoridade. Trata-se de um caso crônico de proteção do interesse próprio.

Vamos falar a verdade: mesmo nas áreas que nos parecem mais sólidas, a ciência moderna apresenta rachaduras. Se você já ouviu falar dos *recalls* de peças usadas em cirurgia de substituição de quadril e nas telas usadas em cirurgias de hérnia, sabe do que estou falando. São objetos tangíveis que foram projetados sob os mais rigorosos critérios científicos e depois foram submetidos a testes científicos severos antes de serem colocados em uso, e mesmo esse processo altamente científico não foi suficiente para garanti-los. Certos produtos desenvolveram problemas imprevistos, e uma área da ciência que parecia inquestionável acabou por se mostrar falível. Pensem, então, na incerteza que ainda resta no entendimento científico sobre as doenças crônicas, o fígado e as inúmeras funções deste. Não se trata de aparelhos que podem ser pegos na mão, medidos e analisados independentemente do restante do paciente. Trata-se de uma parte ativa do corpo humano, e todos nós sabemos que o corpo humano é um dos maiores milagres e mistérios da vida. Repito: a ciência é uma atividade humana e um trabalho em andamento, sobretudo quando se trata de decodificar o corpo humano. É preciso uma vigilância constante, receptividade e adaptabilidade para que esse trabalho de fato avance.

Se você nunca teve problemas de saúde e não passou anos sofrendo sem obter respostas sobre a sua doença, ou caso adote de modo incondicional um determinado sistema de crenças em matéria de medicina, ciência ou nutrição, espero que aborde os capítulos a seguir com curiosidade e de coração aberto. O sentido por trás dos sintomas e do sofrimento crônico de hoje em dia é muito maior do que qualquer pessoa já possa ter imaginado. E as informações que você vai ler não se assemelham a nenhuma outra informação que já tenha visto sobre fígado, cura ou problemas crônicos de saúde. Essas informações ajudaram dezenas de milhares de pessoas nas últimas décadas.

TODOS JUNTOS

Desde quando comecei a partilhar as informações do Espírito com as pessoas, fui abençoado por ver a diferença que isso fez para elas. Com a publicação da série de livros do Médium Médico, fiquei muito comovido ao ver que essas informações chegaram ao público em geral e ajudaram outros milhares.

Já notei, além disso, que algumas dessas mensagens foram manipuladas por certos indivíduos que prezam pela própria carreira e buscam galgar a escada da popularidade e da fama. A abordagem dessa gente se aproveita e tira vantagem do intenso sofrimento das pessoas.

Não é dessa maneira que deve ser usado o dom que recebi. O Espírito é uma voz para aqueles que buscam respostas, uma fonte independente de um sistema cheio de armadilhas que acabaram com a vida de tanta gente ao longo do caminho. Adoramos quando as pessoas se especializam nas informações que trago e quando espalham aos quatro ventos esta mensagem de compaixão para de fato ajudar os outros. Sou muito grato por isso. O perigo é quando essas informações são adulteradas – distorcidas e misturadas com informações falsas da moda, modificadas um pouquinho para parecerem originais ou descaradamente copiadas e atribuídas a fontes que parecem críveis, mas que de verdadeiras não têm nada. Digo isso porque quero que meus leitores saibam proteger a si mesmos, e a seus entes queridos, contra os desvios que se encontram por aí.

Este livro não é uma repetição de tudo o que você já leu. Não dá voz a um sistema de crenças que culpa seus genes ou diz que seu corpo é defeituoso, nem procura enfeitar um dieta de alto teor de proteínas, que está na moda, para afastar os sintomas. Estas informações são novas – uma perspectiva inédita sobre os sintomas que atrasam a vida de tanta gente e uma perspectiva inédita sobre como encontrar a cura.

Entendo que você esteja com um pé atrás. Reagimos, julgamos; é isso que fazemos. Às vezes, trata-se de um instinto que nos protege em certas circunstâncias; às vezes nos ajuda a enfrentar a vida. Neste caso, espero que reconsidere sua posição. O julgamento pode impedi-lo de descobrir a verdade; pode levá-lo a perder a oportunidade de ajudar a si mesmo ou a outra pessoa.

Por isso, aperte os cintos e venha comigo. Estamos juntos; nosso objetivo é melhorar a saúde das pessoas, e quero que você se torne o mais novo especialista em saúde do fígado. Obrigado por me acompanhar nesta jornada de cura e por reservar tempo para ler este livro. A descoberta da verdade mudará tudo para você e para quem está ao seu redor. Finalmente, vocês terão o tesouro nas mãos.

"Nós vemos você. Sabemos o que você vem enfrentando.
E não queremos que continue nessa luta
nem mais um segundo."

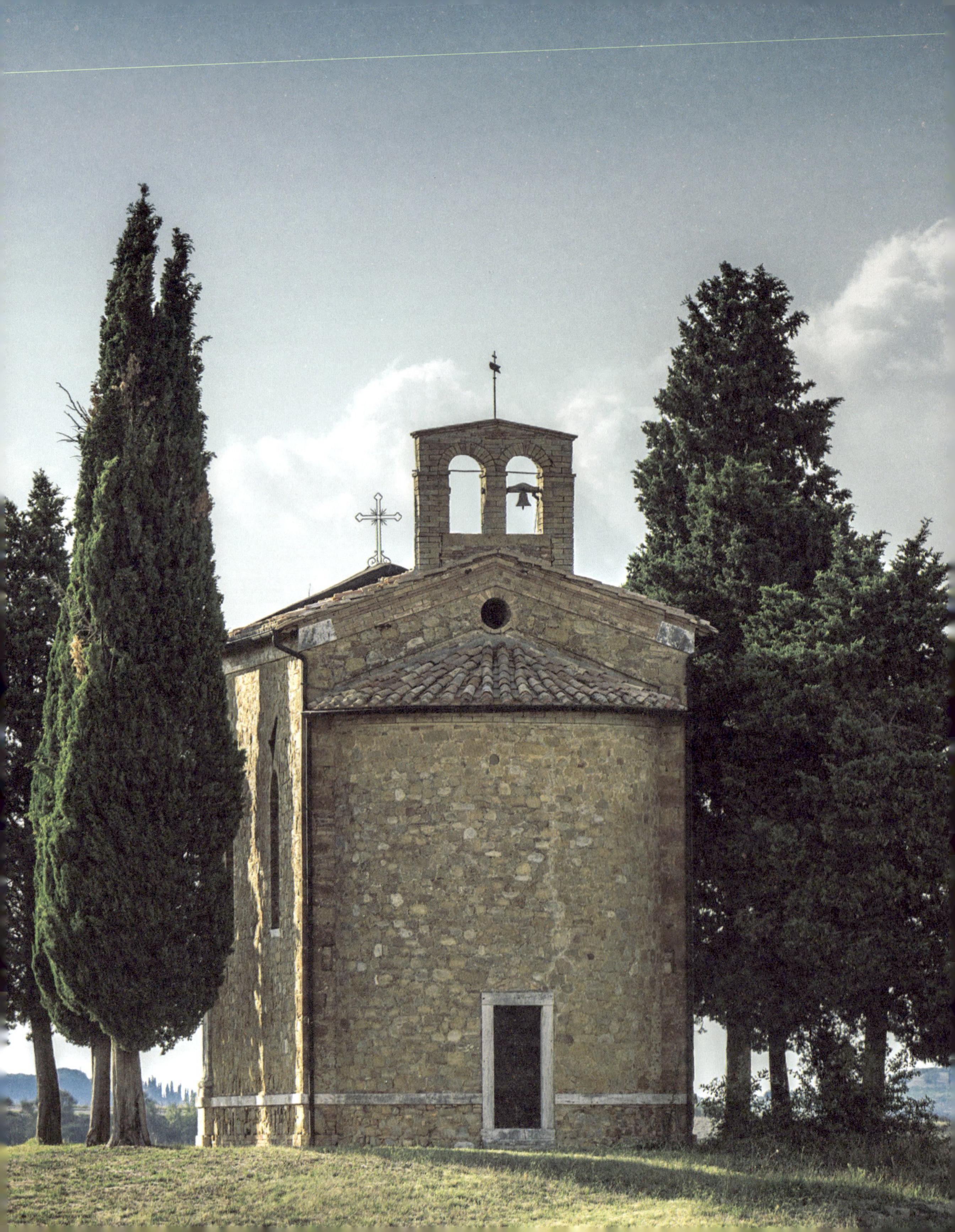

PARTE I

A VERDADEIRA VOCAÇÃO DO FÍGADO

O MILAGROSO MANTENEDOR DA PAZ

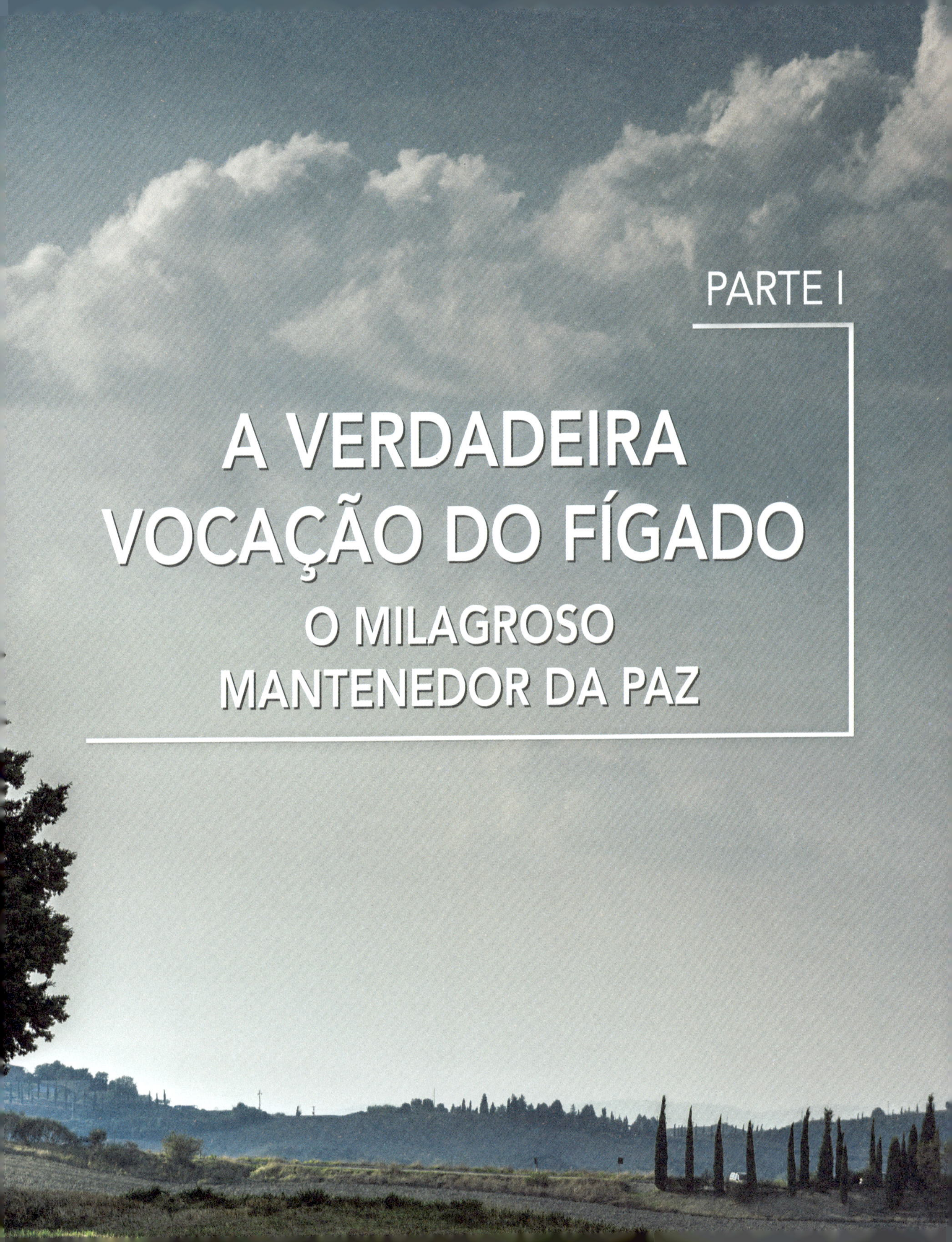

CAPÍTULO 1

O Que o Fígado Faz Por Você

Uma pequena multidão está em pé no cais, à espera de subir na embarcação que os levará rumo a águas mais profundas. Ao lado, a fotógrafa do passeio manipula sua câmera, tirando fotos dos passageiros. Lê-se em seus rostos a expectativa, embora nenhum deles esteja exultante. O tempo está gelado e está garoando. Alguns deixaram de tomar o café da manhã para chegar aqui a tempo e, de qualquer modo, não estavam com muita vontade de passar a manhã no mar – estão apenas procurando agradar amigos e familiares que insistiram que valia a pena perder algumas horas de vida para apreciar o mundo natural.

Já na água, o humor de todos começa a melhorar. A brisa os desperta e, à medida que o navio se afasta da civilização, mais fácil se torna esquecer os problemas do dia a dia. Vários passageiros se debruçam sobre a amurada, hipnotizados pelas infinitas ondulações do oceano, perguntando-se se o objetivo de sua viagem irá se realizar ou se também essa esperança, como tantas outras, ficará perdida no passado.

É então que acontece. O guia instrui o grupo a olhar para estibordo – avistou-se uma nadadeira. Os passageiros se ajuntam na amurada e alguns apontam para o local onde a viram antes de ela desaparecer debaixo da água. A multidão está à espera. Os instantes sucedem-se. *Será que valeu a pena me levantar do meu banco?*, pensam alguns. Todos olham para o mar.

Por fim, uma área imensa de pele lisa começa a aparecer na superfície e, com ela, vem uma erupção da sagrada espuma do mar, quando a magnífica criatura esvazia seus pulmões. A multidão inala os borrifos de água e exala coletivamente um *Ooooooh*. Depois, um *Aaaaaah* quando a baleia torna a subir e se põe de barriga para cima na superfície da água, mostrando outra nadadeira antes de mergulhar de novo. O animal abençoado permanece mais alguns instantes ao lado do navio, e as expressões de exclamação se sucedem. Por fim, a baleia levanta no ar sua gigantesca cauda antes de seguir seu caminho.

Todos os passageiros, sem exceção, aplaudem. Eles acabam de ter uma profunda experiência religiosa. Caso fotos deles sejam tiradas ao descerem da embarcação e comparadas com fotos de "antes", será possível ver que mudaram de forma radical, como se agora estivessem flutuando no ar e suas almas tivessem sido impregnadas com a luz de Deus.

Todos nós sabemos que as baleias existem. Talvez tenhamos assistido a um documentário, lido um artigo ou visto em algum lugar um cartaz inspirador. Na vida cotidiana, no entanto, não ouvimos falar delas com frequência. Se as baleias vão bem ou se estão diminuindo em número, se a poluição as ameaça ou se o ano está bom para as migrações – nada disso entra nas manchetes do dia. As baleias vivem fora do nosso campo de visão, e nossa cultura se baseia no "ver para crer" – ou "ver para apreciar". Para nos deixarmos transformar por esses delicados gigantes, precisamos sair para procurá-los. Para compreender seu valor, é preciso vê-los de perto.

É assim que as coisas acontecem em boa parte da nossa vida. Pense no papai em pé na clínica de ultrassonografia ao lado de sua esposa, vendo pela primeira vez uma imagem do feto que cresce dentro da barriga dela. A percepção que ele tem nesse momento é profunda, em um nível que não pode ser provocado de maneira alguma pelas roupinhas que se acumulam no armário ou pelas vitaminas para gestantes sobre a bancada da cozinha. Até o momento em que o bebê é visto na tela, o parceiro que não sente o crescimento dentro de si pode apenas tentar imaginar o que está acontecendo por baixo da superfície; a gravidez não é tão real para ele.

Acredite ou não, o funcionamento do nosso fígado é semelhante a esses milagres mais profundos e ocultos do universo. É isso mesmo: criaturas marinhas grandes como dinossauros, o fenômeno do nascimento... e o fígado.

O VERDADEIRO ELO PERDIDO

Você não conhece essas informações porque o fígado não recebe muita atenção. Ele não é o mais popular dos órgãos. Não aprendemos muito sobre ele na escola e ele não consta nas manchetes da mesma maneira que o cérebro, por exemplo. Em se tratando do cérebro, podemos colocar eletrodos na cabeça e ver suas ondas. Conhecemos a diferença entre sono e vigília. Sentimos de modo direto os bloqueios mentais, os problemas emocionais, a ansiedade e a depressão. Estamos familiarizados, além disso, com os efeitos da deterioração mental e permanecemos à espreita dos primeiros sintomas de demência. De um jeito ou de outro, lembramo-nos do cérebro todos os dias em razão de expressões como "alimento para o cérebro", "use a cabeça" e "ela tem uma cabeça boa", ou de gestos, quando, por exemplo, apontamos para a cabeça e dizemos: "Está tudo aqui".

Também o coração consta nas manchetes e é posto em evidência no dia a dia. Sentimo-lo bater; sentimo-lo disparar; percebemos quando ele está descompassado. Vemos os desenhos que se formam em um osciloscópio e podemos saber se nossa frequência cardíaca melhora com um programa de exercícios. Vemos rótulos de "amigo do coração" em produtos alimentares, conhecemos os corações partidos, a dor do coração e os ataques do coração, vemos coraçõezinhos em toda parte no Dia dos Namorados e já amamos alguém do fundo do nosso coração. Dizemos: "Isso aquece meu coração", cantamos "Meu coração, não sei por que" e dizemos a uma amiga que arranjou um novo namorado: "Espere, ainda não dê a ele seu coração". O pai que vê a filha entrar em um primeiro relacionamento reza para que o coração seja protegido.

Também outras partes do corpo se dão a conhecer. Nossos músculos se tornam mais firmes e maiores quando fazemos exercícios e mais flácidos e menores quando passamos os dias presos à cama. Nossa pele reflete de maneira evidente o que acontece em nossa vida, quer esteja pálida, descamando, com erupções, seca e rachada – ou brilhando. No caso dos pulmões, vemos a caixa torácica se expandir a cada vez que inspiramos e se encolher quando soltamos o ar. Embora o tabagismo já tenha sido uma ameaça desconhecida, hoje em dia em todo lugar há anúncios de utilidade pública sobre os perigos do fumo e do câncer de pulmão. A bexiga se evidencia quando se enche; analisamos a cor, a quantidade e o conteúdo da urina; a dor e a queimação nos alertam de que o trato urinário está infeccionado. O aparelho digestivo nos lembra, a todo momento, da sua existência. Sentimos o estômago quando está cheio, ouvimo-lo roncar quando está vazio e podemos até examinar o conteúdo do que ele expele. Damos muito valor a essas e a outras partes importantes do corpo porque é fácil testemunhar quanto elas fazem por nós.

Mas o fígado – o que os olhos não veem, o coração não sente. Para todos os efeitos, ele não existe; é só uma palavra que ouvimos na cozinha da vovó enquanto ela recheava um peru. Se não sentimos o fígado do mesmo jeito que sentimos o coração, não é possível que ele esteja trabalhando por nós da mesma maneira. Se não o vemos sofrer, ele não tem problema algum. Assim, esse órgão permanece em uma categoria misteriosa. O que ele faz realmente? Será que faz algo? É fácil esquecer até da própria existência do fígado.

Os médicos especializados sabem quando há *algo* de errado sob a superfície. Conhecem algo do que não pode ser visto e sabem quando as coisas não vão bem. Testemunham o aumento das reclamações sobre saúde. Uma sucessão infindável de pacientes os procura relatando misteriosas doenças crônicas; assim, saem à procura de soluções. O problema é que as modas de saúde muitas vezes obstaculizam a busca da verdade.

Uma tendência recente dirigiu uma quantidade imensa de tempo, energia e recursos para a tireoide. Examinamos essa teoria popular em meu livro anterior, *Tireoide Saudável – A Verdade Sobre Tireoidite de Hashimoto, Doença de Graves, Insônia, Hipotireoidismo, Nódulos da Tireoide e Vírus Epstein-Barr* da série O Médium Médico. Segundo essa tendência, a tireoide cansada explica tudo, desde a queda de cabelo até o aborto espontâneo – mas vimos que essa tendência está errada e vimos o porquê. Embora a tireoide seja uma parte incrível do corpo humano, ela não é o elo perdido na explicação das doenças crônicas. Na imensa maioria das vezes, quando a tireoide leva a culpa – ou o coração, o intestino, os genes –, o problema real está no fígado.

A verdade é que o fígado é seu melhor amigo. Ele desempenha mais de 2 mil funções essenciais que ainda não foram descobertas pela medicina e a ciência. Trabalha duro por nós dia e noite; prepara-se de antemão quando sabe que precisaremos de apoio e está à disposição para arrumar a casa quando exageramos. É um armazém, um filtro, um centro de processamento, um serviço de coleta de lixo e muito mais. Ele nos defende e protege por todos os lados. Desde sempre se dedicou a nos proteger – apagando incêndios, desativando explosivos, levando tiros por nós, capturando os criminosos dentro de nós e impedindo catástrofes internas. Depois de tudo o que já nos aconteceu na vida, é por causa do fígado que ainda estamos vivos.

Pergunte a um cirurgião qual foi sua impressão ao ver um fígado vivo pela primeira vez. Depois de tanto estudo em sala de aula e da leitura de tantos livros, depois de ver incontáveis fotos, depois de meses no necrotério praticando dissecação de cadáveres, como ele se sentiu ao entrar pela primeira vez na sala de cirurgia e ver o fígado de um paciente exposto? O cirurgião provavelmente dirá que não acreditou no que viu. Talvez não tenha sequer conseguido dormir à noite depois de ver esse órgão majestoso e misterioso em seu ambiente natural – como se tivesse visto uma baleia, majestosa e misteriosa. E isso por que ele só sabe uma pequena parte de tudo o que o fígado faz.

Agora você vai ver o fígado sob uma nova luz para apreciá-lo como esse cirurgião o aprecia – ou ainda mais. Foi para isso que escrevi este livro: para que você veja o que acontece dentro do seu corpo e se familiarize com seu maior aliado, aquele que o tem apoiado durante todo esse tempo, aquele que trabalha mais do que qualquer um poderia imaginar. Para nos maravilharmos com as belezas do mundo natural, não precisamos chegar aos mais longínquos cantos do globo: basta olharmos para dentro de nós.

O FÍGADO EM PERIGO

E se você estiver sobrecarregado demais para pensar em milagres de maneira desinteressada? Diante dos desafios do cotidiano, com milhões de tarefas urgentes para cumprir, de que importa que o fígado seja uma manifestação fulgurante da inteligência do corpo humano? Por que se preocupar com o fígado?

Já temos muito com que nos preocupar. A segurança e a saúde da família; o bom desempenho no trabalho; manter a boa forma física; evitar a epidemia de obesidade, a de depressão, a de doenças cardíacas, a do envelhecimento prematuro; a convivência com uma doença crônica; herdar uma terra poluída; a extinção da vida selvagem; as incertezas do futuro... a lista não acaba. Diante disso, já é um milagre quando conseguimos fazer tudo o que temos de fazer em um dia. Por que, então, acrescentar mais um item à lista? Por que nos sobrecarregarmos com mais uma preocupação – e com o fígado, ainda por cima – quando tudo o que ouvimos, o tempo todo, é que teríamos de nos desestressar, simplificar a vida e aprender a arte de dizer não ao que nos faz mal?

Porque nosso fígado está em perigo e *precisamos* cuidar melhor dele. Porque a descoberta do poder do fígado – e do poder de cuidar do fígado – muda tudo. Porque como você se sentiria se houvesse um único aspecto do seu bem-estar no qual pudesse se concentrar e que o ajudasse em todos os outros – e ainda resolvesse todos os problemas de saúde que estão se desenvolvendo sem que os perceba? Se soubéssemos quantos sintomas e doenças têm sua raiz no fígado – que nem todas as hepatopatias se resumem a câncer do fígado, cirrose e hepatite –, o fígado seria o personagem mais importante do mundo da medicina.

O resgate do fígado é um resgate também do coração, do cérebro, do sistema imunológico, da pele e do sistema digestório. É voltar a dormir bem, equilibrar a glicose no sangue, baixar a pressão sanguínea, perder peso, parecer e se sentir mais jovem. É ser mais perspicaz e se sentir mais feliz e em paz. É ser capaz de se adaptar a esta época de rápidas mudanças. Dizer sim a apoiar o fígado é a ação mais eficiente em nossa lista de atividades. O fígado saudável nos desestressa, combate o envelhecimento, protege-nos contra um mundo ameaçador. É a chave do bem-estar mental, emocional, físico e espiritual. Dar atenção ao fígado não é a famosa gota d'água que faz transbordar o copo; é a mão auxiliadora que nos salva a vida.

Quando as pessoas buscam a iluminação, concentram-se no cérebro e no terceiro olho e procuram alcançar uma consciência superior aquietando a mente, ou manifestar o futuro por meio de seus pensamentos. Nesse processo, o fígado é completamente ignorado. No entanto, o fígado contribui mais para a iluminação do que poderíamos imaginar.

Enquanto se fala tanto sobre a saúde do planeta, não podemos perder de vista nosso clima interior. Cada um de nós tem seu próprio planeta com que deve se preocupar: nosso corpo. Durante toda a sua vida, você levou um mundo consigo. E assim como, no delicado equilíbrio da Terra, um único elo frágil pode pôr em risco a integridade do todo, o modo como cuidamos de nós mesmos tem importância. As baleias – criaturas tão majestosas – são importantes? Importamo-nos com a possibilidade de se extinguirem? É claro que sim – as espécies ameaçadas merecem nossa proteção. Mas isso também pode ser dito de nosso fígado tão sobrecarregado, esgotado pelo excesso de trabalho, estressado e ameaçado. Ninguém quer que os oceanos sejam tóxicos e os animais tenham dificuldade para sobreviver em meio à poluição. E ninguém quer ter um sangue tóxico e um fígado que tenha de se esforçar demais para cumprir suas muitas tarefas e nos manter saudáveis.

No entanto, estamos em um momento da história em que o fígado de cada um de nós está em perigo. Nosso ambiente interno está atulhado de toxinas a que estamos expostos na vida cotidiana – na verdade, o estado do nosso corpo é pior que o do planeta –, e nosso fígado é o responsável pela maior parte do trabalho de limpeza. Imagine o fígado como uma baleia e o sangue como o oceano. Se o oceano se encher de resíduos – antibióticos e outros medicamentos, pesticidas, fungicidas, produtos de limpeza, solventes, plásticos, desidratação crônica, dejetos virais e bacterianos, excesso de gordura vinda de alimentos improdutivos e muito mais –, será mais difícil para a baleia encontrar nutrientes. Sem conseguir descansar, é possível que, com o tempo, ela fique doente. Pode ter dificuldade inclusive para subir à tona e respirar.

O mundo tem problemas hepáticos. A esta altura, o mais comum é que as pessoas tenham o fígado comprometido. Quando me deparo com uma multidão de mil pessoas, 900 têm o fígado danificado – e quase nenhuma delas sabe disso. O motivo, como eu já disse, é que o fígado é mais importante do que se imagina. Em matéria de pesquisas sobre o fígado, a ciência médica se concentrou nos transplantes e, por isso, não fez a relação entre o fígado e a multiplicação dos problemas de saúde pelo mundo afora. A comunidade médica ainda não foi informada de tudo o que o fígado faz, de quantas queixas, doenças, quantos sintomas e males da nossa época são, na verdade, sinais de problemas no fígado; e não foi informada do que o fígado precisa para prosperar e, por isso, não consegue transmitir esse importantíssimo conhecimento, o qual continua sendo semelhante a um território distante e desconhecido, como o Grande Depósito de Lixo do Pacífico antes de ser descoberto. (Mesmo essa descoberta permanece misteriosa na medida em que não se conhecem as podridões escondidas em seu núcleo profundo e impenetrável.) Sem perceber, levamos o fígado ao último limite.

Se quisermos fazer a diferença nesta terra, temos de ser capazes de agir. Os sintomas nos limitam. Névoa mental, fadiga, ganho de peso, transtorno afetivo sazonal, irritabilidade, hipertensão, colesterol alto, ansiedade, acne, inchaço abdominal e constipação são experiências tão comuns que talvez nem sejam percebidas como sintomas de algo que está por trás –; no entanto, muitas vezes são sinais, pedidos de ajuda do fígado. Obstaculizam as pessoas, deixam-nas pessimistas e podem acabar se tornando doenças mais graves caso não saibamos como detê-las. Os problemas no fígado podem ser semelhantes a um dente cariado que vai sendo ignorado até criar uma profunda infecção na mandíbula.

Há também doenças que sabemos serem graves e quase impossíveis de deter: diabetes, depressão, palpitações, gota, eczema, psoríase e problemas de metilação – não se sabe que também elas têm sua origem no fígado. Quanto a gordura no fígado, icterícia, hepatite, cirrose e câncer no fígado, o conhecimento de que estão relacionados ao fígado não remove o mistério que os rodeia. Isso sem mencionar que o fígado, sendo o principal filtro e armazém de nutrientes do corpo, é essencial para lidarmos com todo e qualquer problema de saúde – e ponto final. Ou seja, a epidemia mundial de problemas hepáticos nos deixa em situação muito precária.

Não é exagero dizer que, se todos os seres humanos vivos no planeta neste momento tivessem um fígado saudável, o mundo seria um lugar diferente. A população não seria tão acometida por doenças. A raiva, o ódio, a cobiça e a violência não seriam as manchetes dos noticiários. O medo não definiria a era moderna. Isso mostra a profunda relação entre o fígado e nosso ser.

É por isso que o fígado é importante. Como um acúmulo de plásticos no oceano – ou como uma espécie ameaçada –, o fígado não pode mais ser ignorado só porque parece algo distante. Não pode ser deixado de lado em nome de ideais mais elevados, como o de salvar o mundo. Esses ideais elevados pressupõem salvarmos primeiro nossa própria vida – e isso pressupõe salvarmos nosso fígado.

INFORMAÇÕES BÁSICAS SOBRE O FÍGADO

Se a ciência e a medicina compreendessem a plena amplitude do valor do fígado, as crianças aprenderiam informações básicas sobre o fígado junto com o alfabeto e as contas de mais e de menos. Na faculdade, um curso básico sobre o fígado seria obrigatório para todos, e não só para os estudantes de medicina.

Mas, diferentemente, sem querer submetemos o fígado a fortes tensões desde a infância. O que acontece quando crescemos e vamos para a faculdade? Para compensar o estresse, muitos estudantes bebem, talvez até usem drogas, e enquanto isso comem mal, se enchem de cafeína e passam noites e noites em claro. Isso deteriora seu fígado sem seu conhecimento – e isso é paradoxal, pois o conhecimento é a finalidade da educação. É como se a faculdade fosse um longo protesto contra o fígado. Damos tanta importância à promessa da mente jovem e ao desenvolvimento do cérebro – nos dispomos a tudo para tirar as notas "certas" e cumprir os créditos "certos" para depois conseguir a profissão "certa" –, que o resultado pode ser obtido à custa do fígado. De que servirá aquela carreira brilhante se o fígado ficar sobrecarregado e o impedir de obter seu melhor desempenho, ou se o fígado ficar muito ruim e o levar a perder o emprego pelo qual tanto lutou? Nenhuma das credenciais e nenhum dos selos de aprovação obtidos na faculdade poderão ajudá-lo a sair da cama quando a fadiga e outros sintomas o prostrarem.

Sabemos, lá no fundo, que o excesso de bebida alcoólica pode fazer mal ao fígado; já ouvimos os termos *cirrose*, *hepatite*, *insuficiência hepática*, *icterícia*, *câncer do fígado* e *alto índice de enzimas hepáticas*; talvez já tenhamos ouvido falar de *calor no fígado*, talvez um praticante de medicina alternativa tenha nos receitado alguns suplementos para o fígado. E é claro que já ouvimos falar de comer o fígado de animais – que, não por acaso, é uma das piores coisas que você pode fazer para seu fígado (falaremos mais sobre isso depois). Para muitos de nós, essa é a medida de nosso contato com o fígado. Esse órgão recebia mais atenção na mitologia antiga do que recebe na medicina moderna.

Boa parte dos detalhes ainda está por ser descoberta. Na faculdade de medicina, ninguém perde muito tempo ensinando aos futuros médicos a anatomia do fígado e suas partes funcionais, a menos que o estudante pretenda ser cirurgião ou hepatologista ou queira fazer uma matéria optativa sobre transplante de fígado. Mesmo assim, não aprende sobre a essência desse órgão. Não aprende a de fato cuidar do fígado. Os recursos disponíveis são como poucos grãos de areia diante de uma praia inteira.

O que aprenderíamos se recebêssemos a educação hepática que deveríamos receber? Para começar, descobriríamos que o fígado é um cavalo de tração que desempenha milhares de funções, as mais importantes das quais serão exploradas nos demais capítulos da Parte I, "A Verdadeira Vocação do Fígado: O Milagroso Mantenedor da Paz":

- Processar gordura e proteger o pâncreas
- Armazenar glicose e glicogênio
- Armazenar vitaminas e minerais
- Desarmar e deter materiais nocivos
- Triar e filtrar o sangue
- Proteger você com seu sistema imunológico personalizado

Em tudo isso, o papel do fígado é manter o seu equilíbrio – tarefa dificílima em um mundo tão desequilibrado. Você trabalha demais, a ponto de se sentir esgotado? Sente que faz tudo por trás do pano e nunca é reconhecido? Multiplique tudo isso por 20 e terá acabado de descrever seu fígado. Pode estar trabalhando duro, com cinco empregos e 100 responsabilidades, mas o fígado está trabalhando mais. Apreciar essa façanha do fígado é um dos passos principais na caminhada rumo à harmonia – é como se você fosse enfim reconhecida pelo seu marido pelas infindáveis tarefas domésticas que geralmente cumpre sem receber um único "muito obrigado".

Na educação hepática ideal, também descobriríamos que o fígado é um cavalo de guerra. Como vamos ver em detalhes na Parte II, "A Tempestade Invisível: O Que Acontece Dentro do Fígado", e na Parte III, "O Chamado à Luta: Esclarecimentos Sobre Outros Sintomas e Doenças", o fígado está sempre pronto para lutar por você e trabalha de forma constante para proteger seus outros órgãos. Na verdade, o mais provável é que esteja lutando por você neste exato instante, levantando-se contra venenos e patógenos como Os Quatro Impiedosos (radiação, metais pesados tóxicos, DDT e a explosão viral) a que estamos expostos na vida cotidiana, bem como os alimentos e ingredientes improdutivos que se infiltram na nossa dieta. Essas guerras do fígado muitas vezes se manifestam na forma de sintomas e doenças, e temos então de decodificar o real significado do alto índice de glicose no sangue, da hipertensão, do colesterol ou da névoa mental. Compreender, por exemplo, que o ganho de peso sem explicação resulta de um fígado entupido, não de preguiça ou de baixo metabolismo, pode mudar de modo radical nossa visão de mundo. Se você está às voltas com males como eczema, gota ou diabetes, saiba que a culpa não é sua. Removido o mistério, o poder da doença diminui.

Por fim, na nossa educação hepática, veríamos que o cuidado e a alimentação do fígado são essenciais. Já houve época em sua vida em que se sentiu exaurido? Em que precisou de repouso? Em que precisou que alguém cuidasse de você enquanto descansava das batalhas da vida? É exatamente isso que o fígado pede. Então, na Parte IV, "A Salvação do Fígado: Como Cuidar do Fígado e Transformar sua Vida", vamos ver como devolver a paz ao fígado quando ele estiver sobrecarregado – e aprender esquemas simples, mas potentes, para prevenir os problemas de saúde ainda antes de começarem. O fígado tem um poder incrível de cura e regeneração, e cabe a nós usarmos esse poder.

SEU MELHOR AMIGO PARA TODA A VIDA

Quando você se tornar seu próprio especialista em fígado, a vida se tornará brilhante, sorridente e nova. Não se trata somente do alívio de sentir que tem de novo o controle sobre sua vida e de redescobrir sua capacidade de curar-se; é porque existe um vínculo próximo entre o fígado e o bem-estar emocional, que também exploraremos neste livro. Entrando em contato com o fígado, entramos em contato com nossa alma. Não foi essa a lição que aprendemos enquanto crescíamos, mas é a lição mais importante: a harmonia do fígado é a chave do maravilhamento, da magia e da felicidade. Uma vez que o fígado é seu melhor amigo, existe aí um dar e receber. O modo como nos sentimos afeta esse amigo, e o modo como ele se sente nos afeta. Sem saber, viemos tornando mais difícil a vida desse amigo. Nós o impedimos de seguir em frente e isso, por sua vez, também nos abateu. Se você trabalhar a favor do seu amigo e não contra ele, tudo isso mudará.

Se você está cansado, frustrado e às vezes se sente sozinho; se é difícil chegar ao fim do dia; se está sempre acuado – lembre-se de que o fígado está do seu lado, feroz e leal, esperando com paciência a hora em que o verdadeiro valor dele será reconhecido. Você, agora, vai aprender mais sobre o fígado – e sobre o que ele pode fazer por você – do que jamais sonhou e imaginou.

Então, vamos embora. É hora de zarpar e conhecer o que está dentro de nós, à espera do momento de se revelar, para que possamos compreender melhor a natureza da vida. É hora de pagar a dívida que temos com o mais altruísta de todos os órgãos. É hora de resgatar o fígado para que ele possa resgatar você.

CAPÍTULO 2

O Fígado Adaptogênico

Processamento da Gordura e Proteção do Pâncreas

O fígado é o único órgão do corpo verdadeiramente adaptogênico. Ao passo que o cérebro tem incríveis capacidades adaptativas em certas circunstâncias, quando a mente, o corpo, o espírito, a alma e o ambiente ficam todos do jeito certo para a pessoa certa, com o fígado não importa quem você é ou onde está – quando ele é bem cuidado, tem a capacidade de se adaptar a todas as situações.

Já aconteceu de você se envolver em uma interação em que, independentemente do que fizesse, não conseguiu transmitir uma ideia para alguém? Isso ocorre porque o cérebro de certas pessoas não se adapta a certas situações. É por isso que, pouco depois de um funcionário começar a trabalhar, o gerente que observou o que funciona e o que não funciona o designa para certas tarefas específicas. Por mais que consideremos que o cérebro se adapta, temos de nos esforçar para que ele se adapte, e o cérebro de algumas pessoas se adapta mais facilmente que o de outras. É por isso que se diz que certas coisas "não entram na cabeça" de certas pessoas.

O fígado é mais adaptativo. Onde quer que esteja, em um instante, na hora – ele se adapta sem nem percebermos. Sem parar, está sempre mudando de responsabilidade muito rapidamente e realizando suas diversas funções químicas sem fazer perguntas. Aquele funcionário novo no cargo leva semanas para se adaptar, faz milhões de perguntas e enfrenta desafio após desafio para conseguir que seu cérebro se adapte. O simples ato de fazer uma nova rota para o trabalho pode exigir meses de adaptação. Não é assim com o fígado. Ninguém diz que certas coisas "não entram no fígado" de alguém.

Quando o fígado tem apoio, ele pode reter e liberar à vontade. Se você estiver com frio, seu fígado gerará calor para esquentá-lo. Se estiver com calor, ele absorverá calor para resfriá-lo. Se estiver correndo uma maratona, ele liberará até a última gota de glicose armazenada para ajudá-lo a cruzar a linha de chegada. Se beber muita água e diluir o sangue, seu fígado absorverá a água em excesso como uma esponja. Se respirar fumaça de cigarro, seu fígado absorverá as substâncias químicas da fumaça da sua corrente sanguínea. Se comer um bife de 350 gramas com batata frita e bolo de chocolate, seu fígado vai processar e decompor aquele ômega-6 desnaturado e as gorduras trans para protegê-lo. Se estiver nadando no oceano e uma onda começar a levá-lo para o alto-mar ou uma corrente o prender, o fígado liberará suas reservas de adrenalina para lhe dar uma força sobre-humana e uma chance de se salvar.

Além disso, o fígado é um banco de memórias. Ele é como um terceiro cérebro ao lado do segundo cérebro do corpo, a tireoide. É um órgão de memória por si só, igual ao cérebro em potência. Se toda primeira sexta-feira do mês você sai com os amigos e bebe e come asinhas de frango e tiramissu, o fígado se lembra de quando é seu dia de excessos e se prepara com antecedência. Se você come *pizza* todo final de semana, o fígado sabe. Se os seus hábitos alimentares parecem ser imprevisíveis, o fígado registra a natureza aleatória do seu comportamento. A memória do fígado é melhor que a sua. Então, o que pode aparentar ser uma escolha alimentar aleatória no momento – por exemplo, sem perceber, devorar um *cheeseburger* duplo com *bacon* no primeiro dia frio do ano ou, sem perceber, levar a família para um rodízio de churrasco no dia que recebe a restituição de imposto de renda – muito possivelmente se enquadra em um padrão que o seu fígado registrou no decorrer de anos em suas membranas de memória, que ainda não foram descobertas pela medicina e pela ciência. Não podemos enganar o fígado ou ludibriá-lo, e nossa memória não é melhor que a dele. A memória do fígado não é como a memória do cérebro, que muitas vezes nos engana. (Tem certeza de que deixou o carro aqui no estacionamento, Tom? Ou foi ali?) A memória do fígado nunca falha nem nos engana. O que talvez aparente ser um novo caminho pode na verdade ser uma repetição de um plano alimentar que você experimentou cinco anos atrás e esqueceu – e seu fígado armazena os dados. Se certa escolha for de fato aleatória – se pela primeira vez na vida você comer *cheeseburger* com *bacon* no café da manhã –, então voltamos para a natureza adaptogênica do fígado, que o deixa pronto para responder às suas necessidades em questão de instantes. Ao mesmo tempo, ele documenta esse café da manhã novo e aleatório e espera quanto for necessário para agir com base nessas informações no próximo café da manhã surpresa.

PROCESSANDO AS GORDURAS

Gordura boa, gordura ruim, muita gordura, pouca gordura, sem gordura, gordura saturada, gordura insaturada, gordura trans, gordura saudável, ácidos graxos ômega – é o bastante para nos desorientar. Sabemos que gordura é um dos assuntos mais importantes da saúde, mas com tantos chavões no decorrer dos anos e tantas opiniões contraditórias, como saber o que é certo para nós e nossa família? Revendo a longa história das modas de saúde que desencaminharam as pessoas de tantas maneiras diferentes, devemos acreditar que a ideia popular de hoje de uma hora para a outra está com tudo definido? Se deixarmos para nos informar com as modas, nunca obteremos uma resposta confiável, pois a maré da opinião pública mudará amanhã, no dia seguinte, e de novo, de novo e de novo.

Então, se realmente quisermos entender a verdade de como tomar as decisões corretas, precisamos nos firmar com os pés no chão e passar um tempo vendo como o corpo processa as gorduras de verdade – e isso significa observar o fígado. Isso porque o fígado é um centro de processamento de praticamente tudo o que entra no corpo, e processar a gordura é uma de suas tarefas principais. Sempre que ingerimos gordura, o fígado libera bile para decompô-la e distribuí-la pelo corpo como fonte de energia.

Isso é mais complicado do que parece. Quantidades diferentes e biles de composições complexas são necessárias para diferentes alimentos e níveis de gordura. O fígado, portanto, precisa se basear na capacidade dele de memorização e adaptação para se preparar e responder à sua ingestão de gordura em toda refeição. Tenha em mente que, quando a bile aumenta, isso o ajuda no momento, mas não é o que queremos que aconteça repetidamente no longo prazo. É o início do enfraquecimento de um fígado que pode já estar sendo desafiado por outras causas (toxinas, venenos e patógenos). Os níveis de alerta do fígado caem nas seguintes categorias:

- **Código Verde**: É a composição da bile para uma dieta composta de 15% ou menos de gordura, todas de fontes saudáveis como abacate, oleaginosas, cereais, azeitonas, certos óleos (como o azeite, o óleo de coco e o óleo de cânhamo), coco, leite de coco, alguns tipos de peixe, carne de caça e laticínios não pasteurizados. (Pode ser que você tenha lido em meus outros livros que laticínios alimentam vírus, mas isso não significa que o fígado não seja feito para decompor alguns tipos de maneira adequada.) O código verde também significa que o restante da dieta inclui frutas, verduras, hortaliças, batata, abóbora e, caso queira, painço e algumas leguminosas. Nesse modo, o fígado é capaz de criar bile da composição necessária em seu curso de ação normal, não em um estado de pânico, esforço e desconforto.
- **Código Amarelo:** Dá-se quando a dieta é composta de 15% ou menos de gordura, com algumas dessas gorduras sendo das fontes improdutivas que veremos no Capítulo 36, "Substâncias Problemáticas para o Fígado". Nesse modo, o fígado entra em um nível baixo de alerta, aumentando sua produção de bile em até 5% e ao mesmo tempo ajustando a composição da bile para gerar uma mistura mais ácida, com níveis de sódio, de aminoácidos e de compostos enzimáticos ainda mais altos. Essa função química, desconhecida para a medicina e para a ciência, gera um agente desengordurante.
- **Código Laranja:** Quando a dieta é composta de 15 a 30% de gordura, todas das fontes saudáveis mencionadas no Código Verde, o estado de alerta do fígado sobe um nível, reconhecendo que essa quantidade de consumo de gordura não é sustentável para a saúde ideal. O nível de bile sobe em até 10% para proteger o pâncreas do estresse que pode acabar se abatendo sobre ele e para proteger a sua longevidade.
- **Código Laranja Mais:** Quando a dieta é composta de 15 a 30% de gordura, com algumas dessas gorduras sendo de fontes improdutivas, o fígado aumenta seu esforço para aguentar, aumentando a produção de bile de 15 a 20%.
- **Código Vermelho:** Uma dieta composta de 30 a 40% de gordura, todas de fontes saudáveis, faz com que o fígado se esforce quase o máximo que pode para se adaptar com mais fluido de bile e sais de bile, a fim de comportar a quebra e a digestão das gorduras e proteger a longevidade. Nessa altura, a produção de bile aumenta de 20 a 25%, e o fígado libera um composto químico como aviso, pedindo mais sódio para a corrente sanguínea, a fim de que possa ajustar a composição de bile para incluir uma quantidade maior do agente desengordurante. O fígado também libera cálcio na bile para proteger o revestimento do duodeno e o restante do trato do intestino delgado contra esse agente desengordurante mais forte.
- **Código Vermelho Mais:** O que acontece quando a dieta contém 30% ou mais de gordura e quando parte dela vem de alimentos fritos, de óleos rançosos comuns (como o óleo de canola, o óleo de palma e o óleo de milho), banha, gordura de *bacon*, gorduras saturadas e coisas do tipo? Isso faz com que o fígado entre em um modo totalmente adaptogênico, em

que usa todos os seus recursos para produzir níveis épicos – um aumento de até 50% ou mais – da bile mais dinâmica possível, para que o sangue não fique muito grosso com a ingestão de gordura. O fígado tira licença para entrar em guerra e produzir bile sem parar, se for necessário. É como se costuma dizer: "tudo e mais um pouco" é jogado nessa bile. Por isso que esse é o Código Vermelho Mais, um passo além do Código Vermelho. É comum quando se está em uma dieta cetogênica. "Cetogênica" pode significar que a dieta é baseada em proteína vegetal ou em proteína animal; não se trata de escolher um lado na guerra alimentar dos tempos de hoje. Independentemente do tipo de dieta que praticamos, a situação da nossa bile está ligada às necessidades do fígado e à reação do fígado a uma dieta projetada para retirar toda a glicose do corpo, usando principalmente gorduras como fonte de calorias. Nesse cenário, o fígado está pulando na frente de tiros para protegê-lo, fazendo tudo o que pode para afinar o sangue, decompondo toda essa gordura e livrando-se dela para impedir que o coração e o pâncreas sejam danificados. Sua reserva de bile logo acaba, tal como as capacidades de produção de bile hepática e sua capacidade de realizar certas funções químicas, como produzir agentes desengordurantes extremamente ácidos e, então, liberar grandes quantidades de cálcio para proteger os revestimentos. Com o tempo, o fígado perde sua reserva de cálcio e muitas outras reservas de minerais preciosos.

Como podemos ver nessa lista, não se trata somente de "boas" gorduras contra "más" gorduras. Escolher gorduras de fontes saudáveis é um ótimo primeiro passo, mas não é a única proteção – a quantidade de gordura importa também. E não se trata somente do tamanho do seu corpo. Mesmo se você for magro e se exercitar com regularidade, é possível que esteja na categoria do Código Vermelho Mais se a gordura dominar a sua dieta. O fígado ainda é forçado a se desgastar produzindo a bile necessária para protegê-lo, e pode ser que com mais idade você acabe ganhando peso e que surjam outros problemas de saúde do fígado.

Como você se sentiria se depois de acordar de manhã, depois de se lavar e se arrumar para o dia, entrasse na cozinha e caísse um balde de óleo em cima de você? O cabelo, o rosto, as roupas – encharcados. Teria de parar tudo, voltar, tomar outro banho e trocar de roupa, e só assim estaria pronto para o dia novamente. Digamos então que vai para o trabalho e ao meio-dia alguém lhe joga outro balde de óleo. Teria de voltar para casa para se arrumar – começar novamente, pela terceira vez no dia. Como se sentiria então se, à noite, assim que se sentasse para um belo jantar, caísse outro balde de óleo em você? Pingando óleo, teria de parar o que estivesse fazendo e escorregar até o chuveiro para retirar as roupas sujas e se limpar. Não seria um dia divertido, seria terrível. Teria de passar mais da metade dele limpando sujeira e, quando a noite chegasse, estaria exausto, estressado e irritado.

Assim se sente o fígado quando toda refeição é cheia de gorduras em excesso. Um café da manhã frito e gorduroso, seguido no almoço por uma salada cheia de molhos altamente oleosos e, por fim, um jantar de frango assado, pizza, queijo grelhado ou sanduíche de *bacon* com salada dão ao fígado muito o que fazer. Não importa se esse café da manhã consiste em duas fatias de *bacon* comum com dois ovos de galinhas tratadas com antibióticos fritos na manteiga de vacas tratadas com hormônios acompanhados de torradas brancas amanteigadas, ou se consiste em duas fatias de *bacon* orgânico da fazenda com dois ovos orgânicos de galinhas criadas em liberdade fritos em óleo orgânico de coco, *ghee* ou manteiga orgânica. Quando se trata de processar gorduras, o fígado não se importa. Ele liga para outras coisas relacionadas a pesticidas, hormônios e metais pesados; no que se trata da proporção de gordura, não importa. Quando a quantidade de gordura de uma refeição é excessiva, pouco importa que ela venha de fontes convencionais, orgânicas ou naturais; o fígado ficará sobrecarregado.

A propósito, uma das grandes gafes da indústria alimentar é o cálculo de quanta gordura há nos alimentos. A quantidade de gordura dos seus alimentos favoritos não é quanto você acha que é. Se tivesse como testar quantas gramas de gordura há em uma porção na sua própria cozinha, você se surpreenderia. Por exemplo, não há dois frangos iguais. Toda embalagem de frango industrializado carrega as mesmas informações nutricionais, mas não a quantidade de gordura daquele frango em particular. Nenhuma peça de porco, lata de atum, pote de manteiga de amendoim ou pote de húmus é idêntico a outro; o que vemos no rótulo é uma proporção generalizada do quanto de gordura há em cada coisa. Podemos pensar que estamos ingerindo 6 gramas de gordura quando na realidade estamos ingerindo 12 gramas ou mais. No que diz respeito à medição da quantidade de gordura, é como um jogo de futebol sem regras, o que significa que consumimos mais gordura do que pensamos. É mais um erro sistêmico, com raízes antigas.

O fígado processa gorduras saudáveis no alegre cumprimento de seu dever. Mas, qualquer coisa a mais, ele se cansa – deixa de ser uma situação fácil. O fígado não acorda de manhã e diz: "É um ótimo dia para processar grandes quantidades de gordura" – tal como você não acorda e diz: "É um ótimo dia para tomar quatro banhos e arruinar três conjuntos de roupas". O bombardeio de uma dieta com excesso de gordura toma tempo e energia que o fígado usaria para realizar suas outras tarefas, pois ele fica constantemente no modo limpeza – repetidamente, por anos e anos. É por isso que o fígado precisa usar uma mentalidade como a do cérebro para pensar adiante. Quando sabe que você está prestes a quebrar algumas das suas regras alimentares, pode juntar grandes reservas de bile poderosa para lidar com a confusão. Viver apagando incêndios não é o ideal, e ainda assim a preparação é uma das únicas maneiras de o fígado se manter operante. A preparação também impede que o restante do corpo pare de funcionar. No entanto, como veremos nos capítulos a seguir, o fígado tem um limite.

PROTEGENDO O PÂNCREAS

O que nos leva ao porquê de todo esse processamento de gordura: Por que o fígado se obriga a passar por tudo isso? Por que não simplesmente descansa de vez em quando? Por que não repassa parte do trabalho para outro órgão? O fígado realiza essa função mesmo quando ela toma quase todas as suas reservas, toda a sua energia e toda a sua vitalidade porque tem um objetivo maior: salvar a sua vida.

Começa com a oxigenação. Para saber se estamos no Código Verde, no Código Vermelho Mais ou entre eles, o fígado se sintoniza com o nível de oxigênio da corrente sanguínea. Quanto mais gorduras radicais consumimos – isto é, quando a maioria das calorias de um alimento é derivada de gordura, quer seja saudável, quer não seja –, mais gorduras radicais e menos oxigênio ficam na nossa corrente sanguínea. Quando o fígado percebe a queda no nível de oxigênio, entra em modo de produção de bile para decompor e dispersar essas gorduras além de afinar o sangue – principalmente porque o oxigênio alimenta o cérebro e o coração. Sem oxigênio, esses órgãos não conseguem operar com facilidade; eles se extenuam. Então, quando aderimos a um sistema de crenças alimentares e experimentamos uma dessas dietas ricas em proteínas – que também são ricas em gordura (quase todas as dietas ricas em proteína têm alto teor de gordura, quer reconheçam isso, quer não, independentemente de a dieta ser vegetariana, vegana, baseada em proteína animal ou algo intermediário) –, sem perceber estamos também privando o cérebro e o coração de oxigênio, por mais que nos exercitemos, e desgastando o fígado mais do que imaginamos.

E mais: outro grande motivo de o fígado ser comprometido com esse trabalho é a proteção do pâncreas. Enquanto o fígado é um cavalo de carga e de guerra, o pâncreas é uma flor delicada. Uma das funções dessa flor é produzir seu néctar vital, o hormônio insulina, para regular o açúcar no sangue. O fígado tenta proteger o corpo da gordura em excesso porque, se não o fizesse, o pâncreas seria prejudicado e obrigado a produzir cada vez mais insulina no decorrer do tempo. Acabaria por se tornar errático na produção de hormônio e talvez até perdesse totalmente a capacidade de produzir insulina. Sem insulina, acabamos diabéticos.

O fígado trabalha duro para decompor e distribuir gorduras o mais rápido possível para manter a gordura longe da corrente sanguínea, a fim de que ela não impeça o funcionamento dos órgãos e do sistema nervoso ou prejudique indiretamente o pâncreas, levando ao diabetes. Com o excesso de gorduras radicais na dieta de quase todo mundo, o fígado não pode nos proteger totalmente contra elas. Sobrecarregado, o fígado distribui a gordura excedente para o sistema linfático. Esse sistema de proteção para o cérebro e o coração deixa as gorduras em suspensão no fluido linfático, mas isso não é tão simples. Quando há gordura circulando no sistema linfático, o sistema imunológico se enfraquece, e os glóbulos brancos não conseguem combater vírus, bactérias e toxinas tão bem quanto é necessário dentro do sistema linfático. Não é culpa do fígado ou do sistema imunológico: são as gorduras radicais, que fomos treinados a comer durante a nossa vida.

Quanto mais gordura na corrente sanguínea, nos órgãos, no trato digestório e no fluido linfático, mais insulina é necessária para tentar obrigar o açúcar a passar pela saturação de gordura, a fim de que ele entre nas células e o corpo possa funcionar. Com a corrente sanguínea cheia de gordura, por exemplo, o sistema nervoso começa a passar fome, uma vez que funciona à base de açúcar (e sais minerais), e a glicose não consegue atravessar a gordura com facilidade em direção aos nervos. A tentativa de fazer com que a glicose, que sustenta a vida, chegue aos órgãos, aos músculos e ao sistema nervoso diante da resistência do excesso de gordura é o verdadeiro e desconhecido significado do termo resistência à insulina.

O pâncreas não produz insulina em excesso apenas nos momentos em que açúcar e carboidratos são consumidos. Se você tem muita gordura no sangue de uma dieta rica em gordura e estiver operando com base em gorduras, hortaliças e sucos verdes, seu pâncreas ainda produzirá a mesma quantidade de insulina, e a resistência à insulina ainda estará presente, mesmo sem os carboidratos. A questão é que o sintoma não se manifestará até que você tenha um desejo de massa, pão ou algo doce e os carboidratos entrem na corrente sanguínea, caso em que um teste de açúcar no sangue indicará um problema. Todos dirão que os carboidratos são a causa, enquanto a realidade é que carboidratos saudáveis não são o problema; são como a lanterna ultravioleta de uma equipe forense, que revela o verdadeiro problema. Sabe do que estou falando? A lâmpada azul que torna visível o sangue nas paredes e os fluidos corporais no chão? Basta ligá-la e, de uma hora para outra, um quarto de hotel se torna uma cena de crime. Ninguém culpa a lâmpada. Sabemos que é a luz da verdade em ação para nos ajudar a solucionar um mistério, e ela não nos atrapalha quando revela um segredo. É assim que devemos considerar os carboidratos saudáveis: heróis, não vilões. Eles revelam quando o excesso de gordura gerou uma cena de crime.

Se a proporção de gordura de uma dieta diminuísse e se fossem consumidos mais alimentos como abóbora, batata-doce, batata, abobrinha, frutas vermelhas e outras frutas, a resistência à insulina diminuiria e o açúcar no sangue ficaria mais equilibrado. O pâncreas também seria poupado de fabricar mais insulina. Lembre-se: carboidratos e açúcares naturais e saudáveis não são os inimigos; eles são aliados. É a gordura em excesso que se torna o agressor no parquinho da escola.

LIBERTANDO O FÍGADO

Você já lutou por alguém ou por uma causa em sua vida que fosse importante para você? Pois então sabe quão importante é o fígado. Quando sabemos que o fígado luta por nós todos os dias, podemos começar a lutar ao lado dele. Não é mais uma batalha invisível. Talvez você possa até lutar pelo seu fígado e, nesse caso, a batalha já não será invencível. Podemos nos livrar de algumas das circunstâncias que o colocam na defensiva e podemos lhe dar um descanso de vez em quando com as sugestões que exploraremos na Parte IV, "A Salvação do Fígado". Não é preciso mudar todo o seu estilo de vida. Não precisamos nos obcecar com as gorduras. A consciência é tudo. Ao saber que certa decisão alimentar tem certo efeito, você pode ir adiante no seu próprio ritmo – totalmente informado. De escolha em escolha, você pode tomar suas próprias decisões, em vez de confiar nas opiniões concorrentes por aí afora que se baseiam em modas, não na verdade.

A verdade é que cuidar do fígado não é um trabalho: é uma honra e um privilégio. Quando o fígado não tem de passar tanto tempo protegendo o pâncreas da ingestão de gordura, sobra vitalidade para que ele realize todas as suas outras funções importantíssimas e incríveis. Ficamos mais bonitos e nos sentimos melhor – porque o nosso companheiro mais leal passa a poder cuidar de nós melhor do que nunca. Isso começa com a acumulação de reservas de glicose para quando for necessário, reservas que podem fazer a diferença entre ter um colapso nervoso ao enfrentar um desafio estressante e apenas considerar que foi um dia ruim enquanto mantemos o equilíbrio. É uma diferença entre noite e dia.

CAPÍTULO 3

O Fígado Vivificante

Armazenamento de Glicose e Glicogênio

Você tem uma gaveta ou um armário em casa em que guarda objetos para depois? Talvez seja a sua despensa, lotada de lanches e ingredientes que você sabe que serão úteis se algo o impedir de obter alimentos frescos. O fígado é como esse armazém para o seu corpo. Ele gosta de acumular – de um jeito positivo e por alguns motivos diferentes, um dos quais é para que ele possa liberar certos nutrientes mais tarde para que o corpo absorva. (Outro é armazenar substâncias problemáticas para proteger os órgãos delas e a sua vida; veremos mais no Capítulo 5: "O Fígado Protetor".) Armazenar glicose é uma função central do fígado; é assim que ficamos vivos. Sim, o açúcar nos mantém vivos.

O EQUILÍBRIO DO AÇÚCAR NO SANGUE

O armazenamento de glicose do fígado é grande parte da nossa proteção contra o diabetes. Pense em quando você fica fora o dia todo de um lado para o outro, levando as crianças e buscando-as, comparecendo a reuniões, fazendo compras no supermercado, e acaba não comendo por cinco ou seis horas. Em todo esse tempo, o açúcar que obteve com a sua última refeição está sendo usado aos poucos até se esgotar. Seu fígado – se estiver em boas condições – liberará então glicose armazenada para salvar sua vida. Ele pegará aquele açúcar precioso que você obteve com uma vitamina certo dia da semana passada ou de uma batata-doce assada e lhe dará ele de volta para que não fique muito hipoglicêmico e não tenha problemas adrenais e no pâncreas.

O fígado armazena a maior parte da glicose na forma de glicogênio em bolsões pequenos, às vezes microscópicos, de um tecido especial de armazenamento localizado em sua parte exterior, que a medicina e a ciência ainda não descobriram por completo. (A medicina e a ciência ainda não sabem o que fazem todos os tecidos do fígado.) O fígado consegue produzir e refinar sistematicamente concentrações de compostos químicos muito mais tecnicamente avançados do que os que os métodos científicos humanos oferecem no momento. Até mesmo a respeitada ciência de um técnico de laboratório brincando com soluções de 1 parte por milhão ou de 4 partes por bilhão seria o equivalente à pré-escola quando comparada ao doutorado que o fígado tem em nos manter vivos.

Esse sistema de armazenamento também é usado pelo fígado para guardar outros nutrientes (que veremos no próximo capítulo) além de hormônios, agentes bioquímicos e outros compostos químicos. Qualquer substância benéfica como essas, que o corpo possa precisar de uma hora para outra, o fígado mantém em bancos de armazenamento próximos ao seu exterior, onde há muitos vasos sanguíneos para a pronta reabsorção quando ele receber sinais de descarga de fontes como o cérebro ou a tiroide. Quando necessário, o fígado quebra o glicogênio em glicose usando moléculas de água armazenadas combinadas com uma substância química que ele produz para reconstituir e liberar a glicose na corrente sanguínea na medida certa e equilibrada. O fígado também armazena um pouco de glicose pronta, não como glicogênio, para poder liberá-la ainda mais rápido.

Funcionamos com o açúcar do sangue. O corpo humano depende dele. Todos conhecemos os tremores, a tontura e a irritabilidade de quando ele cai – de como parece impossível se concentrar, ser ativo ou fazer qualquer coisa. Quedas do açúcar do sangue ocorreriam o tempo todo se não fosse essa função-chave do fígado – ou podem ocorrer se o seu fígado não estiver em seu melhor estado (e o fígado de quase todas as pessoas não está no seu melhor), então pelas glândulas adrenais, que liberam adrenalina e cortisol para suprir a necessidade de glicose quando ela não está disponível. Contudo, não queremos ter de confiar nelas para essa função, pois já trabalham demais nessa nossa era cheia de estresse; além disso, o excesso de hormônio de estresse tem um efeito cáustico no nosso sistema. O verdadeiro apoio ao açúcar no sangue é dado por um fígado em bom funcionamento e com um bom estoque de glicose e glicogênio. Quando somos privados de açúcar por muito tempo, perdemos a capacidade de caminhar, correr, nos exercitar, pensar – de funcionar.

O fígado desempenha um papel no atletismo como ninguém. Se os maratonistas e outros atletas soubessem quanto o fígado trabalha e quão responsável ele é por levá-los até seu objetivo – que é possível ter os mais ágeis músculos do mundo e, ainda assim, bater em uma muralha se acabarem os nutrientes armazenados do fígado, como o açúcar –, o treinamento físico alcançaria outro nível. O fígado libera toda a glicose armazenada que ele tem para que você alcance a linha de chegada. Sabendo disso, obtemos uma nova perspectiva sobre o cuidado do corpo para obter um desempenho ótimo.

O COMBUSTÍVEL FAVORITO DO FÍGADO

A glicose não é útil somente para manter o açúcar no sangue sob controle; o fígado também precisa dela. No treinamento ideal sobre o fígado, aprenderíamos do berço que nosso fígado vive de oxigênio, água, glicose e sais minerais. A glicose – isto é, o açúcar – é o verdadeiro combustível. Mas açúcar não é um palavrão? Enquanto proteínas e gorduras são celebradas grande parte do tempo, é normal aprendermos a temer o açúcar. A verdade é: o nosso primeiro alimento, o leite materno, tem uma proporção alta de açúcares – pois o corpo da mãe sabe que seu filho vai se desenvolver com glicose. É a glicose que faz crescer os músculos em uma criança e que permite o desenvolvimento de órgãos como o cérebro, o fígado e principalmente o coração. À medida que crescemos, essa necessidade de glicose não vai embora. É importantíssima para resfriar o cérebro quando estamos em confrontos, sendo desafiados ou mesmo em um simples debate no trabalho ou na escola. Sem glicose, não conseguimos lidar com pressão ou estresse. Precisamos dela para manter músculos saudáveis, um cérebro saudável e um coração saudável. Ela também é muito importante para o funcionamento do fígado e para sua capacidade de apoiar o corpo todo.

Não estou dizendo que todos os açúcares são benéficos. Adoçantes como o açúcar branco e o xarope de milho com alta concentração de frutose, que não são ligados a nutrientes, não ajudam ninguém – eles minam a saúde. Certos açúcares, no entanto – açúcares naturais de alimentos integrais, como os que encontramos em frutas, na água de coco, no mel, em batatas doces e os açúcares que obtemos com a digestão de bons carboidratos como os da abóbora e da batata –, são altamente benéficos.

Isso pode dar medo ou soar errado, com todo o aconselhamento antiaçúcar que está por aí. Pode ser que você tenha medo de frutas, provavelmente porque lhe disseram em algum momento que os açúcares das frutas alimentam de tudo, desde a cândila (gênero *Candida*) até o câncer. Pode ser que você tenha escutado também que a doença do fígado gorduroso pode ser causada por açúcar e que, portanto, devemos evitar frutas. Bem, você não precisa viver mais com esse fardo. A verdade é que precisamos desses açúcares naturais – e todos os outros nutrientes que obtemos das frutas – para operarmos da melhor forma. (Você pode encontrar muito mais informações sobre por que não há problema em confiar nas frutas em meus livros *Médium Médico* e *Life-Changing Foods*, e estudaremos a verdadeira causa do fígado gorduroso no Capítulo 11 deste livro.) Quando você escuta que deve manter distância de todo tipo de açúcar, saiba que fazer isso prejudicará seu fígado. Quando escutar que açúcar vira gordura no corpo, entenda que na verdade é gordura virando gordura. O que não percebemos é que ninguém pratica uma dieta com base em açúcar; as pessoas também comem um monte de gordura, e esse é o problema. Não ligo para o quanto a moda seja forte – o assunto aqui é você e do que você precisa para progredir. É imperativo que conheça a verdade, que consumir glicose biodisponível de alta qualidade de fontes saudáveis como frutas é uma das melhores coisas que você pode fazer pelo seu fígado.

Então por que toda essa confusão? Por que o ditado "açúcar é açúcar", como se o corpo não conseguisse distinguir entre o açúcar em uma uva e o açúcar de uma bala de goma? Porque a medicina e a ciência ainda não desenvolveram ferramentas avançadas o bastante para analisar completamente o verdadeiro valor de açúcares naturais de fontes integrais. Lembre-se: como instituições, a pesquisa e a ciência tentam se defender. Se elas não têm as ferramentas para analisar e distinguir entre diferentes tipos de açúcar, elas se protegem dizendo que todo açúcar é igual e que todo açúcar é ruim. Como eu disse no início deste livro em "Uma Observação Para Você", não estou falando sobre os nobres indivíduos que dedicam suas mentes brilhantes e incansáveis para a ciência e se deparam com incríveis descobertas no laboratório; estou falando sobre o *establishment*, os investidores, os tomadores de decisões no topo que decidem a quais avanços em potencial dar o sinal verde e quais reprimir ou varrer para baixo do tapete.

Isso significa que os efeitos ruins que todos nós observamos do açúcar branco e do xarope de milho de alta frutose continuam sendo agrupados com os efeitos de alimentos como a banana – e isso é uma grande perda para todos, pois esse açúcar natural é (1) ligado a nutrientes importantes que não podem ser obtidos de outra maneira e (2) um elo perdido na saúde do fígado. Muitas das vezes em que o açúcar leva a culpa, o que a observação científica está captando na verdade – sem perceber – são os efeitos negativos da combinação do açúcar processado com a gordura. Falamos um pouco sobre isso no capítulo anterior e veremos com muito mais detalhes mais adiante.

Se os nutrientes se ligam ao açúcar, isso não ocorre por acaso. O fígado precisa de nutrientes que são cercados de açúcar, porque os açúcares o ajudam a fazer o seu trabalho. É com o açúcar que outros nutrientes se movem pela corrente sanguínea e entram nos órgãos; sem açúcar, um nutriente não consegue se locomover até onde ele é necessário. A gordura não funciona assim. As gorduras que comemos não carregam antioxidantes, vitaminas ou outros nutrientes para serem entregues pelo corpo: elas não levam nutrientes para os órgãos e tecidos. Isso não significa que gorduras saudáveis não carregam nutrientes – a questão é que elas não os entregam pelo corpo da mesma maneira que os açúcares. Uma gordura saudável contém vitaminas, minerais e outros nutrientes, e essa é a base da crença científica de que as gorduras são tão benéficas. O que a medicina e a ciência não percebem é que, por mais saudável que seja uma fonte de gordura, por mais que ela tenha muito a oferecer, é uma fração microscópica do que o açúcar pode oferecer no sentido de levar os nutrientes para seus destinos. Os nutrientes das gorduras radicais são difíceis de acessar, pois estão suspensos e encapsulados em glóbulos de gordura que não são facilmente decompostos.

Além disso, gorduras em excesso na corrente sanguínea são como um ônibus escolar andando na frente de um veículo dos correios por toda uma rota de entregas. Não quer dizer que o ônibus escolar seja ruim: está cheio de maravilhosas crianças, e a função do motorista é dirigir cuidadosamente. Ainda assim, o ônibus atrasa o carro dos correios (o açúcar entregando nutrientes). Ele carrega pacotes, alguns dos quais são importantíssimos, como o cheque de devolução que permitirá que você saia com sua filha e compre os equipamentos de futebol de que ela precisa. Enquanto a gordura está apenas tentando fazer seu trabalho, muita gordura impede o açúcar de desempenhar sua própria função vital.

É preciso trabalho para o fígado processar vitaminas, minerais, antioxidantes e outras coisas – e todo esse trabalho gera calor. O fígado é o órgão que opera mais quente para começar; como o aquecedor do corpo, ele está lá para ajudar você a se manter quente quando a temperatura cai. Ele gera calor extra ao desempenhar suas diversas tarefas. Quanto mais gordura e toxinas ele tem de processar, mais duro tem de trabalhar e mais quente fica. A única maneira de o fígado não superaquecer é com o açúcar; com a mistura certa de água e sais minerais, a glicose é o que ajuda o fígado a ficar frio. Como um agente resfriador de um motor de carro, a glicose o mantém operante.

A glicose também alimenta o fígado. Como eu disse, ela é combustível. Enquanto o fígado é constituído de dois lobos principais e inclui os lobos menores, o caudado e o quadrado, ele também tem pequenos lobos internos, chamados de lóbulos, que podemos considerar como elfos em uma fábrica de brinquedos. Esses elfos são ocupados. O dia todo, eles separam entregas de material (tudo a que nos expomos, de alimentos e bebidas até o que respiramos e passamos na pele), separando entre o que é um bom bloco de construção e o que precisa ir para o lixo. Os elfos juntam o que é bom e ruim e encaminham essas coisas – e esse trabalho lhes dá fome. Eles precisam ser alimentados em intervalos regulares e sentem necessidade de glicose. É ainda mais uma razão de o armazém de glicogênio do fígado ser tão precioso. Sem ele, o fígado não funciona. Não consegue processar nutrientes importantes, não consegue protegê-lo contra as gorduras e não consegue fazer nenhuma das coisas que estamos vendo aqui na Parte I.

Quando o fígado é privado de combustível por muito tempo, ele não fica só sem energia; ele começa a lutar pela própria vida – e pela sua. Ele pode até enviar elfos soldados – isto é, componentes químicos, agentes que juntam fontes minúsculas de glicose pelo corpo afora e depois as levam de volta para o fígado. É como despir um santo para vestir outro. Esse é um daqueles momentos em que o fígado demonstra ser como um segundo cérebro, pois ele mantém um registro da glicose que ele pega de outras partes do corpo – um registro que não pode ser pesado ou medido, um registro de inteligência. Com informações celulares, ele documenta a glicose retirada de outras partes do corpo para poder devolvê-la depois: quando o fígado for reabastecido com uma quantidade adequada de glicose, ele liberará não apenas a quantidade normal e regulada, de que o corpo precisa; ele liberará um pouco mais. O fígado marca a glicose extra com um hormônio que lhe permite ser usada fácil e rapidamente – pagando de maneira muito eficiente o que pegou emprestado, de modo que o resto do corpo não apenas se satisfaz, como até esquece que foi privado de um pouco de glicose.

Você perceberá que a moda atual das dietas de alto teor de gordura inclui um pouquinho de açúcar. Se não incluísse, e as dietas consistissem apenas de gordura e proteína por um longo prazo, seria gerada uma situação trágica para o fígado, que passaria por dificuldades para sobreviver. Também faria com que ele demorasse demais a pagar a glicose que pegou emprestada. E então, porque os especialistas observaram que uma dieta só de gordura e proteína acarreta efeitos negativos para a saúde, eles estão permitindo um pouco de frutas vermelhas nas dietas ou incluindo maçã, abóbora ou abacate ou acrescentando açúcares ocultos em suas barras de proteína.

Diga-se de passagem, costumava-se pensar que o abacate era tóxico até pouco tempo atrás. Os especialistas falavam que era perigosamente engordativo e péssimo para a saúde. Agora está na moda, mas ninguém percebe quão maravilhoso ele é para a saúde. Além de gordura, o abacate contém um açúcar muito viável e valioso. Antes que você pense que a combinação dele de gordura e açúcar seja um problema, saiba que o abacate é uma exceção rara e aleatória ao problema da gordura em combinação com o açúcar. O conteúdo de gordura do abacate está a tal ponto fundido com seu teor de açúcar que a combinação parece ter sido projetada para que o açúcar não atrapalhe e o fígado possa permanecer equilibrado, a menos que você coma uma grande quantidade de abacate o dia inteiro. Então, apesar de não querermos um montão de abacate, o fígado não vai reclamar tanto ao receber a gordura dele. Sua viscosidade é mais suave para o órgão, o que faz do abacate uma fonte mais saudável do que muitas outras. Abacate é bom para você.

Agora, de volta aos especialistas da dieta: repare que eles não têm incluído abacate e outras fontes de baixo teor de açúcar em dietas porque compreendem que o corpo é desesperado por glicose. Fazem isso porque viram que o modelo velho não estava dando resultados para as pessoas no fim das contas; as pessoas não estavam melhorando. Se os especialistas da dieta soubessem que o fígado estava literalmente passando fome com dietas de alto teor de gordura, eles fariam mudanças, e as dietas de hoje seriam diferentes. Eles perceberiam que dietas de alto teor de gordura são, por acidente, crueldade com o fígado. Sabemos que qualquer outra coisa viva precisa ser alimentada e que dar a ela o alimento errado seria desumano. Sabemos, por exemplo, que devemos dar o alimento certo para um cavalo, um hamster ou um coelho. Com o fígado, a medicina e a ciência ainda não estão lá – então precisamos ser aqueles que sabem como cuidar dele.

RESTAURAÇÃO VERDADEIRA

Muitas modas no decorrer dos anos nos convenceram de que devemos temer os carboidratos e os açúcares. Se você está em uma dieta sem açúcar, no entanto – sem carboidratos como frutas, abóbora, batata, batata-doce, painço e mel cru –, seu fígado passará fome lentamente e você envelhecerá de modo rápido. Se você come carboidratos e eles estão sempre acompanhados de gordura – tipo uma batata assada com creme azedo e pedaços de *bacon*, uma banana *split* ou mesmo refeições que aprendemos a considerar saudáveis, como iogurte de leite integral com frutas e granola; uma salada com frango grelhado, ovos cozidos e um enroladinho de trigo integral; ou um sanduíche de peru com alface, tomate e maionese –, seu fígado pode sentir necessidade de glicose. Defender o pâncreas da gordura em uma refeição impede que o fígado obtenha toda a preciosa glicose dos alimentos, e o resultado pode ser uma fome constante e incômoda que não vai embora não importa o quanto você comer. (Veremos mais sobre isso no Capítulo 13, "Fome Misteriosa".) Quer você esteja em uma dieta de alto teor de gordura, sem ou com poucos carboidratos, ou em uma dieta em que todos os carboidratos são acompanhados de gordura, o fígado nunca se restaura. As poucas pausas que o fígado tem não parecem verdadeiros descansos – é como quando tiramos um final de semana de três dias pensando que será a oportunidade perfeita para nos restaurar e, no final, acabamos não nos sentindo totalmente descansados. Já aconteceu isso com você? É assim que o fígado se sente com a gordura sempre bloqueando a glicose.

Dando ao fígado aquilo de que ele precisa, por outro lado, ele o apoiará como nenhuma outra coisa. Com glicose biodisponível de fontes saudáveis na dieta combinada com um armazenamento de glicogênio para tempos de necessidade, o fígado pode lhe dar energia, desacelerar o processo de envelhecimento e ajudar na proteção contra doenças. Ele consegue se adaptar facilmente às suas necessidades em questão de momentos sem lutar e, como veremos no próximo capítulo, ele pode agir como a melhor ferramenta de conversão e como um armário de medicamentos.

CAPÍTULO 4

O Fígado Medicinal

Armazenamento de Vitaminas e Minerais

Quando um médico diz que você tem deficiências de certas vitaminas e certos minerais, o que ele deveria dizer na verdade é: "Seu fígado tem alguns problemas". Da mesma maneira que o fígado é feito para armazenar glicose, ele também é feito para guardar todas as vitaminas e os minerais, além de outros nutrientes, de modo que, mesmo se você não obtiver o bastante de certo nutriente na sua dieta atual, seu corpo pode usar as reservas que seu fígado guardou de outras épocas. Se você está com baixa de vitamina D ou B_{12} ou deficiente em qualquer outra vitamina ou mineral, significa que seu fígado deu conta de você por um bom tempo e, agora, seu poço de vitalidade e prosperidade está finalmente secando.

A capacidade do fígado de guardar nutrientes é vasta e organizada em uma estrutura complexa – ele consegue catalogar por nível de importância, deixando o que é mais crucial mais prontamente disponível. Um fígado em condição pristina é capaz de apoiar uma pessoa com um armário de medicamentos cheio de terapias nutrimentais.

Sobretudo, o fígado guarda nutrientes que o estômago e os intestinos converteram durante a digestão em coisas que o corpo pode utilizar. Essa é a fase inicial, as pedras em que você pisa a caminho da montanha que está tentando escalar. É uma conversão bioquímica que acontece nas nossas entranhas que vai além de pesos e medidas documentados pela medicina e pela ciência. É muito mais complexo do que um processo químico que transforma A em B; é um processo que pega um determinado nutriente, altera-o para um uso específico do corpo e acrescenta a ele – dá vida a ele – de modo que, quando for a hora de o fígado receber os nutrientes pela corrente sanguínea, ele será capaz de absorver esses nutrientes. Então eles precisam ser alterados mais uma vez, dessa vez pelo fígado, com um processo químico que é como um batismo dos nutrientes. Isso cria nos nutrientes uma missão de sustentar a vida e os prepara para sua cruzada com um escudo protetor e uma armadura que o fígado produz com antioxidantes específicos coletados de certas frutas com propriedades curativas. O fígado envolve os nutrientes com o composto químico como parte desse processo miraculoso de batismo, para que, quando eles passarem por sua jornada, não sejam destruídos por toxinas ou atrasados por um excesso de gordura na corrente sanguínea.

Finalmente, os nutrientes estão prontos para que o fígado os libere na corrente sanguínea, para que sejam entregues como recursos vitais preciosos para os órgãos e tecidos do corpo de uma forma que eles possam facilmente absorver.

A entrega aqui é crucial. É como uma troca de presentes em um dia especial. Se você colocar um presente no correio sem embrulhar, sem um laço ou sem até mesmo uma caixa, ele não vai sobreviver à viagem ou chegar aonde deve chegar. Se, por outro lado, você embrulhá-lo, colocar um laço nele e acondicioná-lo em uma caixa com plástico-bolha, selá-lo com fita adesiva e escrever cuidadosamente o endereço nele, o presente ficará pronto para a viagem. Se você escrever "FRÁGIL" nele, os carteiros ficarão ainda mais atentos para tomar cuidado com o pacote e entregá-lo de maneira segura em seu destino.

O PLANO B

Normalmente, o fígado segura os nutrientes melhorados à medida que o estômago e o intestino os fornecem e, então, os libera novamente quando necessário. Às vezes o estômago ou o intestino estão passando por dificuldades, o intestino com seus tecidos machucados e danificados por estreptococos por longo tempo; o estômago com baixas no ácido clorídrico fazendo com que ácidos ruins surjam e gerem refluxo ácido; ou o intestino inflamado com vírus, outros patógenos e os nutrientes que os alimentam. Quando isso acontece, o estômago e o intestino não são capazes de absorver, alterar e entregar os nutrientes que são cruciais para a vida – e o fígado está lá como uma ferramenta auxiliar de conversão. Para manter você vivo, o fígado faz uso demasiado do seu método de conversão, a metilação.

Por exemplo, o íleo, uma parte do intestino delgado, tem a função de armazenar bióticos elevados (microrganismos de alimentos frescos que não foram descobertos pela medicina e pela ciência) que criam vitamina B_{12} e convertem a B_{12} de outras fontes para formatos mais metilados e biodisponíveis. Quando o íleo está cansado, o fígado é a ferramenta auxiliar de conversão. Ele assume o trabalho que o trato intestinal não consegue mais fazer e mantém você saudável e com vitalidade.

Mesmo com um trato intestinal passando por verdadeiras dificuldades, o fígado tentará compensar tanto que não descobriremos uma síndrome do intestino irritável, um supercrescimento bacteriano no intestino delgado (SBID ou, do inglês, SIBO), um supercrescimento de *Candida*, gases ou inchaços, e eles escapam do radar do seu médico porque o fígado está encobrindo a situação com sua assistência. Quando o fígado sofre muito abuso e se torna estagnado, preguiçoso ou gorduroso – muito fraco para servir de ferramenta auxiliar –, então o problema digestivo ou a deficiência de nutrientes começa a se revelar.

Como não aprendemos a cuidar do nosso fígado, costumamos sobrecarregá-lo mais rápido do que sobrecarregamos nossos intestinos e o estômago. Isso significa que se o seu estômago e seus intestinos chegarem ao ponto de terem problemas para converter nutrientes, há uma boa chance de o fígado já estar preguiçoso e enfraquecido; por isso, mesmo que ainda possa fazer um ótimo trabalho como substituto da conversão, ele tem dificuldade em fazê-lo. Ele não consegue absorver, alterar e entregar em sua capacidade máxima e, quando ela diminuir ainda mais, resultará no seu médico lhe dizendo que você está com deficiência de alguns nutrientes. Além disso, um fígado estagnado pode ficar tão entupido de toxinas que começa a liberá-las de volta ao corpo, o que enfraquece o trato digestório, que passa a confiar mais na capacidade de conversão do fígado – um ciclo vicioso. Com quantos ciclos viciosos você já se deparou na sua vida? Talvez em uma amizade ou em um relacionamento um conflito emocional tenha se tornado um ciclo vicioso. Uma criança construindo uma barragem na lama durante uma tempestade descobrirá que a própria causa da barragem – a chuva – também mina o projeto à medida que mais e mais água se acumula atrás da barreira, rompe-a e transforma tudo de novo em um monte de lama. É o mesmo princípio por trás da conversão de nutrientes – quando alguém tem uma doença digestiva, que pode aparecer por causa de um fígado prejudicado, a cura leva mais tempo porque um fígado fora de forma prejudica o estômago e os intestinos e vice-versa.

TUDO DE QUE PRECISAMOS

Um fígado forte é crucial para a saúde do estômago e dos intestinos por mais motivos do que a conversão de nutrientes. Também pelo armazenamento – porque, quanto mais os bancos de armazenamento do fígado estiverem lotados com as toxinas que o fígado coletou para salvá-lo, menos espaço sobra no fígado para o armazenamento de vitaminas e minerais. O órgão se depara com uma decisão: manter o sistema de contenção de "lixo nuclear" para proteger o corpo ou soltar os venenos para que possa armazenar mais vitaminas, minerais e outros materiais valiosos que podem ajudar a reparar o estômago e os intestinos e o restante do corpo. Por mais vital que seja armazenar nutrientes, salvar você de materiais tóxicos é o que ganha. É uma função crucial do fígado que salva vidas. Veremos mais sobre ela no próximo capítulo.

Esse dilema é outra razão pela qual cuidar de nosso fígado é uma das nossas mais elevadas tarefas: salvar o fígado o guarda dessa escolha quase impossível. Se estivermos ajudando o fígado a se livrar de substâncias problemáticas (as toxinas, os venenos e os patógenos travessos), além de, em primeiro lugar, protegê-lo de substâncias problemáticas evitáveis, ele fica com o espaço necessário para nos apoiar totalmente com seu armário de medicamentos de nutrientes e sua capacidade de mestre de conter o lixo. O fígado obtém tudo de que precisa – e isso significa que nós obtemos tudo de que precisamos.

CAPÍTULO 5

O Fígado Protetor

Desarme e Detenção de Materiais Nocivos

Seu fígado vem salvando você com as capacidades neutralizantes dele desde o primeiro dia. Se tivéssemos uma verdadeira consciência de quão importante elas são, nós as celebraríamos como nada mais: "Opa, acabei de me expor a algo tóxico e vou sobreviver porque meu fígado está me protegendo!".

Em vez disso, ingerimos as partículas de alumínio do macarrão com queijo preparado dentro de um recipiente de papel alumínio, ou o mofo escondido em uma peça de carne que envelheceu na geladeira, ou os pesticidas de uma plantação de milho altamente exposta a eles, ou os plásticos de um jantar esquentado no micro-ondas, ou os conservantes de uma refeição de *fast-food*, ou as bactérias ou o mercúrio de uma leva ruim de mariscos, e continuamos com a nossa vida, sem perceber que o fígado fez sua parte e nos protegeu contra o que poderia ser um desastre na nossa saúde. Nós nos expomos a algo como a radiação de um exame de tomografia computadorizada e não paramos para agradecer ao nosso fígado por nos proteger.

As ocasiões que costumamos celebrar – os aniversários, as graduações, as promoções, as consultas em que nosso médico nos diz que nossa saúde está ótima – costumam ser marcadas por excessos que dão ainda mais trabalho para o nosso fígado: sorvete comum cheio de hormônios de vacas alimentadas com antibióticos, por exemplo, ou coquetéis feitos com misturas cheias de glutamato monossódico, corantes e sabores sintéticos de frutas. Em vez de festejar conosco, nosso fígado precisa trabalhar mais do que o normal para nos proteger do perigo.

O fígado não é respeitado. Na verdade, o fígado é um dos órgãos mais desrespeitados do corpo. Quando Aretha Franklin gravou a música "Respect", ela podia muito bem estar cantando do ponto de vista do fígado. Uma verdadeira celebração seria beber suco verde ou talvez apenas comer algumas batatas cozidas no vapor para dar ao fígado uma pausa e ajudá-lo a restaurar suas capacidades neutralizantes.

NEUTRALIZAÇÃO DE SUBSTÂNCIAS PROBLEMÁTICAS

Essas capacidades são poderosas. Substâncias prejudiciais, como pesticidas e herbicidas sintéticos, patógenos, mofos, plásticos, metais pesados tóxicos e outras substâncias problemáticas, têm uma carga iônica que é destrutiva para as células do nosso corpo. Uma carga que faz delas magneticamente "grudentas". À medida que essas toxinas flutuam pela nossa corrente sanguínea, pelo nosso fluido linfático e até mesmo pelo nosso fluido espinhal, elas deixam um rastro de destruição desenfreada, colocando os nutrientes em risco, tirando a vida do próprio oxigênio e até ferindo células do sistema imunológico. A carga iônica tóxica pode também ferir os glóbulos vermelhos do sangue, quase como quando um meteorito entra na nossa atmosfera e começa a cair em direção à Terra, destruindo as pontas das árvores até cair em seu destino final ao lado de uma montanha.

À medida que as toxinas vão em direção ao fígado, tendem a manter essa carga iônica tóxica. Um fígado saudável, no entanto, que não tenha sido prejudicado ou entupido e que não esteja preguiçoso, estagnado ou doente, é capaz de descarregar essa carga. À medida que as toxinas entram no fígado, como doces na esteira de uma fábrica, o fígado pode neutralizar esses materiais prejudiciais de modo que eles não carreguem mais a mesma força destrutiva. Imagine uma fila de trabalhadores perto da esteira, prontos para coletar doces defeituosos – bengalas doces com rachaduras e quebra-queixos quebrados ao meio – para que eles não acabem sendo embalados.

O fígado também libera uma incrível substância química na corrente sanguínea para neutralizar a carga iônica prejudicial das substâncias problemáticas e impedir que elas entrem em ignição quando ainda estão soltas no corpo. O seu corpo não é somente cheio de eletricidade: ele é eletricidade. É por isso que, quando alguém tem um ataque cardíaco, os paramédicos usam eletricidade para tentar acordar o coração. Também é por isso que precisamos que essa substância química do fígado flutue pelo corpo e faça seu trabalho envolvendo toxinas, sufocando-as, neutralizando suas cargas e tornando-as dormentes, para que a eletricidade do corpo não as ative. É um trabalho extraordinário que um fígado pode fazer, e bem, se estiver saudável.

No entanto, como a medicina e a ciência arranhavam a superfície de tudo que o fígado faz, não sabemos muito, então não podemos ser as animadoras de torcida de que o fígado precisa. Se o seu fígado estiver sofrendo, ele só será capaz de liberar essa substância química neutralizante ainda não descoberta em pequenas quantidades, o que significa que as toxinas podem escapar do seu alcance e lentamente causar estragos.

ARMAZENAMENTO DE SUBSTÂNCIAS PROBLEMÁTICAS

Se o fígado estiver muito cansado ou sobrecarregado para neutralizar e reempacotar certa toxina de uma maneira segura ou para produzir sua substância química neutralizante e liberá-la na corrente sanguínea, então ele irá armazenar as toxinas que entram nele para proteger você. Há dois tipos de unidades de armazenamento no fígado. O primeiro tipo é o que vimos nos dois capítulos anteriores: bolsões de glicose, glicogênio, vitaminas, minerais e outros nutrientes (além de outras substâncias fitoquímicas e hormônios benéficos) em regiões porosas, parecidas com esponjas, dispostas no exterior do fígado, facilmente acessadas por meio dos próprios poros, e não somente enviadas por vias principais como as veias centrais.

Há também bolsões de armazenamento para materiais prejudiciais. Por esse ser o método secundário de lidar com toxinas – a primeira linha de defesa do fígado é eliminar essas toxinas do corpo –, essas não são áreas de armazenamento definidas com antecedência para esse propósito. Elas são mais como pilhas de lixo em um aterro que surgem por necessidade: a sucata de metal vai em uma pilha, a madeira estragada vai em outra, pneus velhos vão em outra, lava-louças e lavadoras de roupa em outra, enquanto o lixo tóxico como baterias velhas, geladeiras e fornos de micro-ondas são agrupados em uma região de contenção. O fígado conduz as toxinas cada vez mais para dentro de si mesmo, dependendo de quão prejudiciais elas podem ser – o fígado prefere levar para mais próximo de seu centro materiais que incluam produtos de petróleo, dioxinas, DDT e outros pesticidas, aspartame, glutamato monossódico, vírus e resíduos virais, produtos de limpeza comuns, certos produtos farmacêuticos como os opioides e certos metais pesados tóxicos.

Tudo isso em nome da sua proteção. Com as substâncias mais destrutivas o mais fundo possível, você consegue continuar vivendo pelo maior tempo possível. Por que acumular materiais prejudiciais em seu núcleo interno profundo se esses materiais podem acabar causando doenças hepáticas? Porque o fígado tem a responsabilidade de não deixar que esses venenos fiquem livres e capazes de alcançar o cérebro e o coração, onde eles poderiam causar grandes danos e encurtar a sua vida. Em vez deles, é o fígado que leva a pancada, esperando pacientemente horas, dias e anos para uma chance de se purificar ou se desintoxicar dessas coisas da maneira necessária. (Veja mais na Parte IV: "A Salvação do Fígado".)

O fígado não é apenas uma massa parada. Ele flui e reflui e praticamente muda de forma, devido a certas células não descobertas que eu chamo de células do perime, nos momentos em que os compartimentos de armazenamento do fígado ficam muito cheios. Essas células são produzidas e liberadas por lóbulos do fígado. Ao mesmo tempo que a medicina e a ciência documentaram corretamente que os lóbulos possuem seis lados, elas não sabem da existência dessas células, nem que elas se agrupam em conjuntos de seis e nove (por exemplo, um grupo grande de 33 células do perime seria considerado um seis) para formar tecidos que, de acordo com a necessidade, podem aderir e liberar, bloquear certas regiões, acolchoar outras regiões e ser desmontados e reconstruídos para facilitar a expansão de compartimentos de armazenamento no fígado. Quando mudam de forma assim, as células do perime ajudam a impedir a liberação de toxinas que seriam prejudiciais para o fígado e outros órgãos na corrente sanguínea.

Células do perime livres, parte da estrutura celular da família do fígado, não podem viver fora do fígado, e a medicina e a ciência não sabem da existência delas porque os pesquisadores não podem passar um dia dentro de um fígado para ver o que realmente acontece. O fígado de um cadáver não exibiria tudo que um fígado vivo tem a mostrar, e qualquer fígado vivo, como algum que esteja sendo preparado para um transplante, deve ser tratado com o máximo cuidado, não deve ser cutucado, espetado ou danificado. E assim o fígado continua sendo em grande parte um mistério para a comunidade médica. A medicina ainda está longe de compreender todas as suas funções.

ASSUMINDO OS ERROS DO MUNDO

Esses dois níveis de proteção – neutralização e detenção – podem não durar para sempre. Quando uma mulher tem, em média, 38 anos e um homem, em média, 48, essas capacidades começam a enfraquecer, e sintomas como afogueamentos e ganho de peso começam a aparecer – sintomas que costumam ser confundidos com menopausa ou envelhecimento. Não é porque o fígado naturalmente perde a energia no meio da vida de uma pessoa. É por causa de tudo o que enfrentamos no que diz respeito a patógenos, poluentes, venenos e dieta, coisas que sobrecarregam o fígado com o passar do tempo se não forem purgadas. Em certa altura, o fígado manda sinais-padrão de aviso na forma de sintomas. Ele diz: "Cuidei de você por décadas. Não vou conseguir continuar dessa forma".

Infelizmente, desde que começou – coincidindo com o movimento de substituição hormonal das décadas de 1950 e 1960 –, esse apelo foi interpretado erroneamente. Quando o fígado pediu ajuda durante essa primeira onda de mulheres passando por dificuldades hepáticas, ele levou um tapa na cara dos oportunistas motivados por interesses ocultos na arena medicinal. (Veja mais sobre o porquê de esses sintomas surgirem nesse período da história no *Médium Médico*.) O fígado ainda é mal compreendido.

Essa punição que o fígado sofreu é como se a sua filha tentasse entrar na equipe de natação para aliviar o peso emocional de se adaptar a uma nova escola, mas não fosse aceita por não ter comprado o maiô caro que o técnico, sem que você soubesse, tinha a obrigação de vender tirando uma comissão por causa de um contrato com uma loja de esportes. As verdadeiras necessidades da sua filha nesse cenário, como as do fígado, passam despercebidas.

Neste ponto da história, por causa das toxinas que herdamos na concepção e no útero, não entramos no mundo com fígados operando a 100%. Assim, começamos com uma desvantagem – e ainda há tudo aquilo a que somos expostos depois de nascer. Você pode ser atencioso com sua saúde, ser atento quanto ao que come, exercitar-se, manter o seu sistema imunológico forte e seguir as prescrições do seu médico, mas, se você não pratica o básico do resgate do fígado que veremos na Parte IV, é normal ter um fígado operando em 60% de sua capacidade protetiva ao alcançar os 40 anos. Até mesmo o uso normal de antibióticos quando criança pode resultar em um fígado enfraquecido por volta dos 25 anos ou mais se não forem tomadas medidas para desintoxicar e restaurar o fígado nesse meio-tempo.

FORA DE PERIGO

Lidamos com muita coisa neste mundo. Vírus, bactérias, mofos, pesticidas, herbicidas, fungicidas, óleo de motor, gasolina, fumaça de veículos, plásticos, produtos aromatizados sinteticamente, metais pesados tóxicos, radiação, ingredientes ocultos, refeições com muita gordura, empregos altamente estressantes e mais – é uma ofensiva constante, e o nosso fígado faz tudo que pode para nos defender dos erros do mundo pelo tempo possível. O fígado é o órgão mais alicerçado do corpo. É por isso que ele é capaz de aguentar tanto por tantos anos, levado ao ponto de não mais ter apoio. Silenciosamente, gracioso como um espião disfarçado, o fígado detecta ameaças e as neutraliza ou detém – isto é, até ser derrotado e clamar por sua ajuda.

Quando não consegue mais manter o processamento de gordura com o armazenamento de glicose, glicogênio, vitaminas e minerais, com a defesa contra as toxinas, com a triagem e a filtragem do sangue (que veremos no próximo capítulo), ele começa a acumular gordura, tornando-se um fígado gorduroso. Ou começa a desenvolver um cisto, um hemangioma ou um tumor em seu interior. Ou tecido cicatricial começa a se desenvolver rapidamente, acarretando cirrose. Ou gota, diabetes, eczema, psoríase ou outros sintomas e doenças que você não sabia que tinham relação com o fígado começam a causar problemas. Ou vírus não detectados se proliferam, acarretando em problemas virais no corpo, chamados de autoimunes, com patógenos comendo tecidos e quebrando células, causando dores e doenças crônicas misteriosas.

Quando damos apoio ao fígado, no entanto, o fazemos sair de seu limite; ou, quando somos proativos para protegê-lo antes que ele precise emitir esses sinais de emergência, abre-se um mundo de possibilidades à nossa frente. Somos nós quem tomamos as decisões e, ao tomá-las, mudamos nosso destino.

CAPÍTULO 6

O Fígado Purificador

Triagem e Filtragem do Sangue

O fígado é um dos órgãos mais ocupados, com uma via expressa de sangue passando por ele. Como vimos nos capítulos anteriores, esse sangue é rico em nutrientes dos alimentos que você ingere e cheio dos medicamentos que você toma, do álcool que você ingere ocasionalmente, de substâncias químicas e metais pesados tóxicos com que você entra em contato, da adrenalina em excesso que você pode enfrentar constantemente, além de diversos hormônios, alguns dos quais vêm de fontes tóxicas e prejudiciais e alguns dos quais são essenciais para que o fígado possa produzir células em larga escala, de maneira que possa reparar e curar seu tecido esgotado.

Sendo o centro de processamento do corpo, o fígado precisa ser exímio em separar o que é ruim do que é bom – os venenos, os patógenos e a gordura em excesso dos nutrientes, os hormônios essenciais e outros elementos benéficos que podem ajudá-lo a crescer –, tudo isso enquanto tenta equilibrar o oxigênio apropriado com tantas substâncias diferentes no sangue. A monitoração do sangue começa com o sistema imunológico do fígado: glóbulos brancos que são muito sábios e rápidos para reagir a qualquer momento, vigiando a veia porta hepática – a entrada principal do fígado – na busca por vírus e bactérias. (Falaremos mais sobre isso no próximo capítulo.) Então, o sangue se separa em vasos menores e entra no fígado em si, onde são funções dos lóbulos do fígado e das células de Kupffer separar e distribuir os elementos benéficos ao mesmo tempo que procuram por toxinas ou patógenos que os guardas deixaram passar.

O CREDO DA PURIFICAÇÃO

Ajuda imaginar esses lóbulos mais uma vez como elfos em uma fábrica de brinquedos, a postos diante de uma esteira com matérias-primas vindas do lado de fora. Por acaso isto é um belo pedaço de pinho que será usado para construir um firme cavalinho de balanço ou um pedaço de pau-de-balsa leve, perfeito para fazer um avião de brinquedo? Por acaso aquela viga tem uma infestação de insetos que causarão o caos se forem soltos na oficina? Aquela tábua está contaminada com pesticidas? Os elfos que decidem, separam e distribuem. As células de Kupffer, configuradas como aparatos de varrer, são as vassouras que os elfos usam para limpar a oficina. À medida que os elfos (os lóbulos) ficam com fome e encontram alimento (a glicose), as vassouras (as células de Kupffer) ganham vida e podem realizar seu trabalho.

Eu sei, assim como você, que esses "elfos" e "vassouras" não são mágicos. O engraçado é que eles podem até ser por tudo que a medicina e a ciência descobriram no tocante a como os lóbulos do fígado e as células de Kupffer interagem e aos papéis que desempenham ao decidir o que fazer com todas as diferentes substâncias que chegam pela corrente sanguínea. Enquanto a ciência sabe que certas células são parte de um processo de limpeza (como o descarte de glóbulos vermelhos velhos), a maneira com que as células do fígado se comunicam e como o fígado opera para suas próprias necessidades mantendo o resto do corpo em mente são outra história. A medicina e a ciência não chegaram ao ponto de decodificar as funções químicas complexas e precisas que permitem a intercomunicação das células do fígado ou como os lóbulos decifram o que é bom e o que é ruim. No que diz respeito ao *establishment* médico, podem muito bem ser criaturas mágicas tomando as decisões sobre quais materiais prejudiciais serão neutralizados, jogados fora ou armazenados onde não possam causar mal, quais materiais benéficos serão organizados e guardados por categoria e quais vão direto para os elfos que montam brinquedos, os empacotam e os mandam para fora.

É de especial importância que o fígado faça um bom trabalho de separar o que é benéfico do que é tóxico, porque, depois que sai do fígado, o sangue vai para o coração. O sangue que chega ao coração deve estar limpo e ele fica limpo se o fígado estiver em boas condições. O fígado usa todas as suas reservas e sua energia para combater as ameaças tóxicas e se livrar delas, sabendo que, se elas escaparem dali, farão mal a você. Como já vimos, ele enterra as ameaças mais tóxicas, como solventes e pesticidas, em seu núcleo e tem uma consciência específica de que os vírus devem ser levados para as profundezas, por ser mais seguro do que se eles alcançassem o cérebro ou o coração.

Antes de chegar a guardar as substâncias problemáticas, no entanto, o fígado tentará se livrar delas como parte de seu processo de triagem e filtragem. Se puder eliminar as substâncias problemáticas do corpo com segurança, ele o fará. Na maior parte das vezes, isso significa permitir que os detritos menos tóxicos saiam em um processo de "coleta de lixo", a fim de ficar com mais força para conter as toxinas mais perigosas. Quando o fígado solta as toxinas, elas vão para três lugares em potencial: o cólon (às vezes por meio da bile e da vesícula biliar), onde são eliminadas com as fezes; para os rins, onde são eliminadas com a urina; e, como último recurso, ficam soltas na corrente sanguínea, onde se tornam radicais livres. Um fígado verdadeiramente saudável, que esteja limpo e não esteja sofrendo, somente manda substâncias problemáticas para o cólon e para a urina para serem eliminadas. Até um fígado em condições ruins fará tudo que puder para impedir que ameaças graves saiam livres na corrente sanguínea.

Quanto às substâncias problemáticas que o fígado considera ser seguro liberar, os elfos dos lóbulos do fígado as empacotam com compostos químicos que identificam os destinos das substâncias neutralizadas, como informações de rastreio em uma encomenda, e as levam em direção ao cólon ou aos rins. A natureza esponjosa do fígado desempenha um papel na maneira como ele libera resíduos, uma vez que ele excreta a maior parte dessas toxinas pelos poros do seu lado inferior quando está com problemas – altamente tóxico, preguiçoso e estagnado – e incapaz de liberar as toxinas pelo canal da bile. Isso vira uma tática de excreção emergencial que nem sempre dá certo. Uma vez empurrados para o fundo do fígado (podemos imaginar o fundo do fígado como a parte de baixo de um cogumelo), muitos desses venenos que passaram por uma triagem e foram filtrados, neutralizados e empacotados com um composto químico identificador podem ser absorvidos por microvasos sanguíneos do lado de fora da parede do cólon, os quais pegam resíduos e os levam para veias maiores, a fim de que possam entrar no cólon e ser eliminados.

Quando o fígado está preguiçoso, fraco e sofrendo, os elfos ficam cansados e sobrecarregados de trabalho e nem sempre embrulham os "presentes" de substâncias problemáticas muito bem. Sem o composto químico empacotado apropriadamente, as toxinas liberadas do fígado viram pacotes de radicais livres sem selo, número de rastreio ou destinatário que diga aonde devem ir. Eles seguem pela veia hepática até o coração nesse formato não identificado e livre, circulam pelo resto do sistema circulatório e, muitas vezes, acabam voltando para o remetente – voltando para o fígado quando a corrente sanguínea os leva de volta.

O fígado tem um método secundário de mandar substâncias problemáticas para o cólon a fim de que sejam eliminadas: por meio da bile. Esse é o seu método preferido para se livrar de resíduos mais pesados. Embora ainda microscópicos (até além de microscópicos – com um microscópio seríamos capazes de encontrar apenas metade dessas partículas), esses são os venenos contra os quais seu corpo mais quer protegê-lo quando os elimina. Esse é outro motivo de fígados disfuncionais com baixa produção de bile serem um problema tão grande – porque a bile é grande parte do nosso processo de desintoxicação. Em boas condições e com bastante bile, o fígado é capaz de mandar as toxinas pelo canal da bile diretamente para o trato intestinal ou pelo canal hepático até a vesícula biliar, para serem eliminadas da próxima vez que a bile for convocada para ajudar com a digestão. Por outro lado, se o fígado estiver estagnado, sobrecarregado, entupido e enfraquecido, ele não perde somente a ajuda dos elfos empacotadores e o volume de bile que o ajuda a se livrar de muitas toxinas; ele também fica com menos oxigênio para ajudar com o processo de entregas. Assim, ele precisa segurar essas sérias substâncias problemáticas.

Quando o fígado chega a não mais conseguir processar os materiais improdutivos que por ele passam, aumenta a quantidade de detritos, de radicais livres e de materiais tóxicos (e diminui a de materiais menos tóxicos, que o fígado não enterrou dentro de si) na corrente sanguínea, obrigando o coração a fazer mais força para puxar o sangue do fígado – como se estivesse tomando mingau com um canudo –, o que resulta em pressão alta. Quando o fígado se entope a ponto de biofilmes começarem a sair dele e a cair na corrente sanguínea, é provável que você comece a desenvolver arritmia cardíaca, pois essa substância gelatinosa e pegajosa se acumula nas válvulas cardíacas e impede o livre fluxo do sangue. (Veja mais no Capítulo 18: "O Mistério das Palpitações Cardíacas".) Esses são apenas dois dos sintomas de um fígado entupido. Leremos mais sobre outros – como o ganho de peso – na Parte II, "A Tempestade Invisível", e na Parte III, "O Chamado à Luta".

Se soubéssemos disso tudo desde o nascimento, cresceríamos com reverência pela capacidade de filtragem do fígado e a honraríamos de forma apropriada. Em vez disso, ouvimos falar mais sobre o papel que o fígado desempenha na desintoxicação – a decomposição de substâncias químicas e agentes prejudiciais, incluindo drogas e álcool, para que o corpo possa processá-los. Ouvimos falar que, com o tempo, o processamento desse tipo de substância pode causar cicatrização e endurecimento do tecido do fígado. Esse é o entendimento que a comunidade médica tem da cicatrização.

Na verdade, isso é apenas uma parte de uma das mais poderosas funções que o fígado desempenha: proteger você contra substâncias perigosas. O que está fora do radar da medicina e da ciência é a verdadeira dimensão da capacidade milagrosa do fígado de fazer triagem e filtrar mesmo quando está preguiçoso, estagnado, sobrecarregado ou doente. Quando os pesquisadores descobrirem mesmo o que o fígado faz e relatarem nas publicações médicas, os médicos e as universidades de medicina vão anunciá-lo como evangelho.

UM PRECIOSO FÍGADO

Outra forma de ver esse processo de triagem e filtragem é como um processo de verificação e inspeção de venenos e toxinas no seu sangue. Como vimos, o sistema de filtragem do fígado captura todas as toxinas que consegue para que elas não causem uma devastação no seu corpo. Como parte de seu sistema de armazenamento, o fígado captura substâncias problemáticas específicas, as que são muito perigosas para serem liberadas em células hepáticas, como os hepatócitos, esperando pelo dia em que o indivíduo mude seu estilo de vida para que possam ser eliminadas com segurança. Para as toxinas menos agressivas, o fígado usa as células do perime, que mudam de forma, a fim de prendê-las temporariamente até que possa neutralizá-las e excretá-las, permitindo então que as células do perime prossigam, se reúnam e se reagrupem de acordo com o que for necessário que façam em seguida.

É uma função química que gera endurecimento dos hepatócitos para as substâncias problemáticas mais perigosas – uma substância química criada naturalmente pelo fígado que satura uma célula e a membrana celular, entrando na prisão celular e colando os venenos nas toxinas, gerando microadesões que, com o tempo, viram tecido cicatricial. É aí que um médico pode apontar tecido cicatricial no seu fígado, citando-o como algo ruim. Na verdade, ainda que esse tecido cicatricial não seja o ideal para o funcionamento do fígado, é melhor do que a alternativa de substâncias problemáticas correndo livres, atormentando o que quiserem, começando com o coração – por exemplo, fazendo com que placas (ateromas) se formem nele ou gerando uma infecção viral dentro do seu coração. O tecido cicatricial é sinal de que seu corpo está tentando lhe proteger. Esse processo de endurecimento celular é para as substâncias problemáticas mais perigosas, as quais o fígado não pode deixar soltas no corpo; o tecido cicatricial é um sacrifício que ele está disposto a fazer para proteger você do pior final, que seria essas substâncias problemáticas irem para o cérebro ou o coração.

Outra função química que o fígado desempenha é a produção de um composto químico que reúne os guardas – os glóbulos brancos –, a fim de que operem juntos para amolecer as "prisões" das paredes celulares endurecidas dos hepatócitos. Os glóbulos brancos podem então entrar nos hepatócitos e destruir qualquer vírus que esteja escondido dentro do tecido cicatricial. Também é uma técnica que o fígado aplica quando damos a ele uma chance para se desintoxicar – o agente amolecedor pode liberar venenos de células endurecidas nas profundezas do fígado. Em seguida, os elfos dos lóbulos do fígado reempacotarão e prepararão as substâncias problemáticas para serem excretadas com a bile, absorvidas pelo cólon ou eliminadas por meio dos rins.

Podemos também imaginar o fígado como o filtro de um cigarro capturando parte do alcatrão, das substâncias químicas e da nicotina da fumaça do cigarro antes de entrarem nos pulmões. Como sabemos muito bem a esta altura, esse filtro de cigarro não é o bastante para impedir todo o mal do cigarro; toxinas ainda passam para os pulmões. De maneira semelhante, o fígado não consegue impedir todo elemento ruim de passar por ele quando há um fluxo constante dessas substâncias. É por isso que o processo de desativação e detenção descrito no capítulo anterior é tão importante. O que o fígado faz para realizar o processo de triagem e filtragem é algo miraculoso. Fica entre nós e o tremendo sofrimento com a poluição do mundo, com atividades patogênicas e venenos a que sequer percebemos estar expostos na vida diária. Ele nos mantém vivos. Sem ele, todos teríamos sangue tóxico.

E ainda assim o fígado não ocupa um posto de honra na nossa vida. Em vez disso, o nosso ponto de referência-padrão para filtros é que eles são substituíveis – até descartáveis. Filtros de aspiradores de pó, filtros de água, filtros de ar-condicionado, filtros de aquário, filtros de óleo, filtros de piscina: quando vemos que eles estão cheios, desgastados ou com muita sujeira, nós os tiramos e os esvaziamos ou jogamos fora. E se você tivesse que continuar usando o mesmo filtro de café durante cinco anos? E se você levasse o seu carro para o mecânico para fazer alguns ajustes e o mecânico dissesse: "Não posso fazer nada. Não podemos substituir esse filtro de transmissão"? Você buscaria aprender tudo o que pudesse sobre como preservar, manter e limpar os filtros que usa todo dia.

No fim das contas, o fígado não é um filtro de cigarro, bom para usar uma vez, que logo jogaremos no chão e pisaremos em cima, sabendo que há um filtro novo no próximo cigarro. Temos somente um fígado, um único e precioso filtro. Trata-se de um órgão do nosso corpo e não podemos substituí-lo, exceto no cenário extremo de um transplante. O fígado com o qual nascemos é o que recebemos para a vida inteira. É um dos órgãos mais inteligentes, com muitas responsabilidades e técnicas complexas e intricadas, e ele só consegue fazer o seu melhor quando não é constantemente impedido.

DIFICULDADES ADIANTE

A última coisa que o fígado quer é ter de liberar um grupo desenfreado de cobras venenosas no ambiente da sua corrente sanguínea e do seu corpo. Quando toxinas escapam dos processos primários de filtragem e neutralização do fígado, as células do perime, sobre as quais você leu no capítulo anterior (e que se parecem muito com hepatócitos comuns), oferecem uma neutralização auxiliar ao liberar uma substância química neutralizante que ataca os venenos à solta, fazendo-os parar no meio do caminho e os preparando para serem filtrados com os esforços dos lóbulos e das células de Kupffer.

Às vezes, se o fígado fica muito prejudicado, acaba sobrando trabalho para a sua última linha de defesa. Quando o fígado percebe que seus processos normais de triagem, filtragem, neutralização, detenção e eliminação não serão o bastante para lidar com uma grande quantidade de substâncias problemáticas e que, como resultado, essas substâncias estarão prestes a escapar ilesas, ele soa um sino de alarme – um processo químico não descoberto que chamo de *hepa*-rastreio. Essencialmente, o fígado pega a adrenalina que absorveu com os fatores de estresse diários, recicla-a e acrescenta a ela um tônico químico para que as células do fígado e os "elfos" dos lóbulos consumam e adquiram força sobrenatural a fim de que impeçam as substâncias problemáticas de fugir. O tônico também ajuda a direcionar todas as outras células do fígado para o gerenciamento de resíduos dessas substâncias problemáticas que não foram processadas, empacotadas ou neutralizadas. Como os venenos começam a escapar apenas quando o fígado já está tóxico e sobrecarregado de substâncias problemáticas, quando esse alarme soa, ele costuma soar bastante. O pandemônio pode se estabelecer, como se um alarme de incêndio soasse três vezes por dia na fábrica de brinquedos, parando a linha de produção e impedindo repetidamente os elfos de desempenharem seu trabalho normal.

ATIVAÇÃO DA CURA

Se você cuida da sua saúde – decide usar produtos naturais o máximo possível, em vez de produtos como aromatizadores elétricos de ambiente e produtos de limpeza convencionais que nos expõem a produtos químicos prejudiciais; desvia das dietas da moda, que sobrecarregam o fígado com gordura e entopem a sua capacidade de filtragem; e aplica técnicas seguras de purificação do fígado como as que veremos na Parte IV, "A Salvação do Fígado" –, isso será refletido no seu fígado. Você torna o controle de qualidade do fígado possível de gerenciar: em vez de ficarem abarrotadas de toxinas, as células do fígado mantêm os recursos para fazer a triagem e neutralizar substâncias problemáticas, a fim de que possam eliminar toxinas sem causar prejuízos – antes de as células ficarem lotadas e de a cicatrização ocorrer.

E, se a cicatrização já estiver ocorrendo, você pode utilizar o poder da dieta para ativar uma função curativa do fígado que não foi descoberta pela medicina e pela ciência: quando você consome antioxidantes – encontrados em mirtilos silvestres, na pitaia e na casca da maçã especialmente, além de em outras frutas, hortaliças, ervas e temperos –, o fígado libera uma substância química que adere aos antioxidantes. Juntos, a fórmula química do fígado e os antioxidantes dos alimentos curativos formam um composto bioquímico híbrido que age como um amolecedor parecido com o que os glóbulos brancos criam quando necessário. A diferença é que a substância dos glóbulos brancos é feita para entrar em células de prisão e destruir vírus. Esse amolecedor com base em antioxidantes realiza uma operação de resgate de tecidos cicatriciais endurecidos e sobrecarregados e outros tecidos, membranas e lóbulos danificados – principalmente, esse amolecedor leva a vida de volta aos "elfos" danificados e cicatrizados dos lóbulos. O amolecimento do tecido cicatricial e de adesões endurecidas permite que novas células cresçam, tornando possível a restauração e a ressurreição do fígado. Isso significa que você melhora.

Como vemos agora, o fígado é um dos órgãos mais inteligentes e mais subestimados que possuímos. Com técnicas brilhantes, ele nos protege como nada e ninguém. O que é mais verdadeiro ainda quando ele recruta a sua equipe dedicada de defensores – o seu próprio sistema imunológico pessoal – para proteger você de invasores.

CAPÍTULO 7

O Fígado Heroico

O Sistema Imunológico do Fígado

Quando escutamos o termo sistema imunológico, costumamos imaginar a defesa do nosso corpo contra coriza, febre, dor de garganta e tosse – e está certo. A proteção contra resfriados e gripes é uma função crucial do sistema imunológico. É por isso que, quando criança, aprendemos a ajudar o processo com muito líquido, descanso e vitamina C.

No entanto, sinais de invasores nem sempre são tão óbvios quanto esses sintomas. Vírus e bactérias às vezes atacam muito além da superfície, nossos órgãos e glândulas. Na verdade, doenças como a fibromialgia, a esclerose múltipla, a artrite reumatoide, a encefalomielite miálgica/síndrome da fadiga crônica, o lúpus, o herpes-zóster, a doença de Lyme, a tireoidite de Hashimoto, o hipotiroidismo e dezenas de outras, todas começam com vírus passando a residir no fígado. Mais do que sabemos, confiamos em defesas imunológicas que ocorrem nas nossas profundezas para que nos protejam de doenças que têm efeitos muito mais duradouros do que um simples resfriado. O fígado não gosta que vírus (e bactérias) morem dentro dele; então, quando não consegue impedi-los de entrar, faz tudo o que pode para mantê-los contidos o mais profundamente possível dentro de si. Então ele manda células assassinas atrás dos vírus para tentar contê-los e proteger os tecidos internos e profundos. Quando um vírus começa a sair de controle ou tenta sair das profundezas do fígado, há glóbulos brancos especiais lá para destruí-lo. O fígado também traz glóbulos brancos aleatória e periodicamente para controlar quaisquer vírus que estejam em suas profundezas. Por que o fígado não manda seus glóbulos brancos para destruir por completo todos os vírus e outros patógenos dentro de si? Porque ele já aloca uma quantidade tremenda de recursos para combater novos patógenos que entram por meio dos portais da veia hepática e da artéria hepática – na tentativa de matá-los antes que entrem para que não precise enterrá-los.

Essas são as defesas imunológicas do fígado – o sistema imunológico personalizado do fígado, uma rede de glóbulos brancos que protegem você contra patógenos que ameaçam prejudicar o órgão e a sua saúde. Grande parte da sofisticação do sistema imunológico do fígado ainda é desconhecida para a comunidade médica – é por isso que não ouvimos falar disso no mundo do dia a dia. É como uma receita secreta de que todos nós usufruímos sem perceber. Comemos o bolo; ele torna a nossa vida melhor, mas ainda não conhecemos todos os ingredientes ou quão especiais eles são.

CÉLULAS DO SANGUE TRABALHANDO PARA VOCÊ

É desconhecido para a ciência e a medicina que o sistema imunológico do fígado é constituído de seis unidades principais. Glóbulos brancos dos vasos hepáticos, glóbulos brancos da veia porta hepática e glóbulos brancos da artéria hepática são três dessas unidades, e elas são soldados que vigiam todo o sangue que entra no fígado.

Apesar de serem produzidos pelo fígado, os glóbulos brancos dos vasos hepáticos não o habitam. Eles são enviados em uma longa jornada pela veia porta hepática – contra a corrente – e passam sua vida longe de casa, protegendo os vasos sanguíneos que levam à veia porta.

Os glóbulos brancos da veia porta hepática monitoram a veia porta em si. Trata-se da entrada principal do fígado, e depois dela não existem outras entradas; todas as saídas daí em diante se abrirão para o próprio fígado. Esses glóbulos brancos ficam, sobretudo, nas entradas da veia, como seguranças ou como a Administração para a Segurança dos Transportes. O sangue que vem através dessa veia é cheio de nutrientes e de toxinas. Esse é o ponto de acesso para qualquer tipo de substância problemática que estiver tentando entrar no fígado, pois é a via por onde entra a maior parte do sangue no fígado, e ele vem, sem ser filtrado, direto do trato digestório; vírus, bactérias, os pesticidas dos alimentos que você ingere e tudo o mais que é improdutivo e entra no seu estômago e, depois, no seu trato intestinal pode fluir por essa veia. Os glóbulos brancos especializados vigiam tudo isso.

Os glóbulos brancos da artéria hepática ficam a postos na outra entrada circulatória do fígado, a artéria hepática. Como esse sangue vem do coração, ele carrega níveis mais altos de oxigênio que o sangue que entra pela veia porta hepática; ele também se move em uma velocidade mais alta. Os glóbulos brancos da artéria hepática, portanto, são adaptados a níveis completamente diferentes de oxigênio e de fluxo sanguíneo. Enquanto os glóbulos brancos da veia porta hepática conseguem sobreviver sendo quase sufocados por falta de oxigênio e sem precisarem ser velozes, os glóbulos brancos da artéria hepática precisam nadar agressivamente enquanto se preocupam menos com oxigênio.

Sob um microscópio – se essas células imunológicas estivessem no radar ou fossem de interesse para a medicina e a ciência atuais – essas células imunológicas podem parecer iguais. Na verdade, suas diferenças sutis dizem muito. Esses três tipos de glóbulos brancos são incríveis nadadores, com uma capacidade rara de ir contra as correntes sanguíneas para perseguir patógenos. Atletas do nível mais alto, eles têm um formato especial que a ciência e a medicina ainda não descobriram, que permite a eles ficar parados em uma região de sangue corrente, como um urso-cinzento se segurando contra perigosas corredeiras para pegar salmões em migração.

Os patógenos que escapam desses agentes do serviço secreto nas entradas do fígado acabam enfrentando a próxima defesa do fígado, os glóbulos brancos dos lóbulos. Eles são os guardas pessoais daqueles elfos dos lóbulos do fígado; eles têm seu próprio tamanho e formato destinados especificamente para proteger a segurança dos lóbulos. Os glóbulos brancos dos lóbulos vigiam os capilares e outros vasos sanguíneos dentro do fígado, em busca de invasores como o vírus Epstein-Barr (EBV), que é o causador desconhecido das hepatites A, B, C, D e E, de doenças autoimunes não diagnosticadas do fígado e de mais uma grande variedade de doenças crônicas que resultam de infecções virais crônicas e brandas no fígado que permanecem não detectadas pela comunidade médica. Esses glóbulos brancos têm permissão para matar, mas seu trabalho é mais difícil do que o trabalho dos glóbulos brancos que vigiam as entradas do fígado. Isso porque o fígado é o filtro do corpo, então pode ficar cheio de qualquer quantidade de toxinas acumuladas que geram empecilhos para o trabalho dos glóbulos brancos. É como soldados no campo de batalha incapazes de ver claramente por causa da fumaça das construções pegando fogo. Derramamentos de metais pesados, resíduos virais e de bactérias, pesticidas antigos como o DDT e outras substâncias problemáticas sujam o fígado, obscurecendo os verdadeiros alvos dos glóbulos brancos dos lóbulos: os patógenos ativos. (É uma das muitas razões de a manutenção de um fígado limpo e saudável ser parte crucial da proteção contra doenças – não apenas doenças do fígado, todas as doenças.)

Como a produção da bile é uma das maiores funções do fígado, os glóbulos brancos do canal da bile, especiais e desconhecidos, foram criados para vigiar o sistema desse canal. Essas células são a única parte do sistema imunológico capaz de aguentar a natureza extrema da bile; isso se torna possível por causa de suas capas protetoras, não descobertas pela medicina e pela ciência, que agem como escudos – como trajes de bombeiros ou trajes de proteção contra materiais perigosos. Os glóbulos brancos do canal da bile procuram substâncias na bile que possam causar infecções no fígado, na vesícula biliar, no duodeno ou no trato intestinal – ou que possam até se locomover para cima e invadir o estômago – e as pegam antes que possam causar prejuízo. De vez em quando um patógeno escapa, momento em que um sinal será mandado, e um único glóbulo branco do canal da bile iniciará um ataque *kamikaze*, seguindo o invasor fora do fígado e dentro da vesícula biliar, do duodeno e do restante do intestino delgado, um caminho que nunca o permitirá retornar ao fígado. Ao final da jornada, esse caminho acaba por destruir e matar o glóbulo branco do canal da bile, queimando sua capa protetora. Por um tempo, no entanto, essa capa protege a célula contra o ácido clorídrico do estômago e contra as substâncias tóxicas que as pessoas podem ingerir com os alimentos e as bebidas, de modo que, quando ele inicia a missão suicida de perseguição do patógeno, pode ficar intacto no início.

Às vezes, se a ameaça é grande, alguns glóbulos brancos do canal da bile saem do fígado juntos. Esses corajosos glóbulos brancos sabem que seu tempo logo chegará ao fim. Para obter qualidades supercelulares e fazer com que sua missão valha à pena, eles usam a mesma adrenalina que as glândulas adrenais produzem para ajudar a digerir os alimentos (uma mistura específica entre as 56 misturas não descobertas de adrenalina que as glândulas adrenais produzem) e a absorvem para que possam adiar a morte e caçar os patógenos que estão perseguindo. Se alguém estiver com glândulas adrenais fracas, não produzindo essa mistura específica de adrenalina, o fígado liberará seus armazéns dessa mistura esperando que os glóbulos brancos a encontrem e a utilizem. Falar "alguns" glóbulos brancos do canal da bile pode não parecer se tratar de muitos; lembre-se que não há muitas dessas células, para começar. As que existem são poderosas, e a alma do fígado as considera heroicas.

Por fim, há os linfócitos do fígado, que patrulham a região externa do fígado. Esses glóbulos brancos costumam ficar na parte de fora do fígado, em posições de "torre de vigia" por volta e dentro dos vasos linfáticos, apesar de que podem entrar no fígado se for necessário. Eles também têm permissão para matar, principalmente quando encontram células do vírus Epstein-Barr tentando entrar no fígado por meio do fluido linfático e se estabelecer como mononucleose. Os linfócitos do fígado também são projetados para proteger contra outros vírus da herpes, como o herpesvírus humano 6 (HHV-6), HHV-7 e os não descobertos HHV-10, HHV-11, HHV-12, HHV-13, HHV-14, HHV-15 e HHV-16; os Estreptococos cofatores; diversas mutações bacterianas e virais; e até mesmo superbactérias perigosas como a *C. difficile* e a *Staphylococcus aureus*, resistente à meticilina.

Quando um fígado está muito sobrecarregado de toxinas – do ambiente, de uma carga viral já presente ou de alimentos improdutivos que um indivíduo coma com regularidade –, seu sistema de filtragem passa a receber apoio, e esses venenos muitas vezes passam para o sistema linfático. Isso dificulta muito o trabalho dos linfócitos. Suas torres de vigia ficam saturadas de venenos, e eles são forçados a sair; eles também são atrasados quando tentam unir forças uns com os outros e alcançar os patógenos, porque o fluido linfático está cheio de sujeira e resíduos que dificultam aos linfócitos do fígado passar nadando. Isso pode se tornar complicado, pois, quando patógenos como o EBV estão no sistema linfático, ficam especialmente agressivos, em um cenário de guerra, desesperadamente tentando residir em órgãos como o fígado. Às vezes, os patógenos se agrupam para pegar os linfócitos solitários, ganhando a batalha – mas não a guerra se dermos ao fígado e ao sistema linfático o apoio de que precisam.

A LUZ DO SABER

Quando você nasceu, o fígado da sua mãe mandou uma mensagem para o seu: que ele pode cuidar de si mesmo. Voltando milhares de anos na história da humanidade, ficou marcado no nosso fígado que nem sempre oferecemos ajuda a ele enquanto avançamos na vida. E assim o conhecimento é passado de fígado para fígado, de que eles cuidam de si mesmos.

Mas ele poderia receber ajuda. Ele enfrenta limitações ao longo do tempo, enfraquecendo e quebrando por falta de apoio. Enquanto não sabemos o que o fígado faz por nós, ele está completamente sozinho. O sistema imunológico do fígado não recebe a ajuda externa que merece e de que precisa. Então, à medida que o fígado perde força e vai ficando tóxico no decorrer dos anos, seu sistema imunológico se torna um exército esfarrapado no campo de batalha e nas trincheiras, com buracos em seus coturnos e rasgos em seus uniformes. A água e o alimento, em altíssima demanda, são racionados, e o abastecimento de munições se resume ao mínimo possível.

Podemos mudar esse curso; podemos fazer alguma coisa para mudá-lo. Podemos nos curar e evitar doenças. Podemos proteger as reservas do fígado e seu precioso sistema imunológico. Podemos mudar de direção e deixar de ser doentes para nos tornarmos pacientes em recuperação. Podemos mudar aquilo em que muitos passam a acreditar depois de adoecer: que a doença é o nosso destino. Podemos usar nosso livre-arbítrio para fazer escolhas que nunca estiveram disponíveis antes, quando não tínhamos ciência da graça do nosso fígado – agora as escolhas existem para que as façamos. Podemos mudar nossa maneira de agir sem mudar quem somos.

Nós precisamos do nosso fígado, e nosso fígado precisa de nós. Saber disso é a peça que falta no quebra-cabeça. Conquanto o fígado tenha entrado no mundo com a diretiva de seguir em frente sem nós, se necessário ele ainda clama por amor e apreciação. Quando apenas pensamos no fígado de maneira amorosa, o espírito do sistema imunológico do fígado consegue sentir e até se recarregar com esse pensamento. Proporcionar ao fígado o próximo nível de auxílio leva a mais do que isso. Quando damos ao fígado nutrição e nutrientes como alimentos ricos em minerais, cuidamos das necessidades físicas dele, e seu sistema imunológico pode se fortalecer. Quando combinamos o lado espiritual e o físico, o sistema imunológico do fígado pode realizar o trabalho que foi criado para fazer. O fígado pode se curar e operar da maneira para a qual foi criado, removendo o mistério e o desentendimento da doença e os substituindo por saber, verdade e as respostas que o sistema imunológico personalizado do fígado carrega. Os glóbulos brancos do fígado carregam inteligência; cada célula sabe o que enfrenta: quais bactérias, vírus ou mesmo toxinas está combatendo. Quando tratamos o fígado com inteligência, o auxiliamos com o verdadeiro milagre da cura. A negação dos médicos tende a nos manter no escuro, mas podemos, por nossa conta, agir de maneira inteligente, sabendo que o sistema imunológico do fígado sempre fica sob a luz do saber.

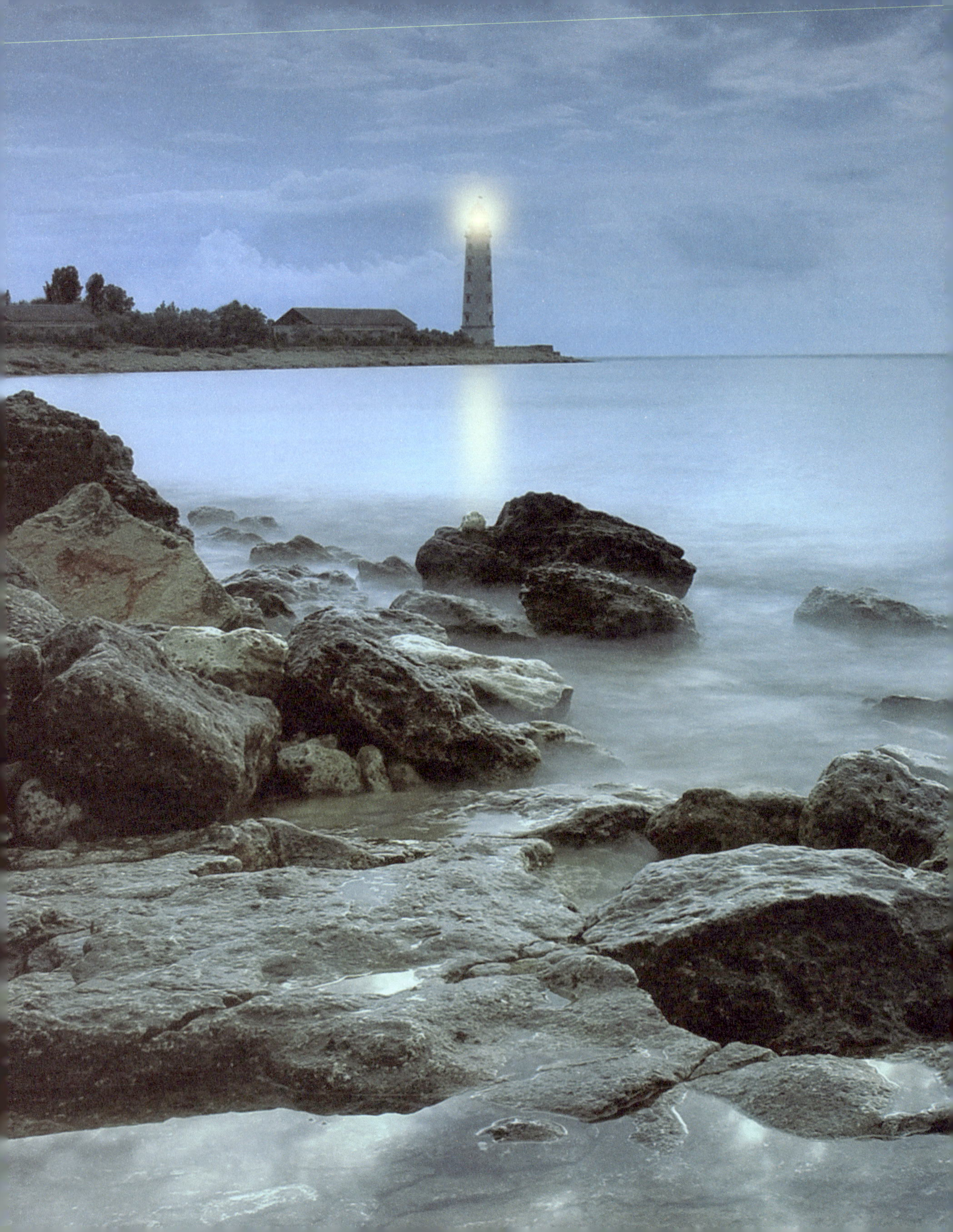

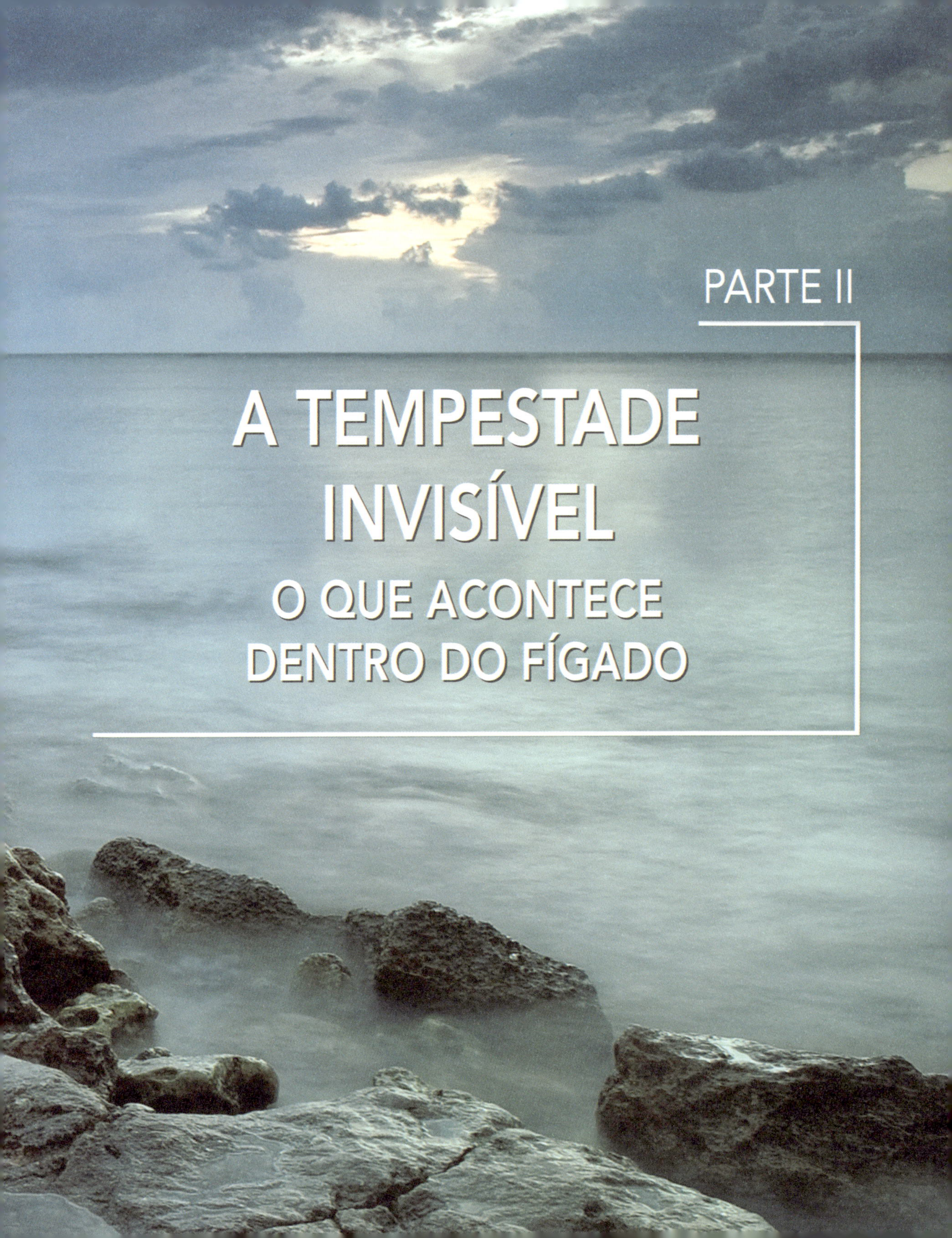

PARTE II

A TEMPESTADE INVISÍVEL

O QUE ACONTECE DENTRO DO FÍGADO

CAPÍTULO 8

Fígado Preguiçoso

Você acabou de fazer um passeio por algumas das funções essenciais do fígado. Se expuséssemos em detalhes *tudo* o que o fígado faz por nós, passaríamos décadas catalogando as inúmeras tarefas que ele desempenha. O que importa é que já conhecemos alguns dos papéis principais do fígado – papéis cuja descoberta pode mudar a nossa vida, pois nos permitem enxergar a própria alma do fígado, o que é tão interessante e incomum quanto ver as barbatanas, a cauda e o espirro de ar de uma baleia durante um passeio de barco. Espero, em todo caso, que o que já foi dito tenha sido suficiente para que se saiba que o fígado é nosso companheiro constante e trabalha por nós de modo incansável.

Também começamos a ver tudo o que o fígado tem de enfrentar. Vírus, bactérias, fungos, resíduos patogênicos, metais pesados tóxicos, radiação, DDT e outros pesticidas, herbicidas, fungicidas, solventes, poluentes, drogas, medicamentos, álcool, excesso de adrenalina, dietas com alto teor de gordura e muitas outras coisas impõem um pesado fardo ao fígado enquanto ele trabalha todos os dias para nos proteger. E não se trata apenas daquilo a que fomos expostos desde o nascimento. Também podemos herdar patógenos e toxinas dos nossos pais, que por sua vez os herdaram de seus pais, que os herdaram de seus pais – ou seja, parte do mercúrio, do DDT e do EBV que nosso fígado se esforça para conter vem de uma época muito recuada. É uma tarefa difícil, que o fígado cumpre com louvor.

Porém, a certa altura, o esforço pode se tornar demasiado. Não aprendemos a dar uma folga ao fígado de vez em quando, como aprendemos a lavar a louça, lavar o carro, esvaziar o saco do aspirador de pó e lavar a roupa. Tampouco aprendemos a não sujar demais o fígado antes ainda de ter de recuperá-lo. Assim, em vez de o fígado poder funcionar com liberdade, as coisas de que falamos se acumulam cada vez mais, e ele fica sobrecarregado. Tudo isso acaba conduzindo a uma doença que chamo de *fígado preguiçoso.*

O COMBATE OCULTO

Para compreender de fato o que é o fígado preguiçoso, precisamos encarar o órgão como se fosse uma pessoa. Sabendo que o fígado vive e respira, que ele é altamente ativo, que se encarrega de mais de 2 mil responsabilidades nas áreas de armazenamento, distribuição, processamento, excreção, limpeza, criação e manufatura, como vimos rapidamente na Parte I, podemos ter uma vaga ideia de como é *ser* o fígado. Todos os dias, sem parar, ele se ocupa de trabalhar para você e, toda noite, ele o eleva – esforçando-se, de modo puramente altruísta, para mantê-lo saudável, tendo em vista seu próprio benefício e o das pessoas ao seu redor. Se você estiver bem, as pessoas mais próximas também prosperarão.

O fígado é, dentro do corpo, o órgão responsável pela manutenção da paz. É a pedra fundamental, aquele membro da família que resolve todos os problemas, como um irmão que sempre mantém a calma e a compostura e é racional o suficiente para acalmar a todos antes que uma situação se torne violenta. Ele se sacrifica para protegê-los do envenenamento por álcool, da sujeira do sangue, da pressão alta e de muito mais. Na maioria das pessoas, o fígado passa décadas cumprindo essa função. Depois, quando é abusado para além de certo limite sem jamais ser reconhecido, ele chega a um ponto em que já não é capaz de manter a paz. Torna-se doente, congestionado, aborrecido, frustrado e, às vezes, até bravo. Perde a paciência e vai para a batalha.

A primeira manifestação dessa batalha é o fígado preguiçoso. Se as coisas não pararem por aí, batalhas maiores e mais ferozes poderão aparecer, manifestando-se na forma de sintomas e doenças mais fortes e mais severos, como muitos acerca dos quais falaremos nos próximos capítulos.

Quais são suas tarefas e responsabilidades? Quais são as pequenas tarefas diárias que tem de cumprir? As responsabilidades? Como se sente ao tentar vencer as batalhas de cada dia? Está cansado? Esforça-se demais? Já houve ocasiões em sua vida em que um desafio, grande ou pequeno, o esgotou, o arruinou, o engoliu, o deixou desolado? Já aconteceu de você ter de participar de uma corrida ou de cumprir um prazo e, depois, passar vários dias cansado? É assim que o fígado preguiçoso se sente.

O fígado preguiçoso é tão comum que 9 a cada 10 pessoas têm esse problema. Daqui a quinze anos, essa proporção será de 10 a cada 10, para quem não tiver aprendido a verdade sobre o fígado preguiçoso e sobre como se proteger. Esse estado é o precursor de praticamente tudo o mais que pode dar errado com o fígado – o fígado preguiçoso explica inúmeros males que sofremos hoje em dia – e, no entanto, não foi detectado pelos radares da medicina e da ciência. Cirrose, hepatite, icterícia, fígado gorduroso, câncer do fígado: essas doenças famosas concentram toda a atenção no que se refere a esse órgão. É claro que são doenças importantes – e doenças difíceis, às vezes insuportáveis, para os que delas sofrem –, e é sobre elas que vamos falar neste livro. Mas elas não começam como problemas tão graves. Não acontece de uma pessoa, em um belo dia, simplesmente acordar com cirrose ou outra dessas doenças. O primeiro problema que se desenvolve é o fígado preguiçoso: de modo lento e silencioso, no decorrer do tempo, caso não tenhamos consciência do que está ocorrendo e de como nos opor a isso, o fígado se sobrecarrega. Como resultado, o fígado se torna menos ativo do que deveria ser e já não nos protege como deveria proteger. As doenças podem então tirar vantagem dessa situação.

Os sintomas e doenças que resultam de um fígado comprometido não são somente os que você imagina ou que a medicina e a ciência documentaram. Diferentemente da crença popular, por exemplo, o eczema e a psoríase decorrem, na verdade, de certo tipo de sobrecarga do fígado. A acne – um problema que, segundo nos dizem, tem a ver apenas com a pele e os hormônios – é sinal de um fígado que sofre um tipo particular de estresse. Uma hipertensão cuja causa ninguém conhece, palpitações inexplicáveis do coração, diabetes tipo 2, transtorno afetivo sazonal, olheiras, desidratação crônica, varizes, ganho de peso, sensibilidades químicas, inchaço abdominal, constipação – ninguém sabe que esses problemas, e muitos outros, têm sua origem no fígado. Antes que cada um deles se manifeste na forma de um problema de saúde identificável, o fígado teve de lidar com problemas demais com apoio de menos. Tudo começa com o fígado preguiçoso.

Por isso, é importante que você disponha de conhecimentos acerca dessa doença desconhecida. Não poderá ter boa saúde sem saber como se proteger e não poderá se proteger contra algo que você sequer sabe que existe.

OS DIVERSOS NOMES DO FÍGADO PREGUIÇOSO

"Preguiçoso" é uma palavra entre outras que pode descrever o fígado nesse estado de sobrecarga. "Estagnado" é outra palavra que pode nos ajudar a saber o que está acontecendo. Aprendemos na escola que a água estagnada é um campo fértil para a reprodução de patógenos e insetos vetores de doenças – sabemos que, na Amazônia, certas poças de água estagnada chegam a abrigar micróbios que comem o cérebro! Assim, tomamos todos os cuidados para livrar nosso quintal de focos de água estagnada; sabemos que, se não o fizermos, os pernilongos se multiplicarão. Por outro lado, não sabemos que nosso fígado também pode estagnar. Não obstante, depois de formar essa imagem mental, podemos ver que a última coisa que qualquer um de nós quer é um fígado estagnado, repleto de toxinas e microrganismos nocivos, incapaz de manter o fluxo normal que conseguiria expulsar esses hóspedes indesejáveis.

Podemos também imaginar o fígado preguiçoso como um serviço de coleta de lixo cujos funcionários são desprezados. Ninguém gosta de ser maltratado, esquecido ou ignorado, sobretudo os coletores de lixo que têm de lidar com lixo todos os dias. Alguma vez alguém tirou vantagem de você? É uma das piores sensações do mundo, tanto emocional quanto fisicamente. Se isso já lhe aconteceu, deve ter sido estressante e desanimador; deve ter sido algo que o feriu, e você com certeza se esforçou para não fazer a mesma coisa com outras pessoas. Assim, tomamos o cuidado de pagar alguém para levar nosso lixo embora, ou pagamos impostos para arcar com os custos da coleta de lixo municipal, ou nós mesmos levamos o lixo, à nossa custa, para a estação de tratamento. Colocamos o lixo dentro de sacos adequados, o levamos para fora a intervalos regulares e lavamos as latas de lixo quando ficam sujas demais. Muito antes disso, reciclamos e fazemos compostagem com tudo o que for possível, a fim de diminuir a quantidade de resíduos a serem processados.

Mesmo assim nos esquecemos do fígado, nosso serviço interno de coleta de lixo. No decorrer de minha vida, conheci várias pessoas em cujas cozinhas não se via uma migalha de pão e em cujos tapetes não havia um único grão de poeira, mas tinham o fígado imundo. Fazer um pouco de exercício e ir ao banheiro não basta para processarmos todo o lixo a que estamos expostos – não no mundo de hoje, ao menos. Não aprendemos a dar apoio aos processos de autolimpeza do fígado nem aprendemos as regras de "reduzir, reutilizar, reciclar" que nos permitiriam diminuir desde o começo a sobrecarga do fígado. Como consequência, inadvertidamente tiramos vantagem do fígado, supondo que tudo está funcionando perfeitamente quando, na realidade, as operações estão semiparalisadas. É como se jogássemos lixo todos os dias em uma lixeira sem perceber que o serviço de coleta entrou em greve e há semanas ninguém tira o lixo de lá. O fígado preguiçoso é a greve do fígado. Agora você já sabe que o fígado o apoia em todas as circunstâncias; assim, pode ter certeza de que a greve é justa e razoável. Ela nos evidencia uma situação mais ampla: devemos cuidar dos processos de eliminação do nosso corpo como cuidados de levar o lixo para fora. Caso contrário, estaremos treinando os patógenos – oportunistas e imitativos por natureza – para seguir nosso exemplo e tirar vantagem do nosso fígado.

Você também pode imaginar o fígado sobrecarregado como uma casa que, por acidente, ficou abarrotada de coisas. Imagine a casa de alguém que acabou de herdar uma coleção de objetos de família feitos de chumbo e amianto;

nós também chegamos ao mundo com o fígado já abarrotado de patógenos e poluentes acumulados por nossos antepassados. A pessoa que recebeu a herança ainda tenta manter sua casa limpa e organizada e consegue por algum tempo. Mas imagine agora que essa pessoa recebe a visita de alguns hóspedes mal-educados. Eles entram em casa com os pés cheios de lama e chegam a espalhar gasolina pela casa; entram com malas cheias de lixo; jogam roupas mofadas nos armários; trazem consigo piolhos, pulgas e ácaros que infestam os móveis; e, para completar, devoram os mantimentos guardados na despensa para situações de emergência. Um a um, esses hóspedes vão esgotando o anfitrião. A cada dia fica mais difícil limpar e arrumar a casa. No fim, o anfitrião acaba escolhendo as tarefas que vai cumprir, e abandona algumas delas, só para poder impedir a casa de cair em ruínas e proteger a vizinhança da bagunça.

Nenhum de nós aguentaria essa situação. No entanto, é mais ou menos isso que acontece com o fígado que ficou sobrecarregado com os microrganismos e toxinas indesejadas que absorvemos na vida cotidiana, expulsando do fígado, nesse processo, seus preciosos estoques de nutrientes de reserva. Ninguém nos ensinou que o fígado combate vírus, como o EBV, bactérias, metais pesados (tudo, desde o papel-alumínio usado na cozinha até o mercúrio a que estamos expostos), herbicidas e DDT, além dos pesticidas mais novos – e muito mais. Nosso fígado, feito para purificar, filtrar e armazenar as coisas boas de que depois vamos precisar, passam a armazenar as coisas ruins para nos proteger. Os sintomas se desenvolvem como sinais de alerta. Por não conhecermos suas verdadeiras causas, tomamos medicamentos que os abafam, dando ao fígado mais uma tarefa a cumprir – processar os medicamentos –, em um momento em que sua situação já é delicada.

Enquanto isso, nós cuidamos com esmero do mundo ao nosso redor: livramos-nos de objetos que não queremos mais, organizamos aquilo que conservamos conosco e dispomos os móveis com perfeição para ter uma casa limpa e tranquila. Não temos ideia de que, ao mesmo tempo, estamos enchendo nosso fígado de lixo, sem o deixar descansar. As pessoas mantêm a casa sem uma mancha de sujeita, esfregando as superfícies e limpando os tapetes com produtos tóxicos, pulverizando perigosos purificadores de ar para deixar tudo cheirando bem, e não percebem que, na própria tentativa de purificar os arredores, estão fazendo mal ao fígado.

Esse, então, é o fígado preguiçoso: um órgão altruísta, que trabalha para manter a paz, mas que foi levado para além de seu limite; uma casa repleta de sujeira, pragas e substâncias químicas. Não é uma situação que qualquer um de nós gostaria de ver no ambiente em que vive, muito menos dentro do próprio corpo. Até agora, por não saber o que estava acontecendo, não havia nada que você pudesse fazer para tratar do fígado preguiçoso. Mas agora que conhece o segredo já não é obrigado a deixar isso acontecer e depois, como consequência, sofrer misteriosamente.

SINTOMAS QUE PODEM SALVAR SUA VIDA

Antes de continuarmos, vamos elucidar mais um ponto: ter um fígado preguiçoso não é algo que deva nos deixar nos sentindo piores que as outras pessoas. Não se deve confundir essa preguiça com o desleixo e a vadiagem. Seu fígado não é assim nem jamais poderá ser.

Sabe quando você não está se sentindo muito bem e por isso precisa despender muito mais esforço para cumprir as tarefas do dia? É assim que o fígado preguiçoso se sente. Quando tem obstáculos a superar, ele trabalha ainda mais – na verdade, em seu estado "preguiçoso", o fígado trabalha de duas a três vezes mais para suprir sua falta de atividade. Mesmo no máximo da estagnação, você pode ter certeza de que o fígado encontrará um jeito de cumprir sua função. Ele aprendeu a fazer isso quando você estava ainda no útero, por meio de comunicações químicas vindas do fígado da sua mãe, e continuará fazendo isso pelo resto da sua vida.

Seu fígado traz dentro de si a alma da coragem. A bravura e a resistência dele na defesa da sua vida não têm paralelo. Ele fará de tudo para protegê-lo: como um cavalo de guerra que defende seu cavaleiro, ele tomará sobre si todos os golpes para mantê-lo a salvo.

Esses golpes, no entanto, o comprometem. Para começar, ele começa a perder a memória. Uma vez que o fígado é o terceiro banco de memória do corpo (depois do cérebro e da tireoide), isso é importante. Significa que, à medida que ele se satura de metais pesados, patógenos, subprodutos, detritos e substâncias químicas venenosas, já não pode ajudar o corpo tanto quanto gostaria ou precisaria. Começa a perder a capacidade de identificar, absorver, catalogar, alterar e fornecer compostos bioquímicos e hormônios de importância crucial.

Também começa a perder sua capacidade de neutralizar as substâncias que o corpo já não quer. Como dissemos na Parte I, boa parte das mais de 2 mil funções do fígado giram em torno da desintoxicação. Quando o fígado está entupido ou sobrecarregado, fica abatido demais para conseguir converter essas substâncias tão bem quanto costumava fazer e acaba, em vez disso, armazenando-as, o que torna ainda mais lento o processo de filtragem. Imagine um filtro de aquário repleto de dejetos de peixes ou o saco de um aspirador de pó estourando de tanta poeira: o fígado pode chegar a esse estado. Por não ser mais capaz de realizar o processo de filtragem tão bem quanto deveria, os dejetos escapam e começam a voltar para a corrente sanguínea, causando alguns dos problemas que vamos examinar nas Partes II e III. Trata-se de um círculo vicioso: quanto mais o fígado se expõe a pesticidas e outras substâncias químicas tóxicas, vírus, bactérias, radiação, álcool, antibióticos, medicamentos, metais pesados tóxicos, plásticos e altos índices de gordura no sangue, mais ele fica preguiçoso e menos é capaz de neutralizar materiais nocivos e limpar o sangue de modo eficaz. O sangue sujo e tóxico pode traduzir-se em olheiras, afogueamentos e outras coisas de que falaremos no próximo capítulo.

Também pode traduzir-se em calor no fígado. Assim como um motor esquenta e é obrigado a trabalhar mais quando seu óleo de lubrificação está velho e sem viscosidade, também o fígado gera calor quando a quantidade de resíduos com que tem de lidar é muito grande. Isso pode se traduzir em sintomas como afogueamentos (ondas de calor no corpo) e a sensação de estar "fundindo o motor", que examinaremos nos próximos capítulos. (Caso o fígado ainda não esteja sobrecarregado por completo, é possível que você se sinta perfeitamente bem. Daqui a pouco falaremos mais a respeito.)

Isso significa que o fígado não está com vontade de trabalhar? De maneira alguma. A tentativa de conter esse calor é apenas mais uma tarefa que se sobrepõe às outras 50. Na sua vida, acontece de você levar a culpa por algo que não fez? Assumir a responsabilidade, quer ela lhe caiba, quer não? Já aconteceu de aceitar uma punição ou um abuso apenas para proteger outra pessoa? Essa é a vida cotidiana do seu fígado, e a pessoa que ele protege é você. É sempre ele que se esforça para compensar os efeitos nocivos de nossa vida superpoluída, estressada, subnutrida, excessivamente estimulada.

O fígado também tem uma resposta de emergência contra seu estado de preguiça. Trata-se de uma resposta induzida por um fator químico que lhe dá nova energia para romper a estagnação. Essa resposta é um espasmo hepático. O espasmo pode resultar em uma sensação de formigamento, pequenas pontadas, uma dorzinha, calor, sensação de estiramento, inchaço abdominal, uma picada, uma agulhada ou – boa parte do tempo – pode não produzir sensação alguma. Em geral ocorre em silêncio, sem nenhuma sensação discernível, embora traga renovação àquela parte do fígado em que o espasmo ocorreu e permita que o fígado recupere, ainda que somente por certo tempo, parte do controle perdido.

Uma das principais razões pelas quais o fígado entra em modo de guerra é – como você leu no Capítulo 2, "O Fígado Adaptogênico" – para proteger uma glândula vital: o pâncreas. Se um indivíduo ingere uma grande quantidade de calorias na forma de gordura, superando o limite de produção de bile pelo fígado para decompor essa gordura, o fígado se sobrecarrega. Precisa então encontrar meios alternativos para absorver e processar a gordura, a fim de não deixar que o pâncreas faça tudo sozinho. Essa é uma das razões pelas quais o fígado tem de ser adaptogênico. Quanto mais ele é massacrado, mais glicose ele armazena, gota a gota. Quando não tem glicose suficiente na reserva, o fígado não é capaz de liberar glicose para o pâncreas a fim de deter o processo de resistência à insulina. Quando isso ocorre, pode ser que o médico diga que sua hemoglobina glicada está alta ou altíssima, resultando em um diagnóstico de pré-diabetes ou diabetes tipo 2. Falaremos disso no Capítulo 15, "Diabetes e Desequilíbrio de Glicose no Sangue". O fígado é responsável pelo pâncreas a tal ponto que também libera uma substância química especial para essa glândula, uma assinatura química para ajudar a curar as suas feridas.

Outra parte preciosa do seu corpo que o fígado tenta proteger é o coração. O fígado processa e filtra as toxinas do sangue para que o coração não fique asfixiado por causa de venenos que expulsam o oxigênio. Isso evita o acúmulo de placa nas válvulas cardíacas e nas artérias e afina o sangue, para que o coração não tenha de trabalhar tanto.

Muitas outras coisas podem acontecer quando o fígado é submetido a um estresse excessivo: formação de cicatrizes, cistos, tumores, enfraquecimento do sistema imunológico, inchaço do fígado, inflamação – falaremos sobre tudo isso nos próximos capítulos.

Também é comum que a pessoa tenha um fígado preguiçoso e passe muito tempo sem perceber nenhum sintoma. Esse é outro milagre do fígado: ele resiste pelo máximo tempo possível, protegendo-o contra os fardos que carrega. Você deve conhecer a sensação de ter diante de si inúmeras tarefas e estar sob ameaça por todos os lados, mas não querer demonstrar quanto está sofrendo para não decepcionar ninguém. Você persiste, trabalhando o máximo possível sem reclamar, e só se queixa quando não é mais possível, fisicamente, manter as aparências.

É em razão dessa persistência do fígado que, no geral, as pessoas só exibem os primeiros sintomas de fígado preguiçoso pouco antes ou pouco depois dos 40 anos – ocasião em que, no caso das mulheres, os sintomas costumam ser confundidos com sintomas da menopausa. O surgimento súbito de ondas de calor, irritabilidade e insônia não é de modo algum súbito. É o resultado do progresso do fígado preguiçoso ao longo de toda uma vida, que só se manifesta após décadas. A medicina e a ciência continuam ignorando esse fato em razão do imenso mercado de reposição hormonal. O hábito de colocar a culpa nos hormônios continua deixando as mulheres no escuro a respeito da verdadeira causa de seus sintomas.

O modo exato como o fígado se torna silenciosamente sobrecarregado depende das circunstâncias de vida de cada indivíduo; existem diferentes combinações para cada um. O fígado preguiçoso pode resultar de uma infecção crônica e branda do vírus Epstein-Barr, por exemplo, ou de algum outro vírus; de metais pesados tóxicos acumulados ao longo do caminho; de medicamentos vendidos sob prescrição médica e tomados regularmente; do álcool consumido em tantas reuniões de comemoração; de décadas e décadas de alimentos nocivos e gordurosos; de toneladas de cafezinhos e cappuccinos; e do sobe e desce emocional que, no decorrer da vida, levou as adrenais a saturar o fígado de adrenalina em razão da reação de luta ou fuga.

Quaisquer que sejam os desafios particulares enfrentados pelo fígado, por puro milagre ele foi capaz de construir pontes e apagar incêndios ao longo dos anos, protegendo você de inúmeras ameaças e impedindo-o de sofrer. Então, chegou um dia em que não aguentou mais. Começou a apresentar sintomas – sudorese noturna, névoa mental, problemas de sono, uma leve inflamação de rosácea ou eczema, por exemplo – como um pedido de socorro, na esperança de que um dia você entendesse o que está acontecendo e lhe oferecesse alívio. Mas o mundo ainda não chegou nessa fase. Os sintomas e doenças não são relacionados ao fígado, muito menos a essa doença desconhecida que se chama fígado preguiçoso.

Os sintomas nos parecem detalhes irritantes, sinais de que o corpo está se voltando contra nós, quando na realidade são sinais utilíssimos de que dentro de nós há algo que não vai nada bem. A fumaça não nos irrita; não pensamos nela como um sinal de que o ar não está muito amistoso naquele dia. Antes, sabemos que a fumaça é um sinal de fogo; assim, agradecemos pelo sinal e o seguimos para encontrar a fonte.

CINCO VARIEDADES DE FÍGADO PREGUIÇOSO

Assim como diferentes tipos de fumaça podem nos alertar a respeito de diferentes tipos de fogo, também certos sintomas podem nos dar dicas acerca do que há de errado com o fígado. Uma das coisas que nos ajudam a descobrir o que está acontecendo é conhecer as cinco variedades de fígado preguiçoso. Isso mesmo – o fígado preguiçoso não é algo que ou você tem ou não tem. Não é o fígado inteiro que fica preguiçoso de uma só vez; talvez só uma parte dele esteja preguiçosa, enquanto o resto funciona bem. Muita gente tem uma combinação de áreas preguiçosas. Vamos examinar as cinco áreas de preguiça no fígado. Lembre-se de que o fígado pode estar preguiçoso em uma ou em até nas cinco áreas sem que nenhum dos sintomas se manifeste.

- **Meio do fígado.** O fígado preguiçoso em suas partes mais profundas tende a se revelar por meio de ondas de calor, sudorese noturna, pré-diabetes, inchaços, retenção de líquidos, flutuações na temperatura do corpo, baixa energia, ganho de peso, névoa mental, olheiras, hipoglicemia, hiperglicemia, fadiga, erupções de pele, raiva, frustração, irritabilidade, sensação de solidão, depressão, ansiedade, apreensão, pele sem tônus, problemas de pigmentação da pele (inclusive a síndrome de Raynaud) e sede excessiva.
- **Parte de baixo do fígado.** O fígado inferior preguiçoso pode causar excesso de movimentação durante o sono, outros problemas de sono, insônia, constipação, sensação de inquietude, sensações de calor e frio sem estímulos exteriores compatíveis, ciúmes ou uma facilidade de se magoar que lhe dá a fama de pessoa suscetível.
- **Parte de cima do fígado.** Má digestão, refluxo, inchaço abdominal, gastrite, pressão no abdômen, irritabilidade, frustração, rigidez nos ombros, dor nos ombros, feridas na língua, aftas, sapinho, outras feridas na boca, flutuações na temperatura do corpo e inchaço, protrusão ou endurecimento do abdômen superior são todos sintomas possíveis de um fígado superior preguiçoso.
- **Lado esquerdo do fígado.** Quando o lado esquerdo (o lobo esquerdo) do fígado está preguiçoso, pode causar sensação de fraqueza na perna esquerda ou no braço esquerdo, náusea, apreensão, falta de apetite, fome insaciável, dor de estômago sem causa aparente, flutuações de humor, irritabilidade, sensibilidade emocional e dor nas costas.

- **Lado direito do fígado.** Quando o lado direito do fígado (de tamanho maior) torna-se preguiçoso, pode produzir unhas frágeis e manchadas pela deficiência de zinco), pontadas nas costelas do lado direito, leve fraqueza no lado direito do corpo, espasmos ou câimbras nas pernas, leves manchas na língua, sensibilidade na ponta da língua, sensações inexplicáveis de calor e frio e dificuldade para aquecer o corpo.

COMO DECIFRAR O CÓDIGO

Em outras palavras, os sintomas são como uma língua estrangeira que nenhum de nós aprendeu, nem em casa nem na escola. Nossa tarefa é interpretar o que o corpo – no caso, o fígado – diz para que ele possa transmitir sua mensagem. Tantos sintomas e doenças que o mundo nos diz serem causados por um corpo defeituoso são, na verdade, um pedido de ajuda de um fígado preguiçoso ou danificado: se você sente fadiga, o médico pode dizer que a causa é o estresse, quando na verdade pode tratar-se de uma infecção pelo EBV dentro do fígado. Se tem ondas de calor, lhe dirão que são sintomas hormonais que anunciam a perimenopausa, a menopausa ou a pós-menopausa, quando na verdade podem acontecer em razão de prolongado acúmulo de vírus, metais pesados ou toxinas no fígado. Em caso de ganho de peso inexplicável, o médico dirá que você come demais ou que não come direito, ou que precisa fazer mais exercícios; a realidade, porém, é que esse é o sinal de um fígado sobrecarregado de vírus, excesso de adrenalina e outras substâncias problemáticas. Quando o problema é acne, o diagnóstico será puberdade ou outra mudança hormonal, quando na realidade se trata de bactérias – estreptococos – que se multiplicam em um fígado congestionado, fazendo com que também o sistema linfático se torne sobrecarregado. Nenhum desses problemas significa que seu corpo está se voltando contra si; é seu fígado dizendo: "Por favor, me ajude!".

Esta parte do livro, "A Tempestade Invisível", trata da interpretação do que o fígado tenta nos dizer. Trata de seguir a fumaça até encontrar o fogo, de decodificar as mensagens enigmáticas que nos chegam e que, no geral, sequer sabemos que vêm do fígado – para que possamos enfim avançar. Nos capítulos a seguir, vamos lançar um olhar mais aprofundado sobre os sintomas e doenças associados ao fígado, alguns dos quais são de se esperar, como a hepatite, enquanto outros não são, habitualmente, relacionados com esse órgão, como a pré-diabetes, o eczema, a psoríase e o supercrescimento bacteriano no intestino delgado.

Você já não precisa desconfiar do seu corpo ou não gostar dele. Ele não está contra você, não quer decepcioná-lo, não é fraco. Ele está do seu lado. Vamos parar de pensar nos problemas de saúde examinados a seguir como uma condenação genética à prisão perpétua, como peças que nosso corpo nos prega, como bombas-relógio autoimunes cuja detonação está além do nosso controle. Vamos começar a ver a bênção oculta que é esse grito de socorro do fígado. Afinal de contas, quando o fígado mostra que está sofrendo, nos dá a oportunidade de reagir, trazê-lo de volta à saúde e recuperar a nossa vida.

CAPÍTULO 9

O Jogo de Adivinhação das Enzimas Hepáticas

Digamos que um homem chamado Noah vá ao médico para fazer um exame físico de rotina. O médico tira um pouco de sangue e, alguns dias depois, Noah recebe um telefonema dizendo que os resultados dos exames chegaram do laboratório. "A contagem de enzimas hepáticas está alta", diz o médico.

"O que isso significa?", Noah pergunta.

"Por que não vem para uma consulta? Vou fazer mais alguns exames e aí podemos conversar."

Quando Noah chega para a consulta, pergunta de novo: "O que significa dizer que a contagem de enzimas hepáticas está alta?".

Desta vez, o médico fala: "Na verdade, nós não sabemos. Sabemos que isso indica que *alguma coisa* está acontecendo com o fígado. Pode ser uma lesão hepática".

"Como é possível que isso tenha acontecido?"

"Pode ser uma doença do fígado que está se desenvolvendo, mas, como no mais você parece saudável, não creio que se trate disso. Consome muito álcool? Está estressado? Veja, talvez não seja nada. Ou talvez seja uma inflamação das células do fígado. Teremos de tirar mais sangue e fazer mais alguns exames."

Milhares de pessoas, como Noah, enfrentam essa misteriosa elevação da contagem de enzimas hepáticas: é óbvio que algo está acontecendo com o fígado, mas ninguém, nem mesmo os especialistas, sabem o que é. O resultado habitual seria Noah fazer tomografia, ressonância magnética e ultrassom do fígado, e nenhum desses exames evidenciaria nenhum problema que merecesse investigação. Sem razão alguma para fazer uma biópsia do fígado, Noah receberia as seguintes instruções: "Coma um pouquinho melhor, controle o estresse e durma mais. Volte daqui a três meses e faremos novos exames".

Outro resultado possível seria se um dos exames de imagem *revelasse* algo no fígado de Noah, como uma inflamação visível, uma cicatrização ou atividade cística. Aos olhos do médico, isso explicaria a elevação da contagem de enzimas.

Muitos casos são semelhantes ao primeiro: a contagem de enzimas hepáticas está alta sem nenhuma outra indicação de problema. Isso leva a medicina e a ciência a imaginarem que a contagem de enzimas é um jogo de adivinhação, falível e impreciso. Há pessoas que têm um cisto ou fibrose (cicatrização) no fígado e suas enzimas estão normais. Em um caso de fígado gorduroso, pode ser que as enzimas estejam elevadas ou não. Mesmo quando os exames de imagem mostram algo visível acontecendo no fígado, a contagem de enzimas não diz o que é isso nem o que deve ser feito.

Por isso este capítulo é intitulado "O Jogo de Adivinhação das Enzimas Hepáticas". Vamos explorar aqui o que de fato acontece quando as enzimas hepáticas são liberadas e por que esses exames são úteis, embora não tenham a importância suprema que se costuma atribuir a eles. Não quero desvalorizar a contagem de enzimas hepáticas, pois ela tem sua utilidade. Uma das muitas coisas que os formandos de medicina não ganham ao sair da faculdade é um oráculo. Em vez disso, precisam trabalhar com os dados que têm à mão. Por isso, é um milagre que existam exames laboratoriais que possam ajudá-los. Esses exames são indicadores importantes que permitem aos médicos seguir seus instintos e usar um pouco de intuição para orientar os pacientes.

O que mais gosto nos exames de contagem de enzimas hepáticas é que eles alertam os médicos e os pacientes para a possibilidade de haver algo de errado com o fígado, quando de outro modo isso jamais lhes passaria pela cabeça. Quando as pessoas ouvem que sua contagem de enzimas hepáticas está alta, algumas o tomam como um sinal de que devem mudar de estilo de vida. O médico aproveita para mandar Noah cuidar melhor da saúde. O mais provável é que, a partir de então, Noah tome mais cuidado com sua alimentação, chegando mesmo a diminuir a probabilidade de sofrer um infarto. Mesmo que o médico ou uma dieta da moda lhe dê orientações errôneas sobre o que comer, é provável que de um jeito ou de outro acabe ingerindo alimentos mais produtivos e preste um pouco mais atenção à saúde. Isso vale muito.

O SENTIDO REAL DAS ENZIMAS

As duas enzimas mais procuradas nos exames são a *alanina aminotransferase* (ALT) e o *aspartato aminotransferase* (AST). Outras enzimas que costumam ser examinadas são a *fosfatase alcalina* (ALP) e a *gama glutamil transpeptidase* (GGT).

Também é comum os médicos pedirem exames de sangue para analisar os níveis de *albumina*, uma proteína sanguínea que se acredita ser responsável por transportar importantes elementos e, talvez, hormônios por toda a corrente sanguínea. Quando um exame revela queda no índice de albumina, o mais provável é o médico dizer que o paciente está comendo mal; a medicina e a ciência acreditam tratar-se de um indicador de má nutrição. Quando o índice vem alto, a comunidade médica o toma como licença para continuar as investigações a fim de saber se há algo mais de errado com o corpo, como uma infecção bacteriana ou algum tipo de lesão. Como os exames de enzimas, também este não dá nenhuma indicação específica. (O que a albumina elevada de fato indica é uma infecção viral aguda.)

Os médicos também encontram, às vezes, índices elevados de *bilirrubina* no sangue. A bilirrubina é criada quando o fígado decompõe e desintoxica os glóbulos vermelhos. Há dois tipos de bilirrubina: uma delas é criada no próprio fígado e a outra flutua pela corrente sanguínea. O fígado precisa captar esta última e convertê-la para que possa utilizá-la. Quando o índice de bilirrubina no sangue está elevado, isso pode indicar um problema no pâncreas, o desenvolvimento de uma doença hepática, um problema nos dutos biliares ou até um tumor nesses dutos.

Todos esses exames são precisos na medida em que, quando os resultados são anormais, é muito provável que *de fato* haja algo de errado com o fígado, muito embora a natureza exata do que há de errado seja, em regra, completamente desconhecida pela comunidade médica. Os exames hepáticos de hoje em dia são capazes de captar problemas no fígado antes que eles aumentem demais, mas não os capta bem no começo. Quando um exame hepático indica um problema, isso significa que o paciente já vinha tendo de lidar com problemas no fígado desde muito antes de os exames acusarem qualquer coisa. Se os exames realizados em um adulto acusam aumento de enzimas ou da bilirrubina, isso significa, em geral, que algo pode ter se estabelecido no fígado muito tempo atrás – dez anos atrás, trinta anos atrás ou ainda antes disso: um fígado preguiçoso, uma antiga infecção viral, a chamada inflamação autoimune, os primeiros estágios da hepatite C ou outro problema pode ter começado a se desenvolver há décadas. (O caso do bebê ou da criança são diferentes. Veja no Capítulo 28 informações sobre os problemas hepáticos infantis e juvenis.) O único motivo pelo qual um problema apareceria logo de saída nos exames feitos em um adulto seria uma infecção aguda. Para diagnosticar tal coisa, os médicos se baseariam no rápido aumento da inflamação no fígado e em outros sinais da reação do sistema imunológico a uma infecção, como um alto índice de glóbulos brancos e sintomas como febre, fraqueza, náusea ou manchas na pele.

Os exames ainda são rudimentares. Quando novos exames forem inventados no futuro, serão capazes de detectar os primeiros sinais de problemas no fígado – pois haverá muito mais substâncias a serem detectadas. Por exemplo, há mais do que quatro enzimas que podem aparecer nos exames de sangue como indicadoras; existem dezenas de enzimas ainda não descobertas. Há também centenas de compostos químicos a serem descobertos que ajudarão os profissionais da medicina a identificar de modo definitivo o que está acontecendo no fígado e qual a parte do fígado afetada. Será a hepatite A, B, C, D, E ou uma das numerosas outras formas de hepatite que a medicina virá a identificar? (Falaremos mais sobre a hepatite no Capítulo 29.) Será que pesticidas e herbicidas estão se acumulando no fígado e impedindo-o de funcionar? Os exames do futuro serão capazes de determinar essas respostas, pois as enzimas e os compostos químicos que o fígado libera são sinais específicos e especiais; cada enzima e cada composto químico significam uma coisa.

Para que o verdadeiro progresso possa ocorrer, será preciso construir uma ponte que ligue o mundo da medicina ao mundo da honestidade. Para tanto, o mundo da medicina terá de reconhecer a onipresença dos metais pesados tóxicos e declarar de onde eles vêm; terá também de reconhecer quão perigosos são para o fígado os herbicidas, fungicidas e pesticidas com que nos deparamos na vida cotidiana – como os *sprays* inseticidas cujas gotas caem do céu. Quando tiverem esse grau de honestidade, a porta se abrirá para a descoberta das enzimas e dos compostos químicos que o fígado envia como sinais. Só então os pesquisadores descobrirão que certos surtos de liberação de enzimas pelo fígado contêm informações acerca do porquê de essas enzimas estarem sendo liberadas. Decodificarão o modo como certas enzimas são sinais de inseticidas, enquanto outras combinam com o mercúrio e o alumínio – descobrirão que toda toxina e todo patógeno tem um vínculo com uma enzima hepática diferente e que, longe de serem aleatórias, essas enzimas criam uma imagem completa dos problemas específicos de cada fígado.

No entanto, a medicina e a ciência ainda não são capazes de chegar a esse ponto. Se fizessem essas relações, teriam de desmascarar a influência do mundo dos pesticidas e do mundo dos metais pesados. Teriam de ser honestas acerca dos setores econômicos que inserem essas substâncias em nossa vida cotidiana e sobre como a máquina da medicina caminha de mãos dadas com eles. Sabe-se, por exemplo, que vários medicamentos contêm metais pesados. Como, nesse caso, fazer a ponte para os efeitos que eles têm no fígado? Também os pesticidas, fungicidas e herbicidas têm vínculos com o setor médico – outra razão pela qual a ponte ainda não pode ser construída. Ainda por muito tempo seremos proibidos de chegar lá. Será necessária uma grande mudança para que um médico tenha acesso aos dados e à formação profissional que lhe permitam dizer: "Veja, esta enzima está sinalizando que seu fígado está sendo atacado por um vírus. Espere aí, esta outra é desencadeada por uma substância química presente em fungicidas e usada em diversos outros produtos. E aqui está outra enzima que vem dos inseticidas que seu município espalha para controlar a população de pernilongos". Para os relacionamentos do setor médico, é melhor, por ora, permanecermos no escuro: "Sua contagem de enzimas hepáticas está alta? Não vamos estudar, de forma alguma, qual enzima vem do quê".

A propósito, acabamos de tocar em um dos motivos pelos quais o fígado libera enzimas quando está inflamado ou danificado: as enzimas são sinalizadores de emergência. Se um navio tivesse problemas em alto-mar, o capitão atiraria um sinalizador esperando que alguém o visse e viesse ao resgate. As enzimas do fígado e seus revestimentos são ainda mais especializados do que isso. Seus sinais são como se um barco soltasse um sinalizador vermelho se estivesse afundando, um sinalizador laranja se ficasse encalhado longe da costa e um sinalizador roxo se fosse atacado por piratas. O fígado está tentando chamar a atenção de quem, no entanto? Não a do médico. Quando você leva o seu *poodle* ao veterinário, o cão pode ver o que está acontecendo e sabe que o veterinário está tentando ajudar; o fígado, no entanto, não possui olhos. Ele nem sabe o que é um médico. Ele sabe apenas como você funciona internamente. Os sinalizadores em forma de enzimas e compostos químicos servem para que outras partes do corpo os percebam; são avisos para outros órgãos e glândulas de que o fígado está ficando doente. Ao passo que os sintomas e doenças são indicações para *você* de que o fígado está sofrendo, as enzimas e os compostos químicos hepáticos são indicações para o resto do corpo. O interessante é que quando a medicina e a ciência descobrirem os diversos significados dessas emissões, elas serão capazes de ler os sinais do fígado da mesma maneira que o corpo os lê.

Neste meio-tempo, os exames de sangue de hoje detectam somente uma pequena parte do que acontece. Para comparar, imagine uma amostra de uma poça de água parada. Sabemos que ela está provavelmente infestada de centenas de contaminantes problemáticos, entre eles parasitas, bactérias, fungos e algas improdutivos, amebas, protozoários e toxinas do ambiente. Agora imagine se o teste de qualidade dessa água retornasse mostrando que há apenas quatro micróbios muito parecidos e que, no mais, a água era potável. Não confiaríamos nos resultados, pois sabemos que os testes atuais de qualidade da água são muito mais precisos do que isso. Saberíamos que se trata de um teste de má qualidade e que seria necessário tirar e analisar outra amostra para nos informarmos corretamente. Ora, esse segundo teste corresponde ao estágio em que estamos nos exames de sangue para todas as doenças crônicas. Podemos ver a situação como um copo meio vazio – que estamos muito para trás – ou como um copo meio cheio (de água contaminada), que não estamos avançados o bastante.

De volta às enzimas e aos compostos químicos. Os sinalizadores do fígado não são apenas pedidos de ajuda; são pequenas bênçãos – mensagens para que outras partes do corpo se preparem. Um dos órgãos que elas contatam é o cérebro; enviam mensagens importantíssimas ao sistema nervoso central. Seria incrível se as mensagens tomassem o controle e nos fizessem beber mais suco de aipo! Na verdade, elas são ainda melhores e, de fato, milagrosas: essas comunicações que não podemos ver nem sentir são instruções para que o sistema nervoso apoie o fígado. Para as glândulas adrenais, os sinalizadores as avisam de que um problema está surgindo, e então elas desaceleram um pouco. O pâncreas também recebe um aviso para que seja cuidadoso com sua produção enzimática. (As enzimas digestivas produzidas pelo pâncreas não devem ser confundidas com as enzimas de aviso do fígado.)

Além da sinalização, as enzimas e os compostos químicos não descobertos do fígado têm uma função secundária – uma função que recebem quando são liberados –, que é agir como agentes de limpeza e devorar as substâncias tóxicas que ainda estiverem ativas. Ou seja, quando uma substância tóxica danifica o fígado e então escapa, as enzimas e os compostos são liberados com a missão de caçar as partículas, substâncias químicas e toxinas fugitivas, buscando-as incansavelmente como animais carniceiros e devorando-as. Em essência, as enzimas neutralizam o que o fígado e as células do perime não conseguiram neutralizar, pelo fato de o fígado estar muito estagnado, preguiçoso ou sobrecarregado.

É bom rever este ponto: no geral, o fígado só libera resíduos se eles foram neutralizados e desativados. O fígado tem a capacidade de monitorar a si mesmo e de coletar resíduos em si mesmo. Pode escolher qual "lixo" quer empacotar e liberar na corrente sanguínea para ser eliminado pelo cólon ou pelos rins ou mandar pela bile para a vesícula biliar – a menos que o fígado esteja se tornando preguiçoso e não puder realizar suas funções normais. Se estiver preguiçoso e algumas substâncias problemáticas escaparem sem ser desarmadas, é aí que ele manda suas enzimas para perseguirem as partículas não neutralizadas. Quando um vírus malfeitor como o vírus de Epstein-Barr ou o HHV-6 está alojado no fígado, produzindo neurotoxinas e outros resíduos tóxicos, essa é outra situação em que o fígado chamará suas enzimas. (Ao passo que um fígado mais forte neutraliza as neurotoxinas até certo ponto, até mesmo uma neurotoxina neutralizada permanece tóxica. Um fígado enfraquecido tem ainda mais dificuldade para neutralizar as neurotoxinas, de modo que as enzimas se tornam ainda mais importantes, apesar de não ser garantido que elas desativarão as neurotoxinas.) Na sua missão de perseguir o material residual, as enzimas do fígado também têm a capacidade de coletá-lo e trazê-lo de volta ao fígado, onde pode ser contido em um depósito.

Lembre-se que é possível ter uma doença hepática em estado inicial sem que um alto índice de enzimas hepáticas seja detectado pelos exames. Na verdade, os sinalizadores enzimáticos do fígado ainda estão presentes; mesmo com os menores sinais de início de doenças, o fígado manda suas enzimas. Os exames de sangue de hoje simplesmente não as captam a menos que seu nível esteja muito elevado. E lembre-se: os testes são feitos apenas para detectar algumas enzimas, ao passo que na verdade elas existem às dezenas. Outro fator que pode resultar em baixo nível de enzimas no sangue é quando o fígado libera enzimas para devorar toxinas dentro dele. Ao cuidar do problema no local, o fígado fica com pouca necessidade de enviar enzimas para fora em busca de substâncias fugitivas – assim, elas não aparecem em exames de sangue.

Uma vez que as enzimas hepáticas (e os compostos químicos não descobertos) são altamente ativas, o fígado não as considera como resíduos. Quando as libera, ele o faz por um motivo. A medicina e a ciência, enquanto isso, acreditam que as enzimas do fígado são liberadas somente quando células do fígado se quebram, são danificadas ou explodem, ou quando elas morrem – sem nem mesmo entender por que as células ficam perturbadas, lesionadas ou danificadas. Normalmente desconsideram isso como um processo natural do fígado e concebem as enzimas como um subproduto desse processo, enquanto a verdade é que há um significado muito mais profundo por trás disso. Elas não sabem da sinalização e da perseguição, altamente complexas, que estão ocorrendo de fato.

A propósito, as enzimas do fígado não são liberadas somente quando o fígado se machuca, o que explica o porquê de podermos ter alto índice de enzimas hepáticas sem o fígado estar aparentemente danificado. Podemos não ter sintomas, estar com o fígado ileso, sem doenças ou sem sinais iniciais de doenças em desenvolvimento e ainda assim ver que o resultado de um exame mostra alto nível de enzimas. Isso ocorre porque um acúmulo de resíduos tóxicos escapou do fígado e ele liberou enzimas para caçá-los e limpar o organismo.

Se este livro tivesse 10 mil páginas, só assim teríamos o espaço necessário para descrever os detalhes das enzimas e dos compostos químicos especializados do fígado.

O QUE OS TESTES DE ENZIMAS TÊM A OFERECER

Eu apoio exames de enzimas do fígado porque eles podem indicar que alguém está lidando com uma doença hepática que, se não fosse pelo teste, ninguém saberia, mesmo que isso produza maus diagnósticos ou o melhor plano de tratamento não seja oferecido. Ao considerar os resultados desses testes, no entanto, precisamos ter em mente que eles continuam sendo extremamente rudimentares. Para começar, os resultados não nos dizem o que há de errado. Resta aos médicos procurarem por sinais visíveis de um problema, e, se as imagens não revelarem uma obstrução clara, um crescimento ou um bolsão de tecido cicatricial em plena vista, resta-lhes adivinhar.

Eu também vi centenas de casos no decorrer dos anos de pessoas que apresentavam alto índice de enzimas, apresentavam um problema físico no fígado – tumor, cisto ou tecido cicatricial – e, ainda assim, esse problema não era de fato o causador dos sintomas. Para entender por que tinham fadiga, dores, vertigem, fraqueza, depressão ou ansiedade, elas tinham que entender o que estamos explorando neste livro.

Se estiver buscando sinais e sintomas precoces de doenças no fígado, fique atento para pré-diabetes ou diabetes tipo 2, hipoglicemia, desequilíbrios de açúcar no sangue, eczema e psoríase, aumento de peso, sensibilidade química, névoa mental, transtorno afetivo sazonal, envelhecimento acelerado, problemas de metilação, desequilíbrios hormonais, inchaço, gota, olheiras, varizes, celulite, retenção de líquidos, linfedema, mãos e pés inchados, supercrescimento bacteriano no intestino delgado, e até baixo teor de ácido clorídrico no estômago. Todos esses males são relacionados ao fígado, e há muitos mais – como os sintomas de um vírus alojado no fígado. Algumas pessoas com que conversei que tiveram esses sintomas e doenças obtiveram um resultado de alto índice de enzimas, ao passo que outras tinham as enzimas em nível normal. Muitas pessoas com diabetes tipo 2 têm alto índice de enzimas e muitas não têm; de qualquer forma, o diabetes resulta do fígado. A gota é uma doença grave do fígado, e depende da sorte se os testes mostrarão um nível alto de enzimas ou não. Muitas pessoas que enfrentam ganho de peso apresentam níveis elevados de enzimas e muitas não, mesmo quanto têm um fígado pré-gorduroso ou gorduroso.

Níveis elevados de enzimas podem mudar até no prazo de uma semana ou um mês, dependendo do que o fígado enfrenta em um determinado momento. Se testes de enzima do fígado fossem feitos em dias seguidos, um teste quase não mostraria nada, outro teste três dias depois poderia mostrar uma elevação drástica, e dois dias depois poderiam não haver rastros dessa elevação. Os resultados que obtemos do nosso teste de enzimas do fígado dependem muito do dia em que entramos no consultório médico – é o dia em que o nível está alto, baixo ou mediano? Como só fazemos o exame uma vez, sem leituras em dias seguidos para comparar, não podemos saber.

Apesar disso tudo, não podemos desconsiderar o uso dos exames de enzimas do fígado. Como eu disse, quando o teste mostra um nível elevado de enzimas, isso indica que devemos observar a situação de modo mais atento e cuidar mais do nosso fígado, por qualquer meio que preferirmos. Só não podemos nos esquecer de que, como todos os exames, ele não é 100 por cento preciso e livre de falhas. Aprendemos isso com os testes da doença de Lyme e do vírus da imunodeficiência humana (HIV). Muitas pessoas obtêm resultados positivos para o HIV, mas fazem o teste de novo e obtêm um resultado negativo – isso é normal. O mesmo ocorre com o teste da doença de Lyme. (Para saber mais sobre isso, veja *Tireoide Saudável*.) Também é parecido com os testes de lúpus e artrite reumatoide. São testes projetados para buscar inflamações ou um sistema imunológico em maior atividade sem identificar o *porquê* de o sistema imunológico estar mais ativo ou de a inflamação estar ocorrendo. Podemos acabar chegando a conclusões erradas, pois o exame é interpretado na base da pura adivinhação.

O PRIMEIRO A CHEGAR GANHA UM FÍGADO SAUDÁVEL

Mesmo quando os testes de fato mostram que algo está errado, não podemos confiar somente neles como indicadores de problemas no fígado. Não podemos viver como Noah, esperando que tudo esteja bem, confiando que um exame de enzimas do fígado será o nosso chamado para despertar. E não queremos estar pior ainda do que Noah, vivendo com uma doença do fígado que nunca aparece em exames, nem nos dá um chamado para despertar. Não queremos ser aquele paciente com diabetes, ganho de peso, gota, ou mesmo uma infecção viral crônica e branda como o vírus de Epstein-Barr que pode gerar uma síndrome de fadiga crônica/encefalomielite miálgica ou uma tireoidite de Hashimoto – um paciente que só começa a cuidar de si mesmo depois de fazer um exame com resultado de alto nível de enzimas do fígado aos 50, 60 ou 70 anos. Em vez de esperar e ficar imaginando quais problemas de saúde irritantes ou mortais poderiam surgir de repente, devemos ser proativos e confiar em nós mesmos. Precisamos aprender a ler os sinais e os sintomas de problemas no fígado. Temos de ser mais rápidos que os testes. Em se tratando do fígado, queremos saber tudo o mais cedo possível.

CAPÍTULO 10

Síndrome do Sangue Sujo

Quase todas as pessoas do planeta são ligeira ou cronicamente desidratadas na infância e na vida adulta. O corpo tem uma capacidade incrível de se adaptar a isso. Ou melhor, um órgão trabalhador dentro do nosso corpo, que ignoramos pela maior parte da nossa vida, tem uma capacidade incrível de se adaptar. Não que seja fácil para o fígado nos puxar por décadas de desidratação. Uma pessoa cronicamente desidratada sempre está no limite de exibir sintomas sérios e imediatos porque o fígado está muito sobrecarregado. A manifestação desses sintomas depende da constituição de cada indivíduo.

No entanto, o que faz uma constituição ser boa? Ouviremos falar que se trata dos genes – que uma pessoa com uma constituição mais fraca não teve sorte na loteria dos genes e outra com uma saúde mais robusta teve. Não é assim que funciona. Esse modo de pensar somente nos distrai daquilo de que uma boa constituição realmente depende: menos toxinas no corpo, o que contribui para que os órgãos fiquem mais fortes e gera menos vulnerabilidades e necessidades de saúde. Uma constituição fraca é resultado de mais toxinas no corpo, as quais contribuem para que os órgãos sofram e geram mais vulnerabilidades e necessidades. Se uma pessoa tivesse um acúmulo de toxinas no corpo e uma ou múltiplas infecções virais ou bacterianas brandas, a desidratação crônica resultaria em mais desgaste para o sistema dela. As infecções fazem com que um indivíduo passe do limite a partir do qual a desidratação crônica começa a prejudicar a vida.

Por exemplo, se você tem uma infecção bacteriana branda de estreptococos (e pode ser que você tenha e não saiba), a desidratação crônica poderia ser a diferença entre você se sentir bem ou desenvolver uma infecção do trato urinário, uma infecção do sínus, um caso de gastrite, tersol, supercrescimento bacteriano no intestino delgado (SBID) ou até um surto de acne. A comunidade médica não sabe que os estreptococos são crônicos em muitas pessoas e que essas doenças estão relacionadas a eles. Se você tem uma infecção viral branda (novamente, que você pode não estar ciente de que tem), a desidratação crônica também pode ser a diferença entre seguir sua vida como de costume ou desenvolver de repente um surto sério de fadiga, dores, tinidos, vertigens, formigamentos e dormência, tonturas, confusão ou palpitações cardíacas.

Por que se preocupar com desidratação crônica se nos sentimos bem? Se você não sabe que tem um problema no fígado, uma doença viral ou bacteriana branda, alergias, enxaquecas ou qualquer um dos diversos outros sintomas e doenças que a desidratação pode piorar, por que deveria se importar? Primeiro, porque pode não saber que tem um problema; os testes clínicos ainda não detectam todos os problemas possíveis. E, segundo, porque, quando não tomamos cuidado, a desidratação crônica pega a todos no final. É a palha que quebra as costas do camelo, causando um derrame aos 65 anos quando o sangue fica muito espesso e poluído após pouquíssima hidratação ao longo de muitas décadas. É o que causa um ataque cardíaco mesmo você tendo se exercitado a vida inteira. Você se sentia bem, viajava em cruzeiros, jogava golfe, se divertia, trabalhava duro, teve sucesso – e, depois de tudo isso, o derrame ou o ataque cardíaco triunfou sobre você. A desidratação crônica ganhou. Bem, não podemos deixar que a desidratação crônica saia vitoriosa.

O tipo de desidratação de que estou falando não é do tipo que acontece de vez em quando, como quando esquecemos de levar uma garrafa de água em um longa caminhada. É um tipo de desidratação que ocorre no dia a dia. Acontece o tempo todo com estudantes passando de uma aula para a outra, com funcionários ocupados no escritório e com pessoas indo de um lado para o outro realizando tarefas. Às vezes ela se revela, por exemplo, com adolescentes que passam um dia fazendo compras. Sem comer por quatro horas ou mais, eles começam a ficar tontos e confusos, com dores de cabeça, visão turva, sentindo-se fracos e até mesmo tremendo, uma vez que a desidratação pode fazer com que o açúcar no sangue caia drasticamente. É sensível assim – só foi preciso uma manhã inteira fazendo compras para que os sintomas aparecessem. O refrigerante e a fatia de *pizza* que os adolescentes pegam no meio do dia pode dar-lhes um alívio momentâneo. Mas isso não é o bastante para consertar os anos e anos de desidratação crônica; apenas a piora.

Sabemos que devemos temer a desidratação em circunstâncias extremas. É o fantasma que paira sobre caminhadas pelo deserto, botes salva-vidas no oceano e situações de emergência que isolam as pessoas de recursos. O que não consideramos o bastante, por não termos consciência de toda a sua seriedade, é o fantasma apenas um pouco mais amigável da desidratação crônica, que fica atrás de um espelho falso nos observando, vivendo conosco e causando problemas que não podemos ver. No início, ele não é muito assustador, mas pode nos pegar no final. É como aquele amigo que você teve por muito tempo, com quem se dava bem, até que certo dia ele faz algo tão chocante que você não consegue entender.

A desidratação crônica está sempre em suas costas e esteve ali por tanto tempo que você não a sente mais. Se você passasse meses adequadamente hidratado e, então, perdesse a linha e voltasse aos velhos costumes, sentiria a desidratação crônica voltar como um macaco em suas costas – e não gostaria de carregá-lo nem um pouco.

Não aprendemos a nos hidratar. Em vez disso, quando somos jovens, aprendemos que um *cookie* e um copo de suco de maçã são tudo de que precisamos para passar uma tarde inteira na creche ou na pré-escola. Ainda que suco de maçã seja bom se for orgânico e livre de conservantes, alguns goles não são o suficiente para uma criança passar horas brincando – ainda assim isso tem sido uma prática comum por décadas. Durante a infância, a adolescência e já na idade adulta, aprendemos e reaprendemos lições semelhantes. Quando temos nossos filhos, ensinamos e ensinamos novamente que não há problema em seguir a vida desidratado. A diferença de quando *estamos* hidratados é impressionante. Como jogar um jogo na piscina, carregando alguém nos ombros de ponta a ponta, sem parar, e finalmente descarregar o jogador após uma jogada vencedora e sentir o peso ir embora – é assim a sensação de se hidratar. Se você sofre com um sintoma ou uma doença crônica de qualquer tipo, quer tenha sido diagnosticada apropriadamente, quer seja um mistério, hidratar-se pode fazer uma enorme diferença na sua experiência desse problema de saúde.

Nossos hábitos alimentares e de hidratação, que são parte do nosso estilo de vida normal aqui na Terra, não ajudam na estabilização do açúcar no sangue nem no reparo e na reversão da desidratação crônica. Os líquidos que as pessoas escolhem quase nunca são adequados para hidratar de verdade. (Sim, estou falando também com os entusiastas dos exercícios que tomam bebidas sofisticadas de eletrólitos depois de longas corridas – não pense que ele é suficiente. Muitas pessoas que se exercitam bastante são cronicamente desidratadas.) A dieta das pessoas, no geral, não hidrata o suficiente. Acrescentando a isso álcool e medicamentos aleatórios, além do sal de baixa qualidade e dos conservantes presentes em tantos alimentos, obtemos uma receita para desidratação extrema todos os dias.

Ao acordar de manhã, você toma um litro de água com limão? Pouquíssimas pessoas o fazem. É um protocolo ideal para nos proteger e nos manter hidratados mesmo quando consumimos nossos alimentos e bebidas normais durante o dia. Essa água com limão como a primeira coisa do dia pode ser o bastante para lhe carregar. Também pode ser um suco de aipo ou uma vitamina – bem, dependendo do que houver na vitamina. Se for uma receita da moda, deve ser desidratante, por estar cheia de gorduras radicais como colheres de óleo de coco, manteiga de oleaginosas ou pó de proteína *whey* e não conter quase nenhuma fruta. Vitaminas da moda não são as únicas coisas que tomamos de manhã e que nos desidratam. Também são desidratantes os alimentos tradicionais que as pessoas crescem comendo no café da manhã, como *bacon*, ovos e torrada com um copo de leite e talvez o velho suco de laranja industrializado, pasteurizado e cheio de conservantes. E o café? Muitas pessoas tomam seu cafezinho da manhã, e isso é tudo o que fazem antes de sair para o trabalho. Pode ser que não coloquem nada mais em seu corpo até a hora do almoço.

Em muitos de nós, com o tempo as células do fígado se adaptam a nunca receber a hidratação adequada. Com uma função química milagrosa e desconhecida que chamo de *efeito camelo*, nosso fígado é capaz de manter o resto do nosso corpo hidratado por um longo período. Não se trata de uma hidratação perfeita e não é a ideal. Mas, enquanto dura, ela preserva a vida.

Mesmo quando é bombardeado de substâncias problemáticas, seu fígado, uma boa esponja, absorve quaisquer bocados de líquidos de alta qualidade que você come e bebe aleatoriamente. Ele vive na espera desses momentos em que você faz algo de bom para si mesmo, ainda que seja por acidente. Talvez, seis meses atrás, sua tia ou sua avó lhe ofereceu uma maçã, algo que você jamais comeria por si mesmo – e seu fígado aproveitou. Ele aproveitou a salada de alface-romana que você comeu semana passada na festa do bairro e a laranja-bahia que um amigo dividiu com você enquanto assistiam ao treino de futebol dos filhos de vocês. Seu fígado identifica moléculas de água de frutas, vegetais e verduras como transeuntes únicos e escassos na corrente sanguínea, pegando-os como se fosse uma criança em uma caça aos ovos de Páscoa que acabou de encontrar os ovos premiados.

Depois, o fígado armazena essas moléculas de água para as secas que virão, dessa vez como uma criança que guarda seus doces do Halloween, aguentando por semanas. O fígado sabe que é da condição humana não fazermos muito para hidratar o corpo direito. Isso remonta a milênios – a hidratação nem sempre é uma opção fácil. Nem sempre há recursos disponíveis. Então, com sua sabedoria, o fígado comprime as preciosas moléculas bioativas de água, concentrando-as. Quando tomamos líquidos como refrigerantes, café, chá preto ou de outras fontes desidratantes, o fígado libera algumas das moléculas bioativas de água armazenadas para que elas toquem as moléculas contaminadas, filtradas demais ou mortas da água inativa, usando as moléculas inativas para expandir as ativas e concentradas e transmitir informações, transformando, durante o processo, a água inativa em uma fonte vibrante, ativada e viva. Essa água transformada pode então realizar seu trabalho no corpo, hidratando outros órgãos como o coração e o cérebro à medida que percorre o resto da corrente sanguínea.

Você depende do efeito camelo há um tempão sem saber. É assim que conseguimos passar tantos anos cronicamente desidratados como tantas outras pessoas. Novamente, devemos agradecer ao fígado por sobrevivermos. E se o fígado começar a falhar? É necessário um fígado mais limpo, que funcione melhor e seja mais hidratado para manter a capacidade de enviar moléculas bioativas de água concentrada para hidratar o sangue. É preciso que seja um fígado que ainda mantém sua capacidade de se desintoxicar naturalmente e de lidar com as investidas das substâncias problemáticas típicas que sempre o estão visitando. Se não cuidamos de nós mesmos, por outro lado, a milagrosa função química do efeito camelo aos poucos começa a desaparecer. Se, desde pequenos, tivemos uma dieta ruim e métodos ruins de hidratação, ela pode desaparecer mais cedo na vida. Se tivemos a sorte de receber mais frutas e vegetais e menos alimentos desidratantes quando crianças, o efeito camelo pode durar mais. De qualquer maneira, em certa altura, quando o fígado ficar preguiçoso, enfraquecido ou com outros problemas e for forçado a passar muitos anos com pouca hidratação, sua capacidade de se adaptar e nos proteger com essa função química irá diminuir. O fígado fica tão estagnado que os venenos voltam à corrente sanguínea e ao sistema linfático – e isso, meu amigo, é uma equação que resulta no que eu chamo de *síndrome do sangue sujo*.

O sangue é muito complexo. Tão complexo que, se nós, como sociedade, acreditamos saber de todos os mistérios que ele contém, estamos tragicamente enganados. Se acreditamos que a medicina e a ciência descobriram todas as milhões de funções químicas que estão no nosso sangue, estamos perdendo. Se acreditamos que toda a gama de hormônios que percorrem o nosso sangue foram identificados, estamos em grave negação. E se acreditamos que o ciclo vasto e universal de células imunológicas e microrganismos benéficos que são parte do funcionamento interno do sangue foram encontrados, descobertos e compreendidos, estamos de fato perdidos. O fato de que o nosso sangue se suja com uma grande quantidade de toxinas simplesmente confundiria os cientistas – ah, se eles soubessem o que flutua no nosso sangue! Seriam necessárias múltiplas análises sanguíneas para ver apenas uma parte do que o sangue sujo tem a oferecer à ciência e aos pesquisadores, como uma janela para o que causa o sofrimento humano. O nosso sangue é um rio do qual não gostaríamos de beber – a menos que o limpássemos e o tornássemos de fato potável.

Resumindo, quando estamos desidratados, ficamos com o sangue mais sujo. E não queremos sangue sujo. Espesso e cheio de toxinas e outras substâncias problemáticas, ele acarreta os sintomas e doenças descritos neste capítulo, além de sintomas e doenças com capítulos dedicados nas Partes II e III. Tudo depende de que tipo de sangue sujo você tem.

PROBLEMAS ENERGÉTICOS

Não queremos confundir problemas energéticos com fadiga, seja fadiga crônica, fadiga adrenal, fadiga neurológica ou mesmo um caso de fadiga branda, das quais você pode ler mais sobre as causas desconhecidas em meus livros anteriores. O tipo de problema energético de que estou falando aqui é muito comum em pessoas nos estágios iniciais do fígado preguiçoso. São pessoas que costumavam ter toda a energia do mundo e conseguiam ficar ativas o dia todo. Então, à medida que o fígado começou a ficar sobrecarregado e desidratado, elas começaram a manifestar uma síndrome branda de sangue sujo, e sua energia começou a diminuir. Para aqueles que estavam acostumados a ir a 160 quilômetros por hora, sem nada os impedindo de completar todas as suas tarefas, essa diminuição de energia não seria o bastante para impedi-los de ir ao jogo de *baseball* da empresa ou para mandá-los ao médico. *Seria* o bastante para que eles sentissem um atraso em momentos diferentes do dia, quando menos esperavam. É um dos primeiros sinais de um fígado disfuncional que resultou em sangue sujo circulando no corpo. Quando o coração precisa bombear com mais força para mandar sangue ao corpo, essa é uma nova experiência que pode ser exaustiva.

Novamente, essa não é a fadiga de um caso altamente ativo de vírus Epstein-Barr que cause síndrome da fadiga crônica/encefalomielite miálgica, mas também não significa que a pessoa *não tenha* o EBV escondido no fígado, preparando-se para avançar até a tireoide e gerar um caso de doença de Hashimoto ou uma variedade de sintomas neurológicos misteriosos. Também não é um problema de metabolismo. *Metabolismo* é um termo usado o tempo todo para encobrir o tanto que não se entende sobre o corpo, como a não descoberta síndrome do sangue sujo. Esse problema energético é do tipo em que uma pessoa que estava operando bastante bem começa a reparar em mudanças na sua resistência física. Nesse caso, mudar de dieta e limpar o fígado e o sangue podem trazer sua energia de volta muito rapidamente. Qualquer dieta que você escolha nesse caso, mesmo que não seja do tipo certo para alguém com sintomas e doenças sérios, o fígado o aplaudirá de pé em agradecimento pela melhora.

OLHEIRAS

Podemos começar a apresentar olheiras desde a infância. Pais perspicazes levariam a criança ao médico, perguntando a causa das olheiras, e muitos pediatras diriam que poderia ser uma alergia, talvez uma alergia a glúten. Quando adultos reparam em suas próprias olheiras, muitas vezes também perguntam o porquê. Olheiras, pensam, normalmente aparecem durante manhãs depois de longas noites de trabalho ou de festas, em ressacas ou durante uma gripe, então o que as está causando se nada disso é um fator? As pessoas passam maquiagem ou visitam um *spa*, colocam pepino nos olhos e se enrolam com algas marinhas para resolver – mas essas coisas não resolvem o problema.

É irônico, porque *internamente* pepino e algas marinhas contribuem para a cura. Claro, fatias de pepino do lado de fora podem trazer resultados com olheiras esporádicas, como quando uma pessoa está temporariamente desidratada por comer um alimento tóxico, ou ficar acordada até tarde em uma noite estressante, ou por beber martinis demais. Até atividade sexual pode causar olheiras e, acredite ou não, aplicar pepinos nos olhos pode trazer melhoras de verdade. Pelas razões reais e profundas que levam as pessoas a enfrentar olheiras crônicas, é preciso mais do que uma aplicação externa de pepino e algas marinhas – é preciso beber suco de pepino para hidratar de verdade o corpo, o sistema linfático e o fígado e acrescentar alga *dulse* do Atlântico na dieta, a fim de extrair metais pesados tóxicos e outros venenos, enquanto fornece a si mesmo minerais importantes que sustentam a vida.

Olheiras ou mesmo olhos fundos por semanas ou meses indicam que há um problema oculto: um problema no fígado. É assim com crianças também. Olheiras levando a um diagnóstico de alergia a glúten ou um problema estomacal ou intestinal apenas apontam para o que está de fato acontecendo. Na verdade, esse sintoma tem tudo a ver com um fígado tóxico e desidratado gerando sangue tóxico e sujo. Onde a pele é fina sob os olhos, ela escurece porque o sangue que flui é desprovido de oxigênio e cheio de venenos, tanto por causa da exposição diária como por causa das substâncias problemáticas que herdamos da nossa família.

Como veremos no Capítulo 28, "PANDAS, Icterícia e Problemas Hepáticos Infantis", muitas crianças deixam de ter um fígado preguiçoso. Nesse caso, as olheiras desaparecem. Muitas pessoas não se recuperam disto, ou desenvolvem ou redesenvolvem um fígado preguiçoso quando mais velhas, momento em que esse sintoma pode afetar adultos. Não é um sinal de que o fígado está falhando. É um sinal de que o fígado sofreu para ficar equilibrado e proteger a pessoa em que vive, bloqueando o máximo de toxinas possível, e a certa altura ficou tão cansado que foi forçado a deixar algumas delas passar.

Se você está pensando: "*Bem, não tenho olheiras, então não devo ter síndrome do sangue sujo*", espere um pouco. Há diferentes tipos e níveis de toxinas e outras substâncias que chamo de substâncias problemáticas para o fígado. Algumas substâncias problemáticas podem fazer aparecer olheiras; algumas podem ser liberadas na corrente sanguínea sem gerar olheiras (e causar outros problemas). Quando o fígado está preguiçoso, estagnado, com problemas e não está operando em seu potencial máximo, pode liberar todo um coquetel de substâncias problemáticas velhas e novas que podem contribuir com o aparecimento dessas manchas sob os olhos. Por exemplo, medicamentos farmacêuticos são uma dessas substâncias problemáticas que podem gerar olheiras. Mesmo se você não está tomando remédios atualmente, medicamentos que você tomou anos atrás e o fígado armazenou podem estar sendo liberados na corrente sanguínea agora. Metais pesados tóxicos podem gerar uma sombra duradoura sob os olhos em crianças e adultos, tal como a família de diversos pesticidas. Exposição à gasolina e a outros produtos do petróleo, a solventes e a produtos de limpeza convencionais podem gerar olheiras e até um recuo sob os olhos.

Então, no geral, olheiras indicam que temos um pouco de sangue sujo em nossas mãos. O que determina a sua severidade é a hidratação. Uma hidratação diária suficiente pode ajudar a limpar o sangue sujo e melhorar o fígado o bastante para que as olheiras se dissipem. Ainda assim, o sangue sujo pode causar muito mais problemas do que falta de energia e olheiras.

SÍNDROME DE RAYNAUD

A síndrome de Raynaud é uma doença com que muitos convivem hoje em dia. Seus sintomas incluem descoloração da pele, às vezes acompanhada de formigamentos e dormência, sendo mais comum nas extremidades do corpo. É resultado de os venenos do fígado voltarem à corrente sanguínea – isto é, síndrome do sangue sujo. Por que nem todos que são cronicamente desidratados têm a síndrome de Raynaud? Porque os venenos acumulados nesse caso são de um tipo específico: matéria residual viral.

Enquanto outras substâncias problemáticas como o mercúrio e outros metais pesados tóxicos podem, de certo, aumentar o sofrimento do fígado, além de alimentar o vírus de modo que ele crie mais resíduos tóxicos, aqueles que apresentam a síndrome de Raynaud têm um residente específico em seu fígado: o vírus Epstein-Barr. Independentemente de um médico ter encontrado e diagnosticado o EBV no exame de sangue de um paciente de Raynaud ou não, o vírus está no corpo. Embora grande parte do EBV possa ter passado para a tireoide ou ido mais além, parte dele permaneceu no fígado.

Você pode aprender mais sobre protocolos antivirais, bem como sobre o subproduto viral do EBV, cadáveres virais, neurotoxinas e dermatoxinas no livro *Tireoide Saudável*. Quando esse material residual, que contém traços de metais pesados tóxicos, escapa do fígado, pode flutuar para perto da pele, mudando o pigmento nas regiões afetadas e gerando aquelas manchas escuras que os pacientes de Raynaud conhecem bem. O sangue espesso e sujo e o fígado virulento criam os problemas de circulação de Raynaud –

quando as neurotoxinas, dermatoxinas e outros causadores de problemas voltam do fígado para a corrente sanguínea, eles tendem a gravitar para áreas de baixa circulação, ou seja, para os dedos das mãos e dos pés. E, quanto mais venenos no sangue, menos oxigênio; daí a descoloração pela qual muitos passam. Formigamentos e dormência podem surgir por causa das neurotoxinas nocivas que se reúnem no sangue.

Se alguém com a síndrome de Raynaud estiver praticando uma dieta que alimenta o vírus, os sintomas podem se tornar graves. Enquanto muitos pacientes com a síndrome de Raynaud ouvem falar que o fenômeno ocorre como resultado de uma doença autoimune que faz o corpo enlouquecer, eles deveriam ouvir a verdade: é um problema viral e hepático que gera um problema no sangue que é reversível, podendo ser limpo, e não que é o corpo se voltando contra si mesmo, como especula a mal-orientada teoria da autoimunidade.

GOTA

Sangue sujo e gota caminham juntos como um espantalho e um milharal. A faca e a cozinha. Um cavalo e uma charrete. Se removermos o espantalho, logo perderemos o milho para os pássaros. Se tirarmos a faca da cozinha, logo estaremos comendo comidas de micro-ondas em vez de preparar nossas refeições. Leve o cavalo para longe da charrete e você e seu acompanhante ficarão presos e congelados no meio da rua, e seu passeio romântico pelas ruas de paralelepípedos não será mais possível. O que quero dizer? Sem sangue sujo, não temos gota.

Analisando a gota de maneira resumida, ela é uma doença marcada por inchaços e dores nas articulações, muitas vezes nos pés e nas mãos. Sem a presença de anticorpos nas análises de sangue para indicar a artrite reumatoide e sem sinais óbvios de osteoartrose, a comunidade médica não sabe o que fazer com os sintomas que lhes são apresentados. Historicamente, a gota tem resultado em muitos diagnósticos errados. Diante da gota que identificamos hoje, muitos médicos dizem que os cristais no líquido sinovial das articulações estão causando a irritação e a inflamação. Alguns médicos veem os cristais como causa para um diagnóstico de gota instantâneo. Outros não precisam ver os cristais para decidir, por processo de eliminação, que estão olhando para um paciente que tem a doença.

O que é gota, afinal? Se tudo funcionasse bem no campo da medicina, é isso que você escutaria do médico: "Parece que você tem um problema hepático. Parece que há cristais nas suas articulações formados a partir de um grande acúmulo de ácido úrico. Os cristais indicam que o fígado não está filtrando bem, e os rins estão pagando por isso. Quando o sangue se torna espesso e cheio de venenos por causa de um fígado há muito disfuncional, ele carrega uma carga venenosa – isto é, trata-se de sangue sujo. Como resultado, os resíduos podem se instalar em diferentes áreas do seu corpo. As articulações são um desses lugares, porque, assim como na síndrome de Raynaud, as articulações nos pontos mais distantes do seu corpo são naturalmente lugares de baixa circulação. O seu problema nas articulações se trata mesmo de um problema hepático".

Então, quando alguém recebe um diagnóstico de gota, deveria receber mesmo um diagnóstico de doença no fígado. É intrigante pensar que os cristais são vistos como a causa da gota enquanto pessoas exibem os mesmos sintomas de gota sem os cristais presentes. Isso porque os cristais não são a causa da gota ou a causa da dor da gota – precisamos ir mais fundo. Enquanto um fígado funcionando mal não significa a existência de cristais, a presença de cristais automaticamente indica que o fígado não está funcionando bem. Os cristais são apenas um componente que por acaso se encontra em um grande conjunto de sujeira, e às vezes não estão presentes – mas muitas substâncias problemáticas estão. Se os pesquisadores compreendessem todo o esgoto que pode preencher o nosso sangue e depois procurassem identificar todos os venenos que o compõem, ficariam surpresos. De uma hora para outra, eles diriam: "Talvez não sejam os cristais. Olhe toda essa sujeira tóxica que nem procuramos no laboratório: a oxidação dos metais pesados, o petróleo dos medicamentos, as neurotoxinas e os outros resíduos virais de um patógeno que vive dentro do fígado...". Compreenda que as toxinas e os venenos têm peso. Quando eles fluem para as nossas extremidades, costumam afundar e se agrupar lá por causa de seu peso. Eles não voltam para a corrente sanguínea com muita facilidade, porque um fígado preguiçoso e disfuncional resulta em sangue sendo "puxado" para trás das extremidades, que é mais fraco e mais lento do que o sangue "empurrado" do coração.

Se não houver cristais nas articulações, quer os de urato, quer os de cálcio associados à pseudogota – e mesmo que haja cristais –, é isto o que deve escutar do seu médico: "Isso é uma inflamação viral nas articulações. Os vírus adoram viver dentro do nosso fígado. Eles também produzem muitos resíduos tóxicos, o que dá ao fígado ainda mais venenos para manusear do que os que ele já tem na vida quotidiana. Significa que o fígado não pode acumular tanto quanto gostaria, então muitos vírus saem dele e viajam para as articulações, causando dor e inflamação. Mesmo que os anticorpos não apareçam nos seus exames de sangue, o que você realmente tem é uma forma de artrite reumatoide: o EBV vinha se alimentando em um fígado cheio de substâncias problemáticas até que finalmente escapou para as suas articulações".

Muitas pessoas que foram diagnosticadas com artrite reumatoide por causa dos anticorpos presentes no sangue também têm cristais de urato, mas eles são ignorados por causa dos anticorpos. Quando não conseguem encontrar anticorpos, chamam a doença de gota. É um caso clássico de "ignore o que não vê" na medicina.

Outro sintoma comum que acompanha a gota causa confusão: inchaços nas extremidades. Isso não se trata somente de as articulações ficarem inflamadas; é retenção de líquido na região das mãos, dos pés, dos joelhos e até mesmo dos cotovelos. Essas regiões podem ficar doloridas, e pode acontecer com ou sem cristais presentes nas articulações. Depois de um médico examinar o coração e os rins de um paciente e concluir que ambos estão funcionando bem o suficiente, os inchaços são considerados edemas misteriosos. O que o paciente deveria receber é um diagnóstico de má circulação linfática devido a um fígado estagnado, disfuncional e prejudicado, com a retenção de líquido linfático exercendo pressão sobre os nervos em várias regiões do corpo. Em vez disso, se um nível elevado de enzimas não aparecer em um exame de fígado, nenhum alarme irá soar para o médico. A doença hepática passará completamente despercebida, tanto para o médico quanto para o maior alcance da medicina e da ciência.

Há algo interessante a reparar sobre a gota: as pessoas com gota muitas vezes também têm diabetes. Ninguém sabe o porquê disso. Bem, a ocorrência simultânea não é uma coincidência. Como veremos no Capítulo 15, o diabetes vai além de ser um problema do pâncreas; o fígado também desempenha um papel pertinente. A comunidade médica, se soubesse a verdade sobre a gota e o diabetes, somaria dois mais dois e perceberia que ambos são problemas de fígado e, portanto, inter-relacionados. Teriam de descobrir como os vírus e as toxinas funcionam e como o sangue fica cheio desses venenos; isso significa que a medicina teria de se expandir.

As pessoas que têm gota deveriam se abster de ingerir proteínas e gorduras pesadas; quanto mais proteínas e gorduras ingerem, mais preguiçoso fica o fígado e piores se tornam seus sintomas. Isso não tem nada a ver com um sistema de crenças alimentares; trata-se simplesmente do que um indivíduo com gota precisa para se curar.

A redução de proteínas e gordura na dieta dá alívio aos que sofrem de gota (e à pseudogota), porque dá ao fígado uma oportunidade de se recuperar e limpa o sangue. Se cristais de urato e cálcio estivessem presentes, se reduziriam. Independentemente de os cristais serem um problema, os sintomas da gota somem. Precisamos mudar nossa maneira de pensar e ver os cristais como apenas uma placa que os médicos acabam vendo de muitas que não podem ver. É como se os cientistas estivessem dirigindo em um nevoeiro, e apenas a placa de passagem de veados fosse visível. Se o nevoeiro se dissipasse, eles veriam todas as outras placas – devagar, pare, limite de velocidade, desvio, mão única, não entrar, rua sem saída, convergência, construção, curva perigosa, cruzamento ferroviário, rota de saída e outras – isso os ajudaria a caminhar melhor adiante.

VARIZES

Quando as pessoas têm varizes, muitas vezes as vemos agradecer sarcasticamente a seus predecessores. Nós nos lembramos de familiares com esses vasos sanguíneos escuros e visíveis nos pés, tornozelos, pernas (com frequência nas panturrilhas), tronco ou braços e, por isso, os consideramos genéticos.

Não é assim que funciona. No médico ou no cirurgião cosmético, que as pessoas procuram para remover varizes, esse é mais um sintoma que deveria ser instantaneamente diagnosticado como uma doença do fígado – e não genética. Só porque substâncias problemáticas para o fígado podem passar de mãe para filho é que vemos isso ocorrendo no decorrer de gerações. Dentro da mesma família, podemos observar os mesmos venenos morando no fígado e causando sangue sujo. Como com outros sintomas e doenças neste capítulo, podemos ter um fígado prejudicado e sangue sujo e não desenvolver esse problema. Como veremos no Capítulo 36, "Substâncias Problemáticas para o Fígado", há muitos fatores que podem entupir um fígado. O que determina o modo como eles se darão a conhecer é o coquetel específico de toxinas que você tem.

O que acontece quando alguém desenvolve varizes é que seu sangue se tornou cronicamente desidratado e espesso ao longo dos anos. Podemos escutar médicos e enfermeiros relatarem vezes que foram tirar sangue de um paciente e ele era tão espesso que, quando retiraram a agulha, o sangue grudou nela como melaço, formando um fio. Isso é o extremo do sangue cronicamente espesso. Mesmo quando isso não acontece, não significa que o sangue não esteja espesso.

Vamos deixar uma coisa clara: não estamos falando aqui, ou em qualquer ponto deste capítulo, de sangue que seja espesso por causa de uma abundância de plaquetas. Não se trata de o sangue ser fino ou espesso por causa de plaquetas, se as plaquetas estão causando coágulos, ou se a falta de plaquetas causa hemorragias. Não estamos falando de doenças de plaquetas. Ainda que sejam sérias e também mereçam atenção, são um assunto à parte. Problemas de plaquetas indicam que há uma infecção viral no fígado e no baço.

O sangue espesso de que estamos falando aqui é do tipo que é espesso porque ficou cronicamente desidratado com o passar dos anos ao mesmo tempo que o fígado se encheu de venenos que saíram para o sangue ano após ano. Uma dieta de alto teor de gordura, com as gorduras no sangue sempre elevadas na corrente sanguínea sem qualquer alívio porque o indivíduo come três refeições bastante gordurosas por dia muitas vezes sem perceber, pode também contribuir para o sangue espesso. Esse sangue espesso não é fácil para o sistema vascular, então o corpo se adapta. Ele percebe que, devido à sua viscosidade, o sangue se move mais lentamente do que deveria enquanto percorre as artérias e as veias e acaba causando problemas. Não é como se ele estivesse se movendo lentamente o tempo todo.

Haverá momentos em que o nosso nível de estresse se reduzirá e cuidaremos melhor de nós mesmos e ficaremos hidratados, percebendo ou não. O sangue ficará mais fino por um tempo e fluirá bem. Então, quando ficarmos desidratados novamente, mais toxinas sairão do fígado para a corrente sanguínea, e o sangue ficará espesso novamente.

Quando o sangue fica espesso, nossos vasos sanguíneos tendem a ficar mais finos, porque água é o que naturalmente expande nossos vasos. (Mais um motivo para permanecer hidratado durante a vida: impedir que as veias se estreitem.) Menos água no sangue significa que o coração tem de trabalhar mais para puxar o sangue espesso, tóxico e desidratado das extremidades inferiores, e esse aumento de sucção puxa as paredes das veias para dentro, o que torna o movimento do sangue mais lento. Sangue lento faz com que o coração trabalhe ainda mais, o que, por sua vez, deixa o cérebro em alerta. Para aliviar a tensão do coração, o cérebro pede por um aumento do fluxo sanguíneo. Em resposta, certas proteínas, enzimas e hormônios que não foram descobertos pela medicina e pela ciência começam a produzir células para alargar o caminho do sangue. Isso estimula a expansão das veias existentes e o crescimento de novas, no que é quase uma mutação dos seus vasos sanguíneos. É aí que vemos surgir as varizes.

Eles não são uma solução perfeita e, no fim, não resolvem o problema. O que eles fazem é servir de aviso para o indivíduo mudar o que está fazendo e desintoxicar o fígado para limpar o sangue. Quando isso acontece, pode impedir o crescimento de varizes adicionais e até mesmo reduzir as existentes com o tempo.

INFLAMAÇÕES

Inflamações podem ocorrer por dois motivos diferentes, e às vezes pelos dois de uma vez. O primeiro são lesões. Você cai no gelo, se machuca praticando esportes ou algum outro acidente acontece, e o corpo reagirá com inflamação. Invasões são o outro motivo de o corpo ficar inflamado e, no caso de inflamações crônicas, o invasor é um patógeno. Não importa o que mais digam a você, esses são os dois únicos motivos da inflamação.

Frequentemente ouviremos falar que a inflamação crônica é resultado de o sistema imunológico do corpo ir atrás de si mesmo – ou seja, que é uma reação autoimune. Isso porque a comunidade médica ainda não tem as ferramentas para detectar com que frequência vírus como EBV e HHV-6 e bactérias como o estreptococos estão presentes no corpo. Esses invasores, que às vezes também causam lesões danificando tecidos, são as verdadeiras fontes das reações inflamatórias do corpo. O corpo nunca ataca a si mesmo. Quaisquer anticorpos presentes, mesmo que sejam chamados de autoanticorpos, estão realmente presentes para atacar um agente patogênico e tratar, reparar e curar tecidos feridos por esse agente patogênico.

Como já sabemos bem, o fígado é um local de acampamento para vários agentes patogênicos como vírus e os materiais venenosos que os alimentam. E, é claro, os vírus também liberam seus próprios venenos como neurotoxinas, que atacam os nervos contribuindo com a inflamação. As próprias células virais, uma vez que escapam do fígado, podem atacar outras partes do corpo. Por exemplo, como expliquei detalhadamente em *Tireoide Saudável*, o EBV ataca a tireoide, gerando a inflamação chamada de tireoidite de Hashimoto. As células virais também atacam pontos fracos; é por isso que podemos nos encontrar com um ferimento velho que ou não cicatriza ou volta a doer sem motivo aparente.

Digamos que você bata o joelho com muita força e ele incha – você pegaria um saco de gelo para tratar da inflamação. No caso da inflamação crônica, o corpo também está trabalhando, procurando maneiras de diminuí-la com o tempo. Quando você contribui com o esforço assumindo uma abordagem natural, ingerindo alimentos mais saudáveis e dando início a um protocolo de suplementos, o corpo responde da mesma maneira, e podemos perceber resultados. Ver as inflamações diminuírem por causa de alimentos naturais e de suplementos foi uma epifania para muitos médicos nos últimos anos. Depois de ver alguns pacientes se sentirem melhor com essas mudanças, eles escrevem livros, espalhando a mensagem como evangelho. Isso é ótimo. Felicito-os por tomarem a iniciativa com abordagens novas e do tipo "de volta aos fundamentos". O que você precisa saber para a sua própria saúde é que essas célebres abordagens não significam que a inflamação não voltará algum dia nem significam que obterá o melhor resultado possível. Até agora, a compreensão desses profissionais do porquê de um grupo seleto dos seus pacientes se sentir melhor apenas arranha a superfície. É a ponta do *iceberg*.

O verdadeiro porquê de essas pessoas conseguirem alívio nesses casos é que escolher alimentos saudáveis e suplementar com certos nutrientes limpa o fígado e o sangue. Dá menos combustível para vírus e bactérias e, quando os patógenos não se dão tão bem, não podem causar tanta inflamação. Inicie qualquer dieta que seja até mesmo semissaudável e a inflamação diminuirá, porque ela evitará alguns dos combustíveis favoritos dos agentes patogênicos, ao mesmo tempo que deixará o fígado se aliviar um pouco para poder limpar o sangue. Quanto mais espesso e sujo o sangue, melhor se dão os patógenos, resultando em mais inflamação; quanto mais limpo o sangue, menos inflamação.

Livrar-se completamente do glúten é uma parte popular em muitas dietas anti-inflamatórias, seguindo a crença de que o glúten é inerentemente inflamatório. O verdadeiro motivo pelo qual isso ajuda é que eliminar o glúten faz as bactérias e os vírus presentes passarem fome – glúten é seu alimento preferido. A comunidade médica é completamente alheia a isso, pois não acredita que os patógenos "comam", mas eles comem. (Veremos mais sobre combustível patogênico no Capítulo 36, "Substâncias Problemáticas para o Fígado".) Se estiver buscando um verdadeiro alívio que vai além da superfície, até a raiz da inflamação crônica, o Regate do Fígado 3:6:9 no Capítulo 38 e os protocolos antivirais e antibacterianos dos livros *Tireoide Saudável* da série O Médium Médico e *Médium Médico* estão à sua espera.

INSÔNIA

Há muitas causas diferentes de insônia e de sono conturbado, e é por isso que dediquei cinco capítulos para os segredos do sono no meu livro *Tireoide Saudável*. O importante a saber aqui é que a maior parte dos distúrbios de sono e a insônia resultam da síndrome do sangue sujo. Mesmo se os seus problemas de sono tiverem outra causa, um fígado infeliz, sobrecarregado, sofrendo ou enfraquecido não ajuda.

Alguns aspectos diferentes da síndrome do sangue sujo afetam o sono. Em primeiro lugar, há os venenos presentes nela. À medida que o sangue se enche de resíduos de metais pesados tóxicos oxidando no sistema, de poluição viral (ou seja, os seus resíduos, como subprodutos e neurotoxinas), pesticidas e outras substâncias químicas da lista de substâncias problemáticas, o cérebro fica saturado com elas – e o cérebro é essencial para uma noite de sono pacífico.

Então há o fígado em si. Como a precisa máquina que é, quando não está a todo vapor ou funcionando em nível ótimo, ele costuma balançar e fazer barulhos. Pense em um cavalo que você está montando e que está inquieto e bravo, assustando-se com facilidade: você não vai viajar tranquilamente, e isso acontece com as suas horas de sono. Todas as noites, seu fígado acorda, normalmente de mau humor, para começar a trabalhar por você, para que durante a manhã você possa se purificar do que foi acumulado na urina ou com os movimentos do seu intestino. Quando o fígado começa a se ativar para realizar esse trabalho, ele pode ter um espasmo súbito por causa de todo o material tóxico com que ele tem de lidar, tanto de dentro de si mesmo quanto do sangue sujo que vai para dentro dele. Esse espasmo pode até fazer com que alguns dos venenos que ele contém voltem para o sangue não empacotados, sujando-o ainda mais. Mesmo não sendo um espasmo perceptível, o borbulhar e o ranger do fígado geram perturbações suficientes no corpo para acordar você durante a madrugada. Acrescente a isso as perturbações cerebrais causadas pelo material tóxico no sangue, um pouco de inflamação no fígado, alguma ansiedade e um pouco de síndrome de estresse pós-traumático de não dormir bem no passado e, talvez, um parceiro roncando ao seu lado e barulhos do lado de fora, e obteremos um bom caso de insônia aparecendo. Cuide do seu fígado, hidrate-se, remova a síndrome do sangue sujo da receita e terá uma boa chance de dormir e um novo relacionamento com o ato de ir para a cama.

UM POÇO DE CURA

Em alguns dos capítulos a seguir, veremos outras maneiras como o sangue sujo pode afetar nossa vida. Veremos mais sobre como, com tudo o que surge contra ele, nosso fígado está transbordando e como, no processo, está perdendo suas capacidades de neutralização.

Na Irlanda há um famoso poço de cura. As pessoas têm ido lá há centenas de anos para pegar água – uma água vivente altamente ativa em sua forma mais poderosa. É uma água extremamente estabilizante com uma carga neutralizadora. Se alguém jogasse lixo no poço, a princípio o poço iria neutralizá-lo de tão potente que é sua água. Quanto mais lixo e substâncias químicas tóxicas fossem jogados, no entanto, mais a capacidade de neutralização seria enfraquecida – até que ela morresse. Mesmo que ainda houvesse água no poço, ela estaria morta de maneiras que não poderíamos nem mesmo medir ou decifrar, porque não podíamos medir ou decifrar o seu mistério da cura, para começar.

Essa perda de vitalidade é o que estamos tentando impedir que o rio do seu sangue faça, e isso significa que devemos apoiar as maravilhas curativas, estabilizantes e neutralizadoras do fígado. Descobrir como salvá-lo de ficar envenenado significa aprender como salvar a si mesmo do sangue sujo e poluído. É uma das maiores linhas de defesa da vida.

CAPÍTULO 11

Fígado Gorduroso

Enquanto seguimos com a vida, comemos para sobreviver. Circunstâncias desafiadoras – que podem variar: viagens, pobreza, viver sob excessivo estresse e pressão para se sair bem – podem nos impedir de nos nutrir com os alimentos mais saudáveis. "Vou comer esse *donut*", podemos dizer, por estarmos na correria, tentando acompanhar uma agenda exigente e sem tempo para encontrar outra opção. "Vou comer este pedaço de *pizza*", podemos decidir, porque é fácil; está lá no momento. Uma rosquinha com queijo cremoso, um *croissant* amanteigado, sorvete como uma sobremesa após o jantar, frango à parmegiana em um restaurante, um cachorro-quente de um carrinho na rua ou costelas assadas quando um amigo está pagando. Asas de frango fritas e empanadas, arroz frito com camarão, um pedaço de bolo de chocolate, talvez um ou dois ovos fritos, uma fatia de *bacon*: um pouquinho aqui, um pouquinho acolá, esses são alimentos com os quais podemos sobreviver quando a vida está mais difícil e mais rápida do que podemos acompanhar.

Quer disponhamos de mais informações, quer não, comemos assim para sobreviver... e comemos assim para ficarmos felizes. Com tudo o que enfrentamos no mundo de hoje, é impossível não ficar enrolado e emotivo – então é compreensível o porquê de escolhermos os alimentos que escolhemos pelo conforto, pelos sabores que satisfazem desejos e até por uma noção de companheirismo.

Mas e se fossemos um pouco mais conscientes quanto à nossa alimentação? E se estivermos mais tranquilos, com um pouco mais de tempo para tomarmos conta de nós mesmos? E se você tiver os recursos para ir atrás de outras maneiras de alimentação? Podemos olhar para uma dieta da moda que pareça ser incrivelmente saudável. Optaremos menos por *croissants*, *pizza* e sorvete. Buscaremos cortes mais magros de carne e excluiremos os cereais e alimentos industrializados. Não é essa a resposta? Não tanto como pensamos quando se trata de evitar o fígado gorduroso. As dietas da moda de hoje ainda não são as escolhas que o seu fígado faria.

O fígado está focado em receber um fluxo grande de sangue, que precisa ser limpo, processado, mimado, filtrado, testado, medido, pesado, decodificado e até interrogado para que as próximas 2 mil funções químicas que o fígado desempenha possam ocorrer. E é aqui que entra em jogo a preocupação mais importante do seu fígado: quão espesso é o seu sangue? A espessura do seu sangue é tudo ou nada no desenvolvimento de um fígado gorduroso (ou pré-gorduroso). O que essa espessura carrega determina a rapidez com que você desenvolverá um fígado gorduroso.

VIVENDO E RESPIRANDO

Por que tudo depende da espessura do sangue? Por que ela é tudo? Porque quanto mais espesso o sangue, menos oxigênio pode residir nele. Quanto menos oxigênio no sangue chegar ao fígado, mais problemas o fígado terá para respirar. Sim, o fígado respira e, para entender isso, podemos imaginar o fígado como um par de pulmões, com o lobo esquerdo sendo o pulmão esquerdo e o lobo direito sendo o pulmão direito. Outra maneira de visualizar o fígado é como um ouriço-do-mar nas profundezas do oceano, extraindo oxigênio da água do mar. Se a espessura do sangue carregar um montão de partículas tóxicas, tornará ainda mais difícil a respiração do fígado. Como resultado, sua força vital enfraquecerá. Imagine você mesmo tentando respirar em um ambiente onde o ar é muito sujo ou enfumaçado. Talvez ao seguir pela rua alguém à sua frente esteja fumando um cigarro, ou talvez haja um incêndio florestal perto da sua casa que esteja enchendo o ar de cinzas – isso dificultaria respirar. Para quem é sensível ou asmático, a qualidade do ar é tudo. E um dia quente e úmido com uma elevação na poluição atmosférica ou uma sala lotada no trabalho com cheiros tóxicos no ar importa tanto para quem tem pulmões sensíveis como para quem não tem sensibilidades. Agora imagine seu fígado como seus pulmões e seu sangue lotado de poluentes – a má qualidade do ar é igual ao desgaste que o sangue espesso gera. Quando o sangue tem uma elevada taxa de gordura engrossando-o, há um problema.

O nível alto de gordura no sangue não está no radar da medicina e da ciência – determinar taxas saudáveis de gordura no sangue não está nos interesses de ninguém, quer sejam pesquisadores, médicos ou nutricionistas, e isso é um grave descuido. Não há maneira de medi-la precisamente no mundo de hoje; não podemos subir em uma balança como fazemos para medir nosso peso e não podemos perfurar a pele com um instrumento, como fazemos para medir a porcentagem de gordura corporal. O que estou falando aqui é diferente dos testes de hoje para triglicerídios e colesterol. Poderíamos ir ao consultório médico fazer um exame físico completo e sair com todos os resultados positivos – o teste de estresse, o peso, a taxa cardíaca e outros sinais vitais, o som dos pulmões, até mesmo um exame completo de sangue –, tudo isso enquanto temos uma taxa elevada de gordura no sangue que nunca é detectada.

O que os médicos precisam ter à sua disposição é um teste simples de sangue que possa ser administrado na hora para determinar o nível de gordura no sangue, como o que usamos para medir o nível de glicose no sangue em diabéticos. Deveria ser uma parte de rotina de qualquer exame físico, para que o médico pudesse dizer instantaneamente: "Uau, qual foi a sua última refeição? O seu nível de gordura no sangue está altíssimo. Nesse ritmo, vai desenvolver fígado gorduroso, gota ou uma doença cardíaca em dez anos, ou mesmo sofrer um ataque cardíaco".

Digamos que seja Noah no médico, fazendo seu exame físico. Idealmente, o médico o abordaria com um diálogo: "Então, Noah, o que você comeu no jantar ontem?".

"Eu comi em um restaurante e pedi frango com brócolis."

"Qual foi o almoço de ontem?"

"Uma coxa de peru com pão sem glúten."

"E o café da manhã de ontem?"

"Comi dois ovos com *bacon* sem torrada, pois decidi ficar livre de carboidratos pela manhã."

O médico se inclinaria para a frente. "Noah, é ótimo que você tenha deixado de lado a torrada. Mas precisamos nos preocupar com a quantidade de gordura da sua dieta. Um simples exame de sangue está apontando que há muita gordura na sua corrente sanguínea, e a sua memória das suas refeições recentes indica que seu nível está consistentemente alto. Isso acabará sufocando seu fígado, abrindo espaço para doenças. Você não precisa comer trigo, nem deveria na verdade, mas precisa pensar em introduzir mais frutas na sua dieta, além de outros carboidratos saudáveis e mais vegetais ou verduras."

É assim que o mundo médico deveria funcionar no planeta Terra. A preocupação não deve centrar-se sempre no açúcar e nos carboidratos, a ponto de alimentos vitais, como as frutas, serem eliminados da dieta. Infelizmente, culpar o açúcar como causa do fígado gorduroso é um enorme erro na indústria da saúde neste momento. Esse erro existe porque nunca comemos açúcar sozinho. Sempre o comemos com gordura ou pouco antes ou depois, e quase sempre uma gordura ruim, e é isso que causa os problemas de saúde. A gordura é o problema. Ninguém fica por aí comendo colheres de açúcar puro. Ele é misturado no café com creme. As pessoas o ingerem em bolos, *cookies* e massas. Ele está presente no molho *barbecue* que colocam no porco desfiado. É ingerido como sobremesa, como uma bengala doce, depois de uma refeição festiva cheia de gordura. O não reconhecimento de que o açúcar é sempre consumido com gordura é um excelente exemplo tanto de a indústria médica convencional como de a indústria da saúde alternativa estarem operando com uma venda sobre os olhos. Elas têm uma visão em túnel que só as permite ver o açúcar e, quando uma teoria é vista dessa perspectiva limitada, torna-se facilmente lei.

Pode-se pensar nos papéis da gordura e do açúcar no fígado gorduroso da seguinte forma: digamos que você (o açúcar) estivesse no carro com uma amiga (a gordura) quando, subitamente, ela para na frente de um banco, tira uma arma e corre para dentro. Por um momento, você ficaria paralisado. Por fim, você cairia em si e pularia para o banco do motorista ao ver sua amiga voltando com um saco de dinheiro e o jogasse para dentro do carro por uma janela. Quando a polícia chegasse na cena, eles o veriam atrás do volante do carro de fuga e, na hora da condenação, você levaria a culpa por toda a operação, como se a sua amiga não tivesse estado lá. Você não gostaria de levar a culpa por um crime que nem planejou nem cometeu, e o açúcar não deveria levar a culpa por causar fígado gorduroso.

MAIS ESPESSO QUE ÁGUA

Menos oxigênio faz tanta diferença para o fígado porque o rio de sangue que entra no fígado do sistema digestório já vem com menos oxigênio, para começar. Não é possível determinar um padrão de porcentagem de oxigênio do sangue que entra no fígado porque depende do que cada pessoa come, de quando ela come, de quanto tempo ela pratica a dieta que pratica, de quantos obstáculos de toxinas ela enfrenta, da hora do dia e do dia da semana. Quaisquer padrões que foram determinados são arbitrários.

Muito do resto do sangue que entra pela veia porta hepática precisa ser filtrado e processado porque é cheio de toxinas, patógenos, medicamentos, minerais, vitaminas, enzimas, aminoácidos, antioxidantes, outros nutrientes e substâncias fitoquímicas, gorduras e mais. Para muitas pessoas, a quantidade de toxinas entrando é alta, o que torna o trabalho do fígado ainda mais difícil. Muitas vezes também a proporção de nutrientes é baixa, o que é mais uma falta contra nós. Esses dois fatores são controláveis, no entanto, se o sangue for fino o bastante. Mais uma vez, o alto teor de gordura no sangue é o que faz o fígado sair dos limites.

A gordura engrossa o sangue o bastante por si só, resultando em menos água presente nele, o que pode levar alguém a ficar cronicamente desidratado por muitos anos. Imagine uma pessoa que quase não bebe água, além da água presente em um copo de café, em uma lata de refrigerante, em um energético, no vinho, na cerveja ou no chá cafeinado. Quando alguém está nessa posição de não beber água ou sucos frescos, a desidratação é ainda pior e engrossa o sangue muito mais. Isso abre a porta para derrames, ataques cardíacos, danos nos rins, pressão alta, fadiga adrenal e para níveis altos de colesterol, além de piorar os sintomas e doenças do sistema nervoso central.

O que significa piorar o sistema nervoso central? Bem, digamos que você está lidando com síndrome da fadiga crônica/encefalomielite miálgica, formigamentos e dormências, dores, problemas de equilíbrio como vertigem, síndrome das pernas inquietas, ansiedade ou depressão. Todos esses são sintomas relacionados ao sistema nervoso central e eles podem piorar com níveis mais baixos de oxigênio e mais gordura no sangue. O que é ainda mais importante de entendermos é que todas as doenças autoimunes com que as pessoas podem ser rotuladas podem piorar com mais gordura e menos oxigênio no sangue. Isso porque os patógenos que são a verdadeira causa das doenças autoimunes, além da causa de muitas outras doenças e problemas de saúde, podem crescer, proliferar-se e expandir-se com mais gordura no sangue, fazendo com que a doença piore. É lógico, você pode manifestar melhoras nos sintomas se estiver em uma dieta de alto teor de gordura e baixo teor de carboidratos por estar subtraindo o glúten, os laticínios e os alimentos industrializados que alimentam os patógenos. Ainda assim essa não é a resposta para melhorar 100%. Enquanto isso, médicos com boas intenções colocam pacientes de doenças autoimunes em dietas de alto teor de gordura e baixo teor de carboidratos esperando que elas impedirão o que eles acreditam ser o corpo atado a si mesmo, sem perceber que o alto teor de gordura no sangue permite que os vírus e as bactérias que estão fora dos radares prosperem – o que significa que o lúpus, a doença de Hashimoto, a artrite reumatoide e mais acabam piorando. Na verdade, a maioria dos fígados gordurosos tem um patógeno vivendo dentro de si, contribuindo para a preguiça, e muita gordura no sangue o tempo todo não ajuda. Ciclos maiores de gordura no sangue também diminuem ainda mais o nível de oxigênio, aos poucos envelhecendo e até mesmo matando o fígado, o que, por sua vez, rapidamente nos envelhece.

Enquanto dietas diárias aparentemente novas e da moda consistirem em níveis mais elevados de gordura como principal fonte calórica, elas irão sobrecarregar o fígado, resultando possivelmente em um estado pré-gorduroso ou gorduroso não diagnosticado do fígado – independentemente de o indivíduo se exercitar regularmente e manter um peso saudável. Exercícios e peso não têm a ver com o fígado pré-gorduroso ou gorduroso. Em vez disso, trata-se do que o fígado enfrenta no rio de sangue que o atravessa e de quanto o seu fígado deve trabalhar para proteger o pâncreas, o coração, o cérebro e o resto do seu corpo.

SACRIFÍCIOS PARA A SOBREVIVÊNCIA

O fígado pode perceber o que comemos. Podemos pensar que o nosso estômago também pode, mas ele não pode. O estômago não tem uma inteligência própria, é apenas uma bolsa que recebe suas ordens do cérebro, que se comunica por vários nervos tais como o vago, bem como nervos menores. O estômago é uma ferramenta importante e é bem respeitado pelo fígado e pelo pâncreas – o fígado trata o estômago com mais gentileza do que nós o tratamos. Ainda assim, o estômago não é um órgão muito inteligente, nem deveria ser. Se fosse inteligente, ele nos puniria toda vez que comêssemos alimentos que não devêssemos comer. De certa maneira, talvez isso fosse bom. Ele nos alertaria instantaneamente com todo alimento improdutivo e nos recompensaria com todo alimento que nos ajudasse. Contudo, isso não nos daria liberdade, e a função do estômago é nos dar liberdade. Enquanto o fígado e o pâncreas podem permanecer responsáveis, o estômago está lá para nos dar uma margem de liberdade, porque o mundo é muito complicado. Muitas pessoas não têm opção do que comer, quer seja por viverem em certa região do país ou do mundo, quer pela ausência de recursos. Por esse motivo, o estômago não nos pune. Ele está lá como uma margem de segurança para nos proteger, e o fígado e o pâncreas dão importância a ele como um artesão dá importância às suas melhores ferramentas de trabalho.

À medida que gorduras entram na boca, como alimento ou bebida, o fígado instantaneamente começa a liberar bile para que possa quebrar essas gorduras o mais rápido possível. Em primeiro lugar, ele quer dispersar as gorduras a fim de facilitar a passagem de sangue para o nosso sistema vascular. Em segundo, ele busca afinar o sangue antes que este entre nele mesmo. Se o fígado percebe que uma refeição tem alto teor de gordura, sua produção de bile sobe aos extremos.

E se isso acontece com frequência, o fígado começa a enfraquecer, incapaz de desempenhar sua função e, como resultado, gorduras malfeitoras e não dispersas passam a entrar no fígado continuamente. Como o fígado faz de tudo para proteger você e seu pâncreas, ele começa a absorver essas gorduras. É por isso que o fígado é a primeira parte do corpo que fica gordurosa ou pesada. Antes de uma pessoa desenvolver qualquer tipo de problema de peso que possa ser detectado pela aparência ou pela balança, o fígado desenvolve "pneuzinhos".

O pâncreas também sofre quando o fígado está passando por problemas assim. Se o fígado tiver qualquer tipo de problema, é muito maior a probabilidade de desenvolver pancreatite e fica muito mais difícil se recuperar dela. Muitas pessoas vivem com problemas crônicos do pâncreas, e não estou apenas falando dos diabéticos. Tantos indivíduos vivem com problemas crônicos inflamatórios do pâncreas que podem até não perceber que os têm. Para qualquer problema no pâncreas, o fígado é realmente importante para ajeitar as coisas a fim de que possamos melhorar, nos curar e voltar a ter um pâncreas completamente operativo.

Absorvendo gorduras por causa de um nível alto de gordura no sangue por anos, o fígado se enfraquece ainda mais, incapaz de dispersar e eliminar as gorduras como deveria, e enquanto isso acontece ele se torna preguiçoso e começa a falhar. Sua capacidade de absorver nutrientes do sangue fica prejudicada, e muitos desses nutrientes vitais podem acabar presos nas células de gordura, inacessíveis. Também fica mais difícil para o fígado coletar e processar toxinas, então muitas delas ficam depositadas na gordura armazenada dentro do fígado e na região dele, junto com esses nutrientes. Aos poucos, o fígado começa a ficar preso na gordura, passando a ser um fígado pré-gorduroso e, então, gorduroso. Esse destino pode ser evitado ou revertido se diminuirmos a nossa ingestão de gordura, independentemente do sistema de crenças alimentares em que acreditamos, porque diminuir a gordura ajuda o fígado a se fortalecer e a melhorar sua produção de bile. Recebemos uma segunda chance, com essa bile melhor capaz de dissolver e quebrar gorduras para libertar você. Certas ervas e certos alimentos curativos como o gengibre podem nos ajudar nesse processo. (Veja mais no Capítulo 37.)

De outra forma, com o sangue espesso por causa do alto nível de gordura, com a produção de bile enfraquecida e gorduras no sangue que não podem ser dispersadas, a introdução de gordura pela veia porta hepática (e pela artéria hepática, uma vez que o fígado não consegue filtrar todo o excesso de gordura que vem pela veia porta, então volta depois) é equivalente a uma avalanche nos alpes que pega centenas de esquiadores nas encostas – como as funções químicas que o fígado desempenha sendo pegas por uma quantidade muito grande de gordura. À medida que a neve desce, alguns esquiadores se arrastam e fogem esquiando do perigo enquanto outros ficam desamparados, congelados para sempre – quer dizer, o fígado lutará para que algumas de suas funções químicas mais importantes fiquem intactas, liberando quaisquer substâncias que consiga para salvar você. É como se você estivesse esquiando com uma criança quando chega a avalanche. Você faria tudo o que estivesse ao seu alcance para salvar a criança antes de se sacrificar e ser enterrado pela neve. Um dos sacrifícios do seu fígado pode ser o ganho de peso.

CAPÍTULO 12

Ganho de Peso

Caso fosse perguntado a mil profissionais de saúde e bem-estar por que fulano está acima do peso, a maioria responderia "metabolismo lento". As próximas respostas por ordem de frequência seriam "come demais", "come carboidratos demais" e "não se exercita o bastante". São essas as respostas que você já ouviu de médicos, treinadores, familiares, amigos, das manchetes e do noticiário noturno. No entanto, se é você que está com problemas de peso, sabe que a fórmula não é assim tão simples.

Muitos pensam que, quando alguém está acima do peso, é porque gosta muito de comer, come frituras demais, devora doces e outros petiscos e passa muito tempo no sofá. Essa ideia, no entanto, é apenas um estereótipo e não se baseia em uma percepção exata daquilo que tem de ser enfrentado por quem passa a ganhar peso de forma misteriosa. Muitas vezes, não se trata apenas de gastar mais calorias do que se consome – você já tentou contar calorias e constatou que, além de isso o levar à loucura, é ineficaz. Talvez tenha sido horrível pensar que você nasceu com um metabolismo defeituoso, enquanto seu vizinho, seu colega de trabalho ou seu melhor amigo deu sorte. Há uma quantidade tremenda de falta de compaixão e simples crueldade no modo como as pessoas veem quem está acima do peso ou é obeso e em como estes veem a si mesmos.

Chegou a hora de o mundo entender o que é esse misterioso ganho de peso, e o primeiro passo consiste em entender o que ele não é: não se trata de comer carboidratos demais, ser preguiçoso ou não ter autocontrole; o ganho de peso não é causado por hipotireoidismo nem pela síndrome do ovário policístico (embora essas duas doenças de fato possam ser sinais de que seu portador venha a ter problemas de peso no futuro); tampouco resulta de um metabolismo lento – pois o metabolismo lento ou rápido não existe.

Essa última revelação talvez o choque, pois estamos acostumados a ver o metabolismo como um fato provado pela medicina. Crescemos ouvindo essa palavra, como se ela fosse uma sólida lei do universo. A verdade, no entanto, é que "metabolismo" nada mais é do que a antiga descoberta de que o corpo é um organismo vivo que assimila o alimento e o usa para gerar energia. Dizer às pessoas que o metabolismo lento é a causa de sua dificuldade de perder ou parar de ganhar peso não é uma resposta; em geral leva ao desespero, fazendo com que as pessoas sintam que nasceram com um corpo defeituoso e que assim permanecerão pelo resto da vida. A realidade é que boa parte da mecânica pela qual o corpo ganha e perde peso continua sendo um mistério para a medicina, e o metabolismo não passa de um rótulo conveniente. Há muito mais que se precisa saber.

O FÍGADO NO PAPEL PRINCIPAL

De que se trata, então, o ganho de peso? A esta altura, não será surpresa saber que, na maior parte das vezes – na imensa maior parte – o ganho de peso tem relação com o fígado. Ainda que a tireoide e as adrenais também estejam envolvidas vez por outra, é importante lembrar que esses dois fatores remetem ao fígado. Vejamos como isso funciona.

O vínculo entre a tireoide e o fígado

Hoje em dia, é moda culpar a tireoide pelo ganho de peso. No entanto, como revelei com detalhes em *Tireoide Saudável*, os problemas da tireoide não causam ganho de peso. Há milhares de pessoas nos Estados Unidos, sem contar o resto do mundo, que têm transtornos de tireoide e, mesmo assim, mantêm um peso que se pode considerar médio. É verdade que muitos outros que sofrem da tireoide ganham peso, seja desde muito antes de seu diagnóstico, seja quando este chega, seja depois. Não se deve confundir essa correlação com uma causa. Mesmo que o paciente tenha hipotireoidismo, tireoidite de Hashimoto ou mesmo que tenha removido ou inutilizado a tireoide, essa glândula não tem culpa.

Os profissionais de saúde começaram a fazer o vínculo entre a tireoide e o ganho de peso porque se acredita que é a tireoide que regula o metabolismo do corpo. Veja bem: "acredita-se". Torno a dizer: o metabolismo é apenas uma teoria que, de tanto ser repetida, é tida como um fato. O modo de funcionamento da tireoide não é plenamente compreendido pela medicina e pela ciência. Ou seja, parte-se do mito do metabolismo e, depois, combina-se este com os mistérios da tireoide – não se trata de uma equação que possa levar a uma resposta conclusiva. Ninguém pode obter conhecimento com base em duas coisas desconhecidas.

O motivo pelo qual se faz uma correlação entre os problemas de tireoide e o ganho de peso é que esses problemas, em 95% dos casos, são de origem viral, e as infecções virais crônicas enfraquecem e sobrecarregam o fígado – em parte porque o vírus que causa os problemas de tireoide se aninha no fígado a caminho daquela glândula. Quando o fígado é danificado pela atividade viral e sobrecarregado pelos dejetos virais, já não pode exercer tão bem quanto deveria a sua função de filtragem, o que acaba produzindo ganho de peso (daqui a poucas páginas vamos ver como isso acontece). Flutuações na temperatura do corpo, névoa mental, ganho de peso na parte intermediária do corpo: embora queiram nos fazer crer que tudo isso é causado pela tireoide, a verdade é que o que se lê nesses problemas é *fígado*. Se você já teve de lidar com um problema de tireoide e com um problema de peso ao mesmo tempo, é porque ambos são sintomas de um mesmo problema viral subjacente. *Não é a tireoide em si que causa ganho de peso.* (Você encontrará muito mais informações sobre esse tema em *Tireoide Saudável* da série O Médium Médico.)

O vínculo entre as adrenais e o fígado

As glândulas adrenais vêm recebendo bem mais atenção do que recebiam há alguns anos. De certo modo, isso é muito bom, pois significa que as dificuldades dos pacientes estão sendo levadas mais a sério e que a comunidade médica está mais disposta do que nunca a reconhecer as interligações que vinculam todas as partes do corpo humano. Os profissionais compassivos devem ser aplaudidos por sair em busca de ideias que, em sua opinião, possam ajudar seus pacientes.

Mas é aí que precisamos ter cuidado: não devemos pegar outra parte da anatomia que ainda não é bem compreendida pela medicina e pela ciência – as adrenais – e usar esse mistério para considerá-la como causa de tudo e mais um pouco. Fadiga? Dificuldades de concentração? Depressão? Ansiedade? Insônia? Parte do pensamento contemporâneo põe tudo isso na conta das adrenais. Pelo fato de essas glândulas ainda estarem sendo exploradas, ninguém sabe se é plausível ou não lhes atribuir um problema qualquer de saúde, e o ganho de peso é mais um item jogado debaixo do guarda-chuva das adrenais. Fadiga das adrenais, cortisol elevado, colesterol alto, desequilíbrio hormonal – tudo isso está levando a culpa por tornar mais lento o metabolismo e fazer crescer os "pneuzinhos", independentemente de o indivíduo fazer exercício ou não. Essa teoria é inexata. Trata-se de mais uma situação em que o que ocorre é uma correlação, não uma verdadeira relação causal. Tampouco se trata, nesse caso, de uma lentidão do metabolismo, pois o metabolismo não explica nem o ganho nem a perda de peso.

Na verdade, são os índices excessivos de adrenalina que iniciam uma reação em cadeia que pode resultar no ganho de peso. Essa reação começa com o estresse e o excesso de estimulação da nossa vida, na qual não paramos um segundo. Com veremos ainda no Capítulo 19, "Problemas nas Adrenais", o fígado inicia um extraordinário processo de proteção quando as preciosas adrenais produzem uma grande quantidade de adrenalina. Para nos proteger dos efeitos corrosivos do excesso de adrenalina, o fígado a absorve – e, além disso, usa hormônios antigos, já armazenados, como isca para capturar e desarmar os novos. Resulta disso um composto de hormônios interligados e, se o fígado não estiver em plena forma, não será capaz de eliminá-lo. Terá, sim, de armazená-lo – e, como vamos ver na seção seguinte, quando o fígado tem muito o que armazenar, o resultado é, em geral, o ganho de peso.

ARMAZENAMENTO DO FÍGADO: A PEÇA QUE FALTAVA

Na realidade, o ganho de peso tem relação com a rapidez ou a lentidão do funcionamento do fígado. Não se trata de culpar seu corpo por ser "defeituoso"; não se trata de herdar dos pais um fígado mais preguiçoso ou mais ativo. Trata-se daquilo que já mencionamos tantas vezes neste livro: tudo aquilo que o fígado tem de enfrentar.

Quando uma pessoa come biscoitos até não poder mais e não engorda um grama, não é porque tenha um metabolismo rápido. É porque seu fígado ainda não chegou no seu limite de armazenamento de gordura ou venenos e, por isso, funciona em ritmo mais acelerado. Isso não significa que o fígado dessa pessoa não esteja sobrecarregado ou estressado. Mesmo os magros podem ter um doença hepática em desenvolvimento, ou uma complicação hepática que causa sintomas como pressão alta, acne ou icterícia. O peso está relacionado ao departamento de armazenamento de substâncias problemáticas do fígado – se alguém pode comer o que quiser sem ganhar peso, é porque seu fígado ainda não foi comprometido.

O comprometimento do armazenamento de gordura não significa, em si e por si, que o problema seja a dieta. Embora o consumo de muitos alimentos com alto teor de gordura possa ser um fator para certas pessoas, há vários outros que também devem ser levados em conta. Tudo o que sobrecarrega o fígado pode ser um fator. Incluem-se aí metais pesados tóxicos, DDT e outros pesticidas, herbicidas, fungicidas, solventes, plásticos, substâncias químicas industriais e outras toxinas – qualquer uma dessas coisas que se acumule no fígado ocupa um precioso espaço de armazenamento, o que pode se tornar um problema quando o acúmulo alcança um determinado nível. (Veja no Capítulo 36 uma lista das substâncias problemáticas para o fígado.)

Há também danos virais e bacterianos. Um vírus que deveria ser famoso por perturbar o funcionamento do fígado é o vírus Epstein-Barr – o vírus que causa problemas de tireoide, fibromialgia, artrite reumatoide, lúpus, doença de Lyme, encefalomielite miálgica/síndrome de fadiga crônica, sarcoidose, fibrose cística, síndrome de Ehlers-Danlos e muito mais. O EBV passa um período aninhado no fígado e, durante esse período, pode perfurar o tecido hepático e produzir cicatrizes nele, tornando-o preguiçoso e danificando parte de sua capacidade de armazenamento. Ele também produz venenos, excretando resíduos na forma de subprodutos, neurotoxinas, dermatotoxinas e cadáveres virais que precisam ser processados pelo fígado. Quando este se encontra sobrecarregado demais para fazer esse processamento, passa a armazenar esses detritos, guardando-os dentro de si para proteger você.

Outro fator é a situação de excesso de adrenalina e cortisol que vamos examinar no Capítulo 19, "Problemas nas Adrenais". Quando o fígado entra em cena e salva o dia com os hormônios antigos, que se ligam aos novos para neutralizá-los – processo que aliás ainda não foi descoberto –, a quantidade de hormônios compostos que se acumula no fígado é, às vezes, tão grande que os bancos de armazenamento usuais do órgão se esgotam.

Por fim, o excesso de adrenalina também pode causar danos diretos ao fígado. Às vezes, em épocas de estresse prolongado ou elevado, ou quando as adrenais trabalham a mais para compensar algum problema em outra parte do corpo, como a baixa produção de hormônios pela tireoide, as adrenais podem inundar o corpo com uma quantidade tão grande de adrenalina que se torna impossível neutralizá-la. Essa adrenalina excessiva e ativa tem efeito agressivo sobre o fígado – pode chegar a fazer uma espécie de conserva com ele, sobretudo quando o indivíduo come muito sal, consome bastante vinagre (em molho para salada, por exemplo) e bebe um pouco de álcool, talvez uma taça de vinho à noite. O comprometimento com a adrenalina torna o fígado mais lento e lhe dá ainda mais coisas para tentar armazenar.

O ideal é que o fígado fosse robusto o suficiente para processar gorduras, toxinas e hormônios com facilidade, neutralizando as toxinas por completo e livrando-se delas, retendo apenas gorduras e hormônios de alta qualidade que possam ser úteis para o corpo em um momento posterior. A realidade é que, para a maioria das pessoas, o fígado tem tarefas demais a cumprir. Quando um rio de sangue jorra para dentro do fígado, os trabalhadores da linha de produção dos lóbulos hepáticos correm para processar e embalar tudo o que entra – coisas boas, ruins e feias. Quando as ruins e feias são em quantidade muito grande, esses trabalhadores ficam cansados e sobrecarregados por ter de lidar com tudo o que lhes chega, e a segunda melhor opção de que o fígado dispõe para proteger você, nesse caso, é armazenar os excessos. No entanto, a tentativa de encontrar espaço para tudo – ao mesmo tempo que a própria atividade do fígado encontra-se preguiçosa – se torna um desafio.

Muitas vezes, o fígado precisará acumular o excesso de células adiposas, hormônios, compostos hormonais, venenos e resíduos tóxicos nos mesmos compartimentos – onde quer que haja espaço e até dentro das caixas que deveriam armazenar nutrientes, se necessário. Esse armazenamento das coisas boas com as ruins não faz parte do funcionamento normal do fígado. É apenas o que ele é obrigado a fazer para se adaptar e proteger você: para impedir que a gordura o atravesse e se acumule nas artérias e no coração, a fim de impedir o aumento do colesterol, de combater a resistência à insulina que pode levar ao diabetes e tantas outras coisas. Quando levado aos seus limites, o fígado se torna mais fraco e mais preguiçoso com o tempo. Seus processos de proteção entram em colapso.

GANHO DE PESO COM A IDADE

O que acontece no fígado que facilita o ganho de peso com a idade? Muita gente passa boa parte da vida comendo o que quer – seja o que for –, seguindo uma filosofia de moderação e rompendo com essa filosofia vezes sem conta e, mesmo assim, mantém um peso normal e saudável. Então, com o tempo, o inevitável acontece para todos, com exceção de uns poucos: um engrossamento da cintura, mais quilos na balança e a sensação deprimente de que seu corpo o decepcionou.

Para muitos, os problemas de fígado vão se acumulando em segundo plano durante décadas, até que o fígado chegue a um tal grau de ineficiência que sua capacidade de armazenamento de gordura não funciona mais. É por isso que as pessoas dizem que mantiveram o mesmo peso por dez, vinte, trinta, quarenta ou cinquenta anos e, de repente, começaram a ganhar peso sem razão aparente. Muitos treinadores insistem que isso ocorre porque o metabolismo se tornou mais lento com a idade e que a resposta está em comer melhor e se exercitar mais para elevar o metabolismo. É fato que as pessoas podem obter bons resultados com dieta e exercícios, mas é importante saber que isso não ocorre porque esses fatores elevam o metabolismo. Antes, o consumo de menos alimentos processados e a movimentação do corpo ajudam a limpar o fígado, desintoxicando-o e dando-lhe mais oxigênio. Partes do fígado rejuvenescem graças ao exercício e à boa alimentação, e é isso que ajuda as pessoas a perderem peso. Não é que a dieta e os exercícios "consertam" o metabolismo. Repito: isso não tem absolutamente nada a ver com o metabolismo.

No caso de alguém cuja aparência exterior é boa, o fígado pode estar a ponto de se tornar preguiçoso na medida em que depósitos de gordura começam a se acumular e a tomar forma nele. Com o tempo, as pessoas chegam a um ponto em que tudo muda de repente: começam a ganhar peso embora não estejam fazendo nada de diferente, e é aí que começam a lhes dizer: "Seu metabolismo está lento". É a esse ponto que chegaram mais de 50% dos que têm problemas de peso: quando os exercícios vigorosos e o controle da alimentação não impedem que o peso marcado na balança continue subindo.

Nesses casos de problemas de peso misteriosos, o fígado se tornou tão preguiçoso que precisa de um apoio especial para a cura. O excesso de células adiposas, resíduos patogênicos, adrenalina e/ou toxinas saturou o fígado. Nesse estado, ele já não é capaz de processar as gorduras tão bem quanto deveria e, assim, as células adiposas começam a se acumular em um ritmo mais acelerado. O fígado se torna tão congestionado que a gordura se acumula ao seu redor, desenvolvendo-se assim a esteatose ou pré-esteatose hepática (doença hepática gordurosa). As células de gordura passam então a acumular-se no trato intestinal e, por fim, o coração e as artérias se saturam. A hemoglobina glicada pode então aumentar, acompanhada por um diagnóstico de pré-diabetes. A gordura aumenta ao redor da cintura e não vai mais embora.

Esse é o aspecto em que o ganho de peso tem relação com as células de gordura. Se todos andassem por aí levando o fígado nas mãos, veríamos quantas pessoas sofrem de doença hepática gordurosa em fase preliminar ou avançada. Mas julgamos tudo pelas aparências exteriores, e isso significa que os magros muitas vezes se sentem no direito de chamar alguém de "gordo", sem saber que, se nos baseássemos na aparência interior, seus fígados também seriam rotulados de "gordos". A única coisa é que os efeitos ainda não são exibidos no exterior.

Quando alguém é chamado de "gordo" por ter uma aparência exterior de gordura, ou quando vê a si mesmo como gordo, na maioria das vezes a gordura é apenas um dos fatores que o torna mais pesado do que gostaria de ser. O ganho de peso, sobretudo o que ocorre sem motivo aparente, tem um outro lado: a retenção de líquidos. Se, apesar de todos os esforços, você está 30 kg acima do peso, há boa chance de que 20 kg sejam gordura e os outros 10 kg sejam líquidos retidos pelo corpo. Esse linfedema não diagnosticado ocorre quando o sistema linfático é obrigado a substituir o fígado no papel de filtro. O fígado deveria ser o filtro dos resíduos macroscópicos, ao passo que o sistema linfático deveria processar os microscópicos. Quando o fígado está sob tensão, no entanto, deixa passar uma quantidade maior de resíduos. O lodo que assim passa para o sistema linfático é mais denso do que as substâncias com que o sistema linfático está acostumado a lidar. Assim, os vasos e dutos linfáticos se entopem. A linfa já não flui como deveria e, assim, o sistema procura forçá-la a passar ao redor dos obstáculos. Bolsões de linfa começam a se acumular, o que se traduz em retenção de líquidos. O simples fato de saber disso é uma das chaves do progresso.

MISTÉRIO RESOLVIDO

E as pessoas de 80 ou 90 anos que ainda são magras sem que se saiba o porquê? O que esses raros indivíduos têm de diferente? Segundo os rumores, eles têm bons genes ou um metabolismo robusto – mas esses rumores estão errados. Quando uma pessoa é capaz de evitar o ganho de peso ao longo de toda a sua vida, é porque seu fígado nunca chegou a ser obrigado a se esforçar além do limite. Nunca chegou a abarrotar-se de venenos, vírus, metais pesados tóxicos, diversas mutações e linhagens de patógenos, plásticos, medicamentos, pesticidas, herbicidas, fungicidas, solventes e outras substâncias químicas tóxicas, dioxinas e volumes exagerados de gordura. A produção de bile desse indivíduo permaneceu forte, e seus sais biliares ativos e revigorantes continuaram cheios de vida enzimática. As gorduras e os patógenos e venenos não autorizados com que o fígado teve de lidar ao longo do tempo não foram suficientes para sobrecarregá-lo.

Quando vemos uma família cujos membros, em várias gerações, tiveram problemas de peso, e outra que permaneceu magra ao longo das gerações, pode parecer que os genes são a explicação. Pode-se ter a impressão de que a segunda família ganhou na loteria genética! Embora os genes desempenhem papéis importantes em nossa vida, no entanto, nesse caso eles não são a resposta. A verdade é que há uma outra hereditariedade em jogo: toxinas no fígado. No caso dos que nunca tiveram problemas de peso, os venenos que herdaram dos antepassados eram em quantidade inferior à dos nossos. Talvez a avó, ao contrário de todos os vizinhos, nunca tenha aceitado usar DDT. Talvez o pai não trabalhasse em uma fábrica. Os fígados da família estavam menos saturados e, em razão disso, os descendentes vieram ao mundo menos sobrecarregados e menos propensos a ter de lidar com o ganho de peso. Nada disso teve a ver com os genes. (Para saber mais sobre as falsas acusações lançadas contra os genes e o mito do metabolismo, leia *Tireoide Saudável* da série O Médium Médico.)

Há muitos casos de irmãos – as pessoas que, em uma família, têm o DNA mais parecido – com experiências drasticamente diferentes no que se refere ao peso, para demonstrar que este não se relaciona apenas com os genes. Pode ser que o fígado de um dos irmãos tenha uma quantidade enorme de metais pesados tóxicos e leve uma carga familiar maior, ao passo que a carga viral do outro está adormecida e ele não carrega tantos metais pesados tóxicos, o que se traduz em ganho de peso para um e não para o outro. Não podemos nos esquecer que as pessoas são diferentes entre si.

O ganho de peso não deve trazer consigo uma sensação de que é uma condenação, algo que está destinado a acontecer, nem deve vir acompanhado de julgamento. Matar-se de fome, fazer exercícios até não aguentar mais e amaldiçoar a linhagem familiar – tudo isso ficou para trás. A ideia de que boa parte do peso extra é feita de líquidos pode libertar nossa mente. Significa que não é preciso se torturar para queimar calorias a fim de perder peso. A chave é abrir as comportas para que o peso possa correr para fora do nosso corpo. Lembremo-nos também de que aquelas células adiposas que o indivíduo leva consigo em geral não resultam de um estilo de vida sedentário e do consumo de *fast-food*. Uma pessoa pode fazer exercícios todos os dias e comer somente porções medidas dos alimentos mais saudáveis e, mesmo assim, acumular gordura, pois o EBV e várias outras substâncias problemáticas impedem seu fígado de funcionar.

Na próxima vez que você vir uma pessoa acima do peso ou se olhar no espelho e sentir-se decepcionado, experimente apagar esse estigma e ver o que está de fato acontecendo. Não pense imediatamente na esteira da academia; antes, exercite sua compaixão. Lembre-se de que o excesso de peso não é culpa de ninguém e que o peso não é um destino marcado. Existe uma saída, que vem do conhecimento da verdade: a cura do fígado – e lidar com os fatores que o sobrecarregam, como a carga viral, o estresse adrenal e a exposição a substâncias tóxicas – é a verdadeira chave da perda de peso.

CAPÍTULO 13

Fome Misteriosa

Como o ganho de peso, a fome misteriosa é um daqueles problemas de saúde que costuma ser tratado com pouca gentileza. Se você sente uma fome permanente que não é suprida por nenhuma quantidade de comida, tenha certeza de que, independentemente de como os outros o tratem ou do que você mesmo pensa, não há nada de errado com você como pessoa. Não se trata de gula. Não se trata de uma falha moral ou de caráter. Não é culpa sua. Há algo que explica muito bem por que certas pessoas sofrem de fome persistente.

Os profissionais de saúde compassivos que assumiram a causa da fome constante, incomum e problemática apresentaram várias teorias para explicá-la. Uma delas é que se trata de um transtorno psicológico. Outra é que o "interruptor" que "desliga" a fome não está funcionando em razão de um problema ou uma doença no cérebro ou no estômago. Outra ainda é que o excesso de fome é hormonal; quando uma mulher está grávida, ovulando, antes da menstruação, menstruando, na menopausa ou saindo da menopausa e sente fome ou tem impulsos de comer demais, muitas vezes são os hormônios que levam a culpa. Há pouco tempo, outra teoria que chamou a atenção é a do hipertireoidismo; muitas pessoas ouvem que a tireoide hiperativa produz nelas uma aceleração do ritmo metabólico, ou seja, elas queimam calorias com mais rapidez que o normal e, assim, sentem mais fome que o normal. Há também a teoria segundo a qual o excesso de peso é a causa da fome misteriosa – e essa teoria é desanimadora. O tédio é apresentado como teoria, assim como o transtorno afetivo sazonal, a depressão e o diabetes – que têm relação com o fígado, embora ninguém saiba. Por fim, existe a teoria de que o desconforto associado ao refluxo pode dispor o indivíduo a querer comer o tempo todo.

Não se engane: todas elas são meras teorias – possibilidades não provadas, divulgadas para o mundo na esperança de que os pacientes tenham a sensação de ter uma resposta, embora não se trate de respostas de maneira alguma. De todas as teorias acima, a mais velha é a de que a fome é psicológica e de que "é tudo coisa da sua cabeça". Esse também é um dos diagnósticos mais dolorosos de se ouvir, pois pode dar a impressão de que a mente do paciente está indo na contramão do que ele mesmo quer. O alimento não é algo que possamos remover por completo da nossa vida. Por isso, o desafio de simplesmente comer menos e ignorar a sensação persistente no estômago que pede mais e mais pode parecer insuperável. Não vamos fingir que não existem transtornos alimentares. É verdade que alguns de nós querem comer para aplacar emoções conturbadas e que o alimento, o trauma e a dependência podem se misturar. Mas isso não esgota o assunto, pois deixa de lado uma grande necessidade fisiológica que é o que desencadeia de início o impulso de comer demais. É a mesma necessidade fisiológica que causa a fome misteriosa mesmo quando o indivíduo não é dependente do alimento: um fígado faminto.

CARBOIDRATOS LIMPOS CRUCIAIS

Como o fígado pode estar faminto se a pessoa come o tempo todo? É porque o fígado faminto não tem fome de calorias vindas de gorduras. É um fígado cujas reservas de glicose e glicogênio se esgotaram e que exige que elas sejam repostas na forma de *carboidratos limpos cruciais*. Para se lembrar disso, lembre-se da sigla CLC, que lhe dará um meio fácil de saber o que seu corpo quer.

Pense na gestante que está sempre à espera da próxima refeição. Sua fome será rotulada como de origem hormonal ou – o que é melhor do que pôr a culpa nos hormônios – será explicada pela necessidade de comer por dois. A verdade é que a fome excessiva na gravidez se deve ao fato de o fígado da gestante estar precisando de uma abundância de açúcares naturais para acumular mais reservas de glicose e glicogênio, a fim de proteger e alimentar o fígado do bebê em seu processo de desenvolvimento. O fígado do bebê depende muito do estado do fígado da mãe, e o fígado da mãe desempenha papel importantíssimo para entregar ao fígado do bebê nutrientes cuidadosamente preparados e com alta taxa de absorção. O fígado do bebê identifica e absorve os nutrientes e o utiliza para produzir novas células hepáticas. (Para saber mais sobre o fígado de bebês e crianças, veja o Capítulo 28.) É o grito do fígado, pedindo glicose para alimentar o bebê, que leva a mulher a ter sempre consigo um pacote de salgadinhos.

Não são apenas as gestantes que precisam de açúcar natural para alimentar o fígado; todos nós precisamos de CLC. Assim, muita gente está com baixas reservas de glicose e glicogênio, o que provoca fome no fígado e até no sistema nervoso, fome essa que se transfere para nós. Quando as reservas estão baixas, o coração, os rins, o sistema reprodutor e o baço sofrem também, embora quem esteja com fome sejam o fígado e o sistema nervoso – sobretudo o fígado. (No que se refere ao sistema nervoso, o cérebro precisa de glicose em momentos de crise. Assim, pede ao fígado que libere glicose para proteger-se e acalmar-se.)

FATORES DE ESTRESSE DO FÍGADO

Como acontece de se esgotarem as reservas hepáticas de glicose e glicogênio (a versão armazenada da glicose)? Pelo excesso de estresse no fígado. Um dos fatores de estresse mais frequentes é a atividade de patógenos – ou seja, um vírus e/ou uma bactéria no fígado alimentando-se de seu acúmulo de venenos, como metais pesados tóxicos, subprodutos e dejetos de outros patógenos, plásticos e petróleo originado de medicamentos. À medida que o vírus se alimenta, ele deixa resíduos para trás, criando um aterro ainda maior no fundo do fígado, o que torna ainda mais difícil para este alimentar-se com aquilo de que precisa para funcionar: glicose.

O vírus Epstein-Barr é um patógeno muito comum que faz morada no fígado e, por sinal, também causa hipertireoidismo – o que explica por que o hipertireoidismo e a fome muitas vezes andam de mãos dadas. Não é um problema de metabolismo que causa a fome perpétua associada ao hipertireoidismo; é a deficiência de glicose de um fígado que combate o EBV. Muitos portadores de hipertireoidismo também sofrem de fome misteriosa em razão da mesma causa viral.

(Vale notar que a perda de peso que pode acompanhar o hipertireoidismo não se deve à superprodução de hormônios da tireoide que afetam a taxa metabólica, sendo essa a teoria atual da medicina. A perda de peso ocorre porque certas variedades de EBV que causam hipertireoidismo liberam venenos que atuam como alérgenos dentro do corpo, desencadeando um fluxo constante de adrenalina que atua como uma anfetamina e faz com que os corpos de certos indivíduos percam peso. No entanto, o número de portadores de hipertireoidismo que se vê às voltas com o ganho de peso é maior que o daqueles que perdem peso, e esse fato confunde a comunidade médica. E quase todos os que perdem peso com um diagnóstico de hipertireoidismo ou de aceleração de metabolismo associada ao hipertireoidismo acabam ganhando peso mais tarde na vida. Uma pessoa pode permanecer magra durante dez, vinte, trinta anos; por fim, por volta dos 50, o fardo que o fígado vinha carregando durante todo aquele tempo cobra seu preço. Dir-se-á à pessoa que "seu metabolismo ficou mais lento com a idade", quando a verdade é que foi o fígado que se entupiu – e pode se desentupir se você aprender a trabalhar com ele.

Quando o indivíduo tem fome misteriosa e sofre de excesso de peso, muitas vezes isso é sinal de que o fígado se encontra gorduroso ou pré-gorduroso. Nesse caso, as células adiposas em excesso acumuladas dentro do órgão e ao redor dele estressam o fígado, prejudicando sua capacidade de armazenar glicose. Para se lembrar do que é o fígado gorduroso ou pré-gorduroso, releia o Capítulo 11.

Quando o indivíduo está abaixo do peso ou tem peso normal e está sempre com fome, é muito possível que o fator que mais contribua para isso seja o excesso de adrenalina. Jatos de adrenalina produzidos pelo excesso de atividades, por desafios emocionais ou pelo fato de esse indivíduo passar horas sem comer saturam o fígado e prejudicam sua capacidade de acumular reservas de glicose. Assim, os lóbulos hepáticos, que trabalham duro e precisam de combustível, ficam famintos. O último fator – pular refeições – tem importância especial, pois é o que mais podemos controlar. Passar metade do dia sem comer não é uma prova de valor e de que você venceu a fome; é um caminho para ter ainda mais fome tanto naquele momento quanto a longo prazo. Quando não se come com frequência suficiente, a taxa de glicose no sangue cai e, sem reservas de glicose, as adrenais produzem mais adrenalina para compensar essa falta. O fígado é obrigado a absorver o excesso de adrenalina e, quando chega por fim a hora de comer, está saturado demais para reter a glicose de que precisa. Mesmo que encha a barriga, o indivíduo não se sente satisfeito; ou, caso se sinta, a fome logo retorna para atrapalhá-lo. É também isso que explica por que outros surtos de produção de adrenalina podem contribuir para a fome misteriosa. Talvez você esteja comendo com regularidade; mas, se estiver a todo momento sofrendo a tensão de lutar ou fugir, seu fígado estará cheio de adrenalina e o órgão não terá a oportunidade de reabastecer-se de glicose no momento da refeição.

É comum que pessoas que sofrem uma crise emocional, como a perda de um ente querido ou o fim de um relacionamento, parem de comer e até de pensar em comida, à medida que são consumidas pela adrenalina em sua dor, seu pesar e seu sofrimento. Já vi isso acontecer várias vezes ao longo de décadas, e você deve ter visto também. À medida que o tempo passa e a vida volta a seguir em frente, a situação se inverte e a pessoa é acometida, por certo tempo, por uma fome insaciável. É o fígado implorando por alimento depois de quase morrer de fome.

Pode acontecer de alguém ter ao mesmo tempo os três fatores de estresse hepático que contribuem para a fome misteriosa: atividade patogênica, um fígado gorduroso ou pré-gorduroso e excesso de adrenalina. Nesse caso, o fígado precisa ainda mais de reservas de glicose. Assim, estes são alguns dos passos iniciais para resolver a fome misteriosa: diminuir a carga viral ou bacteriana, cuidar das adrenais (veja os livros anteriores da série Médium Médico para saber mais sobre esses dois temas) e ajudar o fígado a se livrar do excesso de gordura (veja o Capítulo 38, "Resgate do Fígado 3:6:9", e o Capítulo 40, "Meditações de Resgate do Fígado"), quer você acredite ter um problema de peso, quer não. Depois vem o elemento crucial: dar ao fígado a glicose de que ele precisa.

OBSTÁCULOS À GLICOSE

Enganaram-nos para levar-nos a pensar que nosso corpo está absorvendo mais glicose do que de fato absorve. Afinal de contas, não ouvimos o tempo todo que, na sociedade de hoje, comemos açúcar e carboidratos demais? Uma fatia de torta de maçã, amendoins torrados com mel, um sanduíche de *bacon* e salada de tomate no pão integral – não damos ao fígado, o tempo todo, fontes do açúcar simples de que ele precisa, a glicose? A verdade é que os açúcares que comemos só podem nos ajudar se não forem inibidos; para que o fígado se beneficie, a glicose que ingerimos precisa ser livre de gorduras que prejudicam sua absorção. Quando comemos gorduras radicais com açúcar, por mais faminto que esteja o fígado, ele não será capaz de reabastecer-se de glicose, pois a gordura o impede de separar o açúcar.

Costeletas de porco com molho *barbecue* feito com geleia: esse é um exemplo claro de uma combinação de alimentos que ajuda a explicar a fome do fígado. Por mais açúcar que haja no molho, nada disso vai ajudar o fígado, pois a gordura do porco bloqueia sua absorção. A responsabilidade do fígado de proteger o pâncreas (bem como o cérebro e o coração) ganha prioridade, e a atividade hepática passa a ser a de decompor a gordura radical e até armazenar parte dela, se necessário, para baixar a taxa de gordura no sangue. Isso também vale para um sanduíche de presunto com queijo: em razão da quantidade de gordura no presunto e no queijo, a lactose (o açúcar do leite, composto em parte de glicose) concentrada no queijo não se faz acessível para reabastecer as reservas de glicose e glicogênio do fígado. Do mesmo modo, a glicose dos carboidratos que compõem o pão não pode beneficiar o fígado por causa do que há entre as duas fatias. No caso da torta de maçã, dependendo da receita, é a manteiga, a banha, a gordura vegetal hidrogenada ou os ovos da massa que impedem que os preciosos açúcares reabasteçam o fígado. No caso dos amendoins torrados com mel, é o alto teor de gordura do amendoim e o óleo usado no processo de torra que bloqueiam os açúcares vitais do mel e os impedem de suprir as reservas hepáticas de glicose. No caso do sanduíche de *bacon* e salada, a gordura da maionese e do *bacon* interfere nos preciosos açúcares do tomate. São oportunidades que o fígado perde de energizar-se com as fontes de glicose em nossos lanches e refeições. Se isso é ocasional ou só acontece por curto período, não há problema. Se acontece ano após ano e década após década, o problema é muito grande. A inteligência e a vitalidade de que o fígado precisa para classificar, separar, organizar e catalogar todos os elementos de que necessita para que você sobreviva são cortadas pela combinação entre gordura e açúcar quando esta ocorre repetidamente.

O problema não é apenas comer gordura e açúcar ao mesmo tempo. Comer gorduras de modo contínuo ao longo do dia também pode bloquear a absorção da glicose, pois muitas gorduras permanecem na corrente sanguínea durante algum tempo. Mesmo que você almoce uma salada césar de frango ao meio-dia e depois espere até as duas da tarde para comer uma maçã, as gorduras que sobraram da salada ainda estarão em sua corrente sanguínea e os açúcares naturais da maçã não serão capazes de ajudar o fígado como seriam se não encontrassem gorduras radicais no sangue. Em regra, a gordura do porco leva de doze a dezesseis horas para se dispersar depois de ser ingerida. As gorduras de outros animais levam de três a seis horas e as dos vegetais, de uma a três horas. Essa é a razão desconhecida – desconhecida até mesmo pelos especialistas que criam dietas – pela qual as dietas de alto teor de gorduras e proteínas estão começando a incorporar mais gorduras de origem vegetal. O que os médicos observam é que os pacientes obtêm melhores resultados de saúde quando retiram parte de suas proteínas do abacate, de sementes oleaginosas e do coco. Não percebem que isso acontece porque essas gorduras vegetais se dispersam depois de uma, duas ou três horas, permitindo que açúcares mais vitais, como o de uma maçã comida no meio da tarde, cheguem ao fígado. (A maçã, aliás, é um dos principais membros da família dos CLC e uma das nossas melhores aliadas. Trazem em si milhares de anos de informação codificada e, por isso, para cumprir sua tarefa, elevam-se acima de praticamente qualquer outra coisa que você coma.)

De todas as coisas que prejudicam a absorção de glicose, o álcool é a pior. Quando o fígado sente o gosto do álcool, luta desesperado para usar os açúcares do álcool a fim de abastecer suas reservas de glicose e glicogênio. Ao mesmo tempo, ele tem de absorver o álcool para proteger você, o que prejudica a capacidade do fígado tanto de extrair o açúcar quanto de funcionar. Lembra-se dos elfos dos lóbulos hepáticos, de que falamos na Parte I? Do tamanho de um grão de areia grande, esses elfos não toleram o álcool; o açúcar do álcool, adulterado, metilado, homeopático, deixa-os embriagados em um instante. No entanto, esse açúcar é um engodo. Como uma miragem no horizonte que promete o reabastecimento, cada gole de álcool pendura açúcar diante dos elfos como uma cenoura diante de um burro. Eles, então, ficam pedindo mais, muito embora não sejam capazes de aproveitá-lo.

Esse conhecimento pode ajudar a entender o desejo de beber. A pessoa que evita comer carboidrato mas toma um vinhozinho à noite se sente atraída por esse vinho porque essa é a chance que o fígado tem de pegar um pouco de glicose. Uma vez que o álcool impede o fígado de absorver o açúcar, as reservas de glicose jamais são reabastecidas e, assim, o fígado torna a repetir o apelo no dia seguinte. A dependência de álcool, muitas vezes, é apenas parcialmente devida ao álcool; também pode ser sinal de um fígado com fome de glicose.

ATENDER AO PEDIDO DE AJUDA

Além de tomar cuidado com os problemas hepáticos subjacentes, o melhor caminho para dar adeus à fome constante é alimentar o fígado – e alimentar a si mesmo. Coma com frequência (a cada uma hora e meia ou duas horas) e coma bem, com o objetivo de reabastecer as reservas de glicose e glicogênio. Saiba que o álcool não conta como reabastecimento de glicose. Use os tempos de digestão de gorduras que especificamos acima para planejar alguns momentos do dia em que a gordura não atrapalhe a absorção da glicose. Durante esse período, escolha alguns alimentos arrolados no Capítulo 37 ou lanches do Capítulo 39 para dar ao fígado exatamente aquilo que ele deseja. Uma técnica que pode ajudar bastante é deixar para comer gorduras somente no final do dia, como indicado na limpeza Manhã de Resgate do Fígado de que falaremos no Capítulo 38.

E lembre-se: sua fome não é algo que você precise dominar. Não é um defeito seu. É um pedido de ajuda do fígado – e agora você já sabe o que fazer para atender a esse pedido e tornar a sentir-se satisfeito.

CAPÍTULO 14

Envelhecimento

O medo de envelhecer – e o que o envelhecimento pode fazer com o corpo – motiva muitas ações na nossa sociedade. Há modas antienvelhecimento de sobra: loções, poções e cremes de pele, tônicos, programas de exercícios, suplementos, injeções e cirurgias plásticas. Programas de dietas e superalimentos são rotulados "rejuvenescedores", quer de fato ajudem a proteger você, quer não. A substituição de hormônios é anunciada como a fonte da juventude (mesmo que, como revelei no livro *Médium Médico*, apenas envelheça você mais rapidamente). Até mesmo estratégias para pensar e agir de maneira mais jovem chamam a nossa atenção. Estamos o tempo todo tentando vencer o relógio e parecer mais jovens, nos sentir mais jovens – tentando parar o Pai Tempo.

Não há nada novo no desejo de evitar as armadilhas do envelhecimento. Também não há nada de errado com isso. É claro que somos iguaizinhos às gerações que vieram antes de nós, voltando bastante no tempo – é claro que desejamos manter nossa saúde e a nós próprios à medida que envelhecemos. A resposta está em não nos distrair com as falsas promessas de cada moda antienvelhecimento. A resposta é saber o que realmente nos envelhece.

Então, o que determina o processo de envelhecimento do nosso corpo? Sabemos que, a cada volta que o planeta dá em torno do sol, ficamos um ano mais velhos. Achamos que os genes podem desempenhar um papel. Acreditamos que o estresse pode nos envelhecer rapidamente. Há muitas verdades e muitas teorias, porque muitos fatores de fato influenciam na velocidade do nosso envelhecimento. Ainda assim, mesmo com todas as diversas experiências pelas quais passamos, há um fator fundamental que exerce a maior influência – é o que pode ou nos envelhecer mais rápido ou desacelerar o nosso envelhecimento. É a fonte que guarda os segredos, os velhos segredos que acreditamos existir no cosmos ou estarem escondidos em algum lugar da Terra, mas que, na verdade, estão ocultos em nós.

A máquina do tempo mágica da humanidade? Não é uma invenção fantástica do futuro. A fonte da juventude? Não é uma lenda inventada. Máquina do tempo ou fonte da juventude, como quiser chamar, já temos uma; é uma parte antiga de quem somos. Mais real do que podemos saber, ela vem esperando pacientemente dentro de nós desde antes de nascermos, pronta para agir. É uma fonte de vida renovada, um local sagrado de rejuvenescimento. Ela carrega as respostas, o poder, a verdade; ela carrega a juventude. É a origem da longevidade e do processo de reversão do envelhecimento. O fígado: ele é tudo quando se trata de preservar a nós mesmos.

Se for manuseado incorretamente, pode representar um tiro pela culatra. Se for manuseado com ignorância, com o não saber e com imprudência, pode ser forçado a entrar no modo de sobrevivência. Ele não vai traí-lo. Ele não vai lhe dar uma facada nas costas. Ele não vai esquecê-lo. Ele não vai dilacerar seu coração e pisar nele. Ele não vai envelhecê-lo ou fazer com que pareça mais velho de propósito. Ele não vai abandonar você por ser fraco e não ter lealdade. O fígado somente irá se afastar para recolher o que sobrar dele mesmo depois de muito tempo de lentidão ou até mesmo abuso e, no desespero, direcionará seus recursos para proteger outros aspectos da sua constituição física e manter você vivo. A pele que fica flácida ou descolorida e perde a sua elasticidade é uma queixa comum e, como outros sintomas de envelhecimento precoce, é sinal de um fígado que está perdendo lentamente suas diversas funções químicas. O envelhecimento rápido e a aparência envelhecida acontecem por um motivo muito bom – para salvar você de um destino muito pior. Se o seu fígado chegar a perceber, com sua base de dados de funções químicas altamente inteligente, que não está recebendo aquilo de que precisa para se manter saudável e manter você jovem, ele alocará suas últimas reservas para proteger seu cérebro, seu coração e seu pâncreas com todas as suas forças.

A maneira como cuidamos do fígado determina nossa saúde, nosso processo de envelhecimento e muito do nosso bem-estar mental, físico e até emocional enquanto ficamos mais velhos. As pessoas cuidam da saúde com muitos métodos diferentes, mas elas não costumam considerar métodos específicos para o fígado. Elas vão para o *spa* para uma massagem e para se enrolarem em algas marinhas; fazem purificações dietéticas e tomam vitaminas e outros suplementos, vão ao médico para fazer *check-ups* – e uma pequena parte disso cuida do fígado de pouco em pouco. Esses bocados de atenção acidental e indireta ajudam o fígado a manter um pouco de valor saudável, algum capital de saúde, enquanto envelhecemos. Ainda assim é um jogo de sorte, uma provocação, como se alguém pendurasse uma cenoura diante do fígado e, apenas de vez em nunca, ele conseguisse pegar essa cenoura e obter um pouco de betacaroteno para sobreviver. Esses descansos breves são como falar para o órgão: "Agora você pode, agora não pode"; "Pegue aqui, agora me dê de volta"; "Isso poderia ser seu, mas não, pegue um pouco só"; "É disso que você precisa? Oops, desculpe, você não foi rápido o bastante"; "Isso ajudaria você? De jeito nenhum, hoje não. Desculpe". E o jogo continua.

A LUTA PARA MANTER VOCÊ JOVEM

Você já teve aquela experiência de adolescente, de receber as chaves do seu primeiro carro, sair da garagem com os vidros abaixados e se sentir invencível enquanto entrava na rua? Quando damos ao nosso fígado favores mínimos e não intencionais, apesar de ele querer mais, esses favores não deixam de ser bênçãos. Eles são momentos passageiros de liberdade e rejuvenescimento que nos dão as chaves do carro da juventude. Mas são mesmo passageiros. Sem consciência do nosso fígado, somos aquele adolescente invencível que parece saber de tudo – até que uma leve colisão acaba com a felicidade. Com alguma sorte, é aí que para: com um pequeno acidente, um pequeno fardo ou impedimento para o fígado, um alerta para o dono de que esse veículo precisa ser mais bem cuidado. Se não, deixado esquecido e sem cuidados por muito tempo, deixado para ficar sujo, enferrujado e quebrado, o carro deixa de ser um carro de juventude; torna-se uma carroça batida que se arrasta pela rua e cospe fumaça.

Se não quisermos envelhecer antes da nossa hora, não podemos deixar que o fígado leve todas as pancadas. Não queremos que fique tão ferido pela vida que não nos possa levar em todas as aventuras que imaginamos para nós mesmos. Queremos que ele tenha mais do que um gostinho de liberação, logo sucedida por um acidente; queremos eliminar os acidentes e fazer com que a liberdade seja o padrão. Porque esse – cuidar do fígado em vez de brincar com ele acidentalmente – é o verdadeiro segredo de parecer e se manter jovem.

Uma vez bem utilizado, o fígado dispõe de funções químicas especiais para nos manter jovens. Algumas dessas funções, é claro, estão relacionadas à capacidade de desintoxicar. Livrar-se do lixo é muito importante para manter o fígado em forma para seus deveres. A função antienvelhecimento mais profunda é a capacidade do fígado de pegar um antioxidante que ele ou tem guardado ou é proveniente fresco da mais importante fonte que existe, as frutas; combiná-lo com aminoácidos que estavam guardados e então mandar esses compostos fitoquímicos novos e melhorados ao mar de sangue para uma missão específica: impedir que células saudáveis morram. Não é o que ocorre quando antioxidantes, diretamente dos alimentos, oferecem benefícios como a prevenção da oxidação por limpar o corpo de radicais livres. Esses antioxidantes são de fato muito importantes para o antienvelhecimento; das fontes alimentares, eles recebem uma grande missão de reparar, apoiar e corrigir tecidos nos órgãos do corpo. Os antioxidantes melhorados pelo fígado levam essa missão mais além. Quando o fígado altera certos antioxidantes, ele os cobre e os codifica com informações especiais, inculcando neles uma receita de conhecimento que vai além do apoio para os tecidos; ela impede a morte de células. Esse processo de melhoria de antioxidantes nos impede de morrer. Trata-se de armadura verdadeira, não da ilusão de força e proteção que as gorduras radicais nos dão.

Por outro lado, quando estamos prejudicando o fígado ele morre aos poucos com as batalhas e guerras de ser exposto às substâncias que ingerimos no nosso estilo de vida e aos elementos do nosso ambiente sobre os quais não temos controle. O fígado envelhece antes do restante do seu corpo para protegê-lo, para que você não precise sofrer tão cedo quanto ele. Durante esse processo, ele luta para mantê-lo jovem. Então, em certo ponto, se você não souber como apoiá-lo, sua profunda função química de entregar antioxidantes melhorados com aminoácidos acaba ou é enfraquecida, principalmente por você não reabastecer suas reservas com os alimentos certos. Sua preciosa força e sua capacidade de reverter o tempo enfraquecem à medida que as baterias acabam, e o fígado é forçado a direcionar suas energias, por quanto tempo puder, para as funções químicas que servem para manter você vivo.

INDICADORES DO DNA

Com o envelhecimento, é fácil pensar em genes. "Quais são as condições do seu DNA?" é o foco da moda hoje.

Sempre vemos o que está errado antes de sabermos o que torna essa coisa errada. Em vez de identificar a verdadeira causa de o nosso DNA piorar, a medicina e a ciência observam o DNA falho e colocam o carro antes dos bois. Elas apontam o DNA como o problema e culpam a nós, a nossa própria essência, como a causa. Se quisermos ter conhecimento sobre o envelhecimento, precisamos ir além dos genes. Eles são um indicativo, não a causa. Um gene alterado não é o instigador; é apenas um poste de medida em um lago que mostra que ele está secando.

A verdade é que o DNA não tem nada a ver com o envelhecimento. As condições do nosso DNA não são prova de uma hereditariedade falha; são um aviso sobre o estado do nosso fígado. Quando o DNA enfraquece, se desgasta ou fica ferido – o que a ciência considera erroneamente como mutações – é sinal de que o fígado está perdendo a força para nos manter jovens. A função química do nosso fígado que impede que nossas células morram é o mesmo composto químico antioxidante que impede que o DNA enfraqueça. Ao fazermos qualquer coisa para apoiar nosso DNA, sem saber estamos oferecendo suporte para o nosso fígado, dando a ele rejuvenescimento em pedaços. Nosso DNA parecerá melhorar, na verdade, porque apoiamos o fígado.

Se uma pessoa parece bem, forte e jovem para sua idade e não está manifestando sintomas de doenças ou outros problemas de saúde, em vez de dizer: "Ei, você tem bons genes", deveríamos dizer: "Ei, você tem um fígado bom e firme. Ele é uma máquina de limpeza. Você não deve ter sido exposto a muitas toxinas durante sua vida".

A CHAVE QUE JÁ SEGURAMOS

Os entusiastas da longevidade precisam tomar cuidado para não procurar soluções antienvelhecimento nos lugares errados. Não estou falando sobre a inteligência deles. Você pode ser uma das pessoas mais inteligentes do mundo, perder as chaves do carro e percorrer sua casa, procurando em todos os lugares errados. Assim que entrasse no carro, poderia ainda entrar no lugar errado e ir até o fim da avenida errada. Nenhuma pessoa inteligente é imune a erros, e é por isso que as pessoas mais inteligentes acabam indo atrás das mais avançadas tecnologias genéticas sem perceber que nem mesmo estão procurando na parte certa da casa para encontrar a chave antienvelhecimento.

Na verdade, tudo o que fazemos para ajudar nosso fígado também desacelera e pode até reverter o processo de envelhecimento. As pessoas encontraram maneiras de fazer isso sem perceber que o fígado é a chave. Exercitar-se e acrescentar mais frutas, verduras e hortaliças nas dietas com excesso de gordura, além de reservar tempo para fazer retiros e buscar conexões espirituais que diminuem a nossa adrenalina – essas coisas cuidam do fígado, e isso toma conta do envelhecimento.

Há muitas outras coisas que podemos fazer quando vemos a verdadeira função do fígado de nos proteger do perigo e quando aprendemos a fazer uso do poder oculto dos antioxidantes, dos aminoácidos, da glicose e de todos os outros resgatadores do fígado sobre os quais aprenderemos neste livro. Não precisamos deixar nossa vida para trás para encontrar aquela fonte da juventude. Com o conhecimento que está nas suas mãos, você poderá beber dela sempre que quiser.

"Mesmo se houver momentos em que você acredite que não irá conseguir perseverar, estas palavras perseverarão por você. Elas estão aqui para que você se segure nelas; elas são as mãos estendidas para puxá-lo."

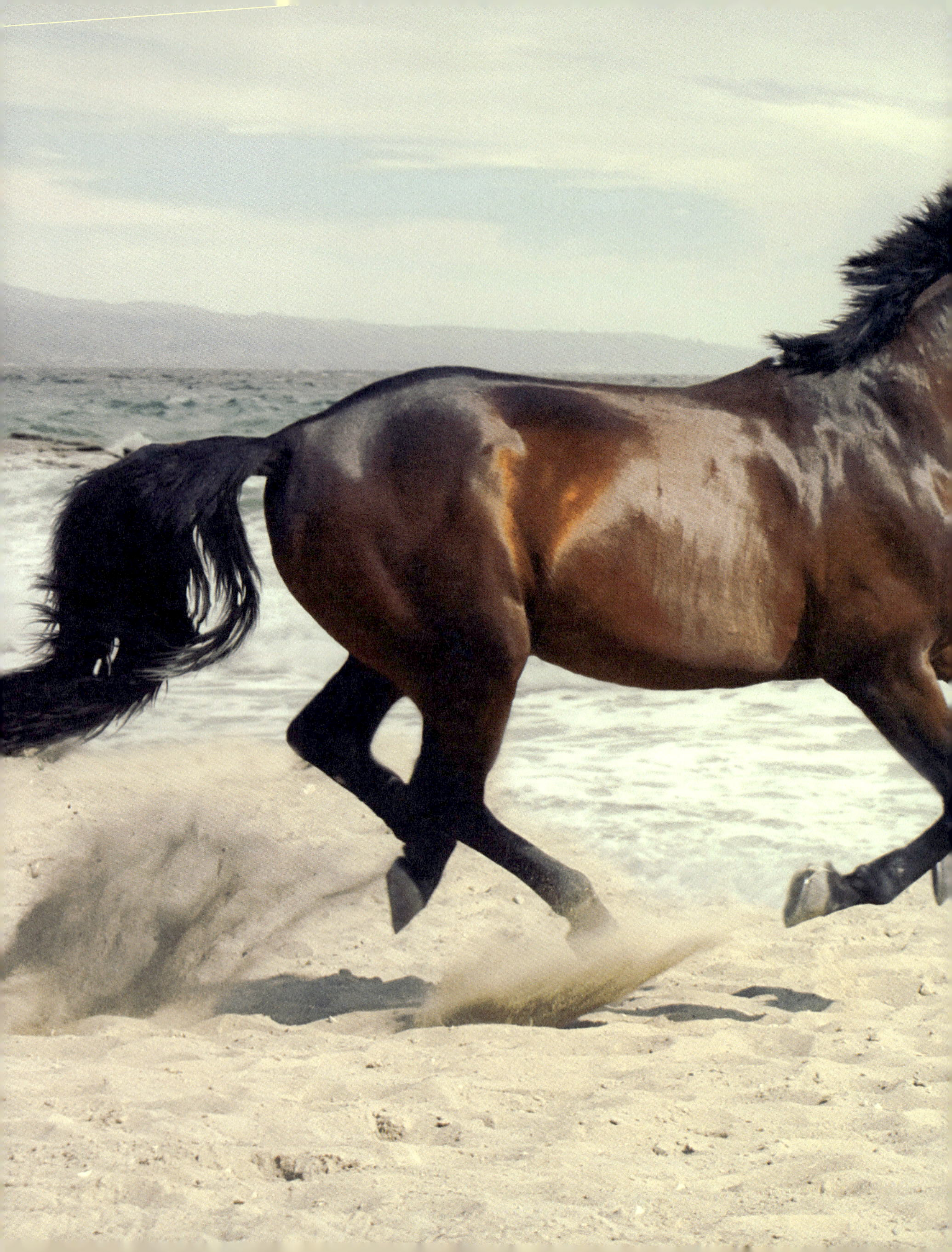

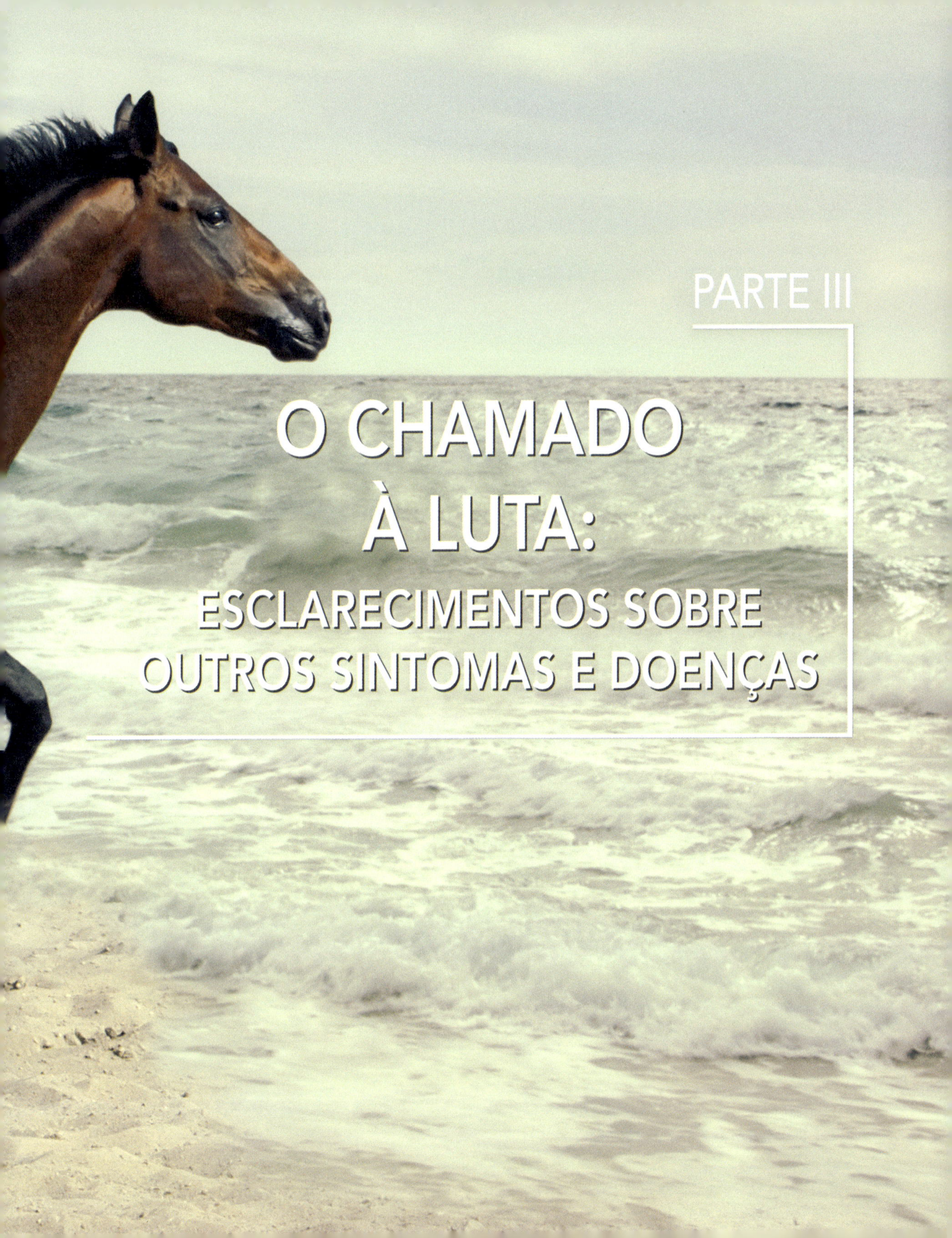

PARTE III

O CHAMADO À LUTA:

ESCLARECIMENTOS SOBRE OUTROS SINTOMAS E DOENÇAS

CAPÍTULO 15

Diabetes e Desequilíbrio de Glicose no Sangue

Quando pensamos em diabetes, podemos pensar: já passei por isso. Somos ensinados que diabetes e glicose no sangue se resumem à insulina, então se resumem ao pâncreas. No caso dos tipos 1 e 1,5, nos ensinam que são autoimunes, com o corpo atacando o pâncreas. Que relação poderia ter o fígado com uma doença que a medicina e a ciência já consideram como caso fechado? Como incluímos diabetes em um livro sobre o fígado? Pode ser que este capítulo esteja errado.

Ou será que não? No tocante a esse tema, apesar de parecer que o *establishment* médico já sabe tudo sobre a glicose no sangue, na verdade ainda nem arranharam a superfície – há causas do diabetes que são desconhecidas para a comunidade médica.

A produção de insulina tem muita relação com o pâncreas e, sem dúvida, o pâncreas faz parte da diabetes. É por isso que o capítulo "Diabetes Tipo 2 e Hipoglicemia" do meu primeiro livro fez um exame aprofundado da glândula. Esse capítulo foi, também, além do pâncreas para as glândulas adrenais e para o fígado, que vamos explorar muito mais detalhadamente aqui – porque, com diabetes, o pâncreas não é o único problema. (Lembre-se de que o corpo jamais ataca o pâncreas. Veremos mais sobre os diabetes tipo 1 e 1,5 em um momento.)

Nunca é o bastante parar no óbvio. É como um encanador que conserta um vazamento de maneira temporária – o que não significa que não agradecemos pelo conserto temporário. Sem o conhecimento do encanador de que válvula desligar ou qual ponto fraco arrumar, a água vazando do cano arruinaria a casa. Também é assim com a medicina moderna: sem o conhecimento da monitoração do açúcar no sangue e da administração de insulina e de medicamentos, teríamos sérios problemas. Ainda assim, apesar desses excelentes métodos de controlar o diabetes, a medicina e a ciência ainda não encontraram a causa do problema. Como o encanador fechando a válvula ou consertando o cano, os métodos de hoje para controlar o diabetes são apenas provisórios até que o verdadeiro problema – no caso do encanador, talvez uma região enferrujada ou uma fraqueza na fabricação – seja descoberto. Então, se buscamos a verdade sobre a nossa saúde, precisamos procurar pelos porquês e comos subjacentes. Por que o nível de A1C (hemoglobina glicada) sobe? Como desenvolvemos resistência à insulina? Por que consideramos o açúcar um inimigo? Como podemos reverter a verdadeira causa do diabetes?

JOGOS DE ADVINHAÇÃO

Os bodes expiatórios do nosso tempo, que dão ao *establishment* médico uma maneira fácil de se desculpar, são dietas ruins e a falta de exercício. *Cookies*, bolos, *fast-food*, horas demais no sofá – os especialistas nos dizem que tudo o que precisamos fazer é nos exercitar mais e diminuir a nossa ingestão de doces e alimentos fritos, industrializados e cheios de conservantes e, assim, resolveremos o problema. Isso oculta a aparente aleatoriedade que a medicina e a ciência observaram a princípio com o diabetes – uma aleatoriedade que as fez acreditar a princípio que o diabetes não tinha causa identificável. Veja duas pessoas da mesma idade, deixe-as comer o que quiserem e nunca se exercitar; uma pode se tornar diabética e a outra não. Com o tempo, os especialistas ficaram mais inteligentes e observaram que, para os que têm diabetes, mudanças na dieta e regimes de exercícios melhoravam a situação.

Isso não diz respeito à causa, no entanto: eles precisavam de um terceiro bode expiatório. Para explicar o fato de que muitos que não cuidam de si mesmos nunca desenvolvem diabetes, eles teorizaram que uma fraqueza genética do pâncreas deve predispor certas pessoas para o diabetes. Acrescentar a culpa genética à teoria da dieta e dos exercícios foi a única maneira que a comunidade médica encontrou para se sentir confortável com o mistério do desenvolvimento do diabetes. Deu ao setor médico o direito de conviver com a situação sem ter de procurar novas respostas.

É verdade que uma boa dieta e exercícios desempenham um papel na prevenção do pré-diabetes e do diabetes tipo 2. Mas isso não é tudo e, ainda que os genes desempenhem uma função vital na nossa vida, eles não são responsáveis pelo diabetes (tipo 1 ou 2) ou por desequilíbrios de glicose no sangue. Há alguns problemas em apenas observar um grupo de pessoas e anotar quem desenvolve diabetes como uma base para entender qual é a causa. Por exemplo, só porque o exame de sangue de uma pessoa não aponta diabetes não significa que ela não esteja *pré*-pré-diabética, em um nível ainda não detectável ou diagnosticável pela medicina e pela ciência. Essa pessoa ficaria no estudo como não diabética enquanto, na verdade, está a caminho de desenvolver diabetes no futuro.

Isso levanta uma questão importante. Há dois estágios na maneira como a medicina e a ciência veem o diabetes tipo 2 hoje: pré-diabetes e diabetes. Ainda que a comunidade médica saiba que há alguns diabéticos tipo 2 que precisam de menos insulina, se é que precisam, e alguns que precisam de mais, o pré-diabetes e o diabetes tipo 2 continuam sendo as duas principais categorias. O que não está no radar para o mundo médico é que, antes de o pré-diabetes se desenvolver, há o pré-pré-diabetes, o pré-pré-pré-diabetes e até o pré-pré-pré-pré-diabetes. Esperamos que a ciência descubra como detectar esses estágios iniciais do diabetes tipo 2 e dê nome a eles (talvez pré-diabetes de estágio 1, pré-diabetes de estágio 2, e assim vai, porque, para que possam intervir, é muito importante que percebam que eles existem. Os exames terão de girar em torno do fígado; como veremos em breve, o fígado é central no desenvolvimento do diabetes tipo 2.

E o diabetes tipo 1? Ainda que o cuidado com o fígado seja essencial para aqueles com diabetes tipo 1, ele ocorre por causa de danos ao pâncreas. Esses danos podem vir de episódios de intoxicação alimentar, de infecções virais bacterianas, de toxinas e até mesmo de um golpe físico na glândula. Ele não é autoimune. Não se trata de o corpo atacar o pâncreas, apenas de forças externas prejudicando-o. Uma pessoa pode comer em um restaurante, por exemplo, pegar um patógeno ou um parasita que prejudica o pâncreas e sair com diabetes tipo 1. Acidentes podem dar início ao desenvolvimento de pancreatite. Ou um vírus do estômago pode ir até a glândula e danificá-la, prejudicando sua capacidade de produção de insulina.

O termo mais novo por aí é diabetes tipo 1,5, também conhecido como diabetes latente autoimune do adulto. Sua verdadeira causa é a mesma do tipo 1, dessa vez com os danos ao pâncreas vindo mais tarde na vida do que com o diabetes juvenil. Novamente, ele não é verdadeiramente autoimune – é que o termo é um rótulo conveniente que o *establishment* médico usa para dar a impressão de que sabe o que é o diabetes tipo 1,5. Nenhum tipo de diabetes se origina com o corpo atacando o pâncreas.

Enquanto um médico pode detectar um cisto ou um tumor no pâncreas, o dano ao pâncreas de que estamos falando aqui não é visível com ressonância magnética, tomografia computadorizada, ultrassom ou tomografia por emissão de pósitrons. Alguns tecidos cicatriciais pancreáticos não são nem mesmo visíveis a olho nu em uma operação. O pâncreas está machucado em cima, na parte de baixo, na esquerda, na direita ou no meio? Os médicos não poderiam dizer. É como se estivessem dirigindo em uma tempestade de neve sem visibilidade e, como os escalões mais altos do mundo médico não querem que saibamos onde falham, a situação nos é apresentada como um dia limpo. Uma das falhas que ocultam de nós é que a medicina e a ciência não sabem praticamente nada sobre a causa dos diabetes tipos 1 e 1,5. Para encobrir essa falta de conhecimento, progresso, compreensão e realização no que diz respeito ao pâncreas, eles apontam para a velha teoria da autoimunidade como lei.

Os vírus que ninguém percebe que podem prejudicar cronicamente o pâncreas, causando diabetes tipos 1 e 1,5, são os da família do herpes. Isso não significa que você vai ter um diagnóstico de um vírus da família do herpes ou que isso vai aparecer em um exame de sangue; há muitas linhagens virais não descobertas que passam despercebidas ou não diagnosticadas. Lentamente, um desses vírus pode atacar o pâncreas, fazendo-o tornar-se disfuncional com o tempo. É por isso que muitos diabéticos tipos 1 e 1,5 passam por mais problemas à medida que envelhecem: porque o vírus, não detectado por exames médicos, nunca foi impedido.

Quando é um golpe que machuca o pâncreas, a glândula pode desenvolver tecido cicatricial com o tempo. O tecido que era saudável pode se tornar menos viável e perder a vida, microadesões podem crescer e o estado do pâncreas pode piorar, causando ou diabetes tipo 1 ou diabetes tipo 1,5. A medicina e a ciência ainda estão a gerações de descobrir essa verdade ou de apontar em que parte do pâncreas o problema diabético de cada indivíduo se encontra. O problema está apenas encaixotado com o papel de embrulho da autoimunidade e um laço bonito e posicionado diante de nós como se fosse um presente.

O fato de terem notado a existência do diabetes tipo 1,5, apesar de ele ter sido considerado erroneamente como autoimune, é um progresso para a comunidade médica. Mas ainda não é o seu melhor. Se a medicina e a ciência percebessem de verdade todos os níveis sutis distintos de diabetes, elas identificariam diabetes tipos 1,1 até 1,9 também. Além disso, o mundo médico também perceberia que além do diabetes tipo 2 há os tipos 2,1 até o 2,9. Além disso, cada pessoa é única, e há variações sutis que diferenciam o caso de diabetes de cada pessoa um pouco do caso das outras. Há muito mais para o mundo aprender sobre os problemas do pâncreas e do fígado que causam diabetes.

Estudar diversos indivíduos que estão todos fazendo as mesmas coisas também não revela o que leva certas pessoas a desenvolverem diabetes. Há dezenas de causas que os pesquisadores não percebem que são grandes fatores de por que diferentes pessoas que seguem o mesmo plano de dieta e os mesmos exercícios terão resultados diferentes na saúde. Uma pessoa, por exemplo, pode ter sido exposta a certas substâncias tóxicas enquanto outra herdou metais pesados ou tem uma carga maior de patógenos. O nível de estresse na vida de outro indivíduo, se uma dieta e um programa de exercícios não estiverem sendo aplicados como apoio, pode acelerar um caso de pré-diabetes. O local onde essa pessoa trabalha ou vive, a água que bebeu durante a vida – tudo isso faz diferença e ainda assim esses fatores não são considerados em estudos, então a variabilidade de quem desenvolve diabetes ou não é resumida na genética. Essa distração da genética só impede o progresso. Ainda que possa parecer um avanço, não está levando à verdade; cada progresso aparente está construindo uma barreira entre nós e a verdade, impedindo a nós e até à medicina de chegar às respostas sobre o porquê de as pessoas desenvolverem diabetes e de como elas podem melhorar.

Além disso, esses fatores adicionais não nos dão a causa. É óbvio que os tipos de alimentos que consumimos determinam nossa cura ou piora de muitas maneiras, e a prevenção. E seguir uma dieta da moda não é tratamento garantido e não assegura a prevenção, a menos que os alimentos sejam incluídos na dieta para ajudar contra o problema subjacente – e como um profissional da saúde poderia desenvolver um programa assim sem um conhecimento verdadeiro do que de fato causa o diabetes? Parar de comer alimentos como *donuts* e massas vai ajudar na sua saúde. Além da remoção de alimentos ruins e outras coisas evidentemente venenosas, no entanto, as dietas são jogos de adivinhação, como bater um tapete no vento. Não há nada de ruim a princípio em seguir uma dieta da moda; muitas pessoas podem obter bons resultados com jogos de adivinhação. Porém, às vezes, o vento pode soprar na outra direção. O jogo pode fazer com que toda a poeira e a sujeira das quais você está tentando se livrar se voltem para o seu rosto, chegando a cair no seus olhos e tornando-o cego para a verdade.

Em outras palavras, o nível de A1C de uma pessoa pode melhorar com uma dieta da moda. O plano alimentar pode aparentar manter o diabetes tipo 2 sob controle. Pode ser que você precise de menos insulina e medicações, ou talvez o seu pré-diabetes ou o diabetes tipo 2 desapareça milagrosamente por um tempo. Seu estresse diminui, o vento está soprando na direção certa; tudo parece muito recompensador. O problema é: isso é imprevisível. Muitas pessoas verão que param de melhorar depois de um tempo, e podem até regredir. Isso porque há muito mais na história da sua saúde, do seu corpo, dos seus órgãos e da sua glicose no sangue do que simplesmente evitar açúcar e outros carboidratos. O motivo de este capítulo fazer parte deste livro é que a origem dessa história está no fígado, continua com o fígado e tem tudo a ver com o fígado. Mesmo quando seus sintomas estão controlados, mesmo quando parece que sua dieta de baixos carboidratos e de baixo açúcar está melhorando tudo, mesmo quando você mantém sua dieta sempre igual, seu fígado está muito provavelmente piorando – o que significa que o diabetes pode estar esperando por você com a próxima mudança do vento. Aqui, agora, é finalmente o momento de dar ao fígado a atenção que ele merece.

SEU HERÓI, O FÍGADO

Sim, é importante evitar carboidratos improdutivos, açúcares refinados e alimentos industrializados. Os médicos nos recomendam nos livrar dessas coisas por um bom motivo. Do contrário, ficaremos mais resistentes à insulina e nossa glicose no sangue ficará mais instável. Nosso A1C ficará fora dos níveis normais. Nosso açúcar em jejum e fora de jejum ficarão errados; seremos instruídos pelos nossos médicos a diminuir drasticamente ou até mesmo remover carboidratos e açúcares da nossa dieta.

O primeiro problema é: esse conselho será indiscriminado. Açúcares naturais e outros carboidratos saudáveis de alimentos como frutas, mel, abóbora e batata estarão entre os que você não quer na sua vida, enquanto a verdade é que eles são CLC; eles contêm alguns dos exatos elementos curativos de que você mais precisa. O segundo problema é: também lhe dirão que deve manter a gordura na sua dieta. Não somente isso, muitos profissionais da saúde aconselharão você a acrescentar ainda mais gordura na dieta – muitas vezes usando o termo "alta proteína", enquanto a verdade é que alta proteína significa alta gordura.

Essa combinação de limitar carboidratos e aumentar as gorduras é uma armadilha para os diabéticos. Não ser capaz de conseguir um açúcar saudável de que o corpo precisa desesperadamente enquanto se é prejudicado pela lei das proteínas e do aumento da gordura no sangue, mesmo se forem de fontes saudáveis como oleaginosas ou cereais, acaba piorando a saúde de muitas pessoas. É especialmente tocante quando consideramos que, em primeiro lugar, o pré-diabetes e o diabetes tipo 2 se desenvolvem com dietas de alto teor de gordura.

É isso mesmo: o diabetes não surge com falta de exercício, açúcar e carboidratos. Ele começa como um problema hepático em seus estágios iniciais: um fígado preguiçoso, estagnado ou pré-gorduroso, indetectável com exames médicos. Lembre-se: um trabalho importantíssimo do fígado é salvar o pâncreas – proteger essa flor delicada como um guarda para que não desenvolvamos diabetes.

O armazenamento de glicose do fígado é uma grande parte da prevenção do diabetes. Como vimos no Capítulo 3, nosso fígado pega a glicose dos alimentos que ingerimos e guarda um pouco dela fresca em prontidão. Ele armazena o restante da glicose extra como glicogênio, um carboidrato pastoso e denso que se transforma novamente em glicose quando o fígado o ativa com moléculas preciosas de água concentrada e um composto químico que ele produz para trazer o glicogênio de volta à vida. O fígado armazena essa glicose e esse glicogênio preciosos por uma variedade de motivos importantes, inclusive por causa de algumas funções químicas não descobertas do órgão. Uma função muito importante é garantir que não fiquemos diabéticos. A variabilidade de quem desenvolve ou não desenvolve diabetes não tem nada a ver com genes. Está relacionada com o fato de o fígado armazenar ou não de glicose e glicogênio suficientes.

O fígado sabe que, no planeta Terra, nem sempre teremos acesso a alimentos. Ele tem uma compreensão codificada em suas células de que, desde o começo da humanidade, passamos por momentos em que precisamos perder refeições. Nunca houve uma garantia de que teremos acesso conveniente à nutrição. Pode ser uma semana sem encontrar alimento ou, nos tempos modernos, um dia em que subsistimos com café até ter a nossa primeira refeição às duas ou três da tarde. Mesmo com alimentos perfeitos e curativos nas nossas mãos, às vezes decidimos não comer, e o fígado sabe disso. Dentro da própria natureza do fígado desde muito antes de nascermos, está o conhecimento de como liberar o glicogênio armazenado e convertê-lo em glicose acessível para ser liberada na nossa corrente sanguínea a fim de estabilizar o nível de glicose no sangue quando não comemos. Isso é importantíssimo e significa muito para todos, desde os que têm diabetes, passando pelos que o estão desenvolvendo até os que não o têm e querem continuar assim.

Se o fígado enfraquece por causa de alimentos de alto teor de gordura, patógenos, metais pesados tóxicos ou outros venenos, ele não consegue mais armazenar glicose e glicogênio como armazenava antes e é forçado a consumir todas as reservas de combustível para lidar com a sobrecarga tanto das substâncias problemáticas quanto das suas responsabilidades, enquanto tenta manter tantas outras funções cruciais do corpo operantes. Desequilíbrios de glicose no sangue começam com o fígado perdendo seu estoque de glicose. Surrado e desequilibrado, as reservas do fígado caem até que ele não tem mais glicose e glicogênio o suficiente para proteger o pâncreas. Normalmente, o pâncreas é bastante estável, capaz de manter uma liberação de insulina constante, equilibrada e pontual, porque a liberação do fígado de glicose e glicogênio mantém equilibrada a glicose no sangue. Sem o fornecimento de glicose entre as refeições do fígado para manter o sangue estável, o pâncreas sente a pressão e perde sua estabilidade, sendo forçado a variar entre altos e baixos na sua produção de insulina. Esses altos ocorrem quando o pâncreas envia insulina para buscar cada bocado de açúcar que puder levar para as células do corpo. Muita gordura na corrente sanguínea dificulta ou impossibilita esse trabalho. Como resultado, o pâncreas enfraquece, a produção de insulina diminui, e a resistência à insulina chega a um ponto crítico. A glicose no sangue ficará instável. É aí que pode ocorrer a hipoglicemia ou o médico observará níveis altíssimos de A1C e o rotulará como pré-diabético, e você estará a caminho de desenvolver um diabetes tipo 2.

O DESTINO SE RESUME À GORDURA

O açúcar não é o verdadeiro culpado pelo diabetes; a culpada é a gordura. O açúcar simplesmente revela o problema, como um mensageiro. Tire o açúcar – coloque a pessoa em uma dieta de alto teor de gordura e baixo teor de carboidratos – e o problema parecerá diminuir ou até mesmo ir embora. Parecerá que a glicose no sangue se estabilizou. Ela se estabilizará de fato? Na teoria, sim. Internamente, não. Eliminar o açúcar simplesmente oculta o fígado doente. E, se não consertamos o fígado doente, não consertamos a causa do problema, então não poderemos impedir que uma doença de glicose no sangue piore mais para a frente. Qualquer dieta natural ou regime de suplementos que pareça demonstrar resultados para pré-diabéticos ou no diabetes tipo 2 só o faz indiretamente por remover o mensageiro, o açúcar, e ajudar o fígado sem saber com algumas hortaliças, nutrientes e práticas como exercícios.

Não fomos feitos para sermos punidos pelo diabetes. Não fomos feitos para viver com medo de desenvolver essa doença aparentemente misteriosa. Se não conseguimos manter uma dieta estrita e nos exercitar todo dia, não fomos feitos para sermos derrubados. Em vez disso, se desenvolver diabetes, você precisa saber qual é a causa e trabalhar nela. Então ficará com mais espaço para cometer erros e não ser perfeito, pois sabe o que realmente importa com o diabetes e com outros problemas de glicose no sangue.

Saiba disto: se o teor de gordura em uma dieta é alto, não importa quantos prêmios ela tenha recebido, quão na moda esteja ou quão convincente seja, qualquer melhora de glicose no sangue será uma ilusão. Um fígado preguiçoso e estagnado continuará piorando com o tempo em uma dieta com muita gordura. Mesmo que as leituras de glicose estejam estabilizando, os problemas reais de glicose no sangue continuarão aumentando em silêncio. Isso simplesmente não ficará evidente porque não haverá um mensageiro (o açúcar) gritando que o perigo está próximo – mesmo que o perigo não tenha passado. No momento que você sair um pouco da dieta, comendo um *cookie*, um pãozinho de leite, um sanduíche de presunto e queijo ou seu sorvete favorito, as coisas sairão do controle. Seu nível de açúcar no sangue começará a mudar. Seu A1C sairá do controle. A resistência à insulina não estará mais oculta, passará a se exibir novamente. Seu médico diria que é porque você sucumbiu à vontade de comer açúcar ou outros carboidratos; o que o médico não sabe é que seu diabetes tipo 2, o pré-diabetes, a resistência à insulina, a hiperglicemia ou a hipoglicemia estavam lá o tempo todo fora do radar, esperando e causando destruição.

Como vimos no capítulo "Fome Misteriosa", quando o sangue está dominado pelas fontes de gordura da dieta, ele impede o fígado de receber glicose, não permitindo que restaure suas reservas. Não só isso, ele também impede o açúcar de realizar seu trabalho no corpo como um todo. Então, temos um sangue cheio de gordura da dieta – não confunda isso com uma pessoa acima do peso que carrega depósitos de gordura no corpo. Estamos falando de gordura no sangue, e há uma diferença; é possível ter um alto nível de gordura no sangue e ser magro. Quando o sangue está cheio de açúcar, por norma ele impede que o açúcar tenha acesso direto aos órgãos, glândulas e sistema nervoso, incluindo o cérebro. Gordura no sangue dificulta muito que o hormônio insulina se agregue ao açúcar e então fale para as células dos tecidos se abrirem e receberem esse açúcar, realizando sua função mais importante e sustentadora, como o combustível que nos mantém vivos.

Nós sentimos a privação de açúcar das nossas células – para funcionar, nosso corpo precisa de açúcar –, e isso se manifesta como fome. Muito frequentemente, recorremos ao açúcar improdutivo como resposta. Comemos queijo porque nos dizem que é proteína, enquanto na verdade é uma combinação de gordura e açúcar concentrados que não beneficia nossa saúde, porque a gordura não deixa o açúcar desempenhar sua função. Sentimos vontade de bolo de festa porque nosso corpo está com muita necessidade de açúcar – e, mais uma vez, trata-se de um açúcar ruim que entra em confronto instantaneamente com a gordura do bolo. Se você ficar ansioso com essa dieta de alto teor de gordura e baixo teor de carboidratos e pegar uma rosquinha com queijo cremoso pela manhã, seguida de uma bebida açucarada gelada depois do almoço e então uma taça de vinho após o jantar, o nível de glicose e a resistência à insulina ficarão mais problemáticos. Você pensará que é porque a gordura era sua aliada e essa introdução de açúcar é o verdadeiro problema. Na verdade, o problema estava lá o tempo todo, proveniente do alto nível de gordura na sua corrente sanguínea resultante de tudo o que você estava comendo; o açúcar simplesmente o revelou. Os alimentos extras deixaram cada vez mais óbvio que a dieta de alto teor de gordura não o sustentava. Eu não estou defendendo os alimentos acima como se fossem saudáveis. Farinhas e açúcares refinados e industrializados não são ideais – coisas como farinha branca, xarope de milho, açúcar refinado e xarope de agave não ajudarão com a sua saúde.

O VERDADEIRO APOIO AO AÇÚCAR NO SANGUE

Em uma moda mais saudável, disseram-nos para comer maçãs-verdes e frutas vermelhas porque são de baixa glicemia e seguras. Os especialistas observaram que podemos comê-las em dietas da moda de alto teor de gordura, mas isso não significa que essas frutas sejam respeitadas. Elas são apenas toleradas – permitidas com sentimentos contraditórios e até mesmo medo. A verdade é que as frutas são tão toleráveis que o pouco de açúcar delas não entra em conflito com as gorduras; são açúcares saudáveis e naturais que um diabético em uma dieta de alto teor de gordura pode tolerar. É muito bom que as pessoas estejam incluindo em suas vidas o presente de Deus que são essas frutas. Ainda assim, chamar essas frutas de "seguras" foge completamente à questão. Deveríamos poder comer mais do que uma maçã-verde e algumas framboesas. Deveríamos poder optar por incluir todas as frutas na nossa dieta, mesmo se fôssemos diabéticos. No fim das contas, são esses açúcares naturais que reverterão e curarão as doenças do fígado, de modo que não teremos mais diabetes tipo 2 (ou pré-diabetes, hipoglicemia, hiperglicemia ou resistência à insulina).

Muita gordura interfere na recuperação completa. Mesmo uma dieta com gorduras diversificadas, que traga bastante coco, abacate, oleaginosas, cereais e carnes mais magras, além de incluir muitas hortaliças – uma dieta que muitos especialistas consideram como encontrar petróleo no que diz respeito à saúde –, ela ainda resulta em muita gordura na corrente sanguínea. Mesmo representando uma melhora e uma dieta mais saudável, ela ainda oculta problemas de glicose no sangue que continuam aumentando no plano de fundo. Ela ainda prejudica o fígado.

No fim das contas, o fígado precisa desesperadamente se recuperar para que uma pessoa deixe para trás o diabetes tipo 2 e outros problemas relacionados à glicose no sangue. Não é irônico que aquilo de que o fígado realmente precisa, glicose de alta qualidade, é do que as dietas populares de hoje nos afastam ao limitar ou eliminar carboidratos saudáveis? Não é possível reverter completamente o pré-diabetes ou o diabetes tipo 2 – a longo prazo, de uma vez por todas – se o fígado não pode restaurar suas reservas de açúcar. A única maneira de fazer isso é consumindo menos gordura e incluindo açúcares naturais e outros carboidratos saudáveis – isto é, CLC.

Os diabetes tipos 1 e 1,5 também podem melhorar e até mesmo ser curados em casos raros, mas necessita de muita diligência, esforço, compreensão e mais mimos para o fígado e o pâncreas. Os alimentos são importantes para os diabetes tipos 1 e 1,5 do mesmo modo que são importantes para o diabetes tipo 2. Também devemos nos preocupar com a gordura e não com o açúcar para proteger o fígado com essas doenças; a gordura no sangue não deve estar alta. Quando um patógeno viral está lentamente causando danos ao pâncreas, também é importante manter distância de alimentos que alimentam os vírus, os mantêm vivos e permitem a eles continuar causando danos. E, ainda assim, os melhores especialistas do campo e a literatura que encontramos por aí não identificam o que os vírus comem ou que eles comam para começo de conversa, ou que eles podem prejudicar o pâncreas causando diabetes tipos 1 e 1,5 ou prejudicar o fígado, causando diabetes tipo 2. Essas fontes ainda estão em negação. A verdade duradoura que estará lá esperando por elas quando estiverem prontas é a de que os vírus podem tirar energia dos alimentos que comemos, e esses alimentos podem avançar ou limitar a causa de um vírus. Esse é um dos motivos pelos quais a Parte IV deste livro oferece orientações de dieta, para que possamos ficar atentos ao que alimenta os vírus enquanto incluímos na nossa dieta os que os repelem. Se você sentir que já está praticando uma dieta que está funcionando, poderá obter ainda mais controle sobre seu diabetes tipos 1 ou 1,5 evitando os alimentos que alimentam vírus descritos no Capítulo 36, "Substâncias Problemáticas para o Fígado".

Não importa qual doença de glicose no sangue tenhamos, quando diminuímos a ingestão de gordura na nossa dieta – o que significa diminuir a ingestão de proteínas, devemos considerar gordura e proteína como a mesma coisa para entender de verdade o que comemos –, estamos curando nosso fígado. Não estamos ocultando nada, do modo como uma dieta de alto teor de proteínas e baixo teor de açúcar faz. Estamos consertando o verdadeiro problema. Se você gosta de proteína animal, use carnes mais magras e coma menos porções. Se sua dieta for baseada em vegetais, consuma menos oleaginosas, cereais, coco e óleos. E, independentemente da sua dieta, tente se abster de ovos e laticínios se possível. Diminuindo a gordura na corrente sanguínea e incluindo mais alimentos que podem ajudar com o verdadeiro problema, saímos do ciclo vicioso que acontece com todo diabético e não diabético que corta carboidratos: os desejos que levam a um colapso, os alimentos proibidos quando as células clamam por alívio, as consequências da alta gordura mais o açúcar e tudo de novo. As modas que são contra as frutas nos ensinam a ter medo e histeria; então, quando temos desejo por açúcar, ficamos de costas para a parede. Em vez de optar por frutas, muitas vezes buscamos as escolhas antigas, familiares e improdutivas que comíamos antes de ficar doentes.

A necessidade de glicose para sobreviver e crescer é inevitável. Quando o nível de gordura no sangue está alto, significa que o corpo não será capaz de usar apropriadamente o açúcar dos alimentos improdutivos que comemos de modo frenético, então o açúcar não terá para onde ir e começará a causar problemas. A ação-chave de diminuir as gorduras radicais ajuda a proteger e restaurar o fígado. Não há problema em incluir algumas gorduras mais saudáveis, contanto que a corrente sanguínea não fique saturada de gordura. (Todos conhecemos a expressão gordura saturada. Não é disso que estou falando aqui. Quando digo "uma corrente sanguínea saturada de gordura", quero dizer gordura, saturada ou insaturada, saudável ou não, ruim ou boa, dominando a corrente sanguínea.)

Diminuir as gorduras significa que podemos permitir açúcares e carboidratos na dieta sem causar instabilidades de glicose no sangue e resistência à insulina. Em vez de limitar-se a algumas fatias de maçã e uma tigela de frutas vermelhas, se estiver reduzindo sua ingestão de gordura você pode incluir batata, batata-doce, abóbora, banana e todas as outras frutas na sua dieta. Isso nos protege contra o impulso irresistível de abusar de um mau carboidrato quando as reservas de glicose ficam extremamente baixas. Quando o nível de gordura no sangue está baixo e escolhemos açúcares naturais e corretos, eles beneficiam a qualquer um com algum problema de saúde, incluindo os diabéticos, de maneiras nunca ditas.

As hortaliças são ainda muito importantes. Verduras como alface, rúcula e espinafre; ervas como salsinha e aipo; tomate e pepino (tecnicamente frutas); e nossos outros vegetais favoritos são necessários na dieta, em parte para fornecer sais minerais – o tipo certo de sódio, que desempenha uma função na ligação com açúcares naturais. A medicina e a ciência ainda não descobriram esse processo de sais minerais ajudando a levar a glicose para as células de forma mais eficiente, com o mínimo possível de resistência, e ainda assim trata-se de algo vital. Isso explica por que as pessoas adoram tanto vitaminas verdes e por que fazer lanches com aipo ou verduras além de frutas é uma escolha ideal para regular a glicose no sangue.

Por mais importantes que sejam as hortaliças, ainda precisamos de abóbora, batata-doce, batata e frutas para as calorias. Melão por si só é uma opção fantástica. Muitas vezes dizem para os diabéticos que fiquem longe do melão, mas a realidade é que melão e melancia são alimentos incríveis para os diabéticos por conterem sódio natural combinado com açúcar natural. (Lembre-se de comer melão de estômago vazio a fim de evitar dores estomacais, uma vez que esse alimento pré-digerido fica preso no estômago e nos intestinos por alimentos que levam mais tempo para serem digeridos.) Se você gosta de vitaminas verdes e as faz principalmente com verduras e apenas um toque de fruta, ficará com fome, porque seu corpo clama por calorias, e você pensará que precisa de um iogurte, ou de manteiga de amêndoas ou de um ovo cozido (fontes de gordura) para se sustentar. Faça com que mais das suas calorias sejam derivadas de carboidratos e açúcares naturais e saudáveis do que de gordura, e melhoras virão – a ajuda estará a caminho.

Um dos motivos de os exercícios ajudarem tanto no controle do diabetes e do pré-diabetes é que eles queimam calorias da gordura e ajudam na circulação, oxigenando mais o sangue e levando esse oxigênio para o fígado. Como aprendemos, quanto mais gordura na corrente sanguínea, menos oxigênio. Caminhar, correr, andar de bicicleta, exercitar-se, praticar esportes – essas coisas ajudam a usar as calorias da gordura que, de outro modo, seria difícil usar de maneira eficiente. Fontes animais de proteína, por exemplo, trazem consigo calorias de gordura que são mais difíceis de serem digeridas de uma vez pelo corpo do que as calorias de gordura de fontes como o coco ou o abacate. (É um bom motivo para reduzir proteínas animais de, digamos, três porções ao dia para uma e então substituí-las por algumas calorias de gordura mais fáceis de usar.) Os exercícios dão ao corpo uma maneira de usar essas calorias de gordura, não importa a origem. O que faz uma diferença ainda maior é se a pessoa se exercitar enquanto também estiver praticando uma dieta com baixo teor de gordura. A circulação e a oxigenação do sangue melhoram ainda mais, resultando em melhoras mais rápidas e mais fortes na saúde do fígado, o que, por sua vez, pode ajudar a corrigir um pré-diabetes ou um diabetes tipo 2 e fornecer uma base muito importante para ajudar a melhorar e até mesmo curar os diabetes tipos 1 e 1,5 – algo que dizem ser impossível tanto no mundo médico convencional quanto no alternativo. É possível em casos raros, quando sabemos o que estamos fazendo.

QUANDO O ASSUNTO É O CORAÇÃO

O papo da medicina atualmente é que, se você tem diabetes, tem maior risco de desenvolver doenças cardíacas. Isso se dá porque, no caminho, os médicos descobriram que muitas vezes medicações para o coração eram prescritas com medicações para diabetes. Sem entender o verdadeiro vínculo, eles atribuíram essa ocorrência simultânea aos mesmos elementos do diabetes: falta de exercícios, dietas ruins e a teoria sempre presente usada para explicar qualquer doença que não faça sentido – os genes.

A verdade é que a glicose serve de combustível para o coração. Esse órgão muscular, quando não recebe glicose suficiente – pelo fato de as reservas de glicose e glicogênio do fígado terem acabado –, pode atrofiar ou crescer. Então aqui está o vínculo: o armazenamento de glicose do fígado. Já vimos como isso influencia o diabetes. Para proteger o coração, o fígado precisa ter bastante glicose pronta para ser enviada pelo sangue direto ao coração, alimentando-o da mesma forma que os outros músculos do corpo. Se estamos em uma dieta rica em gordura, o coração tem dificuldade para receber essa glicose crucial. Consideramos que as proteínas fazem os músculos crescerem, enquanto a verdade é que os músculos crescem quando os usamos e os abastecemos com carboidratos e açúcares de qualidade – e porque nosso fígado mantém o sangue limpo de modo que os carboidratos e os açúcares não se misturem com toxinas e outras substâncias problemáticas do sangue sujo, permitindo aos nossos músculos recebê-los em sua forma mais pura.

Nosso coração precisa muito de açúcares; então, quando falta glicose e glicogênio nas reservas do fígado por muito tempo, o coração não recebe os açúcares de que precisa diariamente, tendo mais propensão a ficar doente de alguma forma. Um fígado doente sem reservas de glicose e glicogênio e uma corrente sanguínea constantemente cheia de gorduras durante anos – é assim que doenças no coração e diabetes podem se desenvolver; esse é o vínculo. Cure seu fígado e reabasteça suas reservas, assim estará ajudando a cuidar dos dois problemas.

O ELEMENTO ADRENAL

Não podemos discutir diabetes sem falar de adrenalina. As glândulas adrenais possuem o mecanismo de proteção de liberar adrenalina para o corpo usar como um tipo de açúcar não calórico, como substituto quando acaba a reserva de glicose e glicogênio do fígado. Não queremos ter de nos apoiar nesse substituto. É importante sempre ter açúcar suficiente no fígado ou na corrente sanguínea, para que não tenhamos de ser salvos pelas glândulas adrenais.

O problema é que não percebemos que estamos nos apoiando nas glândulas adrenais. Basicamente, somos treinados a esgotar nosso fígado e a pular refeições ou lanches para cumprir com outras obrigações como a escola, o trabalho e cuidar de nossa família. Não temos ideia de que o nosso fígado perde suas reservas e a adrenalina se torna a nossa glicose substituta, que acaba prejudicando o pâncreas. Se o comportamento de funcionar à base de adrenalina continua, pelo colégio, pela faculdade e muito além, o fígado passa todos esses anos recolhendo adrenalina enquanto o pâncreas também é prejudicado por ela, causando ainda mais danos ao fígado e ao pâncreas.

Para muitas mulheres, é por volta dos 30 anos (e para muitos homens, por volta dos 40) que as glândulas adrenais enfraquecem, tornando-se incapazes de substituir a glicose. Com as reservas do fígado de glicose e glicogênio também esgotadas, o cenário fica propício para a hipoglicemia, a hiperglicemia ou o diabetes.

Para impedir ou reverter esse processo, leve as suas medidas curativas um passo adiante, diminuindo a gordura, aumentando os carboidratos saudáveis e os açúcares naturais e praticando mais exercícios que oxigenam o sangue – e acrescente lanches constantes na sua vida. Comendo um lanche nutritivo ou uma refeição a cada uma hora e meia ou duas horas, nos prevenimos contra as quedas de glicose no sangue que forçam as glândulas adrenais a entrarem em ação. Em troca, salvamos nossas glândulas adrenais, nosso fígado e nosso pâncreas e entramos no verdadeiro caminho da cura.

CAPÍTULO 16

O Mistério da Pressão Alta

Milhões de norte-americanos – e muitos mais no restante do mundo – não têm problemas de coração, vasculares ou dos rins identificáveis, mas ainda assim ouvem dizer que têm pressão alta. Ficar à espera no consultório médico e receber aquele rótulo de *hipertensão* parece ser mais conclusivo do que realmente é. Apesar da palavra grande, ainda nos deixam no escuro. Muitas vezes, quando um médico diagnostica um problema de hipertensão, a causa verdadeira da pressão alta continua sendo um mistério para a medicina e a ciência. Como com o diabetes tipo 2, o mistério de quem desenvolve essa doença muitas vezes é simplificado em estilo de vida, descartado como uma necessidade de se exercitar mais e comer "direito" e, se isso não funcionar, tomar medicamentos. Ah, se a comunidade médica soubesse que isso não é tudo! A pressão alta muitas vezes tem mais a ver com o fígado do que com o sistema cardiovascular.

FATORES OCULTOS DA HIPERTENSÃO

Já usou um canudo em um copo de água? Você puxa, a sucção puxa o conteúdo do copo para sua boca com facilidade, e então é só engolir. Refrigerantes de cola, com sua natureza de xarope, precisam de um pouco mais de esforço para serem puxados pelo canudo. O que acontece se estiver tomando um *milkshake*? Puxar o conteúdo pelo canudo se torna mais difícil; mais sucção será necessária. E se você tentar puxar gelatina pelo canudo? Verá que é muito difícil.

O coração puxa o sangue diretamente do fígado. Quando o fígado está em boas condições, é como puxar água pelo canudo. Quando o fígado está estagnado, preguiçoso, quente, gorduroso ou tóxico, ele vira um filtro entupido e sujo. Como resultado, ele fica inflamado e constrito, sem conseguir processar bem o sangue, e o sangue não pode passar por ele tão facilmente quanto deveria. Ele deixa o sangue mais sujo e mais espesso com detritos e aumenta a sucção necessária para que o coração bombeie o sangue do fígado. À medida que o fígado vai ficando cada vez mais congestionado por causa de alimentos prejudiciais enquanto estamos cronicamente desidratados, como todos somos, o coração pode ser forçado a usar 10 ou até mesmo 50 vezes a energia normal para bombear o sangue pelo corpo. Ele passa de puxar água por um canudo para refrigerante, *milkshake* e gelatina. O resultado de toda essa sucção é uma pressão maior – isto é, pressão alta. Aí nasce a pressão alta misteriosa.

Para salvar o coração do estresse da hipertensão, a comunidade médica deveria observar o fígado para entender essas mecânicas de como um fígado sobrecarregado leva a um sistema cardiovascular sobrecarregado. Se ela o fizesse, descobriria que o fígado desempenha um papel aqui, mesmo quando os exames tradicionais que vimos no Capítulo 9, "O Jogo de Adivinhação das Enzimas Hepáticas", não indicam problemas e, então, concluiria que essa variedade de pressão alta deveria ser diagnosticada como hipertensão hepática. Ela descobriria que, mesmo quando uma artéria entupida é claramente diagnosticada, o problema começou com o fígado de um modo ou de outro. Isso capacitaria os pacientes a irem até a fonte e limparem o fígado para obter alívio. Persuadiria pacientes que ainda não sofrem para cuidar do fígado como primeira medida a fim de evitarem a possibilidade de desenvolver pressão alta.

Eu sei que cuidar de qualquer um ou de qualquer coisa – seja um porquinho-da-índia, nós mesmos ou outra pessoa – não é fácil. A maioria das pessoas vive a vida presas por um fio, simplesmente fazendo o que podem para sobreviver e passar o dia. Cuidar do nosso fígado e da pressão alta pode não estar no topo da lista. Nos momentos em que ficamos mais seguros e temos um pouco mais de espaço mental, ao menos então sabemos o que fazer. Sem esse conhecimento, não temos nem mesmo a oportunidade de evitar ou resolver de verdade o problema.

Sim, uma dieta ruim e a falta de exercícios podem levar à pressão alta – porque podem afetar o fígado de modo negativo. Como sempre, no entanto, temos de saber que dietas "ruins" e "boas" não são necessariamente o que nos fizeram acreditar que são. No caso da hipertensão misteriosa, devemos evitar dietas ricas em gordura, sal e vinagre. Repare que não mencionei o açúcar. Ainda que, popularmente, as dietas excluam o açúcar, ele na verdade não influencia a hipertensão hepática. Além do álcool, uma substância problemática óbvia para o fígado, é de fato com o excesso de gordura, sal e vinagre que devemos nos preocupar – o que pode ser uma surpresa, uma vez que muitas dietas se baseiam nessas coisas. A maioria das pessoas está em uma dieta rica em gordura, muitas delas sem perceber que a maioria de suas calorias vem da gordura, e não tem ideia de que, por anos, o excesso de gordura que vem consumindo foi tornando seu sangue mais espesso e mais pastoso e, ao mesmo tempo, congestionando e desidratando o fígado, com células de gordura se acumulando dentro e em torno do órgão. Com o sal, quando nos excedemos com os tipos errados, especialmente em combinação com muitas gorduras radicais na dieta, a gordura na corrente sanguínea é forçada a encapsulá-lo, o que gera células de gordura desnaturadas e desidratadas que são mais difíceis para o fígado eliminar do corpo; as células desnaturadas de gordura acabam ficando no fígado. (Por outro lado, sais minerais de fontes integrais, principalmente os presentes no aipo, são muito bons para o fígado e para o equilíbrio da pressão sanguínea, diminuindo-a quando está alta e aumentando-a quando está baixa.) Além disso, as pessoas não percebem que o vinagre pode contribuir no caso de um fígado preguiçoso e estagnado quase tanto quanto o álcool. (Leia o Capítulo 34, "Desmistificando os Mitos sobre o Fígado", o Capítulo 35, "A Moda da Alimentação com Alto Teor de Gordura", e o Capítulo 36, "Substâncias Problemáticas para o Fígado", para saber mais sobre gordura, sal e vinagre.)

Então há as pessoas que praticam o que é uma dieta saudável de verdade. Elas mantêm a gordura baixa, e as gorduras que comem são de alta qualidade. Não comem muito sal ou vinagre e não bebem muito álcool. Elas se exercitam. Como, então, explicar a hipertensão misteriosa? Como vimos no Capítulo 8, "Fígado Preguiçoso", um fígado preguiçoso e estagnado pode ter uma outra fonte: toxinas. Sejam metais pesados, patógenos como o EBV, detritos virais, plásticos, DDT, cloro, flúor, ou qualquer outro veneno, o acúmulo pode entupir o fígado também, com o mesmo efeito de forçar o coração a bombear com mais força, assim aumentando a pressão sanguínea. Se você acha que não pode ter sido exposto a nenhuma dessas substâncias, pergunte-se se já fez um tratamento com flúor no dentista. Até mesmo um só durante a vida toda? Onde foi todo o flúor que entrou em sua boca? Por acaso ele desapareceu? Ele foi direto para o seu fígado, e esse subproduto da fabricação de alumínio está lá desde que você fez seu tratamento com flúor. No caso do DDT, você pode achar que, se seus parentes não forem de uma área rural, não pode ter herdado esse pesticida da sua família; tudo indica que você herdou.

Não é uma coisa ou outra, "estilo de vida" ou toxinas. É possível que uma pessoa tenha um pouco de cada coisa: falta de atividade, alimentação ruim, toxinas dentro do fígado – mais alguns fatores extras. Em todos os casos, é importante abordar a desidratação. Só nos Estados Unidos, a maioria das pessoas é cronicamente desidratada, o que engrossa o sangue, contribuindo para o desgaste do coração ao bombeá-lo do fígado.

Por fim, devemos levar em conta o estresse. Podemos ouvir falar que a hipertensão é causada pelo estresse, contraindo vasos sanguíneos no corpo todo. Na verdade, ataques de estresse são apenas as raspas de chocolate em cima do bolinho da pressão alta. É preciso muito mais para fazer a massa que vira o bolinho. Há pessoas sob pouquíssimo estresse que vivem diariamente com hipertensão. E há pessoas sob um estresse enorme que não desenvolveram hipertensão, porque não têm um problema hepático ainda. Não quer dizer que uma pessoa que não tenha hipertensão não a desenvolverá com o tempo; tudo indica que ela, uma hora ou outra, terá um problema hepático que acarrete pressão alta.

A verdadeira relação entre o estresse e a pressão alta tem a ver com a adrenalina e o fígado. O fígado é onde fica a coragem – a nossa bravura vem dele –, o que também significa que o fígado paga o preço de cada batalha diária que enfrentamos. Quando somos forçados além do nosso limite, nossas glândulas adrenais liberam adrenalina de estresse, que, como tem lido, o fígado deve sugar como uma esponja para proteger o corpo de danos – e um fígado saturado de adrenalina dificulta que o sangue seja processado e vá de volta para o coração.

Nossas glândulas adrenais produzem diferentes misturas de adrenalina para situações diversas. Há uma grande diferença entre o seu fígado absorver misturas de adrenalina do dia a dia, como a de fazer uma caminhada ou sonhar, e as misturas de momentos de confronto, ataques, medo, raiva e perda de confiança. Por isso é preciso um fígado corajoso para absorver essa adrenalina de momentos intensos. Quer por alguém cortando-o na rodovia, por uma discussão no trabalho ou uma emergência familiar, o fígado precisa aguentar o pico de adrenalina; é como uma invasão de fogo que pode prejudicar os elfos dos lóbulos do fígado se não estiverem em ótimas condições para neutralizá-la, e esse dano dificulta que o sangue passe pelo fígado, aumentando a pressão sanguínea. O fígado faz isso, mas com o mesmo espírito de sacrifício de um pai se jogando na frente de uma bala por sua filha: o que for necessário.

SOLUCIONANDO A EQUAÇÃO

A exata equação de cada pessoa diante desses diferentes fatores de hipertensão é única. O que se pode concluir com todas elas é que, para levar a pressão de volta para níveis normais, é essencial cuidar do fígado. Se não cuidarmos do fígado, não poderemos cuidar de verdade do nosso coração e do sistema vascular. Poderíamos estar fazendo tudo o que já ouvimos falar antes, como nos exercitar, ficar longe do bolo de chocolate, tomar suplementos bons para o coração e praticar uma dieta de baixo teor de carboidratos e alto teor de proteínas com muitas hortaliças e, ao menos, estaríamos melhor do que se não estivéssemos nos exercitando e tentando comer da maneira mais saudável que conhecemos. Ainda assim, as recomendações comuns por aí não abordam a verdadeira fonte da saúde do coração: o fígado. Mesmo se você for todo músculos e não tiver nem um pouco de gordura visível, isso não significa que esteja protegendo seu coração. Os ataques cardíacos de hoje vêm independentemente de estarmos saudáveis, praticando exercícios cárdio, levantando pesos ou não. Não há discriminação nesse ponto. O sangue espesso e o fígado enfraquecido e doente são os responsáveis pela epidemia de ataques cardíacos. Por outro lado, se cuidar do seu fígado, estará ao mesmo tempo se protegendo de doenças vasculares e do coração.

CAPÍTULO 17

O Mistério do Colesterol Alto

Quando se trata de colesterol, assim como com a pressão sanguínea, costumamos pensar que ele tem tudo a ver com o coração e o sistema vascular. Conhecemos os termos *HDL* (lipoproteínas de alta densidade), *LDL* (lipoproteínas de baixa densidade) e *VLDL* (lipoproteínas de muito baixa densidade), embora existam mais variedades de proteínas, triglicerídeos e lipoproteínas que a medicina e a ciência ainda não descobriram. Imaginamos o endurecimento de artérias e placas dentro das válvulas do coração, e com razão.

Como isso começa? Elas não podem se formar sozinhas, do nada. Não acordamos uma manhã com colesterol elevado porque a fada do colesterol nos visitou à noite e, em vez de trocar um dente por 25 centavos, trocou nossa paz de espírito por uma prescrição de estatinas. O colesterol ruim elevado ou mesmo o colesterol bom reduzido sempre vêm de algum lugar.

A medicina e a ciência explicam esse mistério dizendo que, além dos alimentos ricos em colesterol que escolhemos, nosso corpo cria esse colesterol problemático. É uma explicação simples para nos satisfazer. E, com certeza, comer menos frituras, óleo e menos *cheeseburgers* melhora a nossa vida e o nosso nível de colesterol. Ao mesmo tempo, o colesterol alto misterioso é maior, mais malvado e mais simples do que a comunidade médica acredita ser.

O PAPEL DO FÍGADO NO COLESTEROL

As condições do colesterol alto têm tudo a ver com o fígado, o mestre em equilibrar, regular, armazenar, organizar e muito mais. A esta altura você já sabe muito bem que, não importa quão mestre seja, enquanto cuida de nós a cada momento de sono e vigília sem ser restaurado, o fígado é prejudicado. Uma das vítimas é a regulação do colesterol. A extraordinária função química do fígado de criar o que chamamos de colesterol bom (HDL) passa a enfraquecer. Quando o órgão fica sobrecarregado com gordura de fontes benéficas ou pesadas e não saudáveis, ele não consegue manter sua linha de produção de colesterol bom aberta. Nem consegue cuidar do que chamamos de colesterol ruim (LDL).

Imagine que você está dirigindo o dia todo e a noite toda em uma viagem, até que mal consegue dirigir mais. Desesperado, você começa a procurar por algum restaurante que ainda esteja aberto. Às três horas da madrugada, enquanto entra no estacionamento de um restaurante que finalmente encontra, vê as luzes se apagando lá dentro. Você senta no carro exausto e esgotado, então decide que ainda vale uma tentativa. Na porta, uma garçonete está colocando a placa de FECHADO com uma nota: "Abriremos amanhã. Horário a ser divulgado".

Você bate na porta e ela abre. "Desculpe, a cozinha está fechada esta noite."

Quando olha atrás dela, vê empregados limpando e organizando tudo para o dia seguinte. "As pessoas ainda estão trabalhando. Você pode me trazer alguma coisa?".

Assim como a equipe do restaurante limpando o chão, juntando o lixo, limpando as janelas, verificando se há manteiga suficiente para o dia seguinte e limpando no banheiro o vômito de algum universitário que entrou bêbado, seu fígado está atarefado regulando e controlando os colesteróis ruins que, se não fosse ele, começariam a saturar a corrente sanguínea e o sistema vascular. Ele se consome com a limpeza, o armazenamento e a reorganização com a necessidade desesperada de proteger você. Por anos e até mesmo por décadas, ele luta assim para controlar o colesterol ruim. Ele nunca ganha um tapinha nas costas, com a gente dizendo: "Ei, bom trabalho, fígado, meu amigo". Ele nunca ganha uma continência, um elogio ou uma medalha de vitória. Ele fica preso conosco, que não entendemos seus limites e vamos além dos nossos próprios limites na vida, aparecendo na porta e pedindo a ele que faça ainda mais coisas. O fígado é como a garçonete que sente pena de você em sua longa viagem e vai lhe pegar um pãozinho de leite com manteiga depois de as operações terem sido encerradas tarde da noite.

Quando optamos por alimentos que contem aquilo que se transforma em bom colesterol, o fígado armazena esses componentes, sabendo que possivelmente irá enfrentar alguns dias chuvosos quando optarmos por alimentos de alto teor de gordura que o esgotam, enfraquecem e quebram suas funções químicas centrais de bom colesterol, permitindo que o colesterol ruim aumente no corpo. Quando consumimos colesterol ruim, nosso fígado primeiro tenta neutralizá-lo e não eliminá-lo por completo, porque esse colesterol ruim na corrente sanguínea não causa prejuízos contanto que esteja flutuando livremente; não é ele que causa doenças cardíacas. O fígado gosta que ele esteja lá como um sinal de aviso ou uma mensagem escrita em uma parede dentro de uma pirâmide antiga que algum dia talvez paremos de interpretar erroneamente e decodifiquemos seu verdadeiro significado: "SOCORRO". O fígado tem uma responsabilidade de tentar gerenciar um excesso de colesterol ruim; então, enquanto ele deixa bastante na corrente sanguínea, também captura um pouco, armazenando esse pouco em unidades de contenção na espera de que um dia terá a chance de desintoxicar a área, liberando-o pela corrente sanguínea, pelos rins ou pelo trato intestinal.

Todos nós temos sonhos e aspirações, e o fígado também. O sonho do fígado é nos manter seguros. Ele sabe que esse sonho pode não se tornar realidade. Ainda assim, ele continua batalhando. Se fica muito sobrecarregado por um ataque de toxinas, vírus e/ou bactérias, ele não pode liberar os pequenos e gordurosos depósitos de colesterol ruim que tem armazenados em seu interior com segurança para fora do corpo. O sonho morre. Em vez disso, esses depósitos de colesterol se unem com quaisquer outros depósitos de células de gordura dentro e ao redor do fígado. Esses são depósitos de gordura que vêm de uma dieta de alto teor de gordura – novamente, gordura boa ou gordura ruim. Se você estiver dizendo: "Alto teor de gordura? Eu não", troque "alto teor de gordura" por "alto teor de proteínas" e pode ser que desperte. Independentemente do que seu *personal trainer* diz, independentemente de quão saudável a dieta aparenta ser, alto teor de proteínas significa alto teor de gordura, o que levará lentamente a um fígado pré-gorduroso, e a um fígado gorduroso (que pode facilmente ficar sem ser diagnosticado) e então ao colesterol alto.

O peso não determina o nível de colesterol; um fígado preguiçoso, pré-gorduroso ou gorduroso sim. Essa é outra situação em que você pode estar em boa forma e cuidando de si mesmo fisicamente, enquanto pratica uma dieta que parece ser boa, e ainda assim ter colesterol ruim alto ou colesterol bom muito baixo. Uma pessoa magra pode ter uma leitura de colesterol alto. Se ela tiver um fígado pré-gorduroso com um montão de toxinas e patógenos que vieram se acumulando, independentemente de seu peso, seu fígado chegará a um ponto em que não poderá mais armazenar colesterol e outras gorduras, bons ou ruins, e não poderá produzir colesterol bom em primeiro lugar. Isso irá manter o excesso de colesterol ruim flutuando na corrente sanguínea, não neutralizado e desorganizado, sem ter para onde ir. Com o tempo, ele acabará revestindo locais como o coração e as artérias, causando os problemas que associamos com o colesterol alto.

Isso não significa que remédios como a estatina sejam a solução. Enquanto uma estatina tem a capacidade de fazer o colesterol ruim diminuir ou até mesmo desaparecer de leituras de exames de sangue, o colesterol apenas terá sido manipulado; ainda haverá uma situação problemática no fígado. As estatinas são as mais hábeis criadoras de efeitos especiais, jogos de espelhos e mágicas de desaparecimento – mas ninguém vai se empolgar e aplaudir. Pense sobre um dos princípios da mágica: nada desaparece de verdade, nunca. Então, quando uma estatina parece fazer com que seu colesterol ruim suma, ele não sumiu de verdade. Para onde ele vai? A medicação força o colesterol a começar a grudar no coração e nas paredes vasculares. Era melhor que ele continuasse flutuando como um aviso de que um problema hepático capaz de levar a problemas cardiovasculares estava se desenvolvendo.

Até o fígado sabe que é melhor que o colesterol ruim, se não puder ser contido, fique flutuando livremente em vez de ficar preso no coração e nas artérias. O colesterol elevado em si não é a receita para derrames e ataques cardíacos, como acredita a comunidade médica. Na verdade, a receita consiste em um nível elevado de gordura no sangue de uma dieta de alto teor de gorduras radicais – uma dieta de alto teor de proteínas em que faltam ácidos graxos ômega-3 e antioxidantes, em combinação com um excesso de ácidos graxos ômega-6 e seus primos distorcidos e disfuncionais (isto é ácidos graxos que foram misturados com os ingredientes errados, superaquecidos, e mutados por técnicas de preparo como a fritura). Essas gorduras e esses ácidos graxos se prendem às paredes do sistema cardiovascular e vão aumentando, aumentando e aumentando porque, enquanto isso, o fígado está enfraquecendo e perdendo níveis de produção de bile e sua força, coisas que dispersariam as gorduras. Níveis mais altos de gordura na corrente sanguínea não dão espaço para um fluxo sanguíneo apropriado; então, quando alguém pega uma infecção comum viral ou bacteriana no sangue, não há espaço nos vasos sanguíneos para que a infecção progrida naturalmente. Como resultado, coágulos de sangue podem se formar ou infecções maiores podem se desenvolver pela falta de oxigênio, e essas infecções podem ir além – em alguns casos, em direção ao cérebro. As estatinas pegam o colesterol que está flutuando livremente, o qual não se ligaria normalmente às paredes do sistema cardiovascular, e o forçam a se misturar com gorduras radicais, uma combinação que gera placas nesses lugares, aproximando-nos de doenças cardíacas.

PARA O MELHOR

Muito antes de sinais detectáveis de placas ou de endurecimento de artérias serem formados, a doença hepática que acaba por causá-los começa. Isso significa que podemos impedir um problema de colesterol muito antes de ele começar; proteger-se contra o colesterol alto significa aprender a cuidar de si mesmo e do fígado. Não queremos bater na porta do fígado depois que ele fechar, pedindo para que abra sua linha de produção. Queremos ser proativos, aprendendo a como nos organizar no caminho, a fim de que possamos ficar nesta vida por bastante tempo. Se seu médico já identificou um problema de colesterol ou de placas nas artérias, não tema – isso é tão reversível que nem tem graça. Incorporar os alimentos certos e cuidar do fígado com as outras técnicas da Parte IV podem mudar esses problemas para melhor.

CAPÍTULO 18

O Mistério das Palpitações Cardíacas

Há diferentes maneiras de descrever palpitações cardíacas e outros tipos de arritmia. Há, por exemplo, o batimento cardíaco ectópico: uma sensação misteriosa de um batimento pulado no peito que aparece quando tudo parece estar bem com o coração. Há a fibrilação atrial. Há até mesmo espasmos musculares no peito que parecem sensações do coração operando de maneira irregular.

Quando uma pessoa exibe uma arritmia séria, um bom cardiologista normalmente encontra a resposta. Mas então há as palpitações e fibrilações misteriosas que não têm motivo aparente. Se você tem sensações estranhas na região do coração e o cardiologista lhe diz que está tudo bem, que não há problemas com seu coração, sem sinal de deterioração ou degeneração nas válvulas tricúspide, mitral, aórtica ou pulmonária; sem sinal de vazamentos em lugar algum; com os ventrículos parecendo bem; sem sinal de endocardite ou outra inflamação aleatória e misteriosa que muitas vezes chamam de autoimune; e sem sinais óbvios de doença cardíaca ou crescimento do coração, então seu problema será classificado como palpitações cardíacas ou batimento cardíaco ectópico, coisas que são de natureza hormonal. Tradução: é um mistério para a medicina. (O ato de culpar os hormônios nessa área começou porque essas palpitações cardíacas pareciam afetar mais mulheres do que homens e porque seu início se dava principalmente por volta da menopausa.) Com alguns problemas rítmicos do coração, o melhor palpite é que se trata de algum problema elétrico em vez de hormonal. Hoje em dia a tireoide é outra que leva a culpa. Se uma pessoa tiver sido diagnosticada com tireoidite de Hashimoto e também tiver palpitações cardíacas, essa tireoidite vira instantaneamente o bode expiatório.

INTERROMPENDO OS TRABALHOS

Houve um momento em que irregularidades na frequência cardíaca que problemas cardiovasculares óbvios não podiam explicar eram novidade para a nossa sociedade – e não faz muito tempo. Não me entenda errado: ataques cardíacos, doenças cardíacas e outros problemas gerais do coração existem há um bom tempo. Apesar de serem mais presentes agora do que nunca, eles não começaram recentemente. As pessoas tinham muitos ataques cardíacos nos anos 1800, 1700, e ainda mais para trás. O que é novo é a palpitação cardíaca misteriosa. Foi só na década de 1940 que milhões de pessoas em seus 40 e 50 anos de idade começaram a ter esses desconfortos inexplicáveis no peito.

Há um motivo para isso ter acontecido com pessoas de certa faixa etária em um período específico. Foi quando uma doença viral que eles carregavam desde a infância no final do século XIX e/ou no começo do século XX finalmente se manifestou, após a quantidade certa de tempo de incubação e com as causas certas. Antes do final do século XIX, o vírus era dócil; então ele se fortaleceu e se tornou uma força menos dócil no momento preciso em que essas pessoas estavam chegando a essa idade. Foi o começo da explosão viral de hoje em dia. O vírus era o de Epstein-Barr, o qual ainda está conosco hoje. Agora suas estirpes e mutações são mais aceleradas do que nunca. Ele afeta mulheres (e homens) durante a infância e a adolescência em todos os níveis hierárquicos. Você pode ler mais sobre a história do vírus Epstein-Barr e sobre sua presença ainda ativa na nossa vida no livro *Tireoide Saudável*.

Especificamente, o efeito desse vírus no fígado contribuiu para as palpitações cardíacas misteriosas por todos esses anos. Outro fator foi o DDT. Na época em que a explosão viral estava começando, o DDT também estava atuando – e prejudicando o fígado. Não nos consideramos mais expostos ao DDT. Mas a realidade é que podemos tê-lo herdado de pais, avós e por aí vai; além disso, o DDT antigo ainda está no nosso ambiente, e seus primos pesticidas estão sendo usados hoje de modo acelerado. Depois houve o aumento no uso de medicamentos farmacêuticos e subprodutos do petróleo, que alcançaram novos patamares na década de 1940 e, desde então, passaram a ter uma presença ainda maior em nossa vida – e no nosso fígado. Todas estas são peças do quebra-cabeça que contribuíram para a criação das palpitações cardíacas misteriosas e de todos os outros elementos com que ainda lidamos hoje. Novamente, não é que esses componentes em si causam as palpitações cardíacas de modo direto, mas o fato de que eles passam a residir no fígado.

Quando as palpitações cardíacas misteriosas apareceram pela primeira vez, houve um pandemônio. Não eram apenas um ou dois casos aparecendo nos consultórios médicos; as pessoas estavam comparecendo em números recorde. Há muitos anos, eu conheci um médico do interior aposentado, de 90 anos. Para nos divertir, conversávamos, e ele me contava histórias de sua profissão do passado. Uma delas era a história das palpitações cardíacas, algo que ele descreveu como um fenômeno louco que começou quando ele ainda exercia a profissão de médico na década de 1940. Ele nunca havia visto nada igual, nem seus colegas; eles estavam todos confusos. Disse que foi como se alguém estivesse realizando uma pegadinha com todos os médicos. A princípio, todos pensaram que havia algo na água. Mas como ele estava bebendo a mesma água que as outras pessoas da cidade, a seu ver essa teoria não fazia sentido. Com o tempo, os novos avanços na substituição de hormônios se tornaram populares. Ele se lembrava do dia em que os hormônios passaram a ser culpados por tudo, e não acreditava nisso também. Sabia que era uma grande campanha farmacêutica para convocar as pessoas a um novo tratamento lucrativo. Esse médico sabia em sua alma e em seu coração que as palpitações não eram sintoma de perimenopausa, menopausa ou de pós-menopausa – porque as mulheres jamais haviam exibido sintomas da "mudança de vida" antes. (Mais sobre a menopausa no meu primeiro livro, *Médium Médico*.) Em seus anos restantes de prática, ele jamais encontrou a resposta para o que causa as palpitações cardíacas misteriosas.

Não pude deixar de dizer a ele o que eu havia aprendido com o Espírito: que elas têm a ver com o fígado. Os olhos do homem brilharam. De todos os órgãos, o fígado sempre foi o que mais o interessou. Falei sobre pesticidas, como o DDT antigo.

"Oh, eu lembro disso", ele disse e então contou que lembrava que o DDT estava em todo lugar, que era parte do vocabulário do dia a dia. Eu lhe disse que o DDT acabou no fígado das pessoas, e ele disse: "Muito provavelmente está no meu".

"Por que diz isso?", perguntei.

"Eu o usei em meu jardim por muitos anos."

Quando terminei de explicar as substâncias problemáticas do fígado, os pesticidas, a explosão viral, os medicamentos, os metais pesados tóxicos e os subprodutos do petróleo e como tudo isso se traduz em palpitações cardíacas, ele disse: "Por Deus, acho que você está certo!".

Por Deus, de fato. As palpitações cardíacas misteriosas que começaram no auge da carreira desse médico e continuam até hoje são causadas por uma substância parecida com gelatina que é produzida pelo fígado quando ele está ocupado por certas substâncias problemáticas. Normalmente, o fígado não fica sobrecarregado o bastante para produzir essa gosma grudenta até que o indivíduo tenha passado dos 30 anos, mas pode acontecer em idades menores. Essa substância única não costuma ser perigosa. Não nos prejudica diretamente; não costuma causar ataques cardíacos ou derrames. O que ela faz é interromper os trabalhos.

A princípio, o fígado a segura para nos proteger. Antes mesmo disso, a substância não é grudenta. É apenas o acúmulo de um vírus, o EBV, alimentando-se dos seus combustíveis favoritos no fígado – os suspeitos comuns de medicamentos velhos, substâncias petroquímicas, plásticos, solventes, velhos bancos de armazenamento de DDT que todos nós temos, metais pesados tóxicos e muito mais. Quando nunca damos ao fígado a oportunidade de se purificar direito, por exemplo com o Resgate do Fígado 3:6:9 indicado no Capítulo 38, em vez de o acúmulo afinar e se dispersar, ele continua a crescer e começa a ficar grudento. É quando o fígado ainda o mantém contido. Um de seus maiores impulsos é o de não liberar nada tóxico na corrente sanguínea.

Um fígado em boas condições normalmente produz um composto químico que ajuda a dissolver esse acúmulo grudento. O composto é bastante adstringente e amargo; pode até ser que você já o tenha provado antes, pois ele pode acabar no estômago com a bile que entra lentamente lá. Esse composto só funciona como agente desengordurante quando toca o oxigênio do sangue; o composto é como um palito de fósforo e o oxigênio é como a caixa de que ele precisa para ser aceso. Uma vez que níveis altos de gordura na corrente sanguínea diminuem os níveis de oxigênio, é mais difícil para ele encontrar o oxigênio quando o sangue está cheio de gordura – é como se você estivesse tentando acender um palito de fósforo e alguém estivesse segurando seu braço de modo que a caixa de fósforo ficasse, por pouco, fora de alcance. Sem aquela faísca, você não pode acender a sua vela, da mesma maneira que, sem oxigênio, o composto especial do fígado não pode se tornar o agente desengordurante que decompõe o subproduto grudento.

O fígado não pode fazer milagres quando nós, sem saber, lhe damos mais problemas. Normalmente não podemos evitar contrair vírus ou sermos expostos a pesticidas. Não é culpa nossa que não somos educados sobre como cuidar de nós mesmos para a vida inteira. Quantas vezes ao longo dos anos não ouvi que nem mesmo a faculdade de medicina ensina como cuidar de nós mesmos? Vezes demais para enumerar. Então damos ao fígado trabalhos impossíveis sem perceber, e um deles é conter esse acúmulo, entre outras porcarias.

Esse subproduto parecido com gelatina de que falo aqui é de um tipo específico. Não é o lixo normal que o fígado tenta armazenar quando não consegue se desintoxicar. São necessárias as toxinas certas (as de que falamos acima) e o vírus certo (o EBV) para formar essa substância específica. E não precisamos exibir nenhum sinal de doença hepática no médico para que essa gosma nos dê palpitações cardíacas. Não precisamos ter nenhum sinal de doença cardíaca. Se você estivesse no cinema e sentisse um salto no seu coração pela primeira vez, decidisse não o ignorar e fosse fazer exames, há uma boa chance de que, mesmo com todos os exames, nada aparecesse.

Para entender como o acúmulo dessa substância resulta em palpitações cardíacas, imagine flocos de neve grandes e molhados. Em um dia em que a temperatura esteja em 0 grau Celsius, os flocos de neve que caem do céu derreterão quase imediatamente ao caírem na grama e nas calçadas; eles não ficarão lá. Se as condições estiverem apropriadas, por outro lado, e a temperatura cair, os flocos de neve começarão a se acumular, gerando uma camada de neve. Se a temperatura subir novamente, a neve desaparecerá com o tempo.

Quando o fígado não consegue conter esse acúmulo gelatinoso, depois de certo ponto a substância sai do fígado por meio da corrente sanguínea, ignora o composto químico que deveria dissolvê-la se o fígado estivesse em melhores condições e vai até o coração, onde gruda nas entradas das válvulas. Não se trata de uma doença de coração ou das válvulas; em vez disso, com as condições apropriadas, esses pedacinhos de "gelatina" agem como grandes flocos de neve se empilhando uns sobre os outros (em nível microscópico, pequeno demais para observar se pudéssemos, de uma hora para outra, ver dentro do nosso corpo). À medida que a substância se acumula, ela pode fazer com que as válvulas do coração grudem um pouco, fazendo com que o coração tenha um pequeno e inofensivo espasmo – resultando naquela sensação desconfortável no peito.

As "condições apropriadas" que causam isso, como a temperatura caindo e fazendo com que a neve se acumule, incluem uma dieta de alto teor de gordura, uma sobrecarga de substâncias problemáticas e o sangue espesso resultante disso. Sangue gorduroso é igual a sangue espesso, que é igual a sangue sujo. Sangue gorduroso, espesso e sujo carrega menos oxigênio, e queremos níveis mais altos de oxigênio no sangue porque ele age com o composto químico especializado do fígado como um agente desengordurante e dispersante dessa gelatina. Os pedacinhos de acúmulo de gelatina no fígado que são liberados devem ser eliminados antes que tenham a oportunidade de grudar nas válvulas do coração.

Lembre-se de que os exames de saturação de oxigênio de hoje podem facilmente mostrar que temos um nível adequado de oxigênio no sangue mesmo quando não temos, porque testam em um nível macro. E o nível micro? Ainda não temos exames que detectem em uma escala menor, porque a medicina e a ciência não percebem que há uma. Quando elas descobrirem essa nuance, serão capazes de desenvolver exames que ajudarão a determinar se uma pessoa tem oxigênio suficiente no corpo para dispersar algo como essa gelatina.

Não confunda acúmulo de gelatina com crescimento de placas. Placas nas artérias, nos vasos sanguíneos menores e nas válvulas são o início de uma doença cardíaca. Estamos falando aqui de uma substância completamente diferente, que muda com a menor alteração no nível de oxigênio do sangue – mas podemos ter doenças cardíacas e esse resíduo grudento não relacionado ao mesmo tempo. A alteração no nível de oxigenação aqui é muito menor do que a diferença entre 98% e 99%; arredondar para o ponto percentual mais próximo aqui não é preciso o bastante para isso. Para sermos precisos de verdade, temos de passar dos 100 dígitos decimais. É assim: 98,999999999999999999999999999999999999999999999999999999999999999999999999999999999999999999999999999999999999.

Em se tratando de saturação de oxigênio no sangue, há um mundo de diferença entre o número acima e 99%.

Então a oxigenação do sangue (ou melhor, a falta dela) é uma grande peça do quebra-cabeça quando se trata dessa substância que obstrui as válvulas do coração. Ao mesmo tempo, precisamos de atividade viral suficiente no fígado, a qual se alimenta de toxinas e então as libera para que as outras condições funcionem corretamente.

Agitações, um salto no coração, uma sensação de um batimento cardíaco acelerado, a sensação de um peixe pulando para fora do peito, a sensação de um estouro que vai até a garganta, e mais: as palpitações podem assumir muitas formas diferentes. A fibrilação atrial misteriosa tem muito a ver com essa gelatina. Quando o nível de oxigênio do sangue está muito baixo, a atividade viral está alta e o fígado está muito tóxico – mesmo quando o órgão não está exibindo doenças – a gelatina pode ficar muito espessa e se acumular até causar essa taxa cardíaca irregular de maneira bastante regular. Nem todo caso de arritmia misteriosa é causado somente pela gelatina. Uma causa mais rara é quando alguém tem um nível alto de metais pesados tóxicos como o mercúrio no cérebro, o que significa que sinais elétricos do cérebro acabam batendo nesses bolsos de metal e ricocheteando para o nervo vago e outros nervos relacionados ao coração, causando espasmos ou sintomas misteriosos que são neurológicos.

FLUINDO LIVREMENTE

Como evitar um coração fora do ritmo? Pense na abordagem médica convencional à arritmia: um medicamento que afina o sangue. Isso nos diz algo sobre os fatores que fazem a diferença e que a comunidade médica identificou. Agora, não seria melhor ir para a fonte e afinar o sangue naturalmente? Vi muitas pessoas se livrarem de palpitações cardíacas misteriosas, batimentos cardíacos ectópicos e de outras arritmias limpando o fígado e diminuindo a quantidade de gordura que comiam. Se você sofre de palpitações cardíacas e está buscando sua resposta em uma dieta da moda, precisa encontrar outra via. Diminuir a gordura na sua dieta não apenas afina o sangue; permite que o fígado libere de maneira segura o que esteve segurando.

CAPÍTULO 19

Problemas nas Adrenais

A medicina e a ciência não sabem que nossas glândulas adrenais produzem 56 misturas diferentes de adrenalina para funções específicas. Algumas dessas misturas são leves, isto é, aquelas feitas para ações como falar ao telefone, deixar os filhos na escola, verificar a caixa de correio, fazer uma lista do que precisamos da loja e lavar as roupas. Há um mundo de diferença entre o fígado absorver esse tipo de adrenalina do dia a dia e o tipo mais comumente publicado que as nossas glândulas adrenais produzem em momentos de estresse, esforço, alerta e tristeza.

Quando se trata desse segundo tipo de adrenalina, nosso fígado passa por certas dores para nos proteger, uma vez que nossas glândulas adrenais têm de produzir uma mistura forte de adrenalina quando passamos por traições, ciúmes, dores, medo, ataques, perdas, confrontos, quando levamos uma facada nas costas, quando temos a nossa confiança traída, quando não somos escutados e em atividades de adrenalina alta como paraquedismo, praticar *bungee jump* e purificações extremas. Mesmo quando alguém faz um comentário traiçoeiro no trabalho, por não ter pensado antes de falar, nosso sangue pode ferver e nos fazer tremer pela onda de adrenalina causada quando nosso cérebro registra a ameaça. O fígado está lá para fazer a limpeza depois. É um processo natural que nos ajuda a passar pelos altos e baixos da vida.

Com informações, demandas e *feedbacks* vindos em nossa direção mais rápido do que nunca, temos muitas ondas dessa adrenalina cáustica hoje em dia, às vezes mais – muito mais – do que o ideal. As glândulas adrenais têm de trabalhar muito mais, assim como o fígado. Cada um dos nossos fígados merece uma medalha de coragem por assumir o trabalho do gerenciamento da adrenalina.

OS EFEITOS DA PURIFICAÇÃO EXTREMA

Como qualquer tipo de purificação, desintoxicação ou dieta que experimentamos, independentemente de quão popular ou celebrada seja no mundo da saúde, precisamos considerar seriamente os efeitos adversos, que podem não ser positivos – podendo até ser prejudiciais. Purificações do fígado são o maior exemplo: elas precisam ser benéficas para o fígado. Isso soa estranho, não é? Ao fazermos uma purificação do fígado, não pensaríamos automaticamente que ela é benéfica para o fígado? Pensaríamos que algo com "fígado" no nome automaticamente seria seguro para o órgão. Bem, não necessariamente. E é muito mais complexo do que isso.

Quando estamos administrando ou experimentando uma purificação, precisamos não somente olhar para o fígado e suas necessidades; também devemos ter consciência de outra parte crucial do corpo: as glândulas adrenais. O Resgate do Fígado 3:6:9 no Capítulo 38 faz ambas as coisas.

Lembro-me de uma vez que estava observando um amigo tirar as ervas daninhas do seu jardim. Eu estava sentado por perto, e ele me contou que, com tantas responsabilidades e tantos compromissos naquele mês, ele não teve a oportunidade de cuidar do seu canteiro. As ervas daninhas haviam saído do controle. Ele se ajoelhava, removendo pela raíz as ervas não desejadas, chegando cada vez mais perto de suas preciosas plantas. No solo fertilizado ao redor delas, as ervas daninhas pareciam ainda mais robustas e fortes. Meu amigo agarrou um cardo enorme.

"Tem certeza de que quer puxar esse aí?", perguntei. "E se, em vez disso, você cortá-lo na base para não prejudicar as pimentas? Não são elas que lhe dão prêmios no mercado dos agricultores todo ano?"

"Sim", respondeu meu amigo. "Ganhei três anos seguidos. Mas preciso remover esse cardo. Se não, ele vai pegar os nutrientes das pimentas."

Então ele segurou, puxou e arrancou enquanto eu me encolhia. A princípio, parecia que ele estava tentando ser o mais cuidadoso possível, mas ele logo ficou obcecado; a loucura o dominou. Por fim, ele colocou todo seu peso na ação e removeu o cardo pela raiz com um puxão – mas o cardo não foi a única coisa que ele removeu. Junto com ele, três pés de pimenta estavam então de lado no jardim, com suas raízes expostas e pedaços de terra para todo lado. Imediatamente, como um médico cuidando de um ferido no campo de batalha, meu amigo foi cuidar de suas plantas especiais. Cuidadosamente, ele as replantou e fez tudo o que podia para reparar seu erro, aguando-as com cuidado, alimentando--as com suas próprias fórmulas misteriosas de nutrientes e com algumas que ele jamais havia experimentado. Apesar de todas as medidas, em seu coração ele sabia que havia tomado a decisão errada ao fixar-se no cardo. O prejuízo para suas plantas foi demais.

Os pés de pimenta levaram um mês inteiro para se reestabelecer e nunca se recuperaram de verdade. Ainda que as pimentas tenham ficado vermelhas, e ele tenha podido levá-las para a cozinha e usá-las em saladas, elas nunca chegaram ao tamanho premiado de que ele precisava; elas estavam muito atrofiadas para que ele as levasse à competição do mercado dos agricultores. As pessoas perguntaram a ele o que havia acontecido, e ele disse que precisou sair da cidade para cuidar de alguns negócios. Na vez seguinte que o vi, ele falou: "Eu devia ter apenas cortado o cardo na base, colocado adubo rico ao redor das pimentas e continuado assim. Eu teria as pimentas que queria, talvez ainda melhores".

Quando tentamos purificar o fígado de venenos e purificamos com muita intensidade, tentando nos livrar de tudo de uma só vez, acabamos prejudicando e removemos muitas coisas pela raiz. Muitas das técnicas de purificação que existem geram uma tempestade dentro do fígado – e elas também mexem com nosso núcleo emocional, gerando uma loucura com uma noção de missão que nos leva a purificar o fígado ao extremo de modo desenfreado. No processo, aquilo que devemos considerar como nossas preciosas pimentas – que estão nas costas, uma de cada lado, sobre o fígado – são prejudicados.

É isso aí; as glândulas adrenais são parecidas com pimentas no sentido de que elas geram um calor considerável. Já esteve no frio sem um agasalho? Começamos a mexer nossos dedos ou correr parados, e isso ajuda porque faz com que as glândulas adrenais funcionem. Quando movemos nossos músculos, essas glândulas produtoras de calor liberam adrenalina no nosso sistema para nos deixar bem quentinhos. Achar que é apenas a circulação aumentada que nos esquenta quando nos movemos é uma concepção errada. De fato é a adrenalina (1) estimulando o coração a fim de que ele bombeie mais rápido para que

(2) o sangue carregue adrenalina extra pelo corpo em uma taxa mais alta, que tem o efeito de esquentar. Há algumas pimentas bem quentes hoje em dia, e elas geram muitas unidades de calor; precisamos tomar cuidado para não as usarmos da maneira errada e nos queimarmos. Também temos de pensar naquelas duas pimentas nas costas, as glândulas adrenais. Precisamos ser cuidadosos com elas.

Com um purificação errônea, não apenas o fígado que fica mais estressado; as glândulas adrenais também são prejudicadas. Para começar, geralmente já estão estressadas e enfraquecidas. Pessoas com problemas de saúde normalmente têm glândulas adrenais um pouco comprometidas e que não funcionam da melhor forma. Muitas pessoas lidam com episódios recorrentes de fadiga adrenal ou fadiga adrenal crônica. Quando purificamos o fígado, as glândulas adrenais têm uma responsabilidade que ninguém conhece: produzir uma quantidade suficiente de adrenalina que se equipare ao material tóxico liberado pelo fígado e crie um fluxo que atue como mecanismo de expulsão, isto é, para cada parte de veneno que o seu fígado libera, as glândulas adrenais precisam liberar duas partes de adrenalina. É uma mistura de adrenalina mais benéfica para o fígado do que muitas outras, mas ainda há um impacto no fígado. A medicina e a ciência ainda não conseguem medir a quantidade de toxinas liberadas pelo fígado em qualquer momento que seja, principalmente durante uma purificação, nem mesmo sabem dessa relação entre os venenos e a adrenalina.

Quando tudo acontece como deveria, a menor quantidade de adrenalina é usada, porque as toxinas são liberadas da maneira correta e uniformemente, sem fazer o corpo soar alarmes. Por outro lado, quando o fígado é forçado a se purificar de uma maneira que não seja apropriada, quando os venenos inundam a corrente sanguínea, alarmes são soados pelo corpo todo, como se a represa da cidade houvesse se rompido ou uma casa tivesse pegado fogo.

O próprio fígado também dá um aviso. Imagine que você recebeu a tarefa de remover grandes pedras do topo de uma colina. O seu capataz força você a pegar uma que é muito pesada, e o seu primeiro instinto é parar, pois é muito difícil. Incapaz de continuar por muito tempo, você sente que não vai conseguir mais. A pedra começa a rolar colina abaixo, fora do caminho, na direção de um colega. O que você faz? Grita para o seu colega de trabalho: "Saia do caminho!". É isso que o seu fígado também faz: quando ele é forçado a liberar venenos em quantidades muito altas em um ritmo muito elevado, ele envia compostos químicos para alertar o sistema nervoso central de que uma desintoxicação nociva está prestes a acontecer.

O sistema nervoso central instantaneamente avisa as glândulas adrenais para que salvem o dia liberando adrenalina a fim de proteger o corpo naquele momento. Nesse caso, a adrenalina age como um composto esteroide para impedir o corpo de reagir a quaisquer venenos o mais rapidamente possível. Ela ainda é liberada na proporção de duas partes de adrenalina para uma parte de veneno – o que acumula mais duas partes de adrenalina para uma parte de veneno. Em muitos casos, essa onda de adrenalina pode fazer com que o indivíduo se sinta eufórico. A limpeza provoca uma sensação de bem-estar e, para aqueles que têm um sistema nervoso forte e fígado e adrenais mais saudáveis, essa sensação de euforia pode durar dias e até semanas, impedindo-os de sentir as sensações ruins que decorreriam desse processo.

Em muitos casos, quando alguém está em uma dieta extrema da moda e começa a se sentir mal, dirão que se trata de uma reação de cura. Ainda que seja verdade que podemos ter reações naturais de desintoxicação nas circunstâncias certas, se se tratar de uma purificação extrema, essa reação não será de cura; será um sinal de muitos venenos inundando o sistema de uma só vez. E não é só isso: quando o fígado libera grandes e não autorizadas quantidades de veneno porque alguém está seguindo conselhos da moda, os quais não foram pensados para apoiar o corpo da maneira correta, as glândulas adrenais continuarão despejando aquelas duas partes de adrenalina para ficar à altura das toxinas. Para uma pessoa com glândulas adrenais enfraquecidas, será um trabalho extra de que as glândulas não precisam. O oposto de euforia pode se dar, com muitos pontos baixos, enquanto o fígado acaba absorvendo de volta muitos dos venenos. Para uma pessoa com um sistema nervoso sensível, isso também não é benéfico: a própria adrenalina, apesar de estar lá para impedir danos, começará a danificar o sistema nervoso central com o tempo. Podemos até ter sintomas como tremores, dores ou tontura.

(A medicina e a ciência detectaram apenas superficialmente essa relação entre a adrenalina e o sistema nervoso. Por exemplo, para quem tem o mal de Parkinson, os médicos não recomendam o uso de autoinjetores de epinefrina a menos que a dose seja de fato crucial para salvar uma vida, porque observaram que o mal de Parkinson piora com o uso de epinefrina. Bem, isso porque o mal de Parkinson é neurológico e a epinefrina [outra palavra para adrenalina] é pesada para o sistema nervoso. A relação entre a adrenalina e o sistema nervoso também é o motivo pelo qual pessoas com qualquer sintoma ou doença do sistema nervoso, ou simplesmente nervos sensíveis, não se dão bem com pressão ou estresse. Seus nervos são tão sensíveis à adrenalina que elas não conseguem manter um rosto tranquilo quando estressadas.)

Quando estamos passando por uma purificação, queremos que ela seja equilibrada. Teremos algumas sensações de bem-estar, teremos algumas sensações ruins e queremos que tudo seja moderado e razoável. As pessoas têm problemas de saúde diferentes. Cada uma pode reagir de um jeito diferente a uma purificação. O que ninguém quer é uma purificação radical que nos deixe muito doentes, piores no final do que quando começamos. Vi isso acontecer no mundo da cura por décadas. Quando o corpo se recupera, por semanas e semanas depois pode parecer que a purificação extrema trouxe a cura. O que está acontecendo é que estamos nos recuperando de ter ido muito fundo na purificação. Perdemos a noção de que estamos apenas tentando voltar para onde estávamos antes da purificação – assim como muitos especialistas e profissionais da saúde que defendem essas purificações extremas.

Uma coisa que buscamos em qualquer purificação é uma recuperação rápida. Quando o fígado é forçado a se purificar rapidamente, as glândulas adrenais podem enfraquecer também rapidamente, dificultando que nos recuperemos da purificação. Quanto mais fracas estavam as glândulas adrenais no início, mais tempo levará a recuperação. Com adrenalina circulando no sistema por causa das toxinas que foram empurradas para fora do fígado, também pode ocorrer falta de sono, que, por sua vez, pode estressar ainda mais as glândulas adrenais. Durante purificações extremas, as pessoas normalmente não dormem tanto quanto de costume por estarem ligadas na adrenalina. Depois, muitas vezes elas vão dormir mais do que nunca, porque as glândulas adrenais precisam se recuperar.

Temos de proteger as nossas pimentas – isto é, nossas glândulas adrenais. Nenhuma é igual a outra, nem mesmo dentro da mesma pessoa. Embora seja fácil presumir que elas são idênticas, e podem ter a mesma aparência quando observadas, a verdade é que, em um nível micro, em tamanho e forma, cada uma é única. Como os pés de pimenta, em que dois frutos no mesmo ramo podem ter diferentes curvas, tonalidades, níveis de calor e quantidades de sementes, duas glândulas adrenais são sempre um pouco diferentes uma da outra. Eu vi milhares de glândulas adrenais ao longo das décadas, e em ninguém há um par que tenha a mesma força. Uma de nossas glândulas adrenais é sempre mais fraca do que a outra – ou, se você prefere o copo meio cheio, uma é sempre mais forte. Digo isso porque é importante saber que, quando fazemos purificações – e em qualquer purificação o fígado estará envolvido –, a glândula adrenal mais fraca terá de trabalhar ainda mais para produzir a quantidade de adrenalina necessária para conter a quantidade de veneno sendo liberada. Na verdade, com qualquer coisa que façamos na vida, aquela glândula adrenal mais fraca terá de trabalhar um pouco mais. É ainda mais importante, então, cuidar do par. Além das informações de cura da Parte IV deste livro, você pode ver mais sobre como fazer isso no capítulo "Fadiga Suprarrenal" no livro *Médium Médico*.

NEUTRALIZAÇÃO DA ADRENALINA

Vejamos mais de perto a relação entre a adrenalina e o fígado na nossa vida diária, quando não estamos passando por purificações. Sempre que há adrenalina em excesso na corrente sanguínea, o fígado precisa tentar absorver e neutralizar o hormônio, e isso é ao mesmo tempo um processo milagroso e um grande trabalho: às vezes um trabalho grande demais se não tivermos cuidado.

Apesar de a palavra *estresse* ser normalmente considerada ruim, certa quantidade de estresse é boa. O estresse nos mantém motivados, em movimento e envolvidos com o que chamo de *propósito mais*. Como mencionei no começo deste capítulo, uma certa quantidade de adrenalina é também saudável e natural. (Para informações importantes sobre usar o estresse a seu favor, leia *Life-Changing Foods*.) É o excesso de estresse em combinação com o excesso de estímulos, purificações perigosas, atividades que causam ondas de adrenalina e passar muito tempo entre as refeições que fazem com que as nossas glândulas adrenais liberem continuamente adrenalina em excesso, que é tóxica e corrosiva para o sistema nervoso e o restante do corpo se não for controlada. (As glândulas adrenais também liberam cortisol, que é como a criança boa andando com a criança má, a adrenalina. Quando a adrenalina é neutralizada e se comporta bem, o cortisol se equilibra e fica mais razoável e útil. Se o cortisol sai com a adrenalina na véspera do Halloween, é provável que o cortisol siga seu exemplo e jogue ovos e rolos de papel higiênico nas casas.) Lembremo-nos sempre de que a natureza tóxica e corrosiva do excesso descontrolado de adrenalina não se dá porque nosso corpo quer nos destruir. Sem as funções salva-vidas da adrenalina, não estaríamos aqui. É o que encaramos neste mundo difícil, e não uma falha no nosso corpo, que é responsável pelas torrentes de adrenalina que enfrentamos.

Células imunológicas como os linfócitos, os monócitos, os basófilos e os neutrófilos pelo corpo todo contam com o fígado quando a adrenalina é liberada em excesso pelas glândulas adrenais. Esses componentes do sistema imunológico são nervosos, e eles correm e se escondem porque não querem se queimar. Eles sabem que correm risco de se machucarem e serem prejudicados pela adrenalina, então contam com o fígado para receber a pancada. O sistema imunológico do fígado deve ser o mais forte e mais inteligente do corpo, com glóbulos brancos altamente inteligentes protegidos por um escudo transparente, produzido por uma função química do fígado que não foi descoberta pela medicina e pela ciência e que usa um aminoácido, um sal mineral único e uma proteína de uma célula do fígado para ajudar as células imunológicas a suportar serem queimadas pela adrenalina, até certo ponto.

Um fígado em boas condições pode de fato proteger o baço e todo o sistema imunológico. Reagindo a ondas de adrenalina, o fígado – o gracioso e corajoso salvador do corpo – age como uma esponja. A adrenalina entra de todas as maneiras possíveis, fluindo pela veia porta hepática e pela artéria hepática, sendo absorvida por poros pelo fígado todo, além de entrar por vasos linfáticos adjacentes. Ela não é educada. Ela não bate na porta, ela a arromba. O fígado absorve o excesso do hormônio para impedir que danos sejam causados em outros lugares. Trata-se de um sacrifício, pois a adrenalina não ajuda os elfos dos lóbulos do fígado. O excesso de adrenalina que o fígado absorve também é um inimigo do sistema imunológico personalizado dele. Um alarme é soado (diferente do alarme de quando o fígado libera muitos venenos de uma vez) para alertar o corpo de que o sistema imunológico do fígado está prejudicado e de que muitas tarefas precisam ser realizadas imediatamente, como células imunológicas correndo para proteger recursos importantes, como uma mãe correria para salvar um bebê em uma inundação. Os elfos começam a marchar, e uma função química milagrosa começa a agir, produzindo um agente solvente natural que trabalha para nos proteger.

Os componentes desse composto químico são hormônios velhos e sem utilidade que o fígado coletou, neutralizou e alterou com o tempo. Esses são hormônios normais que o corpo produziu no passado, como hormônios do sexo e do estresse, que sobreviveram ao seu propósito original, e hormônios que obtemos de alimentos problemáticos como ovos e laticínios. Sempre que o fígado encontra esses hormônios malfeitores na corrente sanguínea, suas células produtoras de plasma os prendem, desativam e os decompõem a fim de prepará-los para sua nova e importantíssima responsabilidade.

Da próxima vez que tivermos um pico de adrenalina, eles terão a chance de cumprir essa responsabilidade: quando o alarme soar, as células de plasma do fígado irão ativar e liberar os hormônios velhos, iniciando a reação química que os transforma naquele agente solvente. Digamos que você esteja com muito medo ou passando por muito estresse; apaixonando-se; desapaixonando-se; ou tendo raiva, passando por uma traição, dores, tristeza, preocupações ou pelos altos e baixos da vida, sejam bons ou ruins. Suas glândulas adrenais reagirão liberando bastante cortisol e adrenalina para apoiar você com a resistência para lutar ou fugir. O corpo sabe que o preço que você pagará por esse apoio é o dano que um excesso desses hormônios pode causar física e mentalmente, ou até mesmo na alma. Se a adrenalina malfeitora tocar um precioso glóbulo branco do sistema imunológico do fígado, ela o machucará. Se a adrenalina malfeitora tocar o cérebro ou o revestimento intestinal, ela os danificará. Se ela entrar nos ossos, pode fazer com que eles fiquem frágeis e finos. A alopecia – que é causada quando as glândulas adrenais se enfraquecem, saem do equilíbrio em sua produção de hormônios e produzem pouco de um hormônio específico – pode piorar conforme picos de adrenalina enfraquecem ainda mais as glândulas. Picos de adrenalina podem intensificar uma depressão ou causá-la. Também podem alimentar patógenos dentro do fígado, inclusive vírus como o de Epstein-Barr, o herpes-zóster e o HHV-6. Há um agente que pode impedir isso tudo, a balança do corpo que impede danos: o novo composto químico feito de hormônios velhos reconstruídos.

Uma vez liberado, o trabalho desse agente é ser a isca e a armadilha para o excesso de cortisol e a adrenalina frescos. Esses hormônios novos e malfeitores sentem uma familiaridade com os velhos e são atraídos por eles com a ideia de que serão mais fortes juntos. Se você pensa que um hormônio não pode pensar por si mesmo, reflita novamente. Dentro de substâncias bioquímicas como os hormônios, há dados imensuráveis que não podem ser decodificados pela ciência ou pelos computadores de hoje e nunca poderão ser. Se a raça humana sobreviver ao ódio, à ganância e à inveja que a leva a guerrear e a outros atos de destruição e ainda estivermos por aqui depois de mil anos, eles ainda não terão sido decodificados. A quantidade de informações em um hormônio é tão vasta que é como um universo. Parte dessas informações faz com que os hormônios se guiem pela energia do corpo e se liguem à energia da alma humana. É por isso que os hormônios se relacionam tanto com as emoções – e um motivo pelo qual a adrenalina é liberada quando nossa alma é machucada.

Quando os hormônios velhos e novos colidem, a característica de cola dos hormônios velhos segura os hormônios novos como um chão grudento. Menos rápidos e ágeis, os novos hormônios ficam presos; os hormônios velhos se ligam a eles como nada mais poderia. É um combate, como quando as pessoas limpam seu rosto com óleo ou usam cogumelos para curar um problema de fungos. Quando esses hormônios semelhantes se ligam uns aos outros – o excesso de hormônios frescos de episódios de emoções intensas ou de outras experiências extremas que se ligam aos hormônios velhos e armazenados que foram refeitos – ocorre uma reação química milagrosa. Eles se tornam um.

Juntos, esses hormônios formam um par e tanto. A adrenalina e o cortisol frescos dão vida aos hormônios velhos, enquanto os hormônios velhos levam a morte aos novos, fazendo morrer a informação de medo, caos, perda, traição, dor, tristeza e pressão. O resultado é que os hormônios velhos desativam os novos. Eles são os freios da montanha-russa. Eles são a muralha. Ligados uns aos outros, dá-se o equilíbrio. O fígado então detecta que o excesso de adrenalina e cortisol está dentro de uma zona neutra aceitável, não mais perigoso e, portanto, pronto para ser excretado ou liberado para os rins – isso se o fígado estiver funcionando muito bem e em ótimas condições.

Como você já sabe, esse nem sempre é o caso. Quando o fígado fica sobrecarregado por qualquer um dos diversos motivos descritos neste livro, sua capacidade de neutralizar a adrenalina e o cortisol diminui. Sua capacidade de ser um pai protetor enfraquece. Em um estado intermediário, o fígado ainda é capaz de processar um pouco dos hormônios velhos, mas é forçado a armazenar o restante. Se o fígado estiver mais prejudicado, então armazenará quase todo o composto de hormônios combinados em compartimentos especiais dentro de si mesmo. Ele armazena esperando que algum dia terá uma pausa e poderá liberar o composto para ser eliminado do corpo. Quando o fígado não tem pausas, o composto de hormônios combinados se torna mais um resíduo estagnado ocupando espaço dentro do órgão. Como vimos no Capítulo 12, quando o fígado tem muito o que armazenar, o resultado normalmente é ganho de peso. Enquanto enfraquecido, o fígado também pode perder sua capacidade de cumprir com a responsabilidade de neutralizar hormônios. Ele ainda ajudará o quanto puder, mas não será perfeito; ele deixará uma parte da adrenalina livre para causar aquele dano cáustico a ele mesmo e além.

Muitas pessoas que passam por um período de traição, ciúmes, dor, tristeza, negligência – sendo tratadas de modo irresponsável ou narcisista – ou outro tipo de liberação de adrenalina têm uma onda de fadiga adrenal depois. Ou o sistema digestório fica sensível enquanto o fígado enfraquece, ocupado absorvendo adrenalina – sem contar que toda a adrenalina não neutralizada que passa é extremamente corrosiva para os revestimentos intestinais e o estômago. Como a adrenalina não neutralizada é um alimento para os patógenos, não é incomum ficar apático e fatigado e sentir mal-estar – ter um pequeno surto de mononucleose branda por causa de um vírus Epstein-Barr despertado, um surto brando de herpes-zóster ou um pequeno surto de eczema – após uma situação difícil como a perda de um ente querido, ter o coração partido ou uma separação ruim com um amigo ou parceiro. O sistema imunológico do fígado que normalmente retém vírus como o de Epstein-Barr enfraquece nesses momentos de estresse adrenal.

Durante uma purificação extrema, o fígado se depara com uma escolha em meio a uma tempestade de alertas concorrentes: liberar os hormônios velhos armazenados para que se liguem ao excesso de adrenalina e a neutralizem, a fim de que ela não cause dano cáustico, ou não, pois o cérebro fez com que as glândulas adrenais liberassem essa adrenalina por um motivo, para proteger o corpo contra os venenos que foram forçados a sair do fígado. A adrenalina está lá para dar um choque intencional no sistema, como uma injeção de epinefrina administrada após uma picada de abelha, com o propósito de agir como um anti-inflamatório no intuito de parar a reação do corpo ao veneno. O fígado, sempre a mãe urso, sabe o que é mais importante nesse caso, deixar a adrenalina realizar seu trabalho. Então ele toma a decisão crucial de conter os hormônios armazenados que desativariam a adrenalina. Ao fazer isso, o fígado tem de levar uma grande pancada quando a adrenalina chegar inundando-o com força total por meio da corrente sanguínea. Esse é o motivo pelo qual nem sempre podemos confiar que uma purificação do fígado seja boa para ele. Se for uma purificação desenvolvida pelo homem, derivada de mitos e teorias, e ela fizer com que os venenos saiam aos montes do fígado, resultando no dobro de adrenalina sendo liberada para compensar, então o fígado estará absorvendo toda a pancada de adrenalina ativa junto com os venenos que saíram dele, e isso é realmente muito prejudicial ao fígado.

Seria fácil achar que uma dieta de alto teor de gordura fornece uma proteção na corrente sanguínea contra a adrenalina tóxica. Muito pelo contrário. Em vez disso, a gordura suspende a adrenalina, fazendo com que o corpo a mantenha ali por longo prazo. Incapaz de ser absorvida, desativada, armazenada ou eliminada pela urina como normalmente acontece, essa adrenalina suspensa na gordura retém a informação que tinha quando foi liberada. Isso significa que um fígado gorduroso ou preguiçoso, que se traduz por muita gordura na corrente sanguínea, também mantém emoções fortes ativas, como a daquele momento no escritório em que você descobriu que foi excluído de uma reunião muito importante. O motivo pelo qual às vezes somos incapazes de deixar para trás certos ressentimentos é um segredo. Limpe o fígado e libere a gordura, e o fígado poderá finalmente processar a adrenalina para proteger você de reviver a experiência repetidamente.

O CONHECIMENTO NOS TORNA MAIS FORTES

Nossas glândulas adrenais ficam incrivelmente resilientes quando fazemos a coisa certa. Se você não sabe como suas glândulas adrenais e seu fígado coexistem, pode acabar cometendo mais erros e pisando em mais minas terrestres. As glândulas adrenais, em especial, são extremamente tolerantes. Perceber como elas funcionam durante purificações e momentos difíceis é o modo como descobrimos maneiras de cuidar delas um pouco melhor. Às vezes, apenas um pouco de atenção e de compreensão podem fazer grande diferença.

É quando as pessoas não compreendem as adrenais que entram na roda-viva dos problemas. Uma coisa que atrapalha muita gente é que as ideias existentes sobre as adrenais não fazem sentido, pois essas glândulas não são compreendidas. As informações fornecidas aqui já começam a nos tornar mais fortes. O simples conhecimento do papel do fígado no apoio às adrenais é capaz de fortalecer as glândulas.

Quando dá um passo à frente e cuida do seu fígado com as diferentes técnicas deste livro, você também cuida das suas adrenais e as protege contra o estresse. Não se trata de viver em uma bolha e evitar todo conflito e toda emoção difícil. Temos o direito fundamental de passar por esses desafios. Temos também o direito fundamental de ter acesso à sabedoria que eles proporcionam e sair deles melhores, e não mais fracos. Nosso corpo sabe como fazer isso – se apenas pudermos testemunhar e trabalhar com suas verdadeiras necessidades.

CAPÍTULO 20

Sensibilidade a Alimentos e Produtos Químicos

A sensibilidade a produtos químicos é incrivelmente frustrante para aqueles que lidam com ela. Uma parte disso corresponde a um sofrimento físico. A outra grande parte tem a ver com encontrar um mundo insensível. As pessoas que nunca tiveram de lidar com sensibilidades veem aquelas com sensibilidades como se tivessem o máximo da hipocondria ou como se fossem malucas. A menos que haja uma reação alérgica visível, como alguém com uma alergia a amendoim sendo levada ao hospital depois de ficar azul por causa de uma garganta fechada que bloqueou as vias respiratórias, é difícil um observador que nunca teve o problema identificá-lo. (A propósito, alergia a amendoim é, na verdade, uma alergia a toxinas.) Choques anafiláticos, ataques de asma, urticárias – essas reações descrevem apenas um segmento da população. As reações das pessoas que sofrem de sensibilidade a produtos químicos são muitas vezes invisíveis para as demais, o que dificulta que essas pessoas encontrem defensores. Em vez disso, muitas vezes os outros lhes dizem que essas sensibilidades estão sendo inventadas, que essas pessoas estão buscando atenção ou que se trata de um problema psicológico. Elas podem ser tratadas com desconsideração ou serem alvo de chacotas. Podem até ouvir que estão atraindo ou manifestando o problema.

Na verdade, o que precisamos fazer é encontrar a compaixão. As pessoas que lidam com sensibilidade a produtos químicos sabem como ela é real. Ela é muito, muito difícil. Quando a sensibilidade é de moderada a extrema, os indivíduos muito frequentemente se confinam em casa, pois esse parece ser o único local seguro. Alguns se encontram em um beco sem saída, pois o local onde vivem também ataca suas sensibilidades, seja por causa de um produto de limpar tapetes, devido a materiais de construção que emitem gases ou por causa da presença de outro produto químico. Uma vez que o mundo exterior tem suas próprias ameaças, muitas vezes imprevisíveis, essas pessoas sentem que não têm um local seguro para ir.

UM MUNDO DIFERENTE

A sensibilidade a produtos químicos costuma variar de pessoa para pessoa e de tempos em tempos para a mesma pessoa. É quase como se ela se movesse e se transformasse, mudando as reações. Do nada, pode ser que você tenha de trocar de sabonete. Em um minuto você está sensível ao perfume, no próximo é sensível ao *spray* de cabelo e, se você nunca teve sensibilidade ao seu xampu natural, pode ser que de uma hora para outra fique sensível a ele. A inconsistência e a imprevisibilidade fazem parte da dificuldade.

Pode ser que você seja uma daquelas pessoas que acham que sua sensibilidade é controlável. Aprendeu, por exemplo, a evitar aromatizadores elétricos de ambiente quando possível e vai se virando. Essa é uma sensibilidade branda. Mas há quem tem de evitar múltiplas coisas. *Sprays* de cabelo convencionais, colônias, perfumes, velas, detergentes perfumados, amaciantes de roupa, produtos de limpeza e, sim, aromatizadores de ambiente (que muitos não conseguem tolerar e com razão, pois eles são extremamente tóxicos) se tornam inimigos – uma respirada é debilitante. A hipervigilância necessária torna muito mais difícil viver. Aonde está indo? À casa de um amigo que usa produtos de limpeza convencionais e tóxicos, um aromatizador elétrico de ambiente e um sachê de aromas tratado com produtos químicos? Como você vai ficar? Há um ativador em cada canto. Até mesmo árvores de natal são tratadas com uma mistura que as mantém verdes pelo maior tempo possível. Mesmo as árvores de natal artificiais são tratadas com soluções de nanotecnologia que podem atacar a sensibilidade de alguém.

Pessoas sensíveis a produtos químicos são forçadas a virarem especialistas e a sempre ficarem atentas. O que elas veem com seus olhos é um mundo completamente diferente do que outra pessoa vê. Todos que têm sensibilidade a produtos químicos (ou a alimentos) tiveram de deixar para trás o mundo cor-de-rosa. Eles têm de dedicar uma enorme quantidade de energia e tempo para ler rótulos, descobrir o que realmente há em cada produto e para pesquisar a origem dos ingredientes. Eles têm de ter cuidado com animais de estimação e móveis e com projetos que envolvam tinta, calafetagem, lubrificantes ou seladores. Têm de ligar com antecedência para hotéis com pedidos especiais por salas hipoalergênicas, ainda assim sem garantia de que, quando abrirem a porta do quarto, não receberão uma pancada de aromas. Alguns dos que sofrem de sensibilidade são mais bem instruídos do que engenheiros e até mesmo químicos. Ainda que um químico possa estar no mais alto nível de sua área de especialização, ele pode também usar roupas saturadas com múltiplos produtos químicos de limpeza, usar aromatizadores de ar que soltam óleos com efeitos desconhecidos em seres humanos e entrar em seu carro que acabou de ser tratado com produtos químicos que fazem o couro brilhar e ser equipado com seu próprio aromatizador pendurado. Então, no próximo final de semana, ele pode decidir pintar a casa com tintas de alto teor de COVs e depois despejar gasolina em seu cortador de grama, derramar um pouco em suas mãos e então cortar a grama e respirar a fumaça. A pessoa com sensibilidade a produtos químicos é, na verdade, mais letrada sobre todas as coisas tóxicas às quais o químico se sujeitou. Se alguém falasse sobre essas coisas para o químico, ele poderia dizer: "O que não mata nos torna mais fortes". Isso pode fazer sentido em outras áreas da vida. Não nessa.

Aqueles que acabam de se tornar sensíveis a produtos químicos sofrem muito com isso. Primeiro, há o processo de tomar consciência de que algo está errado. Dores de cabeça pela primeira vez na vida, um gosto estranho na boca ou uma língua formigando em certos lugares, cansar-se facilmente durante uma visita a uma loja de departamentos enquanto respira milhares de produtos químicos sintéticos ou começar a sentir um aperto no peito no trabalho por causa das fragrâncias no ar – não é divertido desenvolver esses sintomas. Os novatos se deparam com um desafio difícil para encontrar um médico que não diga: "É tudo coisa da sua cabeça" ou que queira enquadrá-los na armadilha da doença de Lyme. Sofrem para encontrar apoio da família e dos amigos, que podem ficar perplexos ou se encher disso tudo com facilidade, uma vez que "tudo estava bem antes". As reações do seu corpo não são fáceis, nem as reações dos outros. "Por que você não pode ser como todas as outras pessoas do mundo que vivem a vida, usam maquiagem e perfume (ou colônias e loções pós-barba), que vão ao salão de beleza, respiram fumaça de carros e fazem compras no *shopping* sem reclamar?". Para qualquer um que esteja navegando por uma sensibilidade nova, essa realidade pode parecer muito limitadora.

Temos também as pessoas que já são especialistas. Elas descobriram sua sensibilidade anos atrás, sabem com o que podem lidar e com o que não podem, sabem quais limites podem ultrapassar – e ainda assim é imprevisível. Elas podem passar por épocas em que se sentem melhor e aguentam mais e depois passarem por períodos em que toleram menos. É um jogo de sorte.

Não podemos confundir a sensibilidade a produtos químicos com reações a produtos obviamente prejudiciais. Não estamos falando aqui sobre produtos químicos altamente controlados como aqueles que sabemos que queimam visivelmente a pele. Estamos falando de substâncias que não podemos ver, escutar ou sentir – que não se pode nem mesmo sentir o cheiro. Como alguém desenvolve uma sensibilidade ao invisível? O que acontece? Tudo vem do fígado – e essa é uma verdade que nem mesmo as pessoas sensíveis a produtos químicos conhecem ainda.

Todos os que sofrem disso têm seus palpites sobre por que isso aconteceu com eles; costumam ter um marco. Algumas pessoas acreditam que tudo começou quando foram aspergidas com um pesticida enquanto caminhavam pelo parque do condomínio. Outras acreditam que começou no dia que comeram um determinado alimento. Para outras foi no dia em que sua casa foi pintada. Sim, essas experiências podem funcionar como desencadeadores, e pode ser que as pessoas percebam que há algo errado nesses momentos – mas essas experiênicias não são tudo. E a outra pessoa que foi aspergida andando pelo condomínio naquele dia e não somente ficou bem, como foi para a loja de ferramentas, comprou seu próprio pesticida, borrifou-o em seu gramado e não desenvolveu uma sensibilidade a produtos químicos? Talvez aconteça com ela mais para a frente, mas ainda não aconteceu. Esse não foi seu marco. Para o indivíduo que desenvolveu uma sensibilidade, trata-se do que estava acontecendo por dentro. O momento daquele dia no parque foi aleatório. A sensibilidade estava para vir de qualquer maneira – ela já havia começado.

SEGREDOS DA SENSIBILIDADE A PRODUTOS QUÍMICOS

Tudo começa com o fígado, a grande esponja do corpo cujo trabalho é coletar, catalogar e manter sob controle milhares de substâncias problemáticas, tanto do mundo exterior quanto criadas dentro do corpo, para proteger você. É natural que o corpo crie substâncias tóxicas – por exemplo, quando você sente medo, as adrenais liberam aquele tipo de adrenalina que ajuda com a sobrevivência no momento, mas que é tão potente que o fígado precisa limpá-la do corpo assim que ela termina de desempenhar sua função, a fim de proteger o restante do corpo de sua natureza cáustica. Também comemos alimentos com ingredientes que são pesados para o fígado, seja gordura tóxica ou produtos químicos tóxicos invisíveis. Em navios de cruzeiro, os alimentos são aspergidos com agentes químicos conservantes, e o nosso fígado tem de enfrentar isso. Qualquer tipo de droga que ingerimos ou injeções que recebemos, inclusive os antibióticos que tomamos durante a infância, dão ao fígado mais o que processar e conter. Patógenos, inclusive o EBV, acham um caminho para dentro do fígado, aconchegam-se e criam uma confusão por si próprios, liberando resíduos como dermatoxinas, neurotoxinas e subprodutos.

Com todas essas substâncias problemáticas e outras, o fígado está em um constante jogo de proporções. Quanto de tudo isso está entrando pelo ar que respiramos e pelos germes aos quais somos expostos, as toxinas virais nocivas que escaparam de volta para a corrente sanguínea e os alimentos, bebidas e medicamentos que ingerimos? Quanto o fígado pode deixar sair para ser eliminado do corpo, para ser liberado quando vamos ao banheiro, sem sobrecarregar o nosso sistema? Essa proporção do que está entrando no fígado contra o que pode sair está sempre em jogo.

Para várias pessoas, não são muitas as toxinas que saem. O fígado está preguiçoso, o cólon já está sujo, e ainda mais venenos continuam a entrar com alimentos tóxicos, tinta fresca, em uma visita a uma loja cheia de velas aromatizadas, com um aromatizador de ambientes ligado na parede da sala de espera do dentista, um caminhão de entregas soltando fumaça enquanto espera na frente da sua garagem, a limpeza do carpete do seu escritório durante o final de semana, os produtos químicos antichamas pulverizados sobre as roupas novas que você acabou de comprar. O fígado não consegue eliminar os venenos tão rapidamente quanto entram. Então algo por fim age como a gota d'água para o fígado. Pode ser uma visita ao dentista para remover uma obturação de mercúrio, o que libera mercúrio no seu sistema (veja mais sobre isso em *Médium Médico*). Pode ser aquela caminhada pelo parque do condomínio em que você é exposto ao veneno contra ervas daninhas. Quando o corpo alcança esse nível altamente tóxico – com o tempo – e o fígado fica preguiçoso demais para manter tudo sob controle – novamente, com o tempo –, tem início a sensibilidade a produtos químicos. Essas coisas das quais falamos não são a causa; elas são a gota-d'água para o fígado.

Um sistema nervoso central sensível está por trás da sensibilidade a produtos químicos. Toxinas que o fígado não consegue neutralizar ou conter sobrecarregam o sistema nervoso até o ponto em que ele acaba se tornando sensível ou até mesmo alérgico a certos venenos. Isso pode assumir a forma de sensações esquisitas na boca, a sensação de não conseguir respirar fundo ou "direito", visão turva, dores de cabeça crônicas ou enxaqueca, fadiga, formigamentos e dormências, insônia, tontura, ansiedade, depressão e mais. Alguns desses sintomas podem ocorrer de modo independente, por exemplo, como resultado de neurotoxinas do vírus Epstein-Barr atacando o sistema nervoso. A sensibilidade a produtos químicos também pode causar tudo isso. Se o fígado já não estivesse sobrecarregado e a balança não estivesse muito desequilibrada – e se o indivíduo não tivesse uma infecção ativa de EBV ou algum outro problema grave –, então a sensibilidade a produtos químicos não se desenvolveria com apenas um episódio ruim. O interruptor não teria sido apertado.

Muitas vezes, neurotoxinas e dermatoxinas do EBV combinadas com certas toxinas armazenadas dentro do fígado geram a sensibilidade a produtos químicos. Para uma pessoa que tem o EBV sem o tipo certo de metais pesados tóxicos ou pesticidas no fígado, a sensibilidade a produtos químicos pode não se desenvolver. Enquanto ela puder conviver com um sistema nervoso central sensível por causa do vírus, ela não terá o fator da sensibilidade a produtos químicos. Neurotoxinas e dermatoxinas excretadas pelo EBV que está consumindo o tipo certo de venenos no fígado, por outro lado, enfraquecem o sistema nervoso ainda mais. Elas dão às pessoas sensibilidades oculares adicionais (incluindo sensibilidade à luz), névoa mental, tontura, formigamentos na língua e dormência nas mãos. As pessoas costumam pensar que são as substâncias químicas que acabaram de respirar – o incenso de uma loja, o aromatizador de ambiente no banheiro ou a nuvem de *spray* de cabelo no salão de beleza – que causam isso diretamente. Na verdade, o sistema do vírus já se alimentou de veneno suficiente no fígado para essas pessoas sensíveis; então, quando há um estímulo externo como uma fragrância sintética, o sistema nervoso reage instantaneamente.

Essa combinação desconhecida de fatores que ocorrem abaixo da superfície de fato confunde a medicina e a ciência, e elas tentam descobrir as causas da sensibilidade a produtos químicos. Os médicos e outros profissionais precisam manter a mente aberta e aprender que, na maioria dos pacientes de sensibilidade a produtos químicos, o sistema nervoso central está enfraquecido e uma infecção viral pode estar desempenhando um grande papel. Nem toda pessoa sensível a produtos químicos lida com uma infecção viral ativa. Muitas foram aspergidas ou machucadas por certos produtos químicos, e o corpo desenvolveu uma hipersensibilidade, que causa as sensações.

Tudo acima explica por que duas pessoas podem ter dois resultados altamente diferentes com a mesma exposição. Tudo depende de onde determinado indivíduo está em sua vida no momento – quanta carga há sobre seu fígado, quão limitado o fígado ficou na eliminação de venenos, que tipo de atividade viral está presente e quão sensível esse indivíduo está sem saber. Muitas pessoas podem ter uma sensibilidade a produtos químicos por um bom tempo antes de perceber o que está acontecendo. Quando uma sensibilidade se revela, tem início um fator emocional que aumenta o sofrimento físico. *O que pode desencadeá-la da próxima vez? Estou melhorando? Piorando? Estou morrendo?* Muitas pessoas não conseguem apontar o que foi a gota-d'água para ativar a sensibilidade, e esse mistério também torna isso pior. O medo aumenta, e uma forma de transtorno obsessivo-compulsivo (TOC) se desenvolve diante do que elas passaram.

A liberdade vem do conhecimento de que não foi um único evento silencioso que virou sua vida de cabeça para baixo de um dia para o outro. Trata-se de algo gradual, o que significa que pode ser desconstruído. A cura da sensibilidade a produtos químicos se trata de paciência e compreensão. São necessários dois focos: cuidado com o fígado e cuidado com o sistema nervoso. Não ignoro o fato de que é difícil a desintoxicação para quem é sensível a produtos químicos. Muitos não conseguem nem mesmo tomar um único suplemento para tentar acalmar o sistema nervoso ou desintoxicar o fígado, pois são muito sensíveis. Se você é assim, não pense que está preso. Os alimentos são a resposta nesse caso – cuide do seu fígado e do seu sistema nervoso atenciosamente com alimentos.

SEGREDOS DA SENSIBILIDADE A ALIMENTOS

Se você é uma pessoa que tem muitas reações a alimentos, eu sei como é difícil. A cada dia, parece que um alimento com o qual você não tinha problemas lhe dá uma nova sensação esquisita. Muitas pessoas ouvem falar que se trata de um problema com mofo, enquanto a verdade, novamente, é que se trata de um problema viral intensificando a sensibilidade a produtos químicos; isto é, um excesso de neurotoxinas do EBV elevando a sensibilidade a produtos químicos a um novo nível. Em alguns casos, é porque o alimento em si é um combustível para o vírus. Se for um alimento problemático, ele pode alimentar o EBV, gerando mais neurotoxinas que inflamam o trato digestório.

Pessoas com um sistema nervoso central hipersensível também costumam ter um revestimento intestinal hipersensível. Um dos motivos é que elas costumam liberar adrenalina com mais frequência, porque seus sentidos ficam mais aguçados enquanto analisam as proximidades a coisas que atacam sua sensibilidade. Quando entramos em uma loja que pensamos que pode nos afetar, podemos ficar nervosos – com razão, levando em conta tudo a que fomos expostos no passado e nossas reações –, e esse nervosismo pode fazer com que as adrenais entrem em ação para nos defender, com uma leve reação de luta ou fuga. A mesma coisa se estamos preocupados com superbactérias e entramos em um hospital para visitar um amigo. Vamos entrar lá com uma ansiedade intensificada, o que vai fazer com que as adrenais liberem adrenalina. Como vimos anteriormente, com o tempo, essa quantidade mais elevada de adrenalina satura o fígado e pode saturar o revestimento intestinal, causando neles leves queimaduras. Os milhares e milhares de nervos no revestimento intestinal podem ficar inflamados e expostos, com os receptores nervosos irritados.

Ao comer diferentes alimentos, podemos sentir desconforto quando eles entram em atrito com o revestimento intestinal, encostando em todos aqueles nervos sensíveis. É fácil ter uma reação de medo quando isso acontece. Uma pessoa pode dizer: "Não posso comer alface – tenho reações –, mas não tenho problema com ovos". A ironia é que, na verdade, a alface ajuda a massagear o revestimento intestinal, desprendendo detritos e outros bolsos de material residual para que possam ser eliminados e não servir como alimento viral, ao passo que os ovos alimentam patógenos como o vírus Epstein-Barr, resultando em mais neurotoxinas e, por fim, gerando mais sensibilidade a produtos químicos e alimentos. Ovos não incomodam quando descem porque passam pelo meio do trato intestinal, virando uma cola cremosa e líquida. A alface, por outro lado, não alimenta o EBV. Parte de sua magia está no fato de que ela escova o revestimento intestinal. No entanto, com receptores nervosos irritados na região, pode facilmente parecer que estamos tendo uma reação a ela. No final das contas, a alface acalma os nervos; a substância leitosa em seu núcleo tem um efeito geral tranquilizante e sedativo.

Maçã é um outro alimento que as pessoas costumam pensar que não podem mais comer. Na verdade, a sensibilidade à maçã vem ao comer uma maçã coberta de cera e de pesticidas, que não havia sido lavada antes. Quando isso acontece, a língua instantaneamente detecta os produtos químicos, e os sensíveis nervos trigêmeo e vago, que se conectam à boca, dão início a uma reação que pode incluir coceira, formigamento, dormência ou queimação. Pessoas sensíveis a produtos químicos que passam por isso muitas vezes terão de ficar longe de maçãs por um tempinho e, então, poderão descobrir que, se seus nervos se acalmarem, poderão experimentar uma maçã orgânica, descascada se necessário, sem ter reações.

Pode parecer um ciclo vicioso, em que você às vezes reage aos alimentos que sabe que deveriam proporcionar alívio. Se esse é o seu caso, inclua, aos poucos, os alimentos especiais do Capítulo 37, e use sua energia para focar em evitar o máximo que puder as coisas problemáticas para o fígado do Capítulo 36, principalmente os alimentos problemáticos da lista, para ter progresso. Veja o capítulo sobre o transtorno de estresse pós-traumático (TEPT) em *Médium Médico* se precisar de apoio moral. Acima de tudo, lembre-se de que ainda pode se curar. Ninguém que tenha uma sensibilidade a produtos químicos ou a alimentos está impedido de se sentir melhor um dia. Quando cuidamos do fígado e do sistema nervoso, há esperança.

VOCÊ NÃO É O PROBLEMA

Se o seu sistema nervoso for muito sensível, você poderá reagir ainda a certas exposições após se curar. Terá também de seguir certas regras e limites que decida para si mesmo. Ao entrar em uma loja de roupas, por exemplo, poderá sentir dor de cabeça ou se sentir fraco por causa dos produtos químicos utilizados para tratar os tecidos. O que melhorará será seu tempo de recuperação – e voltar ao normal mais rápido faz toda a diferença.

O negócio é o seguinte: você tem o direito de reagir a um mundo que é tóxico. Você não é o problema; os produtos químicos tóxicos e fatores estressantes constantes é que são. A sensibilidade é um valor – você é "o canário na mina de carvão", ou seja, tem a capacidade de detectar substânias tóxicas. Mesmo se suas sensibilidades forem eliminadas por completo após o cuidado com o fígado e o sistema nervoso, elas o deixarão com um dom: uma consciência mais elevada dos perigos do nosso mundo, fazendo com que possa proteger melhor a si mesmo e à sua família no futuro.

CAPÍTULO 21

Problemas de Metilação

Se alguém já lhe disse que você é portador de uma mutação genética que causa problemas de metilação, você deve ter tido a sensação, naquele momento, de estar sendo julgado por causa de um elemento defeituoso, destrutivo e prejudicial do seu corpo e do seu ser. Podem ter prescrevido a você certas vitaminas e outros suplementos que apoiam a capacidade de metilar de maneira apropriada, mas isso provavelmente não eliminou a sensação de derrota. Quando há algo que faz você não se sentir bem, já é difícil o bastante de aguentar. Acrescente a isso a tristeza de receber a notícia de que nascemos com um problema genético sem solução, ou que um problema de mutação genética misteriosamente se desenvolveu, e isso piora muito as coisas – principalmente por não ser verdade.

Um distúrbio de metilação não é um problema genético. Não é uma mutação genética de Metileno Tetrahidrofolato Redutase (MTHFR); uma mutação genética não pode causar comprometimento, colapso ou distúrbio da metilação. Os problemas de metilação são muito diferentes e maiores do que as crenças populares recentes nos mundos das medicinas alternativa e popular. Aqui, vamos explorar a verdade sobre o que causa os problemas de metilação e o que causa uma leitura errônea em exames genéticos.

O QUE SIGNIFICA METILAÇÃO

Primeiro, o que realmente significa metilação? É a capacidade do corpo de receber, absorver e assimilar nutrientes cruciais e importantes que obtemos por meio de alimentos saudáveis, pela água que bebemos e que toca nossa pele, pela exposição ao sol e pelo ar fresco e limpo. Quando ingerimos uma substância fitoquímica, uma vitamina, um mineral ou outro nutriente, nosso corpo altera sua estrutura química para servir perfeitamente àquilo de que mais precisamos. É um processo que decompõe, altera e torna os nutrientes mais bioativos para que possam nos beneficiar de uma maneira mais profunda.

Sobretudo, a metilação é uma função miraculosa que o fígado desempenha – todos os dias, enquanto estamos acordados ou dormindo. O fígado a desempenha com a ajuda do íleo, pequeno pedaço com propriedade digestiva no final do intestino delgado, logo antes do cólon. Para converter nutrientes de maneira que o corpo possa usá-los da melhor forma, o fígado e o íleo trabalham juntos, brincam um com o outro, confiam um no outro, comunicam-se entre si e apoiam um ao outro. Quando um está com algum problema, o outro tenta ajudar.

Os vasos portas hepáticos puxam nutrientes importantes do íleo para o fígado, com capilares saindo do íleo e entrando no sistema porta, de modo que eles acabem nas boas mãos do fígado. Quando o íleo não está funcionando bem, quase todos os nutrientes que entram nos vasos portas por ele vêm enfraquecidos, e resta ao fígado lidar com a situação.

EXAMES: NÃO SÃO O QUE PARECEM

Quando um exame de mutação de MTHFR tem um resultado positivo para uma mutação de gene MTHFR, o paciente acaba com um diagnóstico de mutação genética, normalmente de C677T ou A1298C. Parece fazer todo sentido do mundo que um exame de mutação genética nos diga se temos uma mutação genética. Mas a questão é a seguinte: não se trata de mutação genética. O gene não está prejudicado, mutado ou alterado, mesmo que nos digam ter sido isso que o exame determinou. Não é apenas o próprio processo do exame que é passível de falhas; acontece que ele não faz medições precisas capazes de detectar um gene mutado. Só porque a ciência é capaz de ver o DNA com um microscópio, não significa que é isso que está sendo feito aqui. (E quando realmente observam genes em outras circunstâncias, não significa que entendam tudo sobre eles.)

Todos os exames de "mutação genética" se limitam a identificar a presença de inflamação – não do que causa a inflamação nem do que ela significa, mas unicamente de seus marcadores. Um dos possíveis aspectos positivos dos exames é que eles identificam índices elevados de homocisteína e problemas de metilação. Se você já fez um exame de homocisteína, sabe que, no exame de sangue, ela é um dos sinais de inflamação. É bom descobrir problemas de inflamação e metilação se eles estão acontecendo. Pessoas com sensibilidade a produtos químicos têm também problemas de metilação, e isso pode desencadear um resultado positivo em um exame de mutação genética e/ou aparecer como um nível elevado de homocisteína.

Ao mesmo tempo, esse lado positivo dos exames de mutação genética não é o bastante para anular o aspecto negativo, que é o dano que pode acontecer com a mente e o corpo de uma pessoa quando lhe dizem que ela tem genes falhos. Seria de pensar que a resposta dos genes falhos daria alívio às pessoas, por ser apresentada como uma resposta. A verdade é que ela não dá alívio, pois não é uma resposta. É uma enganação e um desvio no mundo da burocracia médica para evitar encontrar a verdade sobre por que as doenças crônicas estão ficando mais frequentes em escala global. Prepare-se para ver em todo lugar – em comerciais, estudos, relatórios, artigos, livros – que os genes são responsáveis por tudo. É uma campanha sem-fim.

Se você recebeu um diagnóstico de mutação genética MTHFR, precisa deixar para trás a parte da mutação genética, concentrar-se na parte do problema de metilação e focar em resolver a verdadeira causa para melhorar a sua saúde. Saiba a verdade de por que o exame apontou uma mutação genética: ele detectou indicadores de inflamação, não uma mutação.

COMO O CERTO DÁ ERRADO

Como ocorre um problema de metilação e o que acontece quando ele ocorre? Como mencionamos, uma das mais de 2 mil funções do fígado é a capacidade de mudar e converter nutrientes para formas mais utilizáveis, disponíveis e bioidênticas a fim de que você possa tirar o máximo do que come para sobreviver. Por exemplo, em uma salada de espinafre, as folhas estão cheias com várias vitaminas B. Essas vitaminas B podem ser benéficas em seu estado natural e original. Ao mesmo tempo, seu fígado está a par das necessidades do seu corpo no momento. Então, se você estiver esgotado devido, por exemplo, a um nível elevado de adrenalina de estresse intenso ou a uma doença que está se desenvolvendo em algum lugar dentro do seu corpo, seu fígado encontrará e aprimorará a vitamina B específica de que você precisa entre as muitas que o espinafre graciosamente proporciona. Enquanto a medicina e a ciência sabem sobre a existência básica da metilação, ninguém sabe que, no processo da metilação, o fígado eleva "superalimentos" para um outro nível, com o íleo desempenhando um grande papel na maior parte do tempo, criando supervitaminas e outros supernutrientes com nutrientes normais. Esse processo químico incrível, que é realizado pelo corpo e não por um laboratório científico, torna a nutrição muito mais viável e mais fácil de ser utilizada pelo restante do corpo do que se fosse de outra forma.

Outro aspecto notável desse processo é que, muito antes de você ter comido a salada de espinafre, seu fígado documentou a necessidade por aquela vitamina B em particular. Quando a vitamina veio, o fígado pôde colocá-la imediatamente em uso. Ao mesmo tempo, o fígado procura aqueles nutrientes que sabe que precisaremos nos dias chuvosos e nas secas de surtos de adrenalina, doenças e outros desafios, como ao sermos expostos a pesticidas, tinta fresca ou outras substâncias problemáticas. Quando comemos a salada, o fígado está armazenando outras vitaminas B (além dos outros nutrientes do espinafre) que ele sabe que serão úteis um dia. O que ele coleta é específico para você e suas necessidades – o fígado de outra pessoa armazenará uma proporção diferente de nutrientes do que a que o seu fígado armazena para você. Seu fígado não deixa de depender de você, para que disponibilize nutrientes a ele regularmente. Então, se você não come saladas de espinafre e outros alimentos nutritivos, de onde o fígado tirará os nutrientes de que precisa para fazer supercompostos metilados para armazenar e depois repassar, por meio da corrente sanguínea, para áreas do seu corpo que estão desesperadamente necessitadas?

Uma vitamina que é crucial para a capacidade do corpo de metilar muitos outros nutrientes é a vitamina B_{12}. Na verdade, o corpo precisa de B_{12} para desempenhar dezenas de milhares de funções do dia a dia. É como farinha para um *chef* de padaria – sem ela, nenhum dos artigos do balcão da padaria poderiam ser feitos, muito menos o precioso bolo de casamento. O fígado precisa dessa vitamina B, armazena uma grande quantidade dela e a utiliza de forma contínua a fim de funcionar normalmente. Ele também necessita de B_{12} para uma função que pode realizar quando está sem estoque de nutrientes essenciais: a capacidade de produzir quantidades pequenas de certos nutrientes e compostos químicos por si só. Seu *chef* mestre, o fígado, só é capaz de fazer isso quando tem o bastante de seu ingrediente-chave, a vitamina B_{12}, para enviar ao cérebro, ao restante do sistema nervoso, ao coração e a outros locais do corpo que precisam desesperadamente dele.

Pode ser que você se lembre da Parte I, quando dissemos que, sob as circunstâncias ideais, a vitamina B_{12} é um dos nutrientes que passam do íleo para o fígado. Mesmo antes disso, o processo de metilação da B_{12} acontece no íleo. O fígado depende dessa fabricação e dessa metilação de B_{12}. Quando o fígado está perdendo todos os nutrientes de que precisa, até mesmo a B_{12}, a preciosa cola que segura todas as coisas juntas, ele excretará um composto químico na bile que passará pelo trato intestinal e entregará uma mensagem ao íleo. Se tudo estiver como deveria, no seu íleo há uma mina de ouro de B_{12}. Na verdade, é melhor que uma mina; trata-se de um centro de produção de B_{12}. Microrganismos raros, chamados de *bióticos elevados* (que obtemos ao comer hortaliças frescas, cruas, orgânicas, não lavadas ou levemente lavadas como pepino ou verduras direto da horta ou da fazenda), vivem somente no seu íleo e são responsáveis por produzir a forma metilada definitiva de B_{12}, que é absorvida pelos canais do corpo e vai até o fígado quando necessário, por meio de capilares que levam ao sistema das veias portas.

Essa B_{12} é a mais importante argamassa que une todos os tijolos que formam o castelo da sua saúde. Quando há o bastante dela, o fígado armazena amplas quantidades, a fim de enviá-la pela corrente sanguínea como assistente para quase toda vitamina, todo mineral e outros nutrientes que ele libera, para ajudar o corpo de qualquer maneira. É a B_{12} que faz com que tudo dê certo – o catalisador, o tapete mágico, a realeza que nos abençoa com vitalidade. O fato de a medicina e a ciência a terem descoberto é um triunfo. Mas foi aí que o progresso parou. É como descobrir uma cultura indígena e decidir que não há necessidade de reservar tempo para estudar sua linguagem ou aprender com ela. Há muito mais coisas para o mundo médico descobrir sobre a B_{12}.

O fígado sabe o que o íleo está fazendo e o íleo sabe o que o fígado está fazendo. Eles conversam entre si, se comunicam; eles trocam informações entre si. Quando tudo está bem, trabalham em perfeita harmonia para assegurar que não perderemos a capacidade de metilar corretamente ou de receber e utilizar nutrientes metilados importantes, tudo isso com o objetivo de assegurar que não vamos acabar com uma deficiência nutricional. A harmonia funciona até não funcionar mais. Quando perdemos a capacidade de metilar corretamente, é comum receber um diagnóstico de mutação genética MTHFR. Podemos encontrar um ótimo profissional que nos dê recomendações de bons suplementos para tomar, e isso pode ser benéfico. No entanto, o diagnóstico não nos diz o que foi que deu errado e, certamente, não nos faz sentir que temos o poder para mudar nosso destino – não quando parece estar escrito na pedra científica que a culpa é dos nossos genes falhos e que não podemos fazer nada para mudá-los.

O processo de metilação começa a falhar quando nosso fígado fica sobrecarregado de sujeira. Uma porcentagem dessa sujeira pode ter sido passada a nós pelos nossos pais e, à medida que o tempo passou, nosso fígado coletou mais. São os mesmos suspeitos já vistos neste livro – herbicidas, pesticidas como DDT velho que ainda estão no ambiente, metais pesados tóxicos, antibióticos, outros medicamentos e alimentos problemáticos – que fazem o fígado sofrer nesse caso. Contudo, apenas essas coisas problemáticas não são o suficiente para que saiamos com um diagnóstico errôneo de mutação genética MTHFR; precisamos de mais um ingrediente crucial: um vírus.

É isso aí: é necessário um vírus na mistura para que haja um distúrbio de metilação. E não um vírus qualquer; tem que ser um vírus da família do herpes. Isso inclui herpes-zóster, HHV-6 e até mesmo citomegalovírus, mas o principal culpado é o EBV. O vírus, que para alguns foi passado pelos pais, pode viver sua vida silenciosamente dentro do fígado, lá crescendo aos poucos em número e excretando seus resíduos virais venenosos. O acúmulo de resíduos virais no fígado, entre outras coisas problemáticas para ele, pode fazer com que o órgão fique preguiçoso, o que limita sua capacidade de se comunicar com o íleo correta e eficientemente, de armazenar vitamina B_{12} o suficiente e de preparar e distribuir vitamina B_{12} no corpo. À medida que, com o tempo, o fígado fica sobrecarregado, ele precisa de mais ajuda do íleo que, por sua vez, acaba trabalhando demais. Se a nossa dieta não for boa e não escolhermos nossos alimentos com sabedoria, o íleo acabará perdendo sua capacidade de criar sua própria variedade e coenzima de B_{12} metilada para a nossa sobrevivência e do nosso fígado.

É essa combinação problemática de um fígado sem B_{12} suficiente disponível, de nada de B_{12} vindo da linha de produção do íleo e de um fígado muito comprometido para produzir B_{12} por si mesmo que causa a pior condição de metilação. Quando o fígado mandar outros nutrientes armazenados pela corrente sanguínea para serem usados por outros órgãos, não haverá aquela cola, aquela farinha do *chef* de padaria – a B_{12} biodisponível, metilada e perfeitamente preparada – para ir com eles a fim de que sejam absorvidos ao máximo e ajudem a prevenir deficiências. Mesmo se você fizer um exame de sangue que indique um nível alto de B_{12} na corrente sanguínea, isso não significará que há B_{12} suficiente nos órgãos, no sistema nervoso central e em outras partes importantes do corpo. A medicina e a ciência não sabem que pode haver uma deficiência de vitamina B_{12} no sistema nervoso central e no restante do corpo mesmo quando há um nível alto dela na corrente sanguínea. Esse resultado alto também não reflete a viabilidade dessa B_{12} – quão metilada ou usável ela é. Na verdade, uma grande quantidade de B_{12} na corrente sanguínea pode indicar que o corpo não é capaz de colocá-la em uso.

(A propósito, ainda que tomar um suplemento de B_{12} metilada de um laboratório de vitaminas seja algo bom, e precisamos disso quando os processos do nosso corpo entram em colapso, nada se compara à metilação que o corpo realiza quando o íleo e o fígado recebem as ferramentas certas para que trabalhem como deveriam.)

Mesmo se tudo isso estiver acontecendo com seu íleo e seu fígado, isso não causa automaticamente um resultado positivo em um exame de mutação genética MTHFR ou um resultado de um nível elevado de homocisteína. Isso acontece quando uma pessoa esteve com um vírus por tempo suficiente para que o fígado não consiga segurar mais todo o resíduo viral. Nessa altura, a pequena nuvem dos subprodutos venenosos do vírus, os invólucros virais, as neurotoxinas e até mesmo as dermatoxinas vazam para a corrente sanguínea, aumentando o nível de homocisteína e sujando o sangue.

No fim das contas, o sangue sujo é que é a verdadeira causa de um resultado positivo nos exames falhos de mutação genética MTHFR de hoje. O que de fato esses exames detectam são marcadores elevados de inflamação porque o sangue está cheio de resíduos virais venenosos e de outras toxinas, como metais pesados que escapam do fígado. Eles são apenas versões exaltadas de exames de inflamação, como o exame de anticorpo antinuclear (ANA) e o exame de proteína C-reativa (PCR), usados para diagnosticar (e às vezes diagnosticar erroneamente) doenças crônicas como lúpus. (Se um exame de MTHFR não dá positivo e o nível de homocisteína aparece alto, isso indica uma baixa carga viral dentro do fígado com uma alta carga de toxinas, além de a condição do íleo estar piorando.) Lembre-se: é o nível alto de detritos tóxicos, sendo muitos deles virais, no sangue que dá o resultado positivo nos exames de MTHFR e que espalha a desinformação de que seus genes estão alterados e mutados.

CORRELAÇÃO, NÃO CAUSA

Muitas vezes, mutações genéticas MTHFR são relacionadas com a pré-eclampsia – portanto, se uma mulher desenvolver pré-eclampsia, a culpa será atribuída a uma mutação genética. Esse é um caso clássico em que a indústria médica pega dois aspectos da nossa saúde que não são ainda completamente compreendidos e os coloca juntos por acontecer de os dois estarem presentes ao mesmo tempo. De uma hora para outra, estão nos dizendo que um causa o outro. Os diagnósticos médicos estão cheios desses erros de "correlação deve ser causa" em centenas de doenças. Um aspecto da nossa saúde leva a culpa de causar outro enquanto, na verdade, um não tem nada a ver com o outro – ou a relação não é aquela que todos percebem.

A verdadeira causa da pré-eclampsia é uma doença viral. Trata-se do vírus Epstein-Barr presente no fígado e em partes do sistema reprodutivo, como o útero. O EBV também é o verdadeiro responsável por cistos no ovário, leiomiomas e por muitas outras doenças reprodutivas. Quando um exame diz que uma mutação genética está presente, é fácil culpar isso por um problema cuja causa ninguém entendeu durante todos estes anos. Falar que a pré-eclampsia é produto de uma mutação genética é como ter uma reação a um *cookie* de chocolate e culpar a forma peculiar dos *cookies*. A forma do *cookie* pode indicar uma certa marca, e isso pode nos ajudar a descobrir seus ingredientes. No entanto, a forma em si não é o problema; é apenas um sinal. Resultados positivos em exames de mutação genética e um nível elevado de homocisteína são sinais, e podemos aprender algo com eles. Com as informações médicas de hoje, ainda estamos longe de entender a verdade do que tudo significa.

A trombose é outra doença erroneamente relacionada a mutações genéticas. A verdadeira causa da trombose é um fígado estagnado, disfuncional, preguiçoso ou até mesmo pré-gorduroso que está cheio de toxinas, vírus e outros patógenos. Ela não é causada por mutações genéticas. Esse é um outro grande engano em desenvolvimento na indústria médica, outro exemplo de que a mesma explicação errônea está sendo dada para uma doença crônica. Com a trombose, ainda precisamos nos lembrar de que um fígado enfraquecido causa resultados positivos em exames de mutação. Como o fígado também é responsável pela trombose, é por isso que vemos as duas coisas acontecerem juntas. As duas coisas são produtos do mesmo problema hepático subjacente.

Muitas doenças, cada vez mais, serão relacionadas com exames de mutação genética. Logo, alguém poderá ficar com coriza, ter um resultado positivo em um exame de mutação genética e escutar que a coriza é causada por uma mutação genética. O que ninguém vai ouvir é que os exames de mutação genética não passam de uma versão mais sofisticada dos velhos exames de inflamação. Se os laboratórios listassem os exames de MTHFR sob a categoria "inflamação", como acontece com os exames de homocisteína, os médicos e os pacientes poderiam ver que eles não medem diretamente mutações genéticas. Essa mudança pode não acontecer nunca, porque o foco da medicina e da ciência nestes tempos é a genética, e isso ignora a verdadeira causa de centenas de doenças crônicas. A medicina e a ciência estão muito próximas de fazer as correlações corretas e de encontrar as verdadeiras respostas – mas ainda assim se afastam cada vez mais.

SEMPRE DO SEU LADO

É verdade que, se o fígado e o sangue ficarem sujos a ponto de dar um resultado positivo em um exame de mutação genética MTHFR, você provavelmente terá um problema de metilação, pois resultados positivos nesses exames e sangue sujo são dois indicadores de que o fígado está sobrecarregado demais para metilar os nutrientes da forma correta. O que não é verdade é a ideia de que há algo errado com a fibra do seu ser. Continuarei dizendo: problemas de metilação não são problemas genéticos. As culpadas sempre foram fontes problemáticas externas, como os vírus, nunca nosso próprio corpo. Pelo maior tempo que pôde, seu fígado se manteve forte contra elas para protegê-lo contra disfunções de metilação. A certa altura, ele ficou sobrecarregado e teve de mudar para suas funções de vida ou morte a fim de manter você inteiro. Seu corpo sempre esteve do seu lado.

Quando o fígado se purificar, reviver, rejuvenescer, se curar e se fortalecer, os nutrientes serão absorvidos e processados corretamente. Eles funcionarão da maneira que devem funcionar no seu corpo. O íleo se fortalecerá. A vitamina B_{12} ficará mais biodisponível. Uma vez que os problemas de metilação se resumem a quão preguiçoso, entupido e disfuncional está o fígado – quantos patógenos e toxinas estão armazenados nele –, quando isso for resolvido, suas preocupações sobre doenças relacionadas poderão ir embora. Você não precisará mais se preocupar sobre o que a medicina teoriza ser uma relação entre uma mutação genética MTHFR e um risco mais alto de derrame, doença cardíaca ou coagulação sanguínea, pois saberá da verdade: que essas coisas vêm do fígado e que você está cuidando dele. As cargas virais que são responsáveis pela pré-eclampsia, pela trombose e por resultados positivos em exames de mutação genética MTHFR poderão diminuir. Níveis elevados de homocisteína, se estavam presentes, podem desaparecer, tal como outros marcadores de inflamação.

Com um fígado saudável, você poderá deixar para trás os limites do seu diagnóstico. Com esse conhecimento, você está a caminho de uma saúde melhor. Livre-se do peso de pensar que seu próprio DNA é defeituoso e permita-se conhecer a paz novamente enquanto cuida de seu fígado, limpa seu sangue e reconquista seu bem-estar.

CAPÍTULO 22

Eczema e Psoríase

A medicina moderna sempre atribuiu diferentes rótulos às doenças de pele: dermatite seborreica, outras variedades de dermatite, irritações de lupus, urticária, vitiligo, manchas de idade, celulite, rosácea, ceratose actínica, esclerodermia, líquen escleroso e, é claro, eczema e psoríase. Nem toda doença de pele tem a mesma aparência em pessoas diferentes, mas isso nem sempre é levado em conta. Vejamos, por exemplo, o eczema. Normalmente é abordado como se houvesse uma só variedade. Isso acarreta um turbilhão de diagnósticos errôneos, inclusive no rótulo idiopático (que significa que a causa é desconhecida), quando a doença de pele de alguém fica fora da restrita definição de eczema. A verdade é que há mais de 100 variedades de eczema e psoríase.

A rosácea é na verdade uma variedade de eczema. Quando alguém tem uma irritação do tipo rosácea no nariz, nas bochechas, no queixo ou na testa, essa é apenas uma variedade de eczema que aparece no rosto, e não outra doença de pele misteriosa. Lúpus é um rótulo popular também. Em vez de investigar a fundo o que causa esse tipo de irritação misteriosa, a comunidade médica costuma chamá-la de autoimune, explicando que o corpo está atacando a si mesmo, o que não é correto. Um diagnóstico errôneo leva a outro; uma confusão leva a outra. Não sabemos o que é a irritação, não sabemos por que a pessoa tem fadiga, então a colocamos na categoria do lúpus. E o que é lúpus? A medicina e a ciência não sabem, o que impossibilita que seja diagnosticado corretamente. É uma palavra arbitrária para uma confusão de sintomas.

A urticária é um outro mistério, compreendido em um nível básico como um turbilhão de histaminas fazendo com que uma irritação se desenvolva. Se você tiver uma irritação aguda e for para o pronto-socorro, a primeira coisa que o médico perguntará é: "O que você comeu?". Se você disser que comeu um sanduíche de peru, é muito provável que o médico descarte o alimento como possível causa, pois peru é muito normal. Se, por outro lado, você disser ao médico que comeu morangos, é muito provável que ele diga que você é alérgico a morango. Se tiver comido sanduíche de presunto, o médico dirá que essa não é a causa da sua urticária; se tiver comido uma maçã, o médico culpará a maçã. Se tiver comido uma fatia de *pizza*, o médico dirá que esse não foi o problema; se tiver comido granola, o médico dirá que a culpa é da aveia, das oleaginosas ou dos cereais. Se tiver comido sorvete de chocolate, o médico dirá que não foi isso; se tiver sido sorvete de framboesa, o médico dirá que essa é a fonte. É assim que os médicos são ensinados a pensar, e seu treinamento virá como certeza, mesmo que essas conclusões sobre quais alimentos podem causar reações não estejam sempre corretas.

Se não houver explicação óbvia ou normal e a urticária estiver ocorrendo sem padrão reconhecível e não houver nada para ligar os pontos, os médicos normalmente a jogarão no reino da alergia crônica e idiopática. Tradução: "Não sabemos por que você está tendo essas reações". Se a doença de pele persistir, então, nos dias de hoje, será muito provável que os médicos digam que ela é autoimune – isto é, dar aquele diagnóstico de lúpus. Se não for o bastante dizer que ela é alérgica ou autoimune, eles culparão os genes. Dizer a alguém que você tem uma doença de pele porque sua mãe, seu pai ou um ancestral a teve tem um sentido superficial que faz com que todos parem de investigar. Mesmo que seus antepassados não tenham tido doenças de pele, ela será considerada genética. Os médicos querem ter respostas para apresentar aos pacientes, e merecem todo o respeito por isso, mas, infelizmente, essas respostas nem sempre são corretas.

RESIDENTES INDESEJADOS DO FÍGADO

Na realidade, de onde vêm as misteriosas irritações de pele? Quase toda doença de pele vem do fígado. O trato intestinal muitas vezes é envolvido, por padrão, em uma colaboração forçada; no entanto, doenças chamadas de eczema, psoríase, rosácea, lúpus, celulite, vitiligo, manchas de idade, outras descolorações e mais começam e terminam com o fígado. Toda acne e celulite são derivadas do fígado. (Mais sobre a acne no próximo capítulo.)

Essas doenças começam porque entra algo no fígado que não deveria estar lá. Há algo na sua casa que não deveria estar lá? Poeira, tralhas, lixo, aranhas, ácaros, um vazamento de gás? Esses problemas parecem ter uma forma de entrar, mesmo quando não os desejamos e, quando entram, podem causar mais problemas. É assim que começam os problemas na pele – como visitas indesejadas no fígado. O tipo de doença de pele que se desenvolve depende de que tipo de veneno ou patógeno está lá e do quanto ele se desenvolveu. A medicina e a ciência não percebem isso, porque os exames de hoje não permitem que elas vejam quando um fígado está cheio de células virais e de toxinas diversas. O que não podem ver, não podem entender. Enquanto isso, a teoria da autoimunidade que a comunidade médica usa culpa o nosso sistema imunológico pelas doenças de pele, como se ele tratasse nossa pele como um inimigo, traindo-nos do nada e começando a comer a nossa epiderme, causando inflamações. Essa teoria errônea é impossível. Ainda que o corpo possa ficar sobrecarregado e suas funções possam se cansar, ele nunca nos trai.

Uma das toxinas mais antagônicas no que diz respeito à doenças de pele é o cobre. Canos de cobre são uma fonte comum desse metal pesado. Pesticidas como o DDT e seus primos modernos também têm alto teor de cobre. Podemos ter acumulado cobre de exposições diretas no decorrer da vida e tê-lo herdado (lembre-se, não geneticamente) de ancestrais que eram saturados dele. Mercúrio no fígado é o próximo grande instigador de doenças de pele, junto de pesticidas, herbicidas, solventes, produtos de petróleo (até mesmo abastecer o carro no posto de gasolina pode nos expor), antibióticos e outros medicamentos.

À medida que essas substâncias problemáticas se acumulam no fígado, o órgão vai ficando preguiçoso – e, como acabamos de ver no capítulo anterior, quando o fígado fica sobrecarregado, ele não consegue se desintoxicar tão bem quanto deveria. Suas funções ficam mais lentas. Às vezes, esses venenos no fígado podem ser o bastante para dar início a uma doença de pele que confunde múltiplos médicos, mas podem não representar nada mais do que uma irritação aleatória ou uma pele seca, com coceiras que nos mantêm acordados durante a noite de vez em quando.

O EFEITO DAS DERMATOXINAS

É quando um patógeno como o vírus Epstein--Barr também está no fígado que as doenças de pele mais graves aparecem. Patógenos diferentes – e até mesmo estirpes diferentes do mesmo patógeno – têm apetites diferentes por toxinas diferentes. Dependendo de qual combinação estiver presente no nosso fígado, ficaremos com uma irritação de pele diferente. Uma estirpe de vírus Epstein-Barr pode preferir o sabor do cobre, por exemplo, resultando em um caso complicado de eczema. Outra estirpe de EBV pode preferir o mercúrio, deixando-nos fatigados e com uma irritação semelhante à urticária, em forma de borboleta, que nos deixa com um diagnóstico de lúpus. As reações cutâneas se formam porque, quando o EBV se alimenta com seu alimento desejado, ele também o elimina, liberando uma forma muito mais tóxica e destrutiva do cobre ou do mercúrio – uma dermatoxina.

Sendo uma toxina vaporizada metílica, essa dermatoxina pode se locomover por tecidos conjuntivos e órgãos com facilidade. Se o fígado estiver em boas condições, a toxina metílica entrará no trato do intestino delgado e no cólon e sairá com relativa facilidade se estivermos nos alimentando bem o suficiente, nos exercitando e evacuando bem. Se você for como a maioria das pessoas, no entanto, terá um fígado preguiçoso; então, esse veneno remanufaturado poderá voltar para o sistema linfático e inverter seu rumo de volta à corrente sanguínea. Isso não significa automaticamente que você tem um problema. A princípio, o corpo da maioria das pessoas é resiliente. Mesmo se o fígado estiver estagnado, com toxinas voltando, e o trato intestinal não estiver funcionando bem (talvez esteja ocorrendo constipação), o corpo tentará usar suas outras rotas de fuga para as toxinas metílicas – por exemplo, por meio da corrente sanguínea até os rins, para ser eliminada com a urina.

O plano de emergência pode se esgotar uma hora, e sensibilidades podem começar a se manifestar. Alergias a alimentos podem ser sinal de que algo está errado. Até mesmo reações histamínicas básicas como urticárias verdadeiras podem ser indicadoras de que o fígado não está funcionando como deveria e que venenos estão se acumulando. Uma pequena irritação de rosácea pode aparecer. Ou uma irritação maior tipo as do lúpus pode se formar, acompanhada ou não por outros sintomas de lúpus. Para algumas pessoas, um toque de eczema nos braços, nos cotovelos, no peito ou atrás de uma orelha pode se desenvolver. Esse é o início.

Se a toxina metílica remanufaturada do cobre e/ou do mercúrio – a dermatoxina – continuar proliferando, porque o patógeno se alimenta continuamente, o corpo pode ficar sobrecarregado. As toxinas vão começar a se manifestar, encaminhando-se cada vez mais para a pele, formando depósitos no tecido adiposo subcutâneo e permanecendo presas ali. Trata-se de um fato desconhecido para a medicina que o tecido adiposo subcutâneo é, na verdade, nosso segundo fígado. Aqui, temos um mecanismo natural de defesa feito para empurrar as toxinas pelas camadas da nossa derme e epiderme, no intuito de que elas possam, por fim, chegar à superfície da pele e sair do corpo. Ajudar a nos livrar de toxinas é um dos verdadeiros propósitos da pele.

Mas esse processo natural foi feito para toxinas corporais normais do dia a dia, e não toxinas artificiais, desenvolvidas, feitas pelo homem ou manipuladas como os vírus e os melhores pesticidas, fungicidas, herbicidas, solventes e metais pesados tóxicos da indústria química. Não fomos feitos para enfrentar as duras invenções químicas que enfrentamos hoje – o fígado não foi feito para contê-las. Vírus como o de Epstein-Barr jamais deveriam assumir as formas destrutivas que assumiram como resultado de se alimentar dessas invenções químicas. Logo, a pele não deveria ter de lidar com as dermatoxinas que são criadas quando células virais se alimentam de misturas industriais. Ninguém no planeta deveria ter eczema. Ainda que possa parecer que sua pele está trabalhando contra você, a verdade é que ela ainda está do seu lado, trabalhando para o seu bem, fazendo a coisa certa. Sem essas substâncias problemáticas produzidas pelo homem, eczemas não poderiam se desenvolver.

O que os médicos deveriam dizer a você é: "Pegamos uma amostra das suas células da pele e determinamos que há dermatoxinas presentes. Trata-se de um veneno remanufaturado, neste caso específico uma mistura de mercúrio com cobre que tem oitenta anos. Combinado com resíduos virais e sua proteína, que vêm de um vírus chamado Epstein-Barr, que está se alimentando de depósitos de cobre no seu fígado, tudo indica que uma reação tóxica viral no seu fígado é a fonte de o mercúrio e o cobre assumirem essa forma mais tóxica, que está causando sua irritação na pele. Seu corpo não é responsável pelo problema. Seu corpo não está atacando a si mesmo. E seus genes não são o problema. O plano de tratamento é ir atrás do vírus e matá-lo, privando-o de seus alimentos preferidos, presentes na sua dieta. Isso trará seu fígado de volta, de modo que sua pele poderá se curar".

Essa é a explicação que os médicos devem ser capazes de dizer que aprenderam com as melhores faculdades de medicina. E ainda assim não é isso que é ensinado. A menos que aconteça um milagre e a medicina moderna alcance essas informações em tempo recorde, não é isso que escutaremos no consultório médico nos próximos tempos. Pode levar décadas e décadas para que a medicina e a ciência deem aos dermatologistas aquilo de que eles precisam para informar os pacientes correta e completamente sobre suas irritações crônicas misteriosas. Lembre-se: em seu ponto mais avançado, a medicina está presa na teoria errada da autoimunidade, que seu sistema imunológico está atacando sua pele. Isso é o que há de melhor por aí agora. Pense em quão longe eles estão de alcançar a verdade.

Então, liberar toxinas (formadas por vírus se alimentando de metais pesados e de outras toxinas no fígado) para a superfície da pele é a forma magistral do seu corpo de proteger você. A pele sabe que seu fígado está ficando sobrecarregado e, em um momento de pânico, empurra os venenos para a superfície rapidamente. As dermatoxinas, que agora estão, ao menos, longe dos seus órgãos internos, tornam a vida desconfortável; elas são altamente inflamatórias para a pele, causando manchas, fissuras, rachaduras, casquinhas, descamação, cicatrizes, sangramento e erupções de todos os tipos. A irritação associada se dá por causa de pequenas terminações nervosas presentes em toda a epiderme. Quando acontece a inflamação, os nervos são apertados e separados, o que causa as coceiras, o desconforto e a dor da irritação. O ponto em que esses sintomas atrapalham a sua vida pode depender da estirpe do EBV ou do outro vírus que esteja presente, da quantidade de metais pesados ou outras toxinas dentro do fígado, de quão preguiçoso o fígado está e da sua dieta atual, a qual pode conter alimentos prejudiciais que alimentam a causa subjacente, a estirpe viral.

O QUE ESTÁ POR TRÁS DA SUA DOENÇA DE PELE

Como mencionei, tipos diferentes de doenças de pele vêm de diversas substâncias problemáticas no fígado fornecendo tipos diferentes de combustível patogênico.

O eczema é uma combinação de metade de cobre e metade de mercúrio com um vírus, normalmente o EBV.

A psoríase é uma combinação de aproximadamente três quartos de cobre e um quarto de mercúrio com um vírus, normalmente o EBV.

A rosácea normalmente parte do mercúrio, com esse mercúrio presente tanto no fígado quanto no trato do intestino delgado, mais um vírus, normalmente o EBV.

Irritações tipo as de lúpus também partem do mercúrio, desta vez com mais quantidade de EBV envolvida.

Manchas de idade são causadas por dermatoxinas feitas metade de alumínio metilado e a outra metade de uma mistura de cádmio, níquel, chumbo e mercúrio metilados; diferentes tipos de manchas de idade dependem da composição da segunda metade.

O líquen escleroso resulta de um vírus no fígado consumindo cobre, mercúrio e traços de DDT herdado. As dermatoxinas resultantes podem ir para qualquer lugar, mas elas costumam ficar na parte inferior do corpo, a maioria das vezes da cintura para baixo. Isso porque os traços de DDT nas dermatoxinas costumam puxá-las para baixo quando elas entram na corrente sanguínea e se estabelecem no sistema linfático. Portanto, quando as dermatoxinas vão para a superfície da pele, costuma ser nas partes mais baixas do corpo. Muitas vezes confundida com eczema, essa doença é diferente; com o líquen escleroso, a pele fica mais frágil. A princípio, essa doença também é muitas vezes confundida com dermatites comuns e depois, quando não melhora, considerada uma doença autoimune. Não se engane; trata-se de uma doença viral do fígado. Ela também não é genética, mesmo que acreditar nisso seja um erro clássico dos médicos. Toda ocorrência hereditária acontece por causa do DDT que é passado de geração em geração.

A esclerodermia é uma versão da artrite psoriásica, que é basicamente um eczema ou uma psoríase acompanhada de dores nos tecidos mais profundos, dores nas articulações e muitas vezes sensibilidade ao frio e ao calor. Novamente, o corpo não está atacando a si mesmo e não é nada genético. Na esclerodermia, uma estirpe de EBV diferente das estirpes do eczema comum está em ação e se alimenta mais de mercúrio do que cobre. Fontes comuns de mercúrio aqui incluem pesticidas, inseticidas e fungicidas. Os sintomas se originam de uma combinação de dermatoxinas e neurotoxinas, com as dermatoxinas afetando a pele e as neurotoxinas afetando os tecidos conjuntivos profundos e as articulações.

O vitiligo é outra doença viral – não é genética, e o corpo não está atacando a si mesmo. Ela é diferente de doenças de irritação; aqui, as dermatoxinas ferem as células que produzem o pigmento da pele, células que são hipersensíveis a esses venenos. Essas dermatoxinas vêm de um vírus, HHV-6 ou às vezes uma variedade de EBV, presente dentro do fígado e que se alimenta de formaldeído e de alumínio, além de um pouco de cobre. O que torna a solução dermatóxica destrutiva para as células produtoras de pigmento são principalmente depósitos grandes de alumínio interagindo com traços de formaldeído.

A dermatite seborreica vem de um fígado tóxico. Nesse caso, ela não está relacionada com vírus; não é um patógeno que causa o problema. Trata-se de um fígado que está com um excesso de tudo e no limiar de ficar pré-gorduroso. O fígado preguiçoso resulta em sangue sujo, e as toxinas que ele contém, que estão vindo à tona, são as causas dos sintomas.

A dermatite clássica é uma variedade de psoríase causada por um vírus dentro do fígado que se alimenta de cobre, de um pouco de alumínio e pesticidas e de traços de DDT. O vírus é uma das mutações mais comuns do EBV.

A ceratose actínica, em que algumas áreas da pele se tornam duras, ásperas como uma lixa ou com leves protuberâncias, é uma das muitas formas de eczema. No caso, uma forma específica do EBV, uma das 60 variedades do vírus, está se alimentando de altos índices de mercúrio com um pouco de cobre.

A celulite vem de uma combinação de estreptococos com dermatoxinas. Os estreptococos escaparam para os vasos linfáticos subcutâneos, e é a interação da bactéria com as dermatoxinas que saem do fígado por causa de um vírus que gera essa doença de pele.

CICLOS DE SINTOMAS

As dermatoxinas internas das quais estamos falando neste capítulo são diferentes daquelas externas, normalmente associadas com a palavra *dermatoxina*. Elas não são detergentes ou outros produtos irritantes que inflamam a pele pelo lado de fora. Novamente, elas têm sua origem em visitantes indesejados dentro do fígado, e o fato de esses tipos de dermatoxina serem produzidos internamente explica por que uma pessoa pode passar por ciclos com uma doença de pele. Enquanto nossa pele, o maior órgão, empurra desesperadamente as dermatoxinas para a superfície, há normalmente mais uma leva de dermatoxinas sendo produzidas dentro do fígado. Isso significa que uma leva de dermatoxinas pode alcançar a superfície, causar um surto e então diminuir, enquanto há outra leva sendo produzida. Se o fígado não estiver sendo purificado ou recebendo cuidados e o vírus ou outro patógeno não estiverem sendo eliminados, então, tipicamente, bem quando parece que a pele melhorou – isso costuma acontecer em um ciclo de seis semanas –, lá vem outra leva de dermatoxinas subindo pelo tecido subcutâneo, preparando-se para emergir na epiderme e causar outro surto.

Muitas pessoas com doenças graves de pele, que precisam de esteroides, têm uma reação ainda maior quando param com as medicações, porque nunca cuidaram do problema hepático subjacente. Mais e mais dermatoxinas estavam se acumulando dentro do fígado e do tecido adiposo subcutâneo. Os esteroides não livraram o corpo dessas toxinas; eles o livraram da reação às toxinas. Quando os esteroides (ou outras drogas imunossupressoras) não estão mais presentes, as dermatoxinas ainda estão, e o corpo responde à altura.

É completamente compreensível se alguém inicia um tratamento com esteroides por causa da pele. Algumas doenças de pele podem virar tortura quando estão em seu pico, então faz total sentido que alguém inicie um tratamento de esteroides para passar pelos tempos difíceis. O que é importante de entender é como eles realmente funcionam. O mundo da medicina acredita que o esteroide está impedindo o sistema imunológico do corpo de atacar a pele. Na realidade, a medicação está impedindo o corpo de reagir às dermatoxinas produzidas por um vírus. A verdadeira razão de os esteroides funcionarem com doenças de pele é parecida com o motivo pelo qual as pessoas tomam esteroides imediatamente após fazerem cirurgias cosméticas: para impedir que o corpo fique inflamado como reação à cirurgia no nariz ou às múltiplas incisões. Feridas cirúrgicas não são o resultado de o corpo atacar a si mesmo, como as doenças de pele também não são.

Doenças de pele como eczema ou psoríase normalmente não são uma reação rápida a um alimento que acabamos de comer. Como acontece com a sensibilidade a produtos químicos, estão mais para um acúmulo lento, o que significa que elas podem se manifestar a qualquer hora. Normalmente culparemos o que quer que estivéssemos fazendo no momento. Talvez tenha sido uma maçã que comemos ontem ou hoje. Talvez uma salada que pedimos no almoço. Talvez aquele telefonema que recebemos do nosso amigo. Talvez por assistir muita televisão. Encontramos todo tipo de motivo possível para a nossa pele nos causar problemas. Sobretudo, culpamos os alimentos, os quais, sim, têm um papel. E sim, os alimentos que comemos importam para curar doenças de pele também. Laticínios, ovos e trigo podem alimentar o EBV e outros patógenos – fazendo com que, por exemplo, o EBV produza mais células virais, as quais podem se alimentar mais com o cobre, o mercúrio e outros metais pesados tóxicos encontrados em fontes como pesticidas, herbicidas e medicamentos como antibióticos.

Como resultado, o vírus produz mais dermatoxinas que pioram a doença de pele, às vezes em combinação com neurotoxinas produzidas por vírus, que podem gerar mais sintomas como dores, tontura, formigamentos, zumbido nos ouvidos, dormência ou, no caso da artrite psoriásica, dores nas articualções.

Contudo, como o médico no cenário anterior do pronto-socorro, você provavelmente pensará que foi um alimento que lhe deu a reação na pele – normalmente uma fruta ou hortaliça. Um cenário comum é este: um dia, você come um sanduíche de ovo com queijo e toma um antibiótico para tratar a tosse. Isso alimenta o EBV no seu fígado, mas sua pele não reage no momento. Dois dias depois, o vírus está usando ativamente o antibiótico e o ovo, o queijo e o trigo para produzir dermatoxinas dentro do seu fígado. É somente aí que sua erupção cutânea começa a piorar – mas, porque comeu uma maçã que sua avó lhe deu nesta tarde, você acha que foi a maçã. A verdade é que as dermatoxinas que causam o surto na sua pele levaram tempo para ser produzidas e liberadas pela pele. A maçã estava ajudando com a sua saúde, mas ela levou a culpa. Esse é apenas um exemplo da confusão que pode acontecer com os alimentos.

LIMPANDO A CASA

É imperativo cuidar do fígado, zelar por ele, resolver seus problemas, pegá-lo no colo e prestar atenção nele para se livrar de qualquer doença de pele. Muito provavelmente você terá que controlar o ritmo do processo de cura – porque, à medida que o fígado é purificado, as dermatoxinas vão rápida e furiosamente para a superfície da pele, causando os mesmos sintomas que estamos tentando eliminar. Se elas forem todas de uma vez, você ficará muito desconfortável. E não é só isso, a pele também se acostumou a reagir às dermatoxinas, então ela precisa de um tempo para se acalmar. Uma pessoa com o pior caso de eczema ou psoríase tem um pouco mais de cobre, mercúrio e matéria residual viral armazenados nas profundezas do fígado, então leva mais tempo para curar a doença de pele. Se esse for o seu caso, seja paciente da melhor maneira que puder.

A dieta é tudo. Independentemente da severidade da sua doença de pele, fique longe dos alimentos improdutivos listados no Capítulo 36, "Substâncias Problemáticas para o Fígado". À medida que o tempo passar, você terá resultados. Para algumas pessoas, eles virão imediatamente, para outras, depois de um tempo. Por fim, à medida que a casa do fígado for limpa, os metais pesados tóxicos serão liberados e as cargas patogênicas serão reduzidas, a ponto de enfraquecer a doença de pele ou de libertar você dela de uma vez por todas.

CAPÍTULO 23

Acne

Quando há um caso de acne, isso significa que o fígado está mantendo um nível crônico e brando de estreptococos. Os estreptococos se desenvolvem no órgão quando ele armazena alimentos em abundância em seu interior. Os antibióticos são um dos combustíveis preferidos dos estreptococos – e um dos maiores inimigos do fígado. Na realidade, muitas vezes eles são prescritos para as pessoas que sofrem de acne, juntamente com outros medicamentos que podem ser desagradáveis para o fígado. Isso pode se tornar um ciclo sem-fim, com os antibióticos alimentando os próprios estreptococos que causam a acne e a acne fazendo com que o dermatologista prescreva mais antibióticos.

Então o que vem primeiro, o ovo ou a galinha – a acne ou os antibióticos? A resposta é clara: os antibióticos. As bolsas de armazenamento do nosso fígado desses e de outros medicamentos podem remontar à nossa infância ou à primeira infância. Como muitas outras substâncias que causam problemas ao fígado, eles também podem ser herdados de antepassados; podemos entrar na vida com antibióticos armazenados no fígado. Então nossos anos da infância costumam vir com prescrições de antibióticos. Infecções de ouvido, por exemplo, são causadas por estreptococos, mas são normalmente diagnosticadas como infecções bacterianas gerais, que são tratadas com antibióticos.

(Quando infecções no ouvido perduram, os médicos costumam prescrever gotas de esteroides e, às vezes, inserem tubos nos ouvidos a fim de impedir que os canais se fechem e impeçam a administração desses esteroides quando há inflamação. Isso pode ajudar se a infecção agravou. Na primeira infecção de ouvido de um bebê, no entanto, ela normalmente não chega a esse ponto. Tão cedo assim, as infecções costumam ser facilmente tratadas com medicamentos naturais antibacterianos e antivirais como xarope de bagas de sabugueiro, raiz de *lomatium*, zinco, hidraste, vitamina C e óleo de alho com verbasco. Essas coisas podem evitar que se tenha de usar antibióticos mais para a frente, pois eliminam os estreptococos que estão por trás do problema.)

A verdade é a seguinte: antibióticos convencionais não matam os estreptococos como deveriam, porque eles têm uma incrível capacidade de se adaptar. Eles se tornam resistentes a muitas variedades de antibióticos. Então, enquanto passamos pelas diversas infecções que ocorrem durante a vida, das primeiras infecções de ouvido, passando por infecções respiratórias, até sinusites e outras, com antibióticos prescritos continuamente para tratá-las, os estreptococos no nosso corpo se tornam imunes – e podem até ficar mais fortes com o tempo. Infecções do trato urinário e vaginose bacteriana, ambas causadas por estreptococos, são muitas vezes erroneamente diagnosticadas como infecções de leveduras, isto é, candidíase, porque é isso que os médicos acreditam que seja. Medicamentos antifúngicos costumam ser recomendados. (O fungo *Candida* em si nunca é o problema; ele é apenas o mensageiro. Para saber mais sobre a *Candida* (cândida), veja *Médium Médico*.) Quando infecções do trato urinário ou vaginoses bacterianas são diagnosticadas corretamente, antibióticos são recomendados. Isso é um grande erro da medicina moderna que está fortalecendo os estreptococos e causando infecções do trato urinário e infecções de leveduras contínuas e crônicas em muitas pessoas, sobretudo nas mulheres, além de vaginoses bacterianas. Quanto mais os antibióticos e até mesmo medicamentes antifúngicos se acumulam no fígado e no tecido adiposo subcutâneo, mais os estreptococos podem usá-los para se tornar imunes e mais as pessoas podem sofrer a longo prazo.

OS ANTIBIÓTICOS SEMPRE VÊM PRIMEIRO

O que tudo isso tem a ver com a acne? A acne é resultado de guerras não documentadas no início da vida das pessoas. Pessoas que enfrentam a verdadeira doença da acne carregam dentro de si o histórico de todos os antibióticos que tomaram antes de desenvolver a acne. Essa é a parte da galinha e do ovo: os antibióticos sempre vêm primeiro. Para os poucos que enfrentam a acne e ainda assim nunca tomaram antibióticos no início da vida – nem mesmo antes de terem memória, por exemplo, para uma tosse aos 2 anos de idade –, então os antibióticos foram herdados dos pais ou entraram no corpo por meio de proteínas animais.

Os estreptococos não só se tornam resistentes a antibióticos, eles também aprendem a usá-los como combustível. (Quando alguém que enfrenta acne cística não toma antibióticos para combatê-la, os estreptococos ainda assim podem encontrar outras fontes de combustível. Logo veremos mais sobre elas.) Petróleo refinado, basicamente uma forma de óleo de motor, está em todos os antibióticos – não porque precisa estar, mas porque acordos industriais foram feitos e contratos foram assinados, provavelmente muito tempo antes de você nascer. Plásticos também estão presentes nos antibióticos e, é claro, não vamos nos esquecer do milho OGM (de "organismo geneticamente modificado") cultivado para uso medicinal. Esse tipo de milho é muito diferente do milho OGM cultivado para virar alimento. Os estreptococos aprendem a consumir esses ingredientes dos antibióticos, alimentando-se do próprio tratamento que deveria matar as bactérias.

Os antibióticos não desaparecem simplesmente do nosso sistema assim que terminamos o tratamento. Eles permanecem, tornando-se parte da tralha espacial armazenada dentro do fígado. É "tralha espacial" não apenas no sentido de que o fígado é como o espaço poluído por detritos produzidos pelo homem; também é tralha espacial porque ocupa espaço. O que acontece, na vida, quando sua casa fica abarrotada de coisas e bagunçada? Você pisa ou tropeça em coisas que não deveriam estar lá – você se machuca. Restos de antibióticos e muitos outros venenos e toxinas estão lá no fígado, mantendo os estreptococos bem e felizes em seu ambiente altamente confortável. Eles ocupam o espaço que poderia ser preenchido por coisas boas.

A faringite estreptocócica é uma forma de doença que os estreptococos presentes no sistema podem causar. Não é comum apenas em crianças e adolescentes; há também casos de adultos morrendo de faringite estreptocócica que, na verdade, se originaram com estirpes novas de estreptococos altamente resistentes a antibióticos que eles vieram a ingerir em um restaurante ou contrair em um banheiro. A tonsilite acontece quando um indivíduo tem o vírus Epstein-Barr (que assume a forma de mononucleose em um de seus estágios iniciais) e o cofator do vírus, os estreptococos. Alergias crônicas ocorrem por causa de grandes acúmulos de estreptococos no corpo. Terçóis nos olhos são, em sua maior parte, causados por estreptococos. A sinusite é causada por estreptococos. Em crianças, os estreptococos podem assumir a forma de PANDAS (Transtornos neuropsiquiátricos pediátricos autoimunes associados a infecções estreptocócicas, na sigla em inglês). Mais uma vez, o que isso tem a ver com a acne? Tudo. Essas são doenças que muitas vezes afetam pessoas jovens, resultando em prescrições de antibióticos, o que dá aos estreptococos uma chance de dominar o sistema para que possam uma hora florescer e causar acne.

O nosso sistema imunológico está constantemente monitorando e tentando controlar o ambiente do nosso corpo, então níveis baixos de estreptococos encontram lugares para se esconder. O fígado é o esconderijo perfeito. A maior parte dos estreptococos é vistoriada e destruída pelo sistema imunológico do fígado quando entra nele. Uma parte das bactérias, contudo, escapa, passando pelos guardas armados e se refugia no departamento do lixo do fígado. Essa é a pilha de refugos, em que toneladas de tralha são colocadas com a esperança de que o indivíduo a que pertence aquele fígado receberá as informações para fazer a coisa certa e purificá-lo.

O fígado quer sempre que façamos a coisa certa, como beber um copo de água com limão todo dia; comer mais frutas, verduras e outras hortaliças; e tomar goles de suco de aipo quando pudermos. No entanto, não é isso que aprendemos a fazer. Em vez disso, especialistas que não têm ideia do que causa as doenças crônicas nos dizem que devemos aumentar nossas gorduras. Não poderíamos nos safar impunemente dessa falta de conhecimento como um piloto que sai pilotando um avião; mas sim com doenças crônicas. Os padrões são muito diferentes. E então acumulamos mais e mais dessas pilhas de lixo, e elas vão ficando cada vez maiores, e fica fácil para os estreptococos localizarem um cantinho em que possam criar um lar: dentro de uma parte do tecido conjuntivo do fígado ou no meio de um lóbulo perto de cobre tóxico de canos, alumínio de latas, mercúrio de atum e medicamentos, venenos das baterias dentro dos nossos aparelhos, plásticos, pesticidas, herbicidas, produtos químicos antichamas das nossas roupas, produtos químicos de limpar tapete, nanopartículas de *sprays* nanotecnológicos ou o favorito dos estreptococos, os antibióticos.

Se acredita que você e nenhum antepassado seu nunca consumiram um antibiótico, pense novamente. Por acaso você e seus antepassados nunca, nem mesmo uma vez na vida, consumiram um pedaço de frango comum? Um hambúrguer de uma franquia de restaurantes? Um peru comum na casa de alguém no dia de Ação de Graças? Todas essas são fontes que recebem antibióticos regularmente. Se tentar ignorar o modo como esses medicamentos entram no seu organismo, estará ignorando sua própria saúde. Porque é quando esses antibióticos de tralha espacial no nosso sistema encontram os estreptococos – e estamos expostos a eles o tempo todo – que eles dão às bactérias uma chance de se reproduzir e se multiplicar nos montes de lixo do fígado.

CULPANDO OS HORMÔNIOS

Os hormônios muitas vezes levam a culpa pela acne. É um dos mais comuns e aceitos conceitos que estão por aí e um dos maiores erros da medicina moderna: que os hormônios causam a acne. (Muitos médicos agora estão sugerindo que a acne cística é autoimune; isso também está errado.) Que a acne vem durante a adolescência é um fato indisputável, então é compreensível que o mundo médico cometa o erro de culpar os hormônios. Na verdade, trata-se de estreptococos tirando vantagem da puberdade.

Com a puberdade, o sistema imunológico enfraquece. Isso permite que os estreptococos, um tipo de bactéria extremamente adaptável, saia do fígado despercebidamente, escapando para o sistema linfático para empreender batalha contra os linfócitos. Os estreptococos detectam o que está acontecendo porque podem sentir o gosto dos hormônios que estão em alta no sistema do adolescente; eles sabem que a mudança hormonal do corpo significa que os linfócitos estão em seu ponto mais enfraquecido. Ainda que os linfócitos possam destruir parte dos estreptococos, muitos deles escapam e fogem para o tecido subcutâneo. Como uma corrida pelo ouro que faz com que as pessoas enfrentem ursos, lobos, felinos selvagens, cobras mortíferas e condições climáticas brutais para alcançar seus objetivos, os hormônios dos adolescentes levam os estreptococos a fazerem de tudo para passar pelos glóbulos brancos do sistema linfático e alcançarem seu objetivo final, a pele.

Surtos de acne que ocorrem com o ciclo menstrual são outro motivo pelo qual o mundo medicinal erroneamente classifica a acne como algo hormonal. A verdade é que o sistema imunológico das mulheres enfraquece por volta do período menstrual, motivo pelo qual os cistos de acne podem aparecer antes, durante ou mesmo após a menstruação. Não acaba aí. Depois, vem a ovulação – o meio do ciclo – e, novamente, o sistema imunológico enfraquece, os estreptococos começam a se movimentar e surje a acne. Se a mulher não estiver ingerindo alimentos, ervas e suplementos curativos e evitando coisas que possam causar a acne, ela se tornará mais suscetível. Muitas mulheres na menopausa ou na pós-menopausa acordam um dia e percebem que não têm mais acne. Isso não ocorre por causa dos hormônios, mas porque o sistema imunológico delas não está mais enfraquecendo em um ritmo estável duas vezes ao mês, deixando que os estreptococos escapem para o sistema linfático e, posteriormente, para a pele.

COMO SE FORMA A ACNE

Vamos falar sobre como os estreptococos causam aqueles cistos de acne em lugares comuns como o rosto, o pescoço, o contorno do couro cabeludo, o peito, as costas, os ombros, as axilas e a parte de cima dos braços. Quando você está a caminho de uma comemoração e tem algumas coisas para fazer antes, há por acaso um caminho que você prefira tomar? Um caminho que passe pelo consultório médico, pelo mercado, pelo salão de beleza e pelo correio, até finalmente chegar ao cinema ou a um excelente restaurante? O sistema linfático é esse caminho favorito para os estreptococos – uma linha de estradas que eles podem usar para entrar no tecido subcutâneo e se banquetear por lá.

Como quando cortamos um pedaço de frango cru e vemos aquela camada amarela de gordura sob a pele, nossa pele tem uma camada de gordura sob a superfície – faz parte do tecido subcutâneo. Ela foi feita para estar lá, mas também é um refúgio para venenos e células de gordura em excesso – da mesma forma que essas coisas se acumulam no fígado, elas se acumulam sob a pele. Laticínios costumam encontrar um caminho para o nosso tecido subcutâneo, dando aos estreptococos muitos alimentos deliciosos, tais como os ovos do omelete do café da manhã, as gorduras do frango dos jantares, os antibióticos presentes nesses alimentos que foram dados aos animais para combater infecções de estreptococos nas fazendas onde foram criados e os antibióticos do sistema de abastecimento de água. Esses alimentos são o tesouro prometido da corrida do ouro, a atração que faz com que os estreptococos gritem "Há ouro nas colinas!" enquanto combatem o sistema imunológico do sistema linfático para chegar à pele. Os estreptococos costumam fazer o caminho de menor resistência, pegam as vias linfáticas que estão enfraquecidas e não receberam novos linfócitos e que estão, portanto, menos policiadas. A rota que eles pegam determina onde a acne aparecerá. É por isso que o Jimmy tem acne no peito e nas costas, enquanto a Sarah tem na testa e no queixo e a Jessica tem na parte de cima dos braços e nas axilas.

Antes de a acne se desenvolver, os estreptococos ficam em seu lugar feliz por um tempo, banqueteando-se com deliciosos alimentos, subindo aos poucos pela gordura subcutânea e se fortalecendo para a próxima batalha. Por fim, eles entram no nível inferior da derme. O sistema imunológico personalizado da pele começa a juntar sebo como um agente tipo areia movediça para não deixar que os estreptococos subam mais. Como os estreptococos foram bem alimentados e estão extremamente vivos nesse ponto, o sebo não é suficiente para pará-los. Nesse momento o sistema imunológico da pele entra em alta velocidade, produzindo sebo em maior volume como uma última tentativa de prender as bactérias e proteger a pele – o sistema imunológico não quer que a pele fique machucada. Quando os estreptococos estão fortes e poderosos, eles lutam até mesmo pelo sebo adicional e sobrevivem aos linfócitos e células assassinas logo abaixo da epiderme. Eles sobem para essa camada externa da pele. E, *voilá*, a acne cística aparece.

Em muitos casos, esses surtos são brandos e temporários. Em casos extremos, são devastadores. O que determina casos brandos, graves e extremos de acne depende de muita coisa: quantas estirpes de estreptococos temos, quantas toxinas como metais pesados estão presentes no fígado e no tecido subcutâneo para os estreptococos se alimentarem, quantos antibióticos usamos ou ingerimos durante a nossa vida, o que aconteceu antes da vida que herdamos, que tipo de surtos de adrenalina tivemos no dia a dia, a nossa exposição a pesticidas e, é claro, como é a nossa dieta.

As comunidades médicas alternativas de hoje acreditam que laticínios como o leite, o queijo e a manteiga e cereais como o trigo são problemáticos porque são alergênicos. (Porém, o queijo está voltando à ativa. A moda do alto teor de gordura agora está promovendo o queijo como um alimento saudável para a longevidade.) Elas observam que quanto mais os pacientes de acne comem trigo e laticínios, mais surtos eles têm. Essa correlação não é por causa de uma alergia. Esses surtos de acne acontecem porque os estreptococos adoram trigo e laticínios. Quando essas coisas estão na dieta, os estreptococos se banqueteiam freneticamente, iniciando novos ataques brandos contra a pele que acabam aparecendo como acne cística. Ainda que os laticínios sejam conhecidos por fazerem com que o sistema linfático fique preguiçoso, isso não dificulta que os estreptococos percorram sua rota favorita. Na verdade, fica ainda mais fácil, porque, quando o sistema linfático está preguiçoso, nossos mecanismos de defesa, os linfócitos, ficam presos e fracos. As vias linfáticas com a menor quantidade de linfócitos por causa de grandes quantidades de alimentos bons para os estreptococos como leite, queijo e manteiga se tornam os caminhos de menor resistência para os estreptococos.

Quando a acne é tratada com antibióticos, o fígado precisa absorvê-los, o que pode enfraquecer seu sistema imunológico e permitir que mais gangues de estreptococos se escondam nas pilhas de lixo no meio de antibióticos velhos armazenados. Além disso, os estreptococos podem se alimentar dos antibióticos. O processo se repetirá. Felizmente, nosso corpo é resiliente e tem um espírito de lutador.

Até mesmo a medicina e a ciência sabem agora que há mais do que o Grupo A e o Grupo B dos *Streptococcus*. Ainda que os grupos reconhecidos pela medicina parem na metade do alfabeto, a verdade é que existem grupos de estreptococos para ir além da letra Z. Esses grupos diferentes contribuem com as diversas variedades de acne que alguém pode exibir. Os tipos muito agressivos de estreptococos, por exemplo, causam feridas e agrupamentos de cistos.

No decorrer da vida, é muito fácil contrair múltiplas variedades de estreptococos por meio de contato íntimo, comidas de restaurantes, banheiros e mais. Nesse meio-tempo, pode-se contrair uma variedade que ficou muito resistente a um antibiótico forte que um indivíduo tenha tomado durante a vida. E algumas mulheres que têm um novo parceiro sexual mais tarde na vida desenvolverão sua primeira infecção do trato urinário ou uma infecção dessas mais fortes que o comum, por contrair uma variedade durona de estreptococos que precisa de antibióticos mais fortes para ser controlada.

O ALÍVIO ESTÁ AO ALCANCE

É por isso que desenvolver sistemas imunológicos fortes por todo o corpo é um passo muito importante no combate à acne e a outras doenças associadas aos estreptococos, como o supercrescimento bacteriano no intestino delgado, sobre a qual veremos mais no próximo capítulo, além de ser um passo importante para sua prevenção. Para começar, o local mais importante é o fígado. Ser proativo e tornar esse órgão interno um ambiente hostil para os estreptococos fará muito mais para proteger sua pele do que se tratar com o melhor creme, sabonete ou loção facial, bem como com a melhor pílula e a mais requisitada poção contra manchas, todos combinados. Fortalecer seu sistema imunológico linfático também fará uma enorme diferença. Os linfócitos em que confiamos para parar os estreptococos nas vias linfáticas se alimentam de vitaminas e minerais de frutas, hortaliças, ervas e temperos. Isso faz da alimentação uma grande parte da cura da acne. Na Parte IV, você encontrará a orientação de que precisa para fortalecer o sistema imunológico, o fígado e matar os estreptococos para finalmente obter alívio.

CAPÍTULO 24

Supercrescimento Bacteriano no Intestino Delgado

O supercrescimento bacteriano no intestino delgado (SBID) é um dos diagnósticos que mais estão na moda hoje em dia. Apesar de escutarmos o nome dessa doença em todo lugar, as perguntas sobre quais bactérias estão realmente envolvidas, por que essa doença assola pacientes e o que fazer a respeito continuam sendo um mistério para a comunidade médica. Para entendê-la de verdade, precisamos olhar para além do rótulo e levar em conta a verdade sobre como o corpo funciona.

SUCOS GÁSTRICOS

Quando o ácido estomacal está fora de equilíbrio, diversos problemas de saúde podem ocorrer. Um em particular é quando o ácido clorídrico se torna escasso, enfraquecido e, no fim das contas, inefetivo. O ácido clorídrico é a cola, o equilibrador, o líder, o pai, o agente unificador dos nossos sucos gástricos; portanto, quando está fraco ou enfraquecendo, a força dos nossos sucos gástricos pode diminuir substancialmente. De onde vem o ácido clorídrico? Não do fígado. Ele vem do estômago, sendo produzido por glândulas e pelo tecido estomacal. Então, porque mencioná-lo em um livro sobre o fígado? Porque uma baixa de ácido clorídrico é um indicativo de problemas no fígado. A medicina e a ciência ainda não chegaram a entender essa verdade.

A comunidade médica tem conhecimento do líquido esverdeado, marrom-amarelado chamado de bile (composto de elementos como sais de bile, bilirrubina e colesterol) que é produzido pelo fígado, armazenado na vesícula biliar e liberado no trato digestório quando necessário para ajudar com a digestão. Mas há muito mais sobre esse líquido do que ela já descobriu. Para começar, há mais componentes do que ela pensa, como agrupamentos de minerais, isto é, quantidades pequenas de minerais que ficam juntos uns aos outros em uma solução grudenta e untuosa secretada pelo fígado em uma das suas mais de 2 mil funções químicas. Esses agrupamentos de minerais fortalecem a bile de modo que ela tenha a capacidade de permanecer ativa até mesmo nas partes mais profundas do intestino delgado.

Um dos papéis da bile, decompor e dissolver gorduras, é crucial: ele impede que as gorduras saturem o revestimento intestinal e fiquem rançosas. Quando a gordura se torna rançosa no trato digestório – isso pode acontecer com qualquer fonte de gorduras radicais, seja ela proveniente de carne de porco, banha, manteiga, batatas fritas, manteiga de oleaginosas, abacate ou com o óleo mais puro –, ela pode alimentar patógenos. Não somente o SBID pode resultar disso, como também outras doenças gastrointestinais, como a síndrome do intestino irritável, a doença de Crohn, a colite, úlceras e proliferação de *H. pylori*.

Quando o fígado está enfraquecido, preguiçoso, tornando-se pré-gorduroso ou gorduroso ou cheio de venenos de antes do nascimento até o presente, ele não consegue criar bile o suficiente ou forte o bastante. Ele pede ajuda, usando ainda outra de suas funções químicas milagrosas para nos proteger. Nesse caso, ele manda compostos químicos pelo canal da bile para o duodeno, de onde eles viajam até o estômago como mensageiros. Eles soam o alarme para o estômago de que muitas gorduras estão entrando e de que a bile está enfraquecendo e perdendo as função. Isso coloca pressão nas glândulas do estômago para que produzam em excesso ácido clorídrico e outros componentes dos sucos gástricos e, então, dispersem todos para além de seu alcance normal, para tão longe quanto a entrada do intestino delgado. Tudo isso com o propósito de diminuir a proporção de gordura na corrente sanguínea, impedir que o fígado fique muito tóxico e que a corrente sanguínea fique muito espessa, o que significaria menos oxigênio para o coração e ainda menos glicose, algo importantíssimo para o cérebro.

Chega uma hora que o estoque de ácido clorídrico começa a diminuir. Não podemos culpar o fígado por pedir ajuda enquanto passava por necessidades. Em vez disso, precisamos rever a dieta. Uma dieta-padrão moderna não é o bastante para apoiar a produção extra de ácido clorídrico do estômago e de outros componentes dos sucos gástricos. Na verdade, a dieta pode ter sido responsável, em grande parte, pelo enfraquecimento do fígado e da bile e pelo que gerou a necessidade de mais sucos gástricos. Nem mesmo as dietas da moda e "saudáveis" que aparecem toda semana são o bastante, porque as pessoas que desenvolvem esses planos alimentares não sabem como a produção da bile e dos ácidos estomacais realmente funciona, então não podem projetar os planos alimentares para que apoiem essas tarefas cruciais do nosso corpo. Quando alguém não sabe que alimentos comer para dar apoio à produção de ácido clorídrico do estômago e para rejuvenescer o fígado, seu protocolo será menos eficaz. As dietas podem fornecer apoio apenas quando as pessoas que as desenvolvem têm verdadeira familiaridade com o fígado, e não quando apenas fingem ter.

Até mesmo as celebradas dietas de alto teor de proteína não são tão eficazes quanto gostaríamos que fossem; elas podem inclusive piorar a situação, porque, quanto mais proteínas há em uma dieta, mais gorduras. Proteína quase sempre é a mesma coisa que gordura, e lanches e refeições cheios de gordura são um problema para quem está lidando com uma baixa de ácido clorídrico. A medicina e a ciência ainda não descobriram que o ácido clorídrico faz mais do que apenas decompor proteínas. O fígado também dá permissão ao estômago, via compostos químicos que transferem informações, para participar da decomposição das gorduras. Isso é diferente da decomposição de proteínas; isso é uma licença do fígado para que o ácido clorídrico prepare as gorduras no estômago a fim de que sejam mais facil e corretamente decompostas e dispersadas pelos sais e pelo fluido da bile, para que haja menos chance de que as gorduras rançosas grudem no revestimento do trato do intestino delgado e se deteriorem e para que o sangue não fique espesso por causa das gorduras. (Como vimos, uma vez que o sangue fica espesso, fica difícil para o coração. É muito importante lembrar-se disto: se não cuidarmos do nosso fígado, não estaremos apenas não cuidando do nosso estômago e do nosso intestino, como também do coração.)

A preparação das gorduras pelo ácido clorídrico, para depois serem tratadas pela bile, faz parte de um processo não descoberto de separação entre gorduras e proteínas dentro do estômago. No momento que as proteínas e gorduras chegam ao intestino delgado, elas deveriam estar separadas, mas isso nem sempre acontece – por causa do que comemos. As combinações de alimentos, os hábitos alimentares e as verdadeiras bombas gástricas que escolhemos, às quais nos prendemos ou somos persuadidos a comer, podem ser demais até mesmo para uma produção robusta de ácido clorídrico e um fígado forte. Imagine, então, se seu fígado é preguiçoso e/ou se você tem uma baixa produção de ácido clorídrico, quanto de gorduras e proteínas não descem para o intestino delgado sem seram separadas antes.

Por que essa separação é importante? Porque, ainda que decompor gorduras e fazer delas o mais valiosas e seguras possível para o corpo esteja com certeza no domínio do fígado, ele não é responsável por decompor proteínas densas como as que vêm de produtos de origem animal. A bile do fígado não consegue decompor, digerir e dispersar as gorduras de modo eficaz enquanto elas ainda estão ligadas a proteínas. E, quando muita gordura, saudável ou não, misturada com muita proteína, saudável ou não, entra no intestino delgado, ocorre uma calamidade. Para começar, um frenesi de alimentação pode começar. A *Candida* e outros microrganismos começarão a lutar por comida.

Se você for forte como um touro, não pense que essa calamidade não pode acontecer com você – não se você estiver comendo misturas abomináveis de alimentos. Um prato *surf-and-turf** com um pouco de fritas e uma garrafa de cerveja para ajudar a descer é o bastante para derrubar o processo do estômago de separar gordura e proteína mesmo para os melhores entre nós. Lembre-se: o fígado fica embriagado antes de você sentir qualquer coisa. E, quando o órgão está embriagado, sua produção de bile cai dramaticamente, enquanto o ácido clorídrico se dilui rapidamente, apagado como uma foto velha de Polaroid da década de 1970. Apesar de você ainda estar se sentindo sóbrio, se o seu fígado estivesse dirigindo e fosse parado, ele falharia no teste de andar em linha reta. É importante saber que o fígado fica embriagado com até mesmo uma só taça de vinho, para que também possamos saber que, quando comemos gorduras e proteínas com álcool, a separação delas não acontecerá no estômago. Elas entrarão no intestino delgado em grande parte não digeridas, e é assim que problemas como o SBID começam.

* Prato que combina proteínas do mar e da terra para mesclar sabores e texturas. (N. do T.)

O SUPERCRESCIMENTO BACTERIANO NO INTESTINO DELGADO (SBID) É A NOVA *CANDIDA*

Há trinta anos que a *Candida* é uma verdadeira mania em matéria de saúde. Ela levou a culpa por inchaços e outros desconfortos estomacais, problemas digestivos, infecções por leveduras, constipação, diarreia, fezes moles, síndrome do intestino irritável, fungos nas unhas, infecções do trato urinário e outras infecções, fadiga, névoa mental, erupções cutâneas e mais. A *Candida* muitas vezes ainda leva a culpa hoje em dia.

Como eu sempre disse, a *Candida* não é a fonte do problema. Sim, ela está muitas vezes presente no corpo, mas por um bom motivo. Esse fungo benéfico trabalha somente para o nosso bem; sem a *Candida*, não podemos nos desenvolver ou ser verdadeiramente saudáveis. Um dos papéis mais importantes que ela desempenha é na decomposição de nutrientes para permitir que sejam corretamente absorvidos pelos órgãos e pelo restante do corpo por meio da corrente sanguínea. Outro trabalho dela é devorar alimentos que não são úteis e detritos no nosso sistema, limpando resíduos perigosos que nos prejudicariam. A *Candida* é levada a fazer isso por uma força que a medicina e a ciência jamais serão capazes de explicar na história humana, uma força inegável de cima que a leva a trabalhar a nosso favor.

Sim, a *Candida* pode proliferar demasiadamente se estivermos comendo alimentos improdutivos e não estivermos cuidando de nós mesmos. Pode se tornar incômoda e até dar a impressão de estar nos atrapalhando. Então, por falta de entendimento, ela é escolhida como a vilã, selecionada pela multidão de profissionais da saúde e nomeada culpada por sintomas e doenças. Se ao menos eles soubessem que ela é um fungo crucial, até mesmo heroico!

A *Candida* faz parte do departamento de saúde pública do corpo. Já ouviu falar da histórica greve dos coletores de lixo de Nova York, quando centenas de milhares de sacos de lixo permaneceram pelas ruas? Ratos apareceram aos milhões para se banquetear no lixo, buscando alimentos e espalhando doenças. Foi uma loucura. Isso até que o departamento de saúde pública fechou um acordo e os coletores de lixo voltaram à ação, tirando o lixo e limpando as ruas novamente. A *Candida* é o lixeiro em seu turno normal, que remove o lixo antes que os ratos possam dominar a cidade, o que significa que ela tira o alimento dos ratos. No nosso corpo, isso significa que a *Candida* se alimenta do lixo que, se permanecesse ali, alimentaria bactérias ruins, vírus e formas malignas de fungos. É quando esses e outros microrganismos improdutivos escapam do alcance da *Candida* – quando eles surgem como ratos do lixo no nosso estômago e no intestino vindo de alimentos ruins, gorduras rançosas, drogas e antibióticos – que devemos nos preocupar. É aí que eles geram o supercrescimento bacteriano no intestino delgado.

Nunca a *Candida* esteve por trás de inchaços, desconfortos digestivos, constipações, infecções por leveduras e coisas do tipo. No entanto, o novo enfoque da comunidade médica, que passou a chamar o problema de supercrescimento bacteriano e lhe aplicou o rótulo "SBID", ainda não é uma resposta suficiente, embora represente algum progresso.

O SBID deveria receber o nome de "síndrome de supercrescimento de estreptococos no intestino delgado", pois a verdade é que os *Streptococcus* são o tipo principal de bactéria que causa o supercrescimento bacteriano no intestino delgado e, em muitos casos, a única bactéria envolvida. Melhor ainda, diagnósticos gerais de estreptococos deveriam substituir os diagnósticos de SBID – o foco não deveria se limitar ao intestino delgado. Se há estreptococos no trato do intestino delgado, também é muito possível que haja no cólon e na região retal, além de no estômago. Pode ser que você escute falar que, entre o estômago e os intestinos, as bactérias só podem se desenvolver no trato intestinal e não no estômago. Isso não é verdade. As bactérias podem sobreviver no estômago por anos ou até mesmo décadas quando o nível de ácido clorídrico está baixo o bastante. Elas podem até mesmo gerar úlceras no estômago e tecido cicatricial na parte de baixo do esôfago. Os estreptococos podem inclusive ir para cima, o que significa que alguém com SBID pode de fato ter estreptococos proliferando da boca até o reto. Eles podem ir até o pâncreas também. E não vamos nos esquecer que muito possivelmente há uma ou mais bolsas de estreptococos se escondendo no fígado, sustentando-se com os compartimentos de armazenamento de lixo. Em particular, antibióticos velhos que ficam no fígado contêm subprodutos de petróleo que dão aos estreptococos muita comida, de modo que possam crescer.

É isto que seu médico lhe diria se ele soubesse das coisas: "O supercrescimento bacteriano no intestino delgado é causado, na verdade, por um fígado que não recebe apoio". Como acabamos de ver, quando o fígado fica sobrecarregado, a produção de bile diminui, o que significa que o fígado precisa pedir por ácido clorídrico, para receber ajuda na digestão das gorduras. Se o fígado não receber a chance de melhorar com o tempo com alimentos fortalecedores e, em vez disso, sua condição continuar a piorar e os alimentos certos para fortalecer o ácido clorídrico não forem consumidos, a produção das glândulas do estômago de ácido clorídrico também vai diminuir. Gorduras e proteínas não digeridas acabarão indo juntas para o intestino delgado, e lá a gordura estragará, o que fará dela um alimento delicioso para os patógenos.

A *Candida* é a próxima linha de defesa, combatendo pelo seu corpo, agindo como um útil consumidor de restos putrefatos e até mesmo como um mensageiro, alimentando-se de quaisquer bichinhos que estejam crescendo no intestino. Os estreptococos são um desses tipos de bichinhos, e um adversário antigo que pode estar no seu sistema há anos, se não por toda a sua vida – além disso, nos expomos a novas estirpes de estreptococos na nossa vida diária. A *Candida* vê os estreptococos como inimigos. No entanto, ela nem sempre os ataca, a menos que estejam enfraquecidos. Se a *Candida* estiver ficando forte e crescendo em número por se alimentar de substâncias e alimentos tóxicos no trato intestinal enquanto os estreptococos estiverem perdendo combustível e passando fome, ela atacará e tentará prender e sufocar os estreptococos em cantos do trato intestinal. Assim que os estreptococos morrerem, a *Candida* devorará as células bacterianas mortas. Trata-se de uma guerra simbiótica natural que muitas vezes nos favorece e passa despercebida. Tudo o que se percebe é que a *Candida* está crescendo em número – nem o médico nem o paciente sabem por que isso está ocorrendo ou o que significam os sintomas dessa guerra.

O ácido clorídrico serve para eliminar bichinhos como os estreptococos antes que eles entrem no trato intestinal. Porém, quando esse elemento dos sucos gástricos não é produzido com a força e no nível que deveria, ele não consegue matar os estreptococos e os outros bichinhos no estômago, então as bactérias passam para o intestino delgado e se unem à festa. Também é possível que os estreptococos façam um desvio para o trato intestinal quando estão indo do fígado parta a pele para causar acne. (É por isso que a acne e o SBID costumam ocorrer juntas; os estreptococos causam as duas coisas.) Em um determinado momento, quando o estado da produção de bile e de ácido clorídrico cai abaixo de um certo ponto, nem mesmo a *Candida* pode nos salvar. Os estreptococos passam a dominar, e o SBID floresce.

É necessário entender a realidade de como o SBID se desenvolve. Se não sabemos de fato qual é o problema, acabamos perdendo várias capacidades suplementares do sistema imunológico. Com os rótulos genéricos e diagnósticos precários que estão por aí como "supercrescimento bacteriano", podemos obter algum alívio. Ainda assim, há uma sabedoria mais elevada dentro do nós que sabe que essa não é a verdade completa – e sabe que descobrir a verdade é metade da batalha na cura de um problema. O rótulo vago de "SBID" não é suficiente. Nós melhoramos quando temos respostas.

É muito importante entender que os estreptococos são o tipo de bactéria por trás do SBID e que não se trata apenas de bactérias em geral saindo do controle no intestino delgado. Pense assim: você leva seu filho para uma feira no que deveria ser uma divertida tarde de sábado. Há um estábulo com cavalos e a oportunidade para o seu filho escolher um para cavalgar por um tempinho. Você ouve falar que um dos cavalos não é domesticado e é descontrolado a ponto de ser perigosamente imprevisível. Ele ainda vive em um estado selvagem e precisa de mais atenção, amor, treinamento e disciplina antes de ser confiável. Como pai, você gostaria de saber qual é esse cavalo? Ou estaria confortável com o risco de colocar seu filho em qualquer cavalo, com a chance de que fosse o selvagem? Saber exatamente qual é o animal selvagem – para que pudesse manter o filho longe dele – poderia mudar sua vida e a do filho para sempre. Poderia poupar o filho de ferimentos e poupar vocês dois de traumas emocionais e medo. Essa é a importância de saber que os estreptococos estão por trás do SBID. Esse conhecimento ativa seu sistema imunológico para que vá atrás dos estreptococos e dome essas bactérias maléficas, e lhe diz em que você deve prestar atenção para ficar seguro nesse meio-tempo. Os estreptococos têm um histórico extenso – e desconhecido – de causadores de problemas.

Outro problema com o rótulo de SBID é que ele está se tornando um daqueles diagnósticos para tudo, como a *Candida*, com sintomas como fadiga, dores e névoa mental sendo classificados como SBID enquanto na realidade não são – e não são *Candida*. Esses problemas de saúde são com frequência problemas virais, sobre os quais escrevi em detalhes nos meus livros anteriores. Os estreptococos são um cofator viral muito comum, isto é, eles seguem os vírus. É por isso que as pessoas manifestam SBID junto com esses sintomas virais tão frequentemente. É importante distinguir bactérias de vírus para que possamos lidar com os dois, do mesmo modo que é importante identificar os estreptococos como a causa do SBID, em vez de deixar passar meramente como algo "bacteriano".

O DILEMA DOS ANTIBIÓTICOS

Os antibióticos são o principal tratamento para o SBID e o principal erro cometido com o SBID. A história dos estreptococos aqui é a mesma história dos estreptococos e a acne do capítulo anterior. Na maioria das vezes, quando há estreptococos no sistema, é por causa do uso prévio de antibióticos ou de antibióticos herdados da família. Os problemas com estreptococos na maioria das pessoas começam na infância, talvez até passados pela mãe na concepção; um recém-nascido pode entrar no mundo já com estreptococos em seu sistema. As crianças também podem pegar estreptococos na creche ou na escola, pois os estreptococos passam facilmente de criança para criança – e de adulto para adulto. Como os estreptococos são um tipo de bactéria, antibióticos aparentam ser a escolha óbvia de tratamento. No entanto, o ponto crucial para se saber sobre os estreptococos é o seguinte: há muito tempo, antes da revolução dos antibióticos, os estreptococos eram uma estirpe de bactérias. Eles não são e nunca foram uma superbactéria. São muito menos agressivos, pois em seu estado original, no passado, não trabalhavam contra nós. Eles até tinham o potencial de nos beneficiar – diferentemente de superbactérias como a SARM, que foram contra nós desde o início.

Os estreptococos não são mais uma estirpe. Depois de décadas e décadas sendo vítimas de antibióticos, eles encontraram uma maneira de sobreviver: adaptando-se. Adaptação não significa apenas ficar mais forte. Significa sofrer mutações e originar estirpes e variedades diferentes, cada uma capaz de se defender contra as medicações mais e mais fortes que a medicina e a ciência desenvolveram. No processo, os estreptococos foram classificados como tendo um Grupo A e um Grupo B. O mundo da medicina agora identifica os estreptococos até o Grupo H, mas, como vimos no capítulo da acne, a verdade é que eles teriam de inventar novas letras no alfabeto para cobrir todos os grupos de estreptococos que a população carrega. Há também estirpes dentro dos grupos conhecidos que ainda não foram identificadas ou documentadas.

Mesmo se um técnico de laboratório brilhante e talentoso descobrisse que existem mais estirpes e grupos de estreptococos do que os conhecidos atualmente, o avanço não seria reconhecido. O cientista não seria capaz de encontrar financiamento para esta área de altíssima importância medicinal – pois, neste momento, os financiamentos são quase todos direcionados para áreas infrutíferas de pesquisa, como a relação entre os genes e as doenças.

O que você precisa saber é que os estreptococos são responsáveis por muitas das doenças que vimos – SBID, acne cística, infecções de ouvido, infecções do trato urinário e vaginose bacteriana, que costumam ser descartadas como infecções de levedura – e por infecções de levedura reais e pela proliferação da *Candida.* Essas doenças continuam voltando para as pessoas após serem tratadas porque são, na verdade, causadas por estreptococos que não são eliminados com nenhum dos planos de tratamento médicos. Então elas têm sinusites e outros problemas relacionados como alergias crônicas – mesmo se houver algo extra como pólen irritando a cavidade nasal e fazendo com que as histaminas aumentem, não significa que bactérias já não estejam presentes, criando inflamações e sensibilidades para começar. A doença inflamatória pélvica e os terçóis nos olhos, por mais diferentes que pareçam ser, são relacionados aos estreptococos. Até a apendicite crônica é relacionada aos estreptococos; centenas de milhares de apendicectomias são causadas por estreptococos fazendo com que o apêndice se deteriore e fique inflamado. Quanto à constipação e às inflamações do cólon ou do resto do trato intestinal, os estreptococos também podem ser os responsáveis. (Veja mais a respeito no próximo capítulo.) A tonsilite é uma combinação de estreptococos com o vírus Epstein-Barr.

Como acontece com a acne, quase sempre vamos descobrir que as pessoas que sofrem de supercrescimento bacteriano no intestino delgado já foram tratadas com antibióticos durante a juventude. Muitas vezes até antes de se lembrarem, quer seja para bronquite, uma infecção no ouvido ou mesmo um resfriado ou uma gripe, tudo indica que houve uma prescrição de antibióticos. Como isso nunca foi um protocolo verdadeiro de cura, muito possivelmente houve uma recaída em algum momento, então ainda mais antibióticos foram usados. Se você já foi tratado com antibióticos por qualquer motivo, até mesmo por uma gripe ou um resfriado, os estreptococos dentro do seu corpo tiveram a chance de ficar ainda mais fortes e mais resistentes a antibióticos e de permanecer no seu sistema até a idade adulta.

Não me entenda mal; há um espaço para os antibióticos no mundo medicinal de hoje. Há situações de emergência em que eles são necessários, como um machucado infeccionado depois de pisar em um prego em uma floresta, ou uma infecção do trato urinário com sangramento e com uma infecção renal grave. O objetivo é fortalecer o sistema imunológico e evitar situações de emergência da melhor maneira possível, de modo que os antibióticos não sejam necessários. Eu sei como isso pode ser um dilema. Quando o sistema imunológico está enfraquecido e não estamos cuidando de nós mesmos da maneira que poderíamos, seja por falta de recursos ou por falta de informações, podemos nos tornar vítimas da falta de conhecimento da comunidade médica sobre estreptococos, ficando com infecções do trato urinário ou sinusites crônicas que somente podem ser controladas com o uso contínuo de diferentes variedades de antibióticos. Depois, podemos acabar na sala de emergência com um surto que pede por ainda mais antibióticos. Não é culpa sua que isso esteja acontecendo com você porque, até agora, ninguém entendeu que o que estava causando seus problemas subjacentes eram estreptococos resistentes a antibióticos.

E não é culpa sua que você tenha SBID. Ela também pode virar um ciclo vicioso, que devemos evitar se possível. Se a comunidade médica soubesse que os estreptococos são o cavalo descontrolado no estábulo causando tantos problemas de saúde diferentes, eles desenvolveriam outras opções de tratamento para o SBID que não perpetuassem a doença. O conceito de que os estreptococos podem se tornar resistentes a antibióticos não é estranho à medicina; os pesquisadores e os médicos sabem disso. Se eles soubessem que os estreptococos são o problema por trás do SBID, não colocariam mais lenha na fogueira prescrevendo tantos antibióticos.

Então os estreptococos não são uma superbactéria, pois, diferentemente da SARM e da *C.*

difficile, que já começaram ruins, os estreptococos eram dóceis e só com o uso de antibióticos viraram algo mais sinistro. Os antibióticos suprimem muitos problemas de saúde emergenciais; não surpreende que os usemos nos momentos difíceis. Aprender as respostas para que possamos progredir, curar-nos de verdade e prevenir-nos contra muitos desses problemas de saúde emergenciais é muito importante. Saber que podemos combater os estreptococos no nosso sistema e trabalhar para curar o SBID, ou qualquer outra doença relacionada aos estreptococos, é uma chave. Sempre que há uma chave, há uma porta para abrir – uma porta de oportunidade para nos curar.

MISTÉRIOS DA DIGESTÃO

Hoje em dia, os médicos fazem verificações em busca de estreptococos como medida de segurança quando as mulheres estão grávidas ou planejando engravidar. Ainda que não haja garantia de que os exames vaginais de estreptococos serão sensíveis e precisos o bastante para dar respostas, é um progresso que os médicos sejam treinados para procurar e identificar essa bactéria difícil de entender em certas situações. Em relação aos estreptococos na garganta, é mais difícil detectá-los do que pensamos. É possível tratar-se de um estágio avançado, em que os estreptococos já se alojaram muito profundamente no revestimento da garganta e/ou nas tonsilas para que sejam detectáveis em um exame de coleta e cultura. E, com o SBID, é praticamente impossível detectar os estreptococos como a bactéria responsável. O intestino delgado fica muito fora do alcance de um simples exame de coleta para que o diagnóstico seja direto – nessa altura, é impossível que os médicos façam um diagnóstico definitivo. Isso continuará assim até que os pesquisadores possam algum dia conseguir financiamento para desenvolver novas maneiras de fazer exames à procura de supercrescimento bacteriano no intestino delgado.

Como costumo dizer, a medicina e a ciência não entendem tudo o que acontece com os alimentos quando eles entram no estômago. É um mistério. Elas têm um conhecimento teórico sobre as enzimas. Sabem que ocorre a digestão e a assimilação de nutrientes. Sabem que o ácido clorídrico decompõe proteínas. Essas descobertas são brutas, como petróleo minerado da terra que precisa ser refinado antes de ser colocado em uso. Para começar, está muito mais ainda abaixo da superfície, esperando para ser extraído. Um dos grandes motivos pelos quais o mundo medicinal não sabe mais sobre os verdadeiros milagres da digestão é porque Deus desempenha um papel no processo digestivo. A medicina e a ciência não gostam de usar a mão de Deus como resposta. Se elas mantiverem esse modo de pensar, pode ser que nunca descubram tudo o que acontece na digestão.

Para dizer "tchau" ao SBID, é importante saber um pouco mais sobre os nossos sucos gástricos. A medicina e a ciência não sabem que o ácido clorídrico não é uma entidade única; ele é, na verdade, uma mistura complexa de sete ácidos diferentes. Isso significa que, mesmo fazendo um exame de ácido clorídrico e o médico dizendo que ele está forte, podemos ter outras misturas do ácido clorídrico comprometidas, prejudicando a capacidade do fluido digestivo de fazer seu trabalho. Se partes da nossa mistura de sete ácidos estiverem enfraquecidas e ingerirmos qualquer tipo de microrganismo estranho, como bactérias ou parasitas que entrem no nosso estômago, nosso ácido estomacal poderá não ser forte o bastante para matá-lo. Se o único tipo de ácido clorídrico que eles verificam está forte, isso não necessariamente significa que toda a composição do ácido estomacal está correta. Três dos sete podem estar em baixa, enfraquecidos ou diminuindo parcialmente, e ainda assim esse exame pode mostrar que o ácido clorídrico está forte. Há muitas pessoas com úlceras no estômago causadas por bactérias que estão se divertindo no estômago por causa de grande parte da mistura de sete ácidos estar diminuindo em volume, o que na verdade significa que o ácido clorídrico está baixo, e enquanto isso os exames deles dirão que essas pessoas estão com o ácido clorídrico adequado. Ainda que isso possa parecer complexo, nem chega a riscar a superfície da quantidade infinita de informações não descobertas sobre o que realmente acontece quando alimentos entram no estômago. O que você precisa lembrar é que não podemos confiar em exames de ácido clorídrico para termos uma imagem precisa do nosso estômago e dos nossos intestinos. Como a medicina e a ciência não sabem que a mistura de sete ácidos existe, não há exame para medir as seis misturas de ácido clorídrico que elas não conhecem e não há exame que determine se os nossos sucos gástricos estão de fato adequados.

DE VOLTA AO EQUILÍBRIO

Um dos motivos pelos quais eu chamei a atenção do mundo para o suco de aipo anos atrás é porque ele é muito benéfico e restaurador para o estômago e os intestinos. Seus sais minerais com micro quantidades de cofatores não revestidos restauram os ácidos ausentes na mistura de sete ácidos e são em si tóxicos para bactérias improdutivas. Isso dá ao suco de aipo um poder duplo: (1) ele restaura os ácidos estomacais de modo que os sucos gástricos possam voltar a matar invasores e (2) é praticamente um antibiótico (e antiviral) – um ao qual bactérias prejudiciais como os estreptococos não podem gerar resistência ou se tornar imunes. Depois do estômago, os sais minerais do suco de aipo vão para o trato do intestino delgado, derrubando também o supercrescimento de bactérias como os estreptococos que estão presentes lá, e é por isso que o suco de aipo será o seu novo melhor amigo se você tem SBID. Na verdade, o aipo é uma arma específica contra os estreptococos. O poder dos sais minerais do aipo não para no combate contra as bactérias no intestino delgado. Eles continuam descendo para o cólon, onde podem continuar combatendo o supercrescimento bacteriano. Além disso, são absorvidos pelas paredes do trato intestinal e de lá viajam pela corrente sanguínea, agindo como um antisséptico contra os estreptococos no caminho até a veia porta hepática e dentro do fígado.

Em vez de descobrir e ir atrás do notável poder de cura oculto dentro do aipo, a medicina e a ciência focam em teorias do tipo que dizem que seus genes são responsáveis por você estar doente. Lembre-se: toda a pesquisa científica é focada nos interesses de alguns grupos poderosos. Por isso o aipo ainda é um território inexplorado. Os profissionais da saúde consideram o aipo uma simples fonte de sal e não têm ideia das estruturas complexas de sódio benéficas que ele de fato contém.

O suco de aipo fortalece o sistema imunológico do seu corpo inteiro. O sistema imunológico individual do fígado também depende dos tipos não descobertos de sais minerais do aipo; ele os usa especificamente para fortalecer seus linfócitos (um tipo de glóbulo branco), permitindo que o fígado combata em mais batalhas para nós e tenha uma melhor chance de nos livrar dos estreptococos e de outras bactérias do SBID que podem vir com ele. Os glóbulos brancos absorvem os sais minerais com sua estrutura celular como néctar e então os usam como um mecanismo ofensivo, não apenas como um mecanismo defensivo. Você sabe que nos tempos antigos as pessoas colocavam sal nas feridas para desinfetá-las? Havia algo a ser dito em defesa desse tratamento tópico. Internamente, o sal comum não é o tipo certo para desinfetar; os sais minerais do aipo são. Os linfócitos do fígado usam os sais minerais do aipo para criar uma arma química e combater bactérias improdutivas como os estreptococos. Costumo dizer que certas verdades levarão décadas para serem descobertas pela medicina e pela ciência. Essa levará centenas de anos.

Eu sempre digo que descobrir o que está realmente por trás do seu sofrimento é uma enorme parte do processo de cura. Digo isso porque nosso sistema imunológico recebe informações dos nossos pensamentos e da nossa alma. Eu sei que algumas pessoas preferem colocar um Band-Aid sobre a ferida sem olhá-la de perto, saber o nome geral da doença, tomar um comprimido e ponto final. Mas, quando sabemos o que está realmente por trás dos nossos problemas de saúde, nosso sistema imunológico prospera. Há uma confiança que surge interiormente quando descobrimos que as bactérias das quais estamos tentando nos livrar são estreptococos. O que significa que se você sofre de qualquer uma das doenças que vimos neste capítulo ou no anterior, já está bem encaminhado para se sentir melhor simplesmente porque agora você tem esse patógeno em vista.

Só com o seu conhecimento, o sistema imunológico já pode se armar melhor, e seus glóbulos brancos se fortalecem ainda mais quando você lhes dá os recursos de que precisa, como suco de aipo. Quando tomamos ciência das nossas necessidades, nosso conhecimento pode até fortalecer os compostos químicos que o sistema imunológico produz com os preciosos sais minerais do aipo – ao mesmo tempo que fortalece todas as outras ferramentas de cura que veremos na Parte IV.

CAPÍTULO 25

Inchaço Abdominal, Constipação e Síndrome do Intestino Irritável

Como acabamos de ver, a saúde do estômago e dos intestinos começa com um dos papéis principais do fígado: a produção de bile. É responsabilidade da bile, ao lado do ácido clorídrico feito de uma mistura de sete ácidos diferentes nos sucos gástricos do estômago, envolver os alimentos para nos ajudar a digeri-los. Com o apoio ideal, os fluidos trabalham juntos em força total e em perfeita harmonia.

Quando o fígado enfraquece ou se torna preguiçoso de alguma forma, como quando patógenos como o vírus Epstein-Barr e venenos como metais pesados tóxicos vão visitá-lo ou quando o fígado se torna gorduroso, ele produz bile de qualidade inferior e em menores quantidades. Esse não é um momento de orgulho para o fígado. Para os lóbulos do fígado, o controle de qualidade é o principal. Então, o fato de o fígado produzir uma bile inferior é sinal de que ele está sobrecarregado. Mesmo quando está com problemas, ele usa todas as reservas disponíveis para produzir a bile mais forte possível. Mas ele tem mais de 2 mil funções químicas para desempenhar e algumas delas, como o apoio ao sistema imunológico, são mais importantes que a bile. Níveis mais baixos de uma bile enfraquecida significam que decompor alimentos virou um problema.

Há também o fator da adrenalina, que vimos nos outros capítulos. Se alguém está sob muito estresse, isso pode fazer com que a produção de bile de seu fígado enfraqueça. Com a produção de adrenalina sempre em alta, o hormônio do estresse pode saturar o fígado em um ritmo que ele não consegue neutralizar, enfraquecendo a função da bile enquanto o órgão luta para absorver e armazenar a adrenalina a fim de proteger as outras partes do corpo. Quando isso acontece constantemente, o fígado pode ficar saturado de adrenalina, como uma pessoa que fica enrugada após nadar no oceano por muito tempo.

Como vimos no capítulo anterior, o ácido clorídrico pode enfraquecer quando o fígado pede por ajuda preemptiva, quando a produção de bile soa o alarme. Adrenalina em excesso também diminui a produção do ácido clorídrico. Ataques emocionais, abuso mental, discussões constantes com um parceiro, insatisfação no trabalho e prazos de alta pressão podem causar ondas constantes de adrenalina que interferem nos sucos gástricos do estômago. A adrenalina é como uma grande chave-inglesa atirada em um relógio de pêndulo suíço delicado e complexo. É como um vizinho despejar uma garrafa de cerveja na panela de sopa que você está cozinhando no fogão, a qual você fez usando a receita perfeita da sua avó.

Com uma produção de bile enfraquecida, menos sais de bile ela contém, uma produção enfraquecida de ácido clorídrico e quantidades menores de sais minerais preciosos nas sete misturas de ácido estomacal, os alimentos que descem pelo trato digestório não são massageados nem alterados o suficiente, bem como não são preparados como deveriam para uma digestão completa. É como um suflê que murcha por ter saído muito cedo do forno. O intestino delgado deixa de ser capaz de absorver os nutrientes que deveria: ainda que haja enzimas que ajudam com a digestão no intestino delgado, elas não foram feitas para realizar todo o trabalho; a função delas fica limitada quando os alimentos não são decompostos tanto quanto necessário. No fim das contas, a digestão em geral, no estômago e nos intestinos, fica enfraquecida.

O QUE ESTÁ POR TRÁS DOS INCHAÇOS ABDOMINAIS

Quando isso acontece, o abdômen começa a inchar. Uma parte do inchaço se deve ao fato de o estômago e os intestinos estarem lidando com alimentos mal digeridos. Outra parte se deve ao fato de, quando o fígado está infeliz e estagnado a ponto de produzir menos bile, ele também estar sobrecarregado dos materiais tóxicos que entram na bile, de modo a acabarem de volta no trato intestinal ou excretados pela parte de baixo do fígado, descendo e saturando os vasos linfáticos na região do cólon e sendo absorvidos por ele por meio de suas paredes intestinais. Resíduos de bactérias e vírus, como carcaças virais velhas e os resíduos grudentos parecidos com gelatina produzidos por toxinas combinadas com patógenos, estão entre os materiais que podem vazar para o intestino. Isso acontece também com os resíduos da oxidação de metais pesados. Todas essas coisas formam uma camada sobre o revestimento do intestino delgado e do cólon, causando mais inchaços enquanto prejudicam quaisquer bactérias boas que estejam presentes e alimentam bactérias ruins e outros microrganismos improdutivos. No fim, o supercrescimento de estreptococos pode chegar a fazer com que o SBID se desenvolva, com estreptococos flutuando em bolsos do trato intestinal e criando gases que empurram o revestimento intestinal para fora e contribuem para os inchaços. Uma pessoa pode viver com isso por um bom tempo antes de o SBID ser diagnosticado, se for diagnosticado, e, de qualquer maneira, os estreptococos não serão identificados como a causa.

Por causa da baixa produção de bile e ácido clorídrico, resíduos de alimentos não digeridos, compostos particularmente de gordura e proteínas, entram em cena e acabam alimentando também os patógenos, revestindo o trato intestinal e dando origem a uma verdadeira calamidade. Uma doença que eu chamo de *permeabilidade à amônia* – que a comunidade médica confunde com a síndrome do intestino poroso – se desenvolve, com alimentos se decompondo no trato intestinal e produzindo gás de amônia, o qual faz com que o trato intestinal se expanda ainda mais (causando inchaço, cãibras, desconforto e distensões), além de subir para o estômago, contribuir para a diminuição do ácido clorídrico e afetar até mesmo as reservas dos componentes que produzem o ácido clorídrico nas glândulas e nos tecidos estomacais.

Bactérias como a *H. pylori* podem proliferar nesse ambiente, fazendo com que úlceras e até mesmo lesões se formem. Além disso, outras bactérias, como a *C. difficile*, a *E. coli* e a *Staphylococcus* podem prosperar. A quantidade de *Candida* também pode aumentar – mas, como já sabemos, ela está apenas tentando ajudar ao se alimentar de proteínas, gordura e outras partículas não digeridas de alimento, a fim de decompô-las mais rapidamente, de modo que não se estraguem e alimentem mais patógenos. Não é para prejudicar você que ela entra em marcha acelerada; é para impedir que invasores como os estreptococos, a *E. coli*, os estafilococos e fungos perigosos se fortaleçam. Enquanto tudo isso acontece, pode ocorrer uma gastrite crônica, diagnosticada ou não, e os gases podem ficar parados no intestino delgado ou no cólon, sem necessariamente parecerem gases, tendo em vista que mal se movem, mas ainda assim causando mais inchaço.

AS CAUSAS DA CONSTIPAÇÃO

Uma causa comum de constipação é o trato intestinal se estreitar e se expandir em regiões diferentes em virtude de inflamações causadas por patógenos que se banqueteiam com seus combustíveis favoritos. Muitas pessoas, quando se sentem um pouco constipadas, massageiam o abdômen e sentem em que pontos estão bloqueadas com uma massa ou um inchaço. Já quando se trata de um caso severo, as pessoas talvez não sintam o bloqueio, porque ele pode estar pelo cólon inteiro.

O combustível patogênico inclui coisas como o glúten do trigo, ovos e laticínios, além de outros alimentos que ingerimos e não foram decompostos o suficiente antes de chegarem nos intestinos. Esses primeiros alimentos – glúten, ovos e laticínios – às vezes são considerados inerentemente alergênicos, mas a verdade é que eles geram inflamações e outras reações porque alimentam patógenos, e é a atividade patogênica e seus resíduos que causam sintomas às pessoas.

Quando há inflamação no trato intestinal, a atividade peristáltica enfraquece e a constipação pode começar. Às vezes ela é apenas temporária e às vezes é crônica, dependendo de quão enfraquecida a peristalse ficou e de quanto os patógenos estão prosperando e inflamando os intestinos. Um fígado preguiçoso que esteja produzindo menos bile e se tornando gorduroso e sobrecarregado também pode liberar carcaças virais, a substância untuosa parecida com gelatina, neurotoxinas, dermatoxinas, outros resíduos virais e bacterianos, resíduos de metais pesados tóxicos e depósitos velhos e rançosos de gordura, principalmente pelas veias hepáticas e pela bile, e de lá essas coisas vão até o trato intestinal, contribuindo com o cólon preguiçoso e com a constipação.

A parte do sistema linfático ao redor do estômago e dos intestinos também pode ficar sobrecarregada, gerando um acúmulo de fluido linfático que cria uma pressão no intestino, o suficiente para desacelerar a atividade peristáltica e gerar regiões mais estreitas que dificultam a passagem dos alimentos. Só isso já pode gerar um inchaço leve, fazendo com que a barriga fique dura e inchada.

Os patógenos, com seus detritos e resíduos tóxicos e metais pesados, podem chegar no íleo ao lado de alimentos que não foram digeridos e decompostos corretamente, fazendo com que essa seção final do intestino delgado fique inflamada e contribuindo para a constipação. Na verdade, é a região mais comum do intestino a ficar inflamada; tecido cicatricial também pode se formar nessa área.

Para os homens, a constipação pode levar ao que parece ser uma doença de próstata, com urinações frequentes e pressão na bexiga, ou eles podem não ter nenhum sintoma além do inchaço e da constipação. Para as mulheres, pode ser muito mais desafiador. Em primeiro lugar, a constipação pode ficar muito mais intensa e desconfortável por volta da ovulação e da menstruação. Mulheres com síndrome do ovário policístico, cistos ou lemiomas também podem ter muita dificuldade com a constipação, quando um útero ou ovário inflamado ou cístico faz pressão no trato intestinal, estreitando a via de passagem. Também pode ser um cólon inflamado fazendo pressão no útero e nos ovários, causando desconforto, dores, cãibras e constipação. Um cólon inflamado pode, ainda, pressionar a bexiga, dando às mulheres a sensação de terem de ir ao banheiro, por causa da estrutura dos nervos que faz da bexiga das mulheres mais sensível que a dos homens. Quando uma pessoa tem endometriose, diagnosticada ou não, os sintomas intestinais, estomacais e da bexiga podem ser ainda mais desconfortáveis.

Se alguém teve seu apêndice removido, uma cicatriz ou aderência pode se formar na parte inferior direita do cólon, tornando mais difícil que os alimentos passem pela válvula ileocecal e causando uma variedade específica de constipação.

E, quando o cólon está inflamado por qualquer motivo, ele pode se dobrar levemente na região de suas curvas. A parte de cima do cólon descendente, ao lado esquerdo do abdômen, é um local muito comum para dobras. A parte de baixo do cólon descendente, ao lado esquerdo, também. Uma dobra pode ocorrer, ainda, no topo do cólon ascendente, quando há inflamação. Ainda que esses pontos possam contribuir para a constipação, com a dor e com o desconforto, eles não são verdadeiros bloqueios ou obstruções.

A VERDADE SOBRE A SÍNDROME DO INTESTINO IRRITÁVEL

Quando uma pessoa come muitos alimentos problemáticos como proteínas densas, laticínios, ovos e glúten – e, para as pessoas que são mais sensíveis, qualquer tipo de cereal –, os problemas sobre os quais acabamos de ler podem se intensificar e levar a uma síndrome do intestino irritável, ou SII. Na medicina e na ciência, esse é um rótulo para intestinos que não funcionam como deveriam, com causa desconhecida.

(A doença celíaca é outro exemplo de inflamação intestinal misteriosa, com algumas fontes de medicamentos funcionais chamando-a de autoimune, isto é, o corpo atacando a si mesmo. Essa não é uma explicação precisa. Na verdade, a doença celíaca é uma inflamação causada pelas mesmas fontes de muitas das coisas sobre as quais discutimos neste capítulo: patógenos. O glúten em particular é um problema para quem tem doença celíaca porque ele alimenta bactérias e vírus, de modo que eles podem prosperar e causar mais sintomas.)

A SII surge quando o cólon está revestido de resíduos de patógenos, quando está com níveis elevados de estreptococos, *E. coli*, outras variedades patogênicas, alimentos putrefatos que não foram digeridos corretamente, por causa de uma baixa de bile e de ácido clorídrico, e gás de amônia. O que contribui para tudo isso são alimentos improdutivos que nutrem a doença – por exemplo, gorduras e proteínas densas, que a bile e o ácido clorídrico não conseguem decompor, entram no intestino, alimentam rapidamente os patógenos e depois passam para o cólon, o local em que toda essa sujeira acaba se acumulando. Disso resulta uma inflamação que causa dor, constipação e/ou diarreia, e até mesmo hemorroidas, pólipos e fissuras podem vir com o desgaste, além de coceiras no reto por causa da inflamação.

A CURA DOS INTESTINOS

Os sintomas e doenças citados neste capítulo não são apenas desconfortáveis; os intestinos, quando perturbados, não conseguem absorver, alterar e entregar nutrientes em capacidade total. Isso significa que o fígado não recebe todo o sustento de que precisa, o que contribui para o sofrimento geral do indivíduo. Ao mesmo tempo, se uma pessoa tem qualquer tipo de distúrbio no intestino, leva mais tempo para atingir a cura quando o fígado já perdeu sua própria capacidade de absorver, alterar e entregar nutrientes por todo o corpo. O intestino e o fígado, entre os quais deveria haver uma relação de interdependência, acabam cada qual pagando o preço pela vulnerabilidade do outro.

Descobrir como se curar não é um ciclo vicioso ou a charada do ovo e da galinha. A resposta é evidente: para ajudar o intestino devemos começar ajudando o fígado. O fígado é essencial na cura de qualquer problema intestinal, e ajudá-lo com os recursos citados neste livro lhe darão finalmente o alívio digestivo.

CAPÍTULO 26

NÉVOA MENTAL

Quando alguém nos diz que está com névoa mental, caso nunca tenhamos passado por esse problema, ele não parecerá tão sério. É fácil dizer "Livre-se disso" ou "Está cansado? Pegue um café e continue".

Aqueles que têm névoa mental sabem que não é tão simples ou fácil enfrentá-la quanto parece. A verdadeira névoa mental – não a tontura resultante de uma noitada que nos faz pegar uma dose extra de cafeína para enfrentar o dia seguinte – pode ser muito perturbadora na vida de uma pessoa. Pode ser prejudicial a ponto de diminuir a vitalidade e impedir a realização das atividades do dia a dia. Já vi a névoa mental impedir estudantes de se formarem – não apenas no ensino superior; já vi ela fazer com que estudantes do ensino médio deixassem a escola. Já vi a névoa mental impedir mães de levarem seus filhos para andar no parque. Já vi pessoas perderem o emprego e a carreira por causa da névoa mental –, pessoas se demitindo ou sendo demitidas. Então, quando falamos de névoa mental, trata-se de algo sério. É algo que já afetou a vida de muitas pessoas.

O CERNE DA QUESTÃO

Hoje em dia, quando a névoa mental não é explicada como responsabilidade da tireoide, muitas vezes ela é jogada na categoria da saúde intestinal, com artigos e profissionais dizendo que é tudo culpa da *Candida*, das leveduras, do mofo e de outros fungos presentes no trato intestinal. Uma mente enevoada, a confusão e a falta de foco que removem a vitalidade de um indivíduo e a capacidade de operar como costumava operar, tudo é considerado um problema digestivo.

A verdade é que as pessoas podem ter o intestino delgado e o cólon mais sujos e nojentos, cheios de bactérias, leveduras, montes de *Candida*, mofos e outros fungos – e ainda assim não ter névoa mental. É isso aí: essas pessoas podem usar os banheiros públicos, expelindo de suas entranhas muco produzido por bactérias, deixando na privada dois tipos de estreptococos para que a próxima pessoa que usar os pegue e, ainda assim, não ter névoa mental. Se tiverem algum traço de névoa mental, será uma versão tão branda que nem pensariam em chamá-la dessa maneira. Mas pode haver alguém com um histórico de leveduras, mofos e outros fungos no trato intestinal que pode ter névoa mental. Ou pode haver uma pessoa cujo trato intestinal está limpinho, que não tem problemas sérios no intestino e que, ainda assim, tem um problema com névoa mental. Isso porque a névoa mental não tem sua origem no intestino. A ideia de que ela tem sua origem no intestino é mais uma crença errônea que está na moda, uma hipótese sem base que levou milhares de pessoas a uma busca inútil por respostas.

Ainda assim devemos manter nosso intestino limpo – não é como se o supercrescimento de bactérias e fungos no intestino ajudasse com a nossa saúde. Uma proliferação de estreptococos no trato intestinal aumenta a constipação, a gastrite, outras inflamações, os tecidos cicatriciais intestinais, a diverticulite, a diverticulose, a colite, a síndrome do intestino irritável, a diarreia, o estreitamento e a expansão do intestino, distensões na parte superior do intestino, sensações de queimação no estômago, dores agudas e pontadas no abdômen, cãibras e inchaços. Mas e as pessoas que têm esses desconfortos digestivos e não têm névoa mental? Não podemos embrulhar este tópico em um bonito pacote, deixar o fígado de fora, dizer que a névoa mental é exclusivamente causada por problemas de intestino e depois esquecer o assunto. Os poucos que dizem: "Eu não deixo o fígado de fora. Eu o considero com o intestino" ainda não sabem o que verdadeiramente causa a névoa mental – por isso é hora de você saber.

AS VERDADEIRAS CAUSAS DA NÉVOA MENTAL

A névoa mental tem origem principalmente no fígado e, em parte, no cérebro. Como já sabemos, o fígado carrega certos agentes problemáticos – por exemplo o patógeno vírus Epstein-Barr (EBV). Muitas e muitas pessoas carregam a carga viral do EBV no fígado sem perceber. Se o seu fígado estiver cheio de outras substâncias problemáticas, elas servirão de alimento para o vírus. Um desses alimentos é a adrenalina, e você já sabe que o fígado, como se fosse uma esponja, absorve a adrenalina para impedir que esse hormônio do estresse queime seu sistema nervoso toda vez que você entra em modo de luta ou fuga (mesmo em suas formas mais brandas, como quando dirigimos no trânsito intenso). Essa adrenalina que vem com o medo é uma fonte de alimento para o EBV. Metais pesados tóxicos e pesticidas são outros alimentos virais favoritos. O motivo pelo qual vírus como o EBV acampam no fígado é que as fontes de alimento lá são abundantes. Quando o EBV as consome, ele libera diversas formas de resíduos, e um deles é uma neurotoxina. Ao se preencher com essas neurotoxinas, o fígado chega à sua capacidade máxima e, nesse momento, elas começam a escapar para a corrente sanguínea com o sangue que sai do fígado. As neurotoxinas têm uma capacidade incrível de se deslocar e de se infiltrar, como se fossem uma espécie de fumigante. Assim, conseguem transportar-se com facilidade para diversos locais – é isso que lhes permite cruzar a barreira que separa o sangue do cérebro. No cérebro, elas enevoam os neurotransmissores, prejudicam sua operação e os fazem entrar em curto-circuito. As neurotoxinas presentes no sangue e no fluido cérebro-espinhal são um importante fator da névoa mental.

A comunidade médica não sabe que os compostos químicos dos neurotransmissores precisam estar limpos e puros para funcionar. As neurotoxinas os deixam sujos. Carregando quantidades homeopáticas e minúsculas de mercúrio e outros metais e toxinas, as neurotoxinas são poluídas; quando elas entram nos compostos químicos dos neurotransmissores, também os poluem. Quando um impulso elétrico passa por um neurônio que esteja usando um composto químico neurotransmissor impuro, ele deixa resíduos; o impulso entra em curto-circuito, é enfraquecido ou acaba tendo de operar com menos energia. Compostos químicos neurotransmissores poluídos por neurotoxinas são uma receita para a névoa mental. Isso levará ao menos cinquenta anos para ser descoberto.

No entanto, as neurotoxinas do EBV não são a única causa da névoa mental. Uma pessoa pode ter problemas adrenais por ter passado um longo período com estresse excessivo, e esse transtorno adrenal pode ter resultado em surtos erráticos de adrenalina que o fígado absorveu, tornando-se mais estagnado, o que, por sua vez, pode ter diminuído a energia, dando espaço para uma névoa mental branda. A adrenalina também pode entrar no cérebro, onde pode ser altamente corrosiva para a atividade neurotransmissora, rapidamente diminuindo a capacidade dos compostos químicos neurotransmissores e dos eletrólitos. Com o tempo, a nossa capacidade de gerar novos compostos químicos neurotransmissores também pode diminuir devido a uma dieta ruim e à condição do fígado.

A lista não acaba. Também podemos desenvolver névoa mental com metais pesados tóxicos no cérebro, como o mercúrio e o alumínio, que oxidam e criam resíduos metálicos que podem saturar os tecidos do cérebro, fazendo os impulsos elétricos entrarem em curto-circuito e bloqueando os neurotransmissores. Esse tipo de névoa mental é um pouco diferente dos outros. Trata-se de uma névoa mental que vem e vai, com momentos de clareza e depois momentos de confusão – mas não é o tipo comum e brando de confusão que pode ser chamado de câibra mental.

A névoa mental também pode aparecer quando o fígado está intoxicado com outros tipos de substâncias problemáticas, como solventes, medicamentos e produtos químicos tóxicos. As pessoas com esse tipo de névoa mental não viral sentem menos fadiga e se cansam com menos facilidade do que quando um vírus está em jogo.

Um fígado virulento, neurotoxinas do EBV, surtos de adrenalina, metais pesados tóxicos e outras substâncias problemáticas para o fígado: essas são as diversas causas da névoa mental. Ela é diferente para cada pessoa e deve ter suas verdadeiras causas reconhecidas e identificadas individualmente. Mas para ninguém a névoa mental tem origem no intestino.

DESANUVIANDO A CONFUSÃO

Quando alguém com névoa mental vai ao médico, o profissional de saúde não deve se deixar levar pela crença de que a névoa mental tem suas origens no intestino. É um erro precoce para se cometer. Digamos que o médico diga ao paciente que a névoa mental dele é um problema intestinal. Qual seria o próximo passo? Limpar a dieta. Como resultado, o paciente poderia melhorar, então pareceria a todos que a hipótese do intestino estava correta. É aí que está a confusão.

O que de fato acontece é que, quando limpamos a dieta, removendo as comidas de má qualidade, o *fast-food* e os alimentos industrializados, estamos sem saber ajudando o fígado, permitindo que ele se desintoxique com mais eficiência, e dando às adrenais um pouco mais de apoio. Por mais que isso também limpe o intestino, não é o que elimina a névoa mental. A questão é: há pessoas com cargas virais muito altas e fígado preguiçoso cheio de neurotoxinas que melhoram suas dietas de acordo com o que os profissionais da saúde acreditam ser bom para a saúde do intestino e que, ainda assim, sofrem com a névoa mental. Isso porque essas dietas não são feitas especificamente para nos livrar dos problemas virais, fortalecer nosso fígado, extrair neurotoxinas, fortificar as adrenais e reconstruir os compostos químicos neurotransmissores.

Acaba sendo imprevisível se as diversas dietas populares fazem alguma dessas coisas, o que significa que essas dietas podem ou não eliminar a névoa mental. O que ajuda mesmo com a névoa mental é saber o que de fato a causa para que possamos lidar diretamente com os problemas virais, com a saturação do fígado, com os metais pesados tóxicos e outras substâncias problemáticas para o fígado e a sobrecarga adrenal.

DISSIPANDO A NÉVOA

A névoa mental tem um grande impacto no nosso mundo. Ela afeta muitas vidas, tanto a vida das pessoas que a têm quanto a das pessoas ao redor delas. Está na hora de essas pessoas saberem o que a causa.

Muitos erros são cometidos nessa área, e muitas pessoas levam a culpa por sua névoa mental, sendo chamadas de preguiçosas, irresponsáveis, sem inspiração ou sem dedicação. As pessoas são chamadas de bobas e até mesmo de estúpidas por causa da névoa mental. Crianças são mal compreendidas e diagnosticadas erroneamente por causa da névoa mental. Quando jovens adultos não conseguem encontrar as palavras certas para se expressarem, e as palavras que saem da boca deles não saem do modo que eles querem – isso pode ser névoa mental. Os adultos muitas vezes se sentem inadequados ou inúteis – isso pode ser névoa mental. Quando alguém tem dificuldade para tomar decisões e sente que o processo suga sua vida, isso pode ser névoa mental. As coisas não deveriam ser assim.

Quando entendemos a névoa mental pelo que ela realmente é, podemos identificar os problemas com os quais muitas pessoas têm dificuldade e parar de compreendê-las mal e classificá-las erroneamente. Podemos parar de compreender mal e de classificar erroneamente a nós mesmos. Você não tem culpa de ter causado névoa mental em si mesmo. Há motivos pelos quais você a tem e, com os recursos citados na Parte IV, você poderá se libertar dela. Está na hora de dissiparmos essa névoa para que todos possamos ver a verdade.

CAPÍTULO 27

O Fígado Emocional: Problemas de Humor e Transtorno Afetivo Sazonal

Quando dizemos que uma pessoa é "emocional", em geral queremos dizer que, na nossa opinião, ela é sensível demais ou até ridícula. Nesse momento, decidimos se vamos ouvir essa pessoa e prestar atenção nas suas preocupações emocionais, seja porque nos importamos com ela ou porque precisamos trabalhar com ela, ou se vamos nos manter longe e não mexer com suas emoções. De um jeito ou de outro, há sempre um quê de julgamento ligado à palavra *emocional*.

Se é você que está sofrendo de problemas emocionais, talvez duvide de si. Embora possa ser capaz de apontar o que causou sua súbita mudança de humor – uma encomenda que não chegou a tempo ou um ente querido que perdeu o controle –, talvez também saiba que não é esse o verdadeiro problema e diga a si mesmo: *Nunca fui tão suscetível*. Talvez chegue à conclusão de que o problema é hormonal, pois há décadas que os hormônios levam a culpa por inúmeros problemas femininos. Caso passe muito tempo se sentindo triste, uma amiga ou um ente querido talvez lhe diga que você precisa buscar ajuda e conversar sobre o que a deixa tão emotiva. O que ninguém leva em conta é que a verdadeira causa talvez esteja no fígado.

A HISTÓRIA DO TRANSTORNO AFETIVO SAZONAL

Um bom exemplo de problema emocional relacionado ao fígado é o transtorno afetivo sazonal (SAD, na sigla em inglês). Os sintomas de SAD vão desde uma sensação de tristeza, de melancolia, de não ser valorizado e estar perdido até uma sensação de desesperança, depressão severa, de ter sido descartado ou até de sentir-se totalmente arrasado sem nenhum motivo aparente. Isso pode chegar a uma tortura mental e à vontade de se matar. Vários sintomas físicos também podem se desenvolver, desde uma baixa de energia e certo cansaço até uma sensação de fadiga que cria um peso nos braços e nas pernas e o impede de caminhar com desembaraço – quase uma sensação de artrite –, além de dores, problemas de concentração e talvez um leve ganho de peso.

Quando a causa do sofrimento não é evidente, como seria se uma ressonância magnética revelasse um aneurisma ou um tumor, o setor médico tem dificuldade para saber o que há de errado com os pacientes. Na ausência de respostas, é apenas natural que a comunidade médica procure possibilidades e pretextos localizados fora do ser humano. O SAD se insere nessa categoria. Tantas pessoas se queixaram aos médicos da chegada ou piora dos sintomas acima que o rótulo "transtorno afetivo sazonal" se desenvolveu, em época mais ou menos recente, como uma explicação fácil que colocava a culpa na mudança de tempo que ocorre no outono e no inverno.

Foi assim que tudo começou. Quando os pesquisadores apresentam uma hipótese, isso nem sempre significa que o *establishment* médico vá reconhecê-la; não era garantido que o SAD iria entrar para as explicações padronizadas da medicina. O setor médico reconheceu e adotou esse rótulo porque ele lhe dava o direito de parar de pesquisar a fundo as causas das doenças crônicas e lhe permitia poupar dinheiro para outras coisas. Embora isso tenha acontecido em época recente, os genes ainda não monopolizavam todas as explicações – isso foi pouco antes do predomínio da teoria de que tudo é causado pelos genes –, e as doenças crônicas eram ainda menos respeitadas do que hoje em dia; era ainda mais comum ouvir que "tudo é problema da sua cabeça". Com o SAD, a comunidade médica reconheceu os sintomas das pessoas, mas o rótulo se tornou um engodo que negava a experiência real dos pacientes.

A ideia atual é que, quando chega o inverno, os níveis de melatonina e serotonina caem, precipitando os sintomas de SAD. Muitos também creem tratar-se da falta de vitamina D que vem com o inverno. Como explicar, então, tanta gente afetada em outras épocas do ano? E aqueles que tomam altas doses de vitamina D e, mesmo assim, sofrem de SAD? Com o tempo, os médicos perceberam que aqueles sintomas não afetavam a população somente nos meses mais frios e escuros; ocorriam também na primavera e no verão e, assim, a definição de transtorno afetivo sazonal se expandiu, a fim de que não fosse necessário financiar a pesquisa de causas mais profundas. Agora, o rótulo transtorno afetivo sazonal pode se aplicar a qualquer época do ano – qualquer mês, qualquer parte de qualquer estação –, e isso deveria ser o suficiente para sabermos que há algo de errado com o modo pelo qual a ciência e as pesquisas concebem esse fenômeno.

A verdade é que ele existe em centenas de variações diferentes. Se a comunidade médica começasse a classificá-las, veria que o que está acontecendo é outra coisa.

O que é, na realidade, o transtorno afetivo sazonal? Muita gente sente os sintomas de SAD durante dez anos, no inverno, no verão e em qualquer outra época do ano, e a cada ano eles pioram. A sensação artrítica pode dar lugar a dores severas nas articulações, o que leva a outro diagnóstico confuso: artrite reumatoide. Conclui-se que aquele paciente nunca sofreu de SAD; tratava-se, na realidade, de uma forma branda de artrite reumatoide, a qual os leitores de *Médium Médico* e *Tireoide Saudável* da série O Médium Médico sabem tratar-se de uma doença relacionada ao vírus Epstein-Barr. Será que as estações do ano contribuíram para desencadear a artrite reumatoide? É possível. O inverno é difícil para o corpo. Praticamente todas as doenças tendem a piorar nessa estação.

Outro exemplo de doença que costuma ser diagnosticada erroneamente como transtorno afetivo sazonal é a sinusite. Quando o tempo esfria, o ar seco e quente dentro dos edifícios pode irritar os sínus e fazê-los doer somente no fim do outono e no inverno. Pode ser que o problema do paciente seja apenas uma desidratação crônica que torna as membranas dos sínus secas e sensíveis, ou um antigo depósito de estreptococos que restou de uma sinusite ocorrida há décadas, que talvez tenha deixado uma cicatriz nos sínus. Infecções brandas por estreptococos são comuns nos sínus e criam sensibilidades que se refletem em alergias sazonais, dores de cabeça e sangramentos no nariz, os quais não são diagnosticados como estreptococos. Essas bactérias são esquivas e às vezes conseguem passar uma vida inteira escondidas dentro dos sínus.

O rótulo de SAD é um dos mais tristes erros de diagnóstico que existem. Tira vantagem do fato de todos nós nos sentirmos melhor em dias ensolarados, com temperatura moderada e baixa umidade, e ignora tudo o mais que pode haver de errado com as pessoas, privando-as da oportunidade de melhorar. É verdade que as mudanças de estação podem afetar nossa saúde. Quando chega o inverno em um país de clima frio, já não saímos tanto para passear na natureza; não comemos os alimentos mais frescos – não visitamos os mercados de produtores nem comemos morangos frescos. Ou seja, não fazemos o que normalmente faríamos para dar apoio ao sistema imunológico. Por isso, se não tomarmos uma atitude nesse sentido quando o tempo fica mais frio, os problemas que estiverem escondidos virão à tona. Quase todas as pessoas que sofrem de SAD acabam piorando cada vez mais, com novos rótulos e diagnósticos no decorrer da vida, porque os problemas subjacentes não estão sendo resolvidos. Não é somente a artrite reumatoide ou os sínus que são ignorados. Quem vem sofrendo de baixa energia nos últimos cinco invernos pode piorar no sexto ano e receber o diagnóstico de doença de Lyme. Embora o diagnóstico seja errôneo, ele é causado pelo fato de os sintomas estarem piorando. O SAD é um modo de não levar a sério os primeiros sintomas de algo que pode se transformar em um problema de saúde agressivo e progressivo.

Vamos falar mais sobre os sintomas atribuídos ao SAD. Quando você estiver às voltas com depressão, ansiedade, tristeza, nervosismo, fadiga (branda ou severa) e dores, saiba que muitas vezes esses sintomas têm origem neurológica. Na verdade, quase todos os sintomas associados ao SAD, com exceção do ganho de peso, podem ser neurológicos. Pensamentos suicidas, sensação de tristeza ou de estar perdido e desconforto físico: trata-se sempre do cérebro ou de alguma outra parte do sistema nervoso que está sendo afetado por uma causa mais profunda. A causa disso não é a mudança de estação; embora as estações possam servir de gatilho, elas não são a causa.

Dores nos pés ocorrem quando os nervos tibial e ciático se inflamam. Dor de cabeça, enxaqueca, formigamento e entorpecimento dos membros que são desencadeados ou piorados pelo ar frio, o calor e a umidade são, na verdade, causados pelos nervos trigêmeo, frênico e vago. Os problemas de concentração se relacionam com a fraqueza dos neurotransmissores. A ansiedade e a depressão podem ocorrer quando o fígado se enche de vírus e começa a liberar neurotoxinas, ou quando se sobrecarrega de medicamentos como antibióticos e começa a soltar metais pesados oxidados, que se encaminham para o cérebro e causam um curto-circuito na atividade dos neurotransmissores. As emoções que acompanham o SAD, quer se trate de sentimentos de raiva, frustração, abandono, opressão, de ter sido esquecido ou outros, devem-se ao fato de o cérebro ter sido afetado pelo que realmente está ocorrendo dentro do fígado.

A infelicidade do fígado é a origem da nossa instabilidade emocional – todos os sintomas neurológicos pelos quais as estações do ano levam a culpa são, na verdade, originados no fígado. Para começar, quando a corrente sanguínea se enche de neurotoxinas, criadas quando patógenos se alimentam de metais pesados tóxicos (como o mercúrio) no fígado, a concentração diminui à medida que essas toxinas são absorvidas pelo cérebro e criam o caos lá dentro, causando curto-circuito em seus impulsos elétricos. Além disso, emoções como a frustração e a raiva podem nascer de um fígado preguiçoso, pré-gorduroso ou gorduroso – um fígado carregado de gordura, que se vê em dificuldades, perde a força e tem de lutar por sua vida. É isso mesmo: o fígado tem emoções e podemos senti-las. Quando ele está deprimido, isso por si só é quase suficiente para provocar em nós uma sensação corporal de tristeza, preocupação, alheamento ou mau humor. Acrescentem-se os venenos que entram no cérebro a todo momento, bem como tudo aquilo com que a vida nos brinda todos os dias, e temos aí uma doença que os médicos podem diagnosticar erroneamente como transtorno afetivo sazonal ou aplicar-lhe outro rótulo qualquer.

NOSSO FÍGADO EMOCIONAL

Talvez você diga: "Como é possível o fígado ter emoções?". A resposta é que, sofisticado a ponto de ser capaz de cumprir mais de 2 mil funções químicas, o fígado tem também a capacidade de pensar por si mesmo. É ele quem decide quando acessar o poder dessas funções químicas. Ele é capaz de tomar suas próprias decisões. Dado esse nível de capacidade e responsabilidade, como poderia não ter emoções? Não somos robôs. Nosso fígado não é feito de plástico, metal e fios elétricos. É de carne e sangue e tem inteligência. Quando alguém recebe um transplante de fígado, assume algumas características do doador. O recebedor do transplante começa a manifestar emoções que antes não manifestava. Tem novos desejos, novos pensamentos, novas crenças, novos hábitos, novas expressões, novos desejos alimentares, novos passatempos, novos sonhos à noite – talvez tenha os mesmos sonhos que o doador tinha quando estava vivo – e novos sonhos como metas e aspirações. Esse é o poder contido no fígado – por ser uma parte do nosso corpo que vive, tem emoções, pensa, respira e funciona. Na verdade, quer se trate de um fígado recebido por transplante ou do fígado com que você nasceu, ele tem de tomar mais decisões do que você a cada dia. Com tanta coisa para fazer, como poderá não se sentir emotivo?

O fígado desempenha um papel imenso no nosso estado emocional. Um dos principais exemplos é o do espasmo hepático: é como uma pessoa que tem um ataque de raiva. O espasmo hepático é a tentativa do fígado de se libertar e encontrar uma nova energia quando se sente preso ou reprimido. Às vezes, esse espasmo desperta uma reação emocional nas pessoas, fazendo com que se sintam presas e enjauladas, com a necessidade de sair para correr ou sentindo-se mal por ser quem são.

Quando o fígado está intoxicado, guardando em si uma quantidade imensa de venenos como radiação, pesticidas, herbicidas, materiais nanotecnológicos, metais pesados tóxicos, bactérias, vírus e resíduos patogênicos (dermatotoxinas, por exemplo), alguns desses venenos podem vazar para a corrente sanguínea e o trato intestinal, como já vimos. Podem causar alguns dos problemas que já examinamos, como eczema, psoríase e pele seca e rachada, sintomas que são atribuídos por engano ao SAD, porque pioram no inverno. Os venenos podem então ser transportados pela corrente sanguínea até o cérebro, causando ali problemas de instabilidade emocional que podem inclusive culminar em um diagnóstico de transtorno bipolar.

Já falamos da adrenalina em capítulos anteriores, e esse é mais um caso em que a interação com o fígado é importante. Rompimentos, traições, punhaladas nas costas – o fígado quer impedir que a adrenalina o intoxique quando esse esteroide percorre a corrente sanguínea em momentos traumáticos como esses e outros mais. O fígado fica tão nervoso e atemorizado, com medo de que você venha a perder a vida, que libera um hormônio que a ciência ainda não descobriu e que absorve para dentro dele o excesso de adrenalina, protegendo você de derrames, hemorragias e perda de neurotransmissores cerebrais. No entanto, quando o fígado absorve a adrenalina do sangue em surtos de estresse intenso e outros gatilhos das adrenais, essa solução é apenas temporária. Com o tempo, ele precisa liberar aos poucos a adrenalina armazenada, pelos rins e pelo trato intestinal, a fim de estar preparado para absorver uma nova leva na próxima vez que você tiver uma superprodução de adrenalina. Enquanto a adrenalina vai se dissipando, você sente de maneira nostálgica e quase surreal as informações contidas nela. Mesmo que aquela adrenalina tenha sido produzida um mês, seis meses ou um ano antes, às vezes até mais, vem com ela uma leve sensação de perda, frustração ou raiva.

O fígado tende a liberar suas reservas de adrenalina quando as estações mudam. Libera um pouquinho para preparar-se para o outono, e mais um pouquinho como forma de desintoxicar-se e preparar-se para o inverno. Muitas vezes, o fígado libera uma grande quantidade de adrenalina ao preparar-se para a primavera, e essa liberação pode se estender até o fim dessa estação e o início do verão, obrigando-o a processar emoções de até nove anos antes, fazendo-o sentir-se perdido enquanto a adrenalina que contém essas informações circula lentamente pelo seu corpo e dele sai. Quando o fígado absorveu essa adrenalina durante suas provas e tribulações emocionais, ele também absorveu e reteve suas experiências emocionais. A liberação da adrenalina pode desencadear os mesmos sentimentos dolorosos que você teve quando estava em crise, pois ela retém essa essência emocional. Quando o fígado se desprende dela, você se desprende também.

(Voltando à questão dos transplantes de fígado: em geral, o fígado transplantado vem cheio de adrenalina. Quando uma pessoa recebe esse fígado e ele libera o hormônio, essa pessoa sente a tristeza, a perda, o vazio e as outras emoções armazenadas nele. Enquanto a adrenalina vai saindo do fígado, as dificuldades emocionais do doador reverberam pelo corpo do destinatário, que pode então sentir as emoções associadas aos altos e baixos da vida do doador. Se o fígado tinha fome de certo alimento que nunca recebeu do doador, pedirá insistentemente esse alimento ao destinatário, chegando a mudar o apetite e o paladar deste último. Daqui a pouco falaremos mais sobre desejos alimentares.)

Não estou fazendo pouco do SAD em si. Seus sintomas são absolutamente reais. No entanto, quando um falso rótulo é usado para enganá-lo, você fica impossibilitado de curar a doença, seja ela qual for, ou de impedir que ela piore. Outro aspecto triste do SAD é a quantidade de antidepressivos que as pessoas são induzidas a tomar quando sofrem esses sintomas – antidepressivos que saturam ainda mais o fígado, depositando sobre ele um fardo ainda mais pesado, que piora os sintomas de SAD. Para muitos, esse tipo de medicamento pode estender pelo ano inteiro um caso de SAD que antes só ocorria durante o inverno, na liberação anual de adrenalina pelo fígado. Não estamos negando que os antidepressivos possam ser importantes em certas situações. Os medicamentos têm importância crucial em casos severos nos quais o paciente sente impulsos suicidas, até o momento em que soluções naturais, introduzidas com cuidado, possam aliviar o problema. Para dar alivio prolongado ao paciente, precisamos conhecer a origem do problema. Não podemos aplicar o carimbo de SAD a sintomas e doenças reais que afetam as pessoas por motivos reais; não podemos fingir que isso é uma solução. Os sintomas de SAD são sintomas de problemas hepáticos.

UM FATOR INESPERADO

O motivo mais comum para que os pacientes de SAD apresentem sintomas no fim do outono e no começo do inverno são as mudanças de dieta alimentar. As mudanças de luz e temperatura nos levam a entrar em modo de hibernação e a nos alimentarmos de maneira diferente do normal. Depois vem o Halloween com sua multidão de doces. Logo em seguida, termina o horário de verão, o que nos desestabiliza e nos obriga a tomar um pouco mais de café, a fim de ficarmos acordados até mais tarde. Com isso, o fígado se carrega de cafeína – mais uma substância que ele precisa armazenar para nos proteger. Menos de um mês depois, chega o Dia de Ação de Graças e, em vez dos morangos, das caminhadas e das saladas do verão, começamos a comer alimentos mais pesados. Já na Black Friday começa a correria da estação das festas, e biscoitos doces são servidos no escritório; vamos a festas que nos estimulam a tomar umas taças a mais de vinho, champanhe ou ponche; em toda parte há novos petiscos. Embora tenhamos a impressão de só estarmos comendo uma coisinha aqui, outra ali, a verdade é que essas coisinhas vão se acumulando. As pessoas não percebem o quanto dão de trabalho extra ao fígado nessa época do ano. Como você já leu neste livro, também não percebe o quanto estão sobrecarregadas depois de passar anos expostas a toxinas e comendo mal. As festas podem representar a gota-d'água para o fígado. O novo influxo de substâncias problemáticas pode obrigar esse órgão a absorver os excessos de gordura dos petiscos do outono e do inverso (é em razão desse excesso de gordura que as pessoas tendem a ganhar peso na época das festas) ou a transbordar e liberá-lo.

Esse segundo fator, a liberação, é um dos motivos pelos quais nos sentimos mais emotivos à medida que vamos nos aproximando do fim do ano. Assim como a adrenalina liberada pelo fígado está ligada a certas emoções, a adrenalina ligada às toxinas que o fígado é obrigado a liberar também pode suscitar sentimentos. Pode ser que oito anos atrás, em um enterro, você tenha comido um sanduíche de presunto para esquecer as mágoas da perda. O cérebro guardou essa memória até hoje em seu banco de dados, mesmo que você não se lembre dela, e o fígado armazenou essa informação emocional com a amônia, os nitratos, outros conservantes e a gordura daquele presunto barato – gordura que ele neutralizou para proteger você. Sobrecarregado agora pelos petiscos das festas, o fígado precisa liberar parte do que absorveu daquele antigo sanduíche, suscitando uma leve sensação de tristeza à medida que as substâncias problemáticas consumidas em um momento de luto moviam-se pela sua corrente sanguínea. Esse é apenas um exemplo entre centenas.

Por mais que o fígado tente permanecer organizado, armazenando diferentes toxinas em diferentes compartimentos, ele tem um quartinho onde joga de tudo. No Capítulo 5, "O Fígado Protetor", mencionei que o fígado pode acabar se assemelhando a um lixão. Você já viu o setor de objetos graúdos em um lixão? Há pias e vasos sanitários em uma pilha, bicicletas e motonetas em outra, latas e garrafas em um único monte e, por fim, inevitavelmente, a pilha de objetos diversos, em que as pessoas jogam camas, colchões, caixas de papelão, esquadrias de janela, telhas, motocicletas, carrinhos de bebê, pneus de carro e tudo o mais, na esperança de que um dia tudo seja devidamente separado. No entanto, se o lixão tiver um único funcionário e a quantidade de resíduos for aumentando, esse amontoado de objetos diversos vai aumentar até que, por fim, não caberá mais no espaço que lhe era reservado.

É isso que acontece com o fígado e sua área geral de armazenamento, a qual é posta em uso nos momentos em que ele sofre um verdadeiro bombardeio de toxinas e gorduras e procura absorvê-las e processá-las o mais rápido possível. Ele acaba jogando ali itens diversos, como as substâncias problemáticas de um sanduíche de presunto comido em um enterro, o *spray* de cabelo de uma balada que terminou mal, o purificador de ar de uma sala de espera em que você se sentou aguardando más notícias, a fumaça de madeiras tratadas quimicamente, o excesso de álcool de um churrasco em que seu relacionamento terminou e até pequenas quantidades de adrenalina. Ao juntar todas essas coisas, o fígado não está sendo desleixado; está sendo o mais eficiente possível naquele momento, pois tem o objetivo de usar mais tarde suas funções químicas para separar as diversas substâncias e classificar seus conteúdos. No entanto, o fígado só chega a esse estágio de organização quando o tratamos bem. A maioria das pessoas não tem uma vida regrada o suficiente para dar ao fígado o tempo de que ele precisa para fazer isso – por ignorância, deixamos tudo a cargo daquele único funcionário do lixão, em vez de o ajudarmos. E, uma vez que a organização desse depósito de miscelâneas é o último item na lista de tarefas do fígado, muitas vezes acontece de ele nunca chegar a fazer isso. Quando chega a hora de esvaziar o depósito a fim de abrir espaço para novas absorções, é essa pilha que acaba sendo esvaziada. E, assim, lá vêm os ingredientes problemáticos do sanduíche de presunto e todas as tralhas diversas que o fígado acha melhor jogar fora – e, com tudo isso, vêm certos desejos alimentares. Com a sensação de perda, que você não relacionará com aquele longínquo enterro, virá provavelmente uma vontadezinha de comer presunto.

Toda vez que passamos por um processo de desintoxicação – quer de maneira saudável, com a aprovação do fígado, quer quando ele é obrigado a esvaziar seu quartinho de despejo para abrir espaço –, emoções podem surgir enquanto as toxinas vão embora. Isso pode acontecer tanto naquele momento de maior estresse para o fígado, causado pelos exageros infindáveis do outono e do inverno, quanto nas mudanças sazonais em que o fígado libera os excessos de adrenalina absorvidos anteriormente. Os desejos alimentares são um tema conhecido dos leitores de *Life-Changing Foods*. O desejo de um presunto assado com mel, um *cheeseburger* com *bacon* duplo ou qualquer outro alimento pesado não é sinal de que o corpo precisa de ferro ou proteínas. O melhor modo de lidar com esses desejos consiste em *não* ceder a eles e, diferentemente, optar por alimentos que, embora caseiros e gostosos, sejam também nutritivos, como todos aqueles que você encontrará nos livros da série O Médium Médico.

O FÍGADO SEMPRE PERDOA

Seu fígado também possui o banco de memórias de que já falamos neste livro, um catálogo de tudo o que você já viveu, bem como das idas e vindas do seu estilo de vida. Isso significa que, além de todos os fatores examinados neste capítulo para explicar os sintomas que costumam surgir com a mudança das estações, o fígado também prevê o seu costume de entristecer-se na época de festas. Sabe que o fim do ano era uma época difícil para você na infância, em razão de certas experiências familiares; assim, quando essa época do ano vai chegando, ele também começa a se sentir emotivo, e isso o afeta sem que você saiba. Isso significa que a época das festas não deve ser um momento em que descuidamos do fígado, mas um momento em que devemos cuidar ainda mais dele.

Por sorte, o fígado sempre perdoa. É muito paciente. Ao mesmo tempo, ele enfrenta um desafio: sua mente, caso ela ainda não tenha incorporado a paciência e o perdão. O fígado, por ser extremamente inteligente e emocional, sabe que a mente talvez não esteja cuidando dele. Quando a mente se comporta de modo irracional e ilógico, toma decisões que sobrecarregam o fígado: escolhendo alimentos ruins, usando drogas ou dedicando-se a atividades que promovem a liberação de adrenalina. Em casos como esses, o fígado precisa perdoar ainda mais, tornar-se ainda mais sensível e compassivo – pois ele tem um coração, uma vez que sua principal função é a de proteger o coração. Para protegê-lo, o fígado precisa se relacionar com ele, assim como a mãe ou outra pessoa que cuida de um recém-nascido precisa estar sintonizada com todas as necessidades do bebê. Quando a mente é temerária, imatura, irrazoável, irracional ou egomaníaca, o fígado compensa tudo isso com uma determinação incrível.

O fígado emocional vive dentro de nós: você e eu. Tem coração, inteligência, sentimentos. Tenha certeza de uma coisa: não podemos viver sem ele.

CAPÍTULO 28

PANDAS, Icterícia e Problemas Hepáticos Infantis

Já chegamos a este mundo com o fígado comprometido. Pensamos que os bebês começam a vida sem nenhuma influência anterior, mas a verdade é que o fígado do feto absorve influências do passado. No útero, e até no momento da concepção, herdamos dos nossos pais, avós e de toda a nossa linhagem familiar substâncias problemáticas que afetam o fígado. Qualquer veneno ou patógeno que um antepassado portava pode acabar sendo absorvido pelo nosso fígado antes de nascermos. Além disso, o padrão dos tratamentos médicos podem encher o fígado do bebê de substâncias problemáticas. Por isso, em vez de nascer com o fígado em pleno funcionamento, como acontecia nas culturas indígenas há alguns séculos, a pessoa saudável hoje nasce, em média, com um fígado que na melhor das hipóteses funciona com 70% da sua capacidade. Como não aprendemos a cuidar do fígado, essa porcentagem vai caindo aos poucos, ao longo da vida, mais rápido para certas pessoas e mais devagar para outras, dependendo das substâncias nocivas a que estão expostas. A porcentagem já pode começar a reduzir-se devagarinho na infância – e os problemas hepáticos precoces explicam muitas doenças misteriosas que surgem nos bebês e nas crianças.

SINAIS E SINTOMAS DE PROBLEMAS HEPÁTICOS INFANTIS

Um deles é o desconforto gástrico. Não é incomum que os recém-nascidos demonstrem-se incapazes de reter líquidos no estômago, quer se trate de leite materno ou de alguma fórmula, sem apresentar um refluxo ácido crônico. Quando o trato intestinal do bebê acabou de se desenvolver e, depois de nascer, ele começa a receber seu alimento oralmente, seu organismo sente a mudança. Embora esse modo de assimilação de nutrientes, a fim de sobreviver e crescer, seja um progresso natural da vida, no comecinho ele representa um choque para o sistema digestório, que pode levar o bebê a regurgitar o líquido. Às vezes, o bebê regurgita com tamanha frequência que a mãe, alarmada, o leva ao pediatra. Este muitas vezes diagnostica o problema como refluxo gastroesofágico e chega até a prescrever um medicamento contra refluxo.

No entanto, qual a real causa do problema? A maioria dos pediatras teme essa consulta, pois, para a medicina e a ciência, o refluxo gastroesofágico infantil é um mistério total, de modo que não resta ao médico muito o que oferecer além de sua delicadeza na hora da consulta e um medicamento antiácido. Os médicos têm suas teorias: o estômago ou o trato intestinal do bebê não se desenvolveu de modo adequado, não tem suas dobras na posição correta ou ainda está em desenvolvimento. Segundo uma teoria, o trato intestinal do bebê é tão macio e flexível que o fato de ele se sentar em determinado ângulo pressiona o duodeno (a parte de cima do intestino delgado), criando uma levíssima obstrução, que causaria refluxo. Em quase todos os casos, o pediatra dirá que o problema irá passar quando o bebê crescer um pouco e, de fato, é isso o que acontece na maioria das vezes. Em uma semana, um mês ou um ano, esses sintomas semelhantes aos de refluxo gastroesofágico passarão. O que nunca vai embora é o mistério de por que eles ocorreram. Em alguns casos – se o bebê mamava no peito quando o problema se desenvolveu – quem leva a culpa é o leite materno. Essa teoria desanimadora pode levar a mãe a parar de amamentar e experimentar fórmula atrás de fórmula, somente para descobrir, ao final, que o refluxo gastroesofágico não foi embora e que não havia nada de errado com seu leite. Depois desse jogo de adivinhações, repleto de confusão e medo, ela provavelmente terá de trabalhar para reconstruir a confiança em sua capacidade materna.

Na verdade, o que está por trás do refluxo gastroesofágico infantil são o fígado e a vesícula biliar. Ele é um sinal e um sintoma dos *problemas hepáticos infantis*, que acontecem quando o fígado já começa a vida com dificuldades herdadas dos antepassados. De modo específico, o refluxo gastroesofágico infantil decorre da dificuldade do fígado para produzir suas primeiras doses de bile. O fígado infantil, no começo, não produz naturalmente uma grande quantidade de bile. Ele precisa só de um pouquinho, pois o leite materno contém mais açúcar que gordura. A pequena quantidade de gordura contida no leite materno humano é a única gordura do mundo que precisa de pouquíssima bile para ser decomposta; é, portanto, de fácil decomposição, digestão e dispersão. Também é estruturada de tal modo que pode coexistir com o açúcar do leite sem causar resistência à insulina ou entrar em choque com ele, como normalmente acontece com as gorduras e os açúcares em nossa dieta. (É algo parecido com a coexistência de gordura e açúcar no abacate, sendo esse um dos motivos pelos quais o abacate é o alimento mais semelhante ao leite materno.)

Além disso, no começo, o estômago do bebê produz uma quantidade muito pequena de ácido clorídrico, pois o leite materno tem baixíssimo índice de proteínas, e as poucas proteínas que contém são mais assimiláveis que qualquer outra proteína no planeta. Visto que o leite materno é basicamente uma água com açúcar e nutrientes e que seu açúcar contém um fator de pré-digestão, o bebê não precisa de um processo digestivo muito vigoroso para decompô-lo. Por isso, não é necessário que produza muito ácido clorídrico.

Por outro lado, mesmo que a quantidade de bile e ácido clorídrico produzidos pelo bebê seja pequena, ainda assim essas duas substâncias são importantes. Quando o bebê já nasce com o fígado fraco, pode-se criar um problema digestivo, pois a fraqueza do fígado se traduz em baixa produção de bile e de ácido clorídrico. Quando o fígado do bebê é preguiçoso ou estagnado desde o começo, nascendo já repleto de venenos e toxinas e prejudicado pelos efeitos dos tratamentos médicos convencionais, os quais começaram em seu nascimento e se estenderam pela primeira infância, a quantidade de bile e ácido clorídrico diminuem ainda mais. Embora a gordura e a proteína contidas no leite materno sejam poucas, o bebê terá mais dificuldade para digeri-las em microescala, resultando nos sintomas de refluxo gastroesofágico que representam tamanho mistério para os médicos.

A CAUSA REAL DA ICTERÍCIA

Se o bebê também tiver icterícia (outro sintoma dos problemas hepáticos infantis), com amarelidão na pele, nos olhos ou na língua, os médicos saberão de imediato que estão lidando com um problema de fígado. No entanto, não ligarão os pontos: não saberão que o refluxo gastroesofágico também tem origem hepática, pois não é isso que aprendem na faculdade.

A teoria da icterícia do recém-nascido – e não passa disso, uma teoria – é que o fígado do bebê é tão novinho que ainda não se desenvolveu o bastante para lidar de modo pleno com a responsabilidade hepática normal de processar, dispersar e desintoxicar os glóbulos vermelhos do sangue. A icterícia nada tem a ver com isso. Na verdade, ela ocorre quando o fígado do bebê procura superar uma carga elevada de substâncias tóxicas, acelerar os motores e funcionar diante dos obstáculos que a medicina e a ciência não compreendem – porque os primeiros tratamentos médicos que o bebê recebe são um dos obstáculos. Os outros são substâncias problemáticas transmitidas na linhagem familiar.

Enquanto isso, a icterícia é um fígado infantil em choque, tentando começar a desempenhar suas mais de 2 mil funções químicas e entrando em curto-circuito no meio desse processo. Imagine que um agricultor vá ao campo e procure dar a partida em um velho trator que não é usado há anos. Quando ele aciona a ignição, o motor solta uns estouros e chiados, talvez produza um bom tanto de fumaça e, certamente, falha um pouco na tentativa de expelir as impurezas que se acumularam dentro dele. É exatamente isso que acontece com o fígado do bebê. As substâncias problemáticas que ele herdou e às quais foi exposto no começo de sua existência são semelhantes ao óleo sujo no motor – e, de fato, é possível que o fígado de um recém-nascido esteja sujo, pois ele herda toxinas no útero e até no momento da concepção. Isso pode acontecer por causa da dieta que os pais tinham há vinte anos, de venenos que vêm sendo transmitidos de geração em geração e de um número indefinido de outros fatores que levam o fígado infantil a absorver substâncias problemáticas.

A medicina oficial não tem motivo algum para questionar sua teoria de que a icterícia é causada pelo fato de o fígado do recém-nascido não estar ainda operando a todo vapor, pois acaba passando, os glóbulos vermelhos se desintoxicam e o excesso de bilirrubina se reduz. Mas o que acontece mesmo é que a maioria dos fígados de recém-nascidos, depois de encontrar dificuldades para começar a funcionar, é capaz de superar os obstáculos e encontrar bem depressa um equilíbrio aceitável. O fato de a icterícia desaparecer não significa que os problemas hepáticos infantis foram embora; não significa que o fígado do bebê esteja funcionando perfeitamente e que não haja *outros* sinais de problemas hepáticos, os quais nenhum médico conseguirá relacionar ao fígado. O inchaço e a distensão da barriga dos bebês, por exemplo, são sinais de um problema hepático infantil. As cólicas e os problemas intestinais que acabam sendo relacionados a parasitas, candidíase e doença celíaca – têm grande participação do fígado em tudo isso.

MEXENDO EM UM VESPEIRO

Na maior parte das vezes, os problemas gástricos infantis não são acompanhados por icterícia. Outro problema hepático pode ocorrer, como eczema ou psoríase, mas os médicos também não saberão relacioná-lo com o fígado. Em geral, o fígado do bebê acaba se recuperando, se fortalecendo e se curando enquanto ele cresce; o refluxo gastroesofágico desaparece, e ninguém suspeita que a criança sofria de um problema hepático. Se depois os problemas hepáticos ressurgirem, ninguém fará a ligação com o que o bebê sofria. É assim que o histórico de saúde de uma pessoa vai se perdendo pelo caminho: as conexões que deveríamos fazer para compreender nossa vida acabam sendo enterradas ou perdidas ou jamais são descobertas.

Há um motivo pelo qual a medicina e a ciência não têm a mais vaga noção de que a imensa maioria dos bebês nasce com o fígado comprometido. Se os venenos herdados que recebemos de nossos antepassados fossem bem identificados, catalogados e documentados, detalhando-se em que momento tais e tais indústrias químicas criaram cada substância tóxica que integrava cada solução tóxica que acabou chegando no nosso meio ambiente imediato – desde os pesticidas borrifados nos jardins de nossos avós até os materiais nanotecnológicos que recobrem objetos manufaturados, passando pelos plásticos e os vírus que se alimentam de tudo isso –, todas as mães deste planeta teriam uma nova causa pela qual lutar. Elas realmente fariam a mudança acontecer. Cientes de que seus bebês foram prejudicados em parte pelas substâncias acumuladas no fígado delas e de seus pais e avós sem o consentimento destes, cientes de que esses erros da indústria constituem a realidade por trás de suas idas ao pronto-socorro e noites sem sono, as mães, em massa, exigiriam que os pontos de origem fossem responsabilizados. Muita gente pagaria caro. A medicina e a ciência não querem desencadear esse processo. Esse seria o seu maior pesadelo, pois, sem poder recorrer às teorias dos genes ou do corpo que ataca a si mesmo, a indústria médica teria de prestar contas às mães e a seus bebês pela primeira vez na história.

SINAIS E SINTOMAS DE PROBLEMAS HEPÁTICOS EM CRIANÇAS MAIS VELHAS

Se remexêssemos nesse vespeiro em busca de respostas, veríamos que os bebês não são os únicos afetados pelas substâncias químicas herdadas; as crianças mais velhas também o são. Constipações inexplicadas, dor de estômago, espasmos intestinais, gastrite – você já leu sobre esses sintomas de base hepática nos capítulos anteriores. Quando ocorrem com uma criança nova, isso significa que ela já nasceu com um fígado preguiçoso e estagnado. Se ela também estiver comendo alimentos problemáticos, como glúten e laticínios, e estiver tomando antibióticos com regularidade, a situação digestiva poderá piorar. Os alimentos levarão a culpa, quando a verdade é que o glúten, os laticínios e os antibióticos estão piorando a situação de um fígado doente ou alimentando patógenos precoces dentro do fígado, impedindo-o assim de desempenhar o papel que deveria e provocando constipação e outros problemas intestinais.

Entre os outros problemas que podem se desenvolver em razão de *problemas hepáticos em crianças mais velhas* – um fígado comprometido já na infância em razão de venenos e patógenos herdados –, incluem-se doença de Crohn e colite. No caso da colite, uma das 31 variedades do vírus do herpes-zóster começa a se multiplicar no fígado e depois lança uma colônia nova e bem-sucedida no cólon. Muitos outros patógenos, entre eles o estreptococo, residem no fígado infantil, pois o fígado os acumula a fim de tentar impedir que eles se espalhem para outras partes do corpo da criança. O objetivo do fígado é destruir os vírus e bactérias improdutivos e outras coisas que residem dentro dele; mas, se há ali uma quantidade suficiente de alimento na forma de toxinas, entre as quais metais pesados como o mercúrio e o alumínio, os patógenos sobrevivem e, às vezes, rebelam-se. Depois de sentar-se e esperar, os vírus e bactérias podem tornar-se infratores e escapar do fígado, causando a síndrome do intestino irritável, outros estados inflamatórios no trato digestório ou problemas em outras partes do corpo – mononucleose, faringite estreptocócica, infecções de ouvido, acne, bronquite, erupções de pele aleatórias com pústulas, furúnculos misteriosos, urticária, inchaços nas glândulas, febre e vesículas na pele.

Os problemas hepáticos afetam mais a saúde e o bem-estar das crianças do que se imagina. Além do que já dissemos e dos sintomas e doenças encontrados nas Partes II e III do livro, esses problemas podem gerar muito calor no fígado, sobretudo quando o órgão está cheio de metais pesados tóxicos. Isso pode se traduzir em uma irritabilidade inexplicável e em raiva, frustração e surtos de fúria infantil, perante os quais os pais e cuidadores muitas vezes se sentem impotentes. Quando está em dificuldades, o fígado pode ficar sem espaço para guardar glicose desde uma idade muito precoce. Cria-se assim um fígado faminto que gera a fome misteriosa que examinamos no Capítulo 13. Esse fígado faminto de glicose também pode deixar as crianças extremamente mal-humoradas, com episódios de queda de glicose, fadiga e um cansaço aparentemente aleatório devido ao esforço que as adrenais têm de fazer quando o armazenamento de glicose do fígado está baixo e o índice de glicose no sangue cai. Aos 3, 4 ou 5 anos de idade, é comum que o fígado saia da estagnação e que os sintomas e doenças desapareçam, ao menos por certo tempo.

PANDAS

O PANDAS (Transtornos neuropsiquiátricos pediátricos autoimunes associados a infecções estreptocócicas) é outro ponto de confusão na medicina hoje, pois, sobretudo no que se refere aos nossos filhos, gostamos de ver as coisas bem-feitas – nada de mistério. Por ora, o PANDAS é declaradamente apenas uma teoria. Os sintomas a ele associados são, entre outros, tiques, espasmos, movimentos involuntários do corpo e surtos de TOC. A ideia é que o estreptococo desencadeia reações autoimunes no corpo, as quais poderiam criar esses problemas neurológicos.

A medicina e a ciência constataram que, antes dos surtos de PANDAS, as crianças muitas vezes sofrem uma infecção por estreptococos, às vezes na forma de uma febre com erupção de pele – supõe-se, então, de modo automático, que o estreptococo é o gatilho. O único vínculo real entre o estreptococo e esses sintomas é que certas crianças sofrem das duas coisas. O estreptococo também ataca crianças que não apresentam esses sintomas. Quando está de fato presente, ele é uma coinfecção, e dois outros fatores muito importantes, que passam despercebidos, estão por trás dos problemas das crianças nessa área.

Na realidade, o PANDAS é uma infeção viral, pois somente os vírus são capazes de criar um fator único que pode ser responsável por TOC, espasmos, tiques e movimentos involuntários: as neurotoxinas. Quando a criança sofre uma infecção estreptocócica ao mesmo tempo, trata-se de simples coinfecção da infecção viral. Não é o estreptococo que causa os sintomas neurológicos ou desencadeia uma resposta autoimune que cria os sintomas. As neurotoxinas são a causa, e o estreptococo não as produz. Mesmo que criasse alguma espécie de inflamação cerebral, isso não causaria tiques, espasmos, movimentos involuntários do corpo e TOC. Só as neurotoxinas virais podem fazer isso.

Quando PANDAS se desenvolve em crianças, é porque elas foram expostas a uma grande quantidade de mercúrio mais ou menos na mesma época em que estavam desenvolvendo uma infecção viral. Um dos principais vírus responsáveis pelo PANDAS é o HHV-6 e suas muitas mutações. O HHV-7 causa uma porcentagem menor de casos, e o vírus do herpes-zóster, uma percentagem ainda menor; o EBV vem por último, e não é comum que seja a causa. A causa mais comum é mesmo o HHV-6, o qual se alimenta loucamente do mercúrio a que a criança foi exposta, venha ele de onde vier. Remédios tomados na infância também podem conter mercúrio, e a criança pode nascer com depósitos de mercúrio no fígado herdados de sua linhagem familiar.

A combinação do vírus com o mercúrio quase causa uma explosão. À medida que o vírus se alimenta de mercúrio, libera uma quantidade imensa de neurotoxinas. Quando essas neurotoxinas chegam ao cérebro, saturam imediatamente as substâncias químicas dos neurotransmissores, causando curto-circuito nos impulsos elétricos; e é isso que pode desencadear sintomas obsessivo-compulsivos, tiques, espasmos, movimentos involuntários do corpo e até dificuldades de comunicação.

As infecções por estreptococo acontecem mais ou menos na mesma época, porque o estreptococo se aproveita da baixa imunológica. O estreptococo não é cofator somente do EBV, como você já viu neste livro; também é cofator do HHV-6, causa da maioria dos casos de PANDAS. No entanto, a indústria médica costuma pôr a culpa de tudo no estreptococo e em ataques do corpo a si mesmo. Seria mais adequado se essa indústria atribuísse o PANDAS ao estreptococo aliado ao mercúrio, mas isso não é dito. A precisão total só haveria se a culpa fosse colocada no HHV-6 que se alimenta de mercúrio e cria uma neurotoxina.

As erupções cutâneas associadas ao PANDAS decorrem de dermatoxinas também produzidas pelo vírus em seu frenesi de alimentar-se de mercúrio. São toxinas virais que sobem à superfície da pele – de modo que as erupções que a comunidade médica atribui ao estreptococo, na verdade, não têm relação com ele.

A escarlatina, aliás, tampouco é bacteriana; ela é viral. A ideia de que seria causada pelo estreptococo é outro erro da indústria médica. Na verdade, o que a causa é outra versão de HHV-6 ou um EBV que se instalou de forma precoce e se alimenta de grandes depósitos de mercúrio no fígado da criança, ou em outros lugares do corpo, e libera neurotoxinas e dermatoxinas que causam a erupção vermelha.

A medicina oficial sabe que a roséola é viral; suas verdadeiras causas são o HHV-6 e, às vezes, o HHV-7. Diferentemente do que faz com a escarlatina e o PANDAS, a medicina não dá grande destaque à presença do estreptococo nos casos de roséola, embora ele também se faça presente aí como coinfecção – mais brando, no entanto, e em quantidade insuficiente para que um exame a acuse. As crianças podem, ainda, sofrer de tiques, movimentos involuntários do corpo, espasmos e TOC junto com uma erupção grave de roséola, porque é um vírus que está por trás de tudo isso e ele cria neurotoxinas e dermatoxinas.

Por mero acaso, em se tratando de PANDAS, a medicina e a ciência dão destaque ao estreptococo, que não passa de uma mera coinfecção e não é causa nem gatilho dos sintomas neurológicos. Para que o PANDAS se desenvolva, uma criança precisa ter no corpo uma grande quantidade de mercúrio proveniente de uma fonte qualquer. Se não houvesse mercúrio, o mais provável é que a explosão viral não irrompesse tão cedo na vida de uma criança. Isso ocorreria mais à frente, assumindo a forma de alguma outra doença viral explicada na série O Médium Médico.

A VERDADE ESTÁ NO FÍGADO

Problemas de fígado herdados podem nos perseguir até a idade adulta – para muitos, eles começaram na vida adulta na forma de problemas hepáticos quando ainda eram bebês ou crianças novas. Devemos deixar claro que essa transmissão familiar não é genética. É uma transmissão de venenos e patógenos, tanto do pai no momento da concepção quanto da mãe ao longo do desenvolvimento do feto. O fígado do bebê tem forte relação com o fígado da mãe. Quando o fígado e o aparelho reprodutor da mãe contêm alto índice de metais pesados, como níquel, cádmio, alumínio e chumbo, o fígado do feto pode absorvê-los. Além disso, quando o fígado da mãe está estagnado, cria o sangue sujo de que falamos no Capítulo 10, o qual não pode ser detectado por nenhum modelo científico, porque a medicina e a ciência ainda não perceberam esse tipo de hemotoxicidade. Quando a mãe tem sangue sujo e o bebê recebe nutrientes pelo cordão umbilical, esses nutrientes vão associados a uma grande quantidade de toxinas. Uma vez que o fígado da mãe não filtra corretamente o sangue, é o fígado do bebê que terá de filtrá-lo. Nesse processo, absorverá parte daquelas toxinas.

Nada disso é culpa da mãe. Não é por culpa dela que as indústrias criam substâncias químicas tóxicas e alimentam os vírus e bactérias a que nos vemos expostos no dia a dia. Não é por culpa da mãe que ela não aprendeu na escola como ou por que cuidar do fígado. Não é por culpa dela que os médicos não saibam identificar e limpar o fígado preguiçoso e o sangue sujo. Não é por culpa dela que os pediatras não sejam formados para identificar a causa raiz das doenças misteriosas que acometem as doenças digestivas e da pele dos bebês. Tampouco é culpa do pai ou do médico. Repita comigo: não é culpa minha!

O mais importante é que, agora, você sabe, por fim, onde está a verdade, e a verdade está no fígado. Seu fígado, o fígado do seu bebê, o fígado do seu filho um pouco maior: todos eles são joias preciosas que você deve guardar com sua vida – e agora já dispõe dos recursos de que precisa para protegê-los.

CAPÍTULO 29

Fígado Autoimune e Hepatite

Quando doenças afetam o fígado e não soa nenhum dos alarmes que ajudam os médicos a identificar o que há de errado, ou quando o fígado não responde a tratamentos, essas doenças deixam para trás as classificações de hepatite A, B, C, D ou E, e os médicos muitas vezes as diagnosticam como autoimunes. É um perfeito exemplo de como as doenças crônicas são mal compreendidas e de como a errônea teoria autoimune é aplicada. Alguns médicos de mente aberta às vezes chamam essa situação misteriosa de hepatite autoimune, com a crença de que, mesmo não sendo uma forma facilmente identificável, não deixa de ser uma espécie de hepatite. Eles perceberam algo. Todas as inflamações do fígado que são chamadas de autoimunes têm tudo a ver com hepatite.

INFLAMAÇÕES DO FÍGADO

Diante de qualquer inflamação no fígado, os diagnósticos são incertos. Não há um botão mágico que possamos apertar para determinar que letra do alfabeto da hepatite temos. Exames de sangue não as separam, porque o que eles realmente examinam são os níveis de enzimas do fígado e de bilirrubina, a fim de ver se há alguma disfunção do fígado, os possíveis anticorpos presentes e a quantidade de glóbulos brancos, no intuito de verificar se há uma anomalia no sangue e, no geral, se há uma inflamação qualquer. Se quantidades grandes de células matadoras e outros linfócitos, além de basófilos, neutrófilos, monócitos ou exames de imunoglobulina, indicam novas infecções ou pós-infecções de algum tipo, isso não é o suficiente para distinguir entre os tipos diferentes de hepatite, então passamos para o próximo exame: quando o médico pressiona o fígado, dói? A região do fígado está sensível? Se a resposta for não, então, enquanto o médico está lá apalpando a região, ele ficará perplexo e talvez começará a descartar a possibilidade de hepatite A, B, C, D ou E. O terceiro exame é ver como o fígado aparece em exames de ressonância magnética, tomografia computadorizada, tomografia por emissão de pósitrons ou ultrassom. Ele apresenta tecido cicatricial? Danos celulares? Vê-se algum cisto? Uma obstrução? Todas essas perguntas são levadas em conta no diagnóstico positivo ou negativo da hepatite. Com tudo que eles levam em conta, ainda assim não obteremos um diagnóstico que seja 100% transparente e correto.

Se a inflamação do fígado que um indivíduo tem está presente há um bom tempo, se estiver aguda nesse momento e um exame revelar que não há muito tecido cicatricial, ela poderá ser classificada como hepatite A. Se a inflamação for de curto prazo, aguda e acompanhada por uma leve febre, sensibilidade na região do fígado e uma grande quantidade de glóbulos brancos, ela também poderá ser diagnosticada como hepatite A. Se a doença parecer mais crônica, com uma inflamação mais longa e não aguda, um pouco mais de tecido cicatricial aparecendo nos exames de ressonância magnética, tomografia computadorizada e tomografia por emissão de pósitrons e uma quantidade alta ou baixa e enfraquecida de glóbulos brancos, acompanhada de vez em quando por uma febre muito leve e uma dor no abdômen que vai e vem, ela pode ser classificada como hepatite B.

Se os exames revelarem mais danos, lesões ou tecido cicatricial no fígado, como uma fibrose ou uma cirrose branda, e uma grande quantidade de enzimas do fígado no sangue revelarem o que aparenta ser uma inflamação de longo prazo, enquanto os anticorpos evidenciarem uma possível infecção passada ou uma quantidade elevada de glóbulos brancos, poderá haver um diagnóstico de hepatite C.

E se o fígado exibir danos extensivos e crônicos, com fibrose e cirrose em diversas regiões e leves lesões não cancerígenas, além de inflamação crônica e inchaços, problemas de bilirrubina e um nível extremamente alto de enzimas, então o diagnóstico muito provavelmente será de hepatite D, com um passado de hepatite B. Novamente, essas são apenas doenças do fígado sendo observadas, com teorias por trás das observações. Com as doenças crônicas, é raro obter uma resposta direta que seja correta.

Por fim, tudo indica que seremos diagnosticados com hepatite E se entrarmos no consultório médico com uma febre persistente, dores agudas no lado direito do abdômen, fraqueza, fadiga extrema, exames que demonstrem quantidades elevadas de enzimas do fígado e bilirrubina, exames de tomografia computadorizada, de tomografia por emissão de pósitrons, de ressonância magnética e de ultrassom que detectem uma inflamação e se tivermos viajado bastante. Se não tivermos viajado, esses fatores podem, a princípio, levar a um diagnóstico de hepatite A, mas, se a doença se intensificar e não puder ser controlada, o diagnóstico poderá mudar para hepatite E.

Como não há "vírus da hepatite A", "vírus da hepatite B", "vírus da hepatite C", "vírus da hepatite D" ou "vírus da hepatite E" para determinar cada classificação? Todo o diagnóstico é baseado na adivinhação da interpretação de sintomas, exames externos, imagens e resultados indiretos de exames de sangue. Alguns dos outros indicadores comuns que os médicos procuram são sintomas parecidos com os de gripe, febre e icterícia (tons amarelados nos olhos e na pele). Quando nada que corresponda aos livros de referência é encontrado, a doença do paciente é geralmente jogada no monte idiopático (ou seja, desconhecido) das doenças hepáticas autoimunes sem a presença de hepatite. As hepatites A, B, C, D e E são, na verdade, mistérios também; elas são apenas classificadas, o que faz com que aparentem ser mais bem compreendidas do que são.

O milagre é que o sistema médico percebe que a hepatite é viral. Isso é um avanço enorme e positivo. Ainda que não haja um vírus separado para cada hepatite, que é como pensam agora, há um vírus envolvido. O fato de que se trata de somente um vírus é desconhecido para a medicina e a ciência até o momento, mas, com esses rótulos de "vírus de hepatite", eles fazem parecer, até mesmo para os médicos, que é como se tivessem descoberto um vírus para cada letra. A verdade é que identificaram variações nos sintomas, não vírus diferentes; a medicina não possui provas de que há cinco vírus diferentes de hepatite nem sabe qual vírus está envolvido.

DIAGNÓSTICOS TENDENCIOSOS

A informação mais comum que escutamos sobre a hepatite C é que podemos tê-la por décadas sem desenvolver problemas e só desenvolver sintomas mais tarde; que, se você acha que tem hepatite C, pode correr para o médico e fazer um simples exame de hepatite C; e que um a cada 30 adultos acabará sendo diagnosticado com hepatite C. Essa é uma compreensão enganadora e incompleta sobre o que acontece dentro do fígado das pessoas.

Vamos detalhar o assunto. Em primeiro lugar, esse "simples exame" não é tão simples. Trata-se da mesma série de diagnósticos que vimos: como o fígado aparece em um ultrassom, em um exame de tomografia computadorizada, em um exame de tomografia por emissão de pósitrons ou em uma ressonância magnética? Como está o exame de sangue? Há sinal de um número elevado de enzimas do fígado? E assim por diante. Nada disso identifica o suposto vírus da hepatite C. Se estivessem procurando por um vírus específico, estariam em um beco sem saída, pois ainda não sabem qual vírus procurar. O conceito do vírus é apenas uma teoria – uma boa teoria nesse caso, mas não uma resposta completamente desenvolvida e comprovada. Mesmo ao mostrar imagens do que foi colocado sob o microscópio, os médicos não as compreendem de fato. Isso é parte do erro que cometem na compreensão da hepatite C e de outras variedades de hepatite.

Um pouco mais sobre os diagnósticos: após o exame de sangue e a verificação manual por sensibilidade, há as imagens. Se houver cistos ou tumores visíveis ou se o órgão estiver inchado, muitas vezes os médicos irão pedir por uma biópsia para coletar um pouco de tecido e examiná-lo em busca de células do fígado danificadas ou com cicatrizes ou de células cancerígenas. Se o câncer estiver fora de questão, não houver muita presença de inflamação, o exame de sangue parecer relativamente normal e somente cistos benignos estiverem presentes, não haverá um diagnóstico de hepatite C. Por outro lado, para alguns médicos, mesmo que apenas um teste dê positivo, isso significa que há hepatite C, pois a doença está na moda. Com o mais leve distúrbio do fígado, você pode acabar com um diagnóstico de hepatite C em um piscar de olhos, antes mesmo de o seu médico tomar sua segunda xícara de café durante a manhã.

Uma exceção é quando há deterioração no tecido do fígado. Se cicatrizes ou fibrose forem detectadas, o médico perguntará ao paciente quanto álcool ele bebe. Se a resposta for que ele bebe em grande quantidade regularmente e que o tem feito há bastante tempo, ele provavelmente será removido do diagnóstico de hepatite C e jogado na categoria da cirrose. A incerteza aqui é grande. Se quem exibe sintomas no fígado bebe martinis ou outros coquetéis somente aos finais de semana, dirão que tem hepatite C, enquanto quem bebe algumas cervejas toda noite escutará que tem cirrose. Trata-se de uma medida subjetiva. Se a medicina e a ciência tivessem de fato identificado os vírus da hepatite, seriam capazes de fazer exames em busca deles e chegar a uma conclusão real, precisa e definitiva sobre o caso de cada pessoa, em vez de ficarem presos no jogo de adivinhação de teorias incertas. Não haveria incerteza. Os diagnósticos não seriam palpites baseados em estilos de vida. No entanto, não é assim que o diagnóstico funciona. Na indústria medicinal, a hepatite é uma nota, não uma identificação. Uma doença que só atinge certas pessoas.

O mesmo modo fechado de pensar é adotado quando uma pessoa usou drogas. Se sintomas como uma febre branda, dores na região do fígado e quantidades elevadas de enzima se desenvolverem e você tiver um histórico de uso de drogas recreacionais (em vez de drogas prescritas), é muito possível que receba um diagnóstico de hepatite B ou C e que lhe digam que a culpa é do seu estilo de vida desregrado, em vez do diagnóstico negativo de hepatite que uma pessoa que não usa drogas e que tivesse os mesmos sintomas receberia. Mesmo se essa outra pessoa usasse medicamentos prescritos com regularidade, ela poderia não receber um diagnóstico de hepatite. É subjetivo.

E aqui vai mais um equívoco médico: se você sentir um pouco de desconforto na região do fígado, uma pequena inflamação aparecer em um exame de ressonância magnética ou em um ultrassom e seu exame de sangue revelar uma quantidade um pouco maior de enzimas do fígado ou uma quantidade desequilibrada de glóbulos brancos, e se você também for homossexual, seus sintomas provavelmente serão diagnosticados como hepatite A, B ou C, enquanto outra pessoa heterossexual com exatamente os mesmos sintomas possivelmente não seja diagnosticada com hepatite – pois, novamente, a comunidade médica não está identificando um vírus que permita de uma vez por todas identificar o que de fato acontece. O treinamento médico antigamente ensinava os médicos a levar em conta a orientação sexual das pessoas em seus diagnósticos. Já vi muitas pessoas serem diagnosticadas dessa maneira tendenciosa no decorrer dos anos, e essa tendenciosidade não é discutida pelo público em geral. Ainda que esse hábito possa não ser tão frequente como era quinze ou trinta anos atrás, ele ainda existe – injustamente.

No que diz respeito ao uso de drogas, a verdade é que doenças do fígado ocorrem na mesma quantidade em pessoas que vivem o que chamamos de um "estilo de vida limpo" e em pessoas que enfrentam a dependência de drogas. Qualquer tipo de droga, recreacional ou prescrita, enfraquece o sistema imunológico. Se você é um paciente que recebeu prescrições de dez drogas para diversas doenças – analgésicos, comprimidos para dormir, antidepressivos, antipsicóticos, medicamentos para a pressão sanguínea, medicamentos para o diabetes e outras drogas –, seu fígado irá enfrentar o mesmo desafio que o fígado de alguém que esteve usando drogas recreacionais. Com reações imunológicas enfraquecidas, você e a outra pessoa estariam igualmente suscetíveis a infecções virais. A diferença é que dirão ao viciado em heroína que ele tem hepatite B ou C, mesmo se ele jurar que usa agulhas de injeção novas em folha a cada dosagem, pois tem TOC em relação aos germes. O médico pode não confiar nele. Eles concluem ser um vírus diferente com base no que as pessoas fazem de diferente.

O QUE REALMENTE CAUSA A HEPATITE

Então é ensinado à comunidade médica que existem vírus diferentes no que diz respeito ao fígado – o vírus da hepatite A, o vírus da hepatite B, o vírus da hepatite C, o vírus da hepatite D e o vírus da hepatite E –, e é quase correto que se acredite nisso. Há um vírus por trás da hepatite, mas trata-se de apenas um vírus com muitas estirpes e mutações. O vírus não é nada mais, nada menos, que o EBV, o mesmo vírus que causa a mononucleose. O mesmo vírus que incha o baço de muitas pessoas que também têm doenças hepáticas. O mesmo vírus sobre o qual escrevi um livro inteiro, chamado *Tireoide Saudável*, pois ele também faz parte da origem de doenças na tireoide.

O EBV propositadamente gosta de adotar o fígado como seu lar e pode ficar adormecido nele por anos ou até mesmo décadas em muitas pessoas. Quando os médicos dizem que você pode ter a hepatite C há muito tempo sem saber, eles estão corretos. Podemos ter o EBV dentro do nosso fígado por uma vida inteira antes de ele soar o alarme do corpo que alerta nosso médico para que investigue.

No decorrer da vida, o EBV desenvolve uma relação com seu fígado – uma relação contínua, frutífera e infrutífera. No começo, o EBV era um vírus benéfico que mantinha o sistema imunológico em forma. No entanto, quando não tomamos conta do fígado e não cuidamos e restauramos nosso sistema imunológico, como vimos neste livro, substâncias e agentes problemáticos podem entrar e causar problemas. Quando o cenário específico se monta, com adrenalina por causa de dificuldades, medicamentos prescritos e com falta de recursos ou instrução para se alimentar direito, com o tempo, o EBV pode causar danos ao fígado, os quais podem acabar sendo constatados com exames médicos e frequentemente diagnosticados como hepatite. Por outro lado, se nos alimentamos direito e cuidamos do nosso corpo e do nosso fígado, o EBV fica impotente e para de causar danos, de modo que podemos nos curar.

Muitas pessoas vivem a vida toda com uma doença viral branda no fígado, que acaba levando a um diagnóstico ou a um não diagnóstico confuso. Muitas outras são diagnosticadas com hepatite por causa do vírus em seu fígado. Centenas de milhões de pessoas não obtêm diagnóstico algum e simplesmente vivem com uma infecção viral branda no fígado, sem nunca saber o que causa seus sintomas e problemas de saúde.

Nem todos que têm o EBV automaticamente desenvolvem hepatite. São apenas certas variedades do vírus que, se não forem controladas ou não receberem o devido cuidado, podem causar danos extensos ao fígado. No caso da hepatite E, por exemplo, ela é uma infecção viral severa de uma mutação muito agressiva do EBV, que as pessoas pegam principalmente de fontes externas, em vez de carregar desde a infância. Mesmo nesse caso extremo, podemos assumir novamente o controle.

O FUTURO DA HEPATITE

Até que a medicina e a ciência foquem no vírus Epstein-Barr como a causa da hepatite, qual estirpe do vírus causa cada variedade de hepatite e em como detectar o vírus no fígado, não apenas no sangue, elas não serão capazes de melhorar seus diagnósticos. As diferenças entre as diversas estirpes e mutações do EBV que causam a hepatite A, B, C, D e E, além da hepatite autoimune, podem ser sutis. Há mais de 60 variedades do EBV, e algumas causam mais danos ao fígado do que outras se as condições estiverem corretas, o que faz restar uma incerteza. Acrescente a isso a condição do nosso sistema imunológico, como cuidamos do nosso corpo, quais outros patógenos e agentes problemáticos herdamos e aos quais fomos expostos durante a vida e os fatores do nosso ambiente, e haverá ainda mais sutilezas que influenciam a maneira com a qual cada caso individual de hepatite se manifesta.

A medicina e a ciência ficarão mais habituadas com as diferenças entre os casos de hepatite e continuarão expandindo o alfabeto da hepatite ao observarem que essa doença hepática é mais complexa do que esperavam. Elas constatarão mais mutações do EBV – sem saber o que estão vendo – e continuarão acrescentando letras ao conjunto da hepatite, do mesmo modo que fizeram com os estreptococos. Ao continuarem acrescentando letras ao alfabeto da hepatite, isso provará apenas que a medicina ainda não terá identificado o verdadeiro vírus por trás de tudo. Se tivessem identificado, lhes dariam o nome real do vírus herpético que faz tudo isso: o EBV. Lembre-se de que as letras atribuídas à hepatite são apenas um esquema classificatório substitutivo para uma doença que ainda não foi plenamente descoberta. As letras identificam apenas diferentes caminhos virais da doença dentro do fígado, e não o vírus em si, que, até hoje, não foi identificado e pode nunca ser identificado – porque, se tipos diferentes de hepatites forem classificados com diferentes mutações do EBV, isso atrairia muita atenção para o vírus que a medicina e a ciência querem que seja enterrado e esquecido. O EBV deixou um rastro forense que pode incriminar uma tremenda quantidade de indústrias.

O FÍGADO AUTOIMUNE

Deixemos a hepatite de lado por um momento. Um fígado virulento não causa apenas hepatite. Ele pode ir para outro lado: o fígado virulento desempenha um enorme papel em cada doença autoimune que existe. Se você tem doença celíaca, artrite reumatoide, lúpus, doença de Lyme, PANDAS, sarcoidose, febre reumática, mononucleose, esclerodermia, síndrome de Sjögren, diabetes tipo 1, líquen escleroso, vitiligo, colite ulcerativa, doença de Graves, síndrome de Guillain-Barré, tireoidite de Hashimoto, fibromialgia, hepatite autoimune, doença de Addison, neurite óptica, síndrome da pessoa rígida, síndrome de Ehlers-Danlos, endometriose, doença de Crohn, doença de Castleman, síndrome de Raynaud, síndrome das pernas inquietas, cistite intestinal, artrite juvenil, esclerose múltipla, doença de Ménière, encefalomielite miálgica/síndrome da fadiga crônica, síndrome poliglandular ou qualquer outra doença autoimune, o vírus realmente responsável habita o seu fígado.

Em vez disso nos dizem que, em todos esses casos, o corpo está atacando a si mesmo. Esse não é o caso, em absoluto. O nosso corpo está sempre do nosso lado e jamais se viraria contra nós. No entanto, esses sintomas e doenças são muito reais, e todos eles são sinais de atividades virais. Qualquer que seja o problema autoimune que você tem, há um vírus por trás, e um dos lares desse vírus, em seu corpo, é o fígado. Vírus, estirpes virais e combustíveis virais diferentes causam diferentes sintomas e doenças autoimunes; portanto, um fígado virulento não implica automaticamente hepatite. Um fígado virulento pode ficar de um jeito completamente diferente, um jeito que nem chega a revelar muitas evidências nele. Contudo, independentemente do vírus ou dos problemas que ele causa, se cuidarmos do fígado sob a luz do conhecimento de que ele abriga patógenos, estaremos no caminho de fazer algo acerca do nosso problema autoimune, em vez de viver com medo do que o nosso corpo pode fazer contra nós. Nosso corpo nos ama incondicionalmente.

INFLAMAÇÃO NO BAÇO

As pessoas que desenvolvem baço inchado sem lesões físicas também estão lidando com doenças virais. Qualquer tipo de doença no baço é viral, e há somente uma família viral causadora da inflamação no baço: a família herpética. Todo tipo de vírus de herpes, desde o simplex 1 até os não descobertos HHV-10, HHV-11, HHV-12, HHV-13, HHV-14, HHV-15 e HHV-16 e todas as suas mutações, pode inflamar esse órgão. O vírus mais comum por trás da inflamação no baço é o EBV e suas mais de 60 mutações.

Na maior parte das vezes, qualquer pessoa que tenha qualquer tipo de doença no fígado também teve algum tipo de inflamação no baço em algum momento de sua vida, sabendo disso ou não. Pode ser desde uma inflamação branda, que passou completamente não diagnosticada e diminuiu por conta própria, até uma extrema, forçando uma cirurgia de emergência no baço. Se a sua doença do fígado alcançou um estágio detectável, identificado ou como hepatite ou como uma doença autoimune idiopática, seu baço muito provavelmente foi afetado de alguma maneira pela mesma infecção viral crônica que causou o problema hepático.

ASSUMINDO O CONTROLE NOVAMENTE

Agora você tem o controle, pois entende o que gera doenças no fígado, diagnósticos de hepatite, um fígado autoimune e até uma inflamação no baço. Você pode levar um susto no consultório médico daqui a dez, vinte ou trinta anos ou pode começar a limpar o fígado agora mesmo, evitando por completo todas as doenças hepáticas – ou curar e reverter a hepatite ou outras doenças hepáticas que já tenha. Tudo se resume a controlar a atividade viral. É muito importante saber o que de fato está acontecendo agora, em vez de ser vítima mais tarde da falta de conhecimento de como proteger a si mesmo da maneira necessária.

CAPÍTULO 30

Cirrose e Fibrose Hepática

Quando ouvimos falar em *cirrose do fígado,* costuma surgir em nossa mente a imagem preconceituosa de alguém que viveu uma vida "desregrada" no que diz respeito ao abuso de álcool e/ou de drogas. Não é assim que devemos ver a doença. Sim, é verdade que a dependência de álcool e de drogas serve muitas vezes de catapulta para a doença hepática. Como vimos no capítulo anterior, quando há um vírus no fígado, o abuso de drogas e de álcool pode enfraquecer o sistema imunológico, e o vírus pode tirar vantagem disso. O abuso de álcool e drogas também pode ter participação importante no lento lesionamento do fígado ao longo do tempo. A combinação pode gerar tecido cicatricial que inicia o processo de danificação do fígado. Contudo, manter nosso foco em condenar certas pessoas por seus problemas não somente nos impede de demonstrar compaixão, mas nos distrai de um segredinho.

PERICIRROSE

Vamos dar ao mundo médico o benefício da dúvida nesse caso e dizer que o motivo pelo qual esse segredo não foi revelado é que a medicina também não sabe que milhões de pessoas – mais de um bilhão no mundo todo – vivem com o que eu chamo de *pericirrose,* uma doença que talvez leve décadas para a ciência medicinal descobrir. Trata-se de um período de transição antes da cirrose que pode ocorrer sutilmente em múltiplos pontos pequenos no fígado e passar despercebida por bastante tempo.

O uso de drogas e de álcool é generalizado. Uma enorme porção da população bebe, e outra utiliza drogas prescritas. Sem contar que a maior parte das pessoas tem vírus no fígado. A pericirrose pode se manifestar em quem bebe uma taça de vinho dia sim, dia não, e come muito bife ou toma medicamentos prescritos há vinte anos. E, em muitos casos, a pericirrose e a cirrose sequer ocorrem como resultado de danos ao fígado ocasionados pelo álcool e pelas drogas. Muito mais pessoas do que pensamos estão no limiar da pré-cirrose. (A pré-cirrose é uma doença que está começando a receber um pouco de reconhecimento na medicina; é uma forma branda e inicial de cirrose, visível em imagens. A pericirrose ocorre em um estágio muito anterior e ainda não é detectável em exames médicos de imagem.) Por acaso todos simplesmente deveriam ser condenados a viver com o estigma?

Os sinais da pericirrose não ficam plenamente à vista no consultório médico, principalmente por ela ainda não ser uma doença documentada; os médicos não recebem as informações necessárias para detectá-la. Em qualquer doença do fígado, porque o órgão é tão bom em suportar dificuldades, os sinais muitas vezes não aparecem cedo, dados as limitações da tecnologia de hoje para examiná-lo. Imagine que está dirigindo. Você não tem como se perder, uma vez que o computador do seu carro ou seu aparelho pessoal podem guiá-lo facilmente. O medidor no painel o manterá informado sobre a quantidade de combustível. Você pode verificar seu dispositivo pessoal se quiser saber a previsão do tempo, e o termômetro do carro lhe diz a temperatura do momento. Se um pneu começar a perder pressão, o sensor o alertará. Porém e se nenhuma dessas coisas estivesse presente? Você não teria medidor de combustível para saber se ele está acabando, não teria como saber sobre o clima, não teria senso de direção, nem mesmo um mapa de papel no porta-luvas, como antigamente, e não seria avisado se o ar começasse a escapar de um de seus pneus. E se você perdesse a vareta de óleo? Não poderia sequer ver quanto óleo há no motor! Você estaria dirigindo às cegas, vagando sem rumo até que algo – um pneu vazio, uma rua sem saída, um motor superaquecido, uma nevasca – o interrompesse. É esse o estado do fígado na medicina e na ciência de hoje.

Como vimos no Capítulo 9, o estado atual dos exames relacionados ao fígado não passa de adivinhação. Não há meio seguro de detectar um problema até que um dia você acorde com um. Com um surto agudo de dor no lado direito do seu abdômen e um pouco de náusea você vai ao médico, onde exames de ressonância magnética, tomografia computadorizada, tomografia por emissão de pósitrons ou ultrassom podem revelar um dano extenso que se agrava há anos. Com os limites dos equipamentos modernos, bem como da compreensão moderna sobre o fígado, os médicos não poderiam ter captado o problema em seus estágios iniciais – quando ainda se tratava de uma pericirrose e você ainda não se encontrava prostrado. O fígado não é uma parte importante dos interesses do mundo médico neste momento. Ele está largado na gaveta, então o ato de procurar por sinais iniciais de doenças no fígado não é algo considerado importante. É por isso que temos de colocar a mão na massa quando se trata da nossa saúde. Assim, protegemos nosso corpo e nossa vida.

Quando vivemos com lesões ocultas no fígado, tudo se resume ao único raio durante uma tempestade que por fim quebra o velho carvalho ao meio, revelando-nos a podridão que vinha se espalhando em seu interior há décadas. Quando lesões no fígado vão se acumulando, um pingo a mais de qualquer coisa pode sobrecarregar o órgão e ultrapassar seus limites. Essa é a vida de quem tem pericirrose. Um pingo a mais disto ou daquilo será o golpe final que fará com que o fígado se quebre, por fim? Usamos as frases: "não seja tão duro com o seu amigo" e "não seja tão duro consigo mesmo". Mas deveríamos estar falando uns para os outros: "não seja tão duro com o seu fígado".

Ao longo de nossa vida, recebemos prescrições de medicamentos como ajuda para os nossos problemas. No entanto, eles podem gerar outros problemas se não tomarmos cuidado. Se você toma medicamentos que foram prescritos por um médico que quer o seu bem e que compreende a sua saúde como um todo, tudo certo. Você não merece viver com dores, ansiedade e outros sintomas que fazem com que os médicos peguem seus receituários. Quando tomamos medicamentos, temos de ser um pouco mais gentis com nosso fígado para que haja equilíbrio. Porém, se ao mesmo tempo que está tomando medicamentos, você tiver uma sobrecarga de toxinas dentro do seu fígado e uma infecção hepática viral branda, como quase todos têm, e então você beber socialmente um pouco além da conta, isso poderá desencadear um desequilíbrio. O problema hepático pode não ser tão rapidamente evidente quanto seria em alguém que é dependente e abusa de álcool. Mas ele terá uma progressão lenta que no fim das contas vai na mesma direção.

FIBROSE HEPÁTICA

A cirrose é o processo em que as células do fígado vão sendo danificadas mais rapidamente do que podem se rejuvenescer. Simples assim. Milhões de pessoas, só nos Estado Unidos, têm tecido cicatricial no fígado. A vida delas, a situação em que se encontram e suas circunstâncias podem variar no processo. Um dos momentos em que o tecido cicatricial se forma é quando o fígado está estagnado por ter acumulado toxinas demais.

Em muitos casos, uma reação inflamatória mais intensa ocorre por causa da presença de um ou mais vírus dentro do fígado. Se bactérias ou vírus agressivos, difíceis de neutralizar, escaparem dos glóbulos brancos da veia porta hepática e da artéria hepática, o patógeno poderá evitar ser encarcerado e usar sua liberdade para causar problemas. O EBV, por exemplo, pode perambular pelos corredores da "escola" sem permissão, aos poucos causando confusão e gerando o seu próprio tipo de tecido cicatricial, fora do radar da comunidade médica.

A fibrose hepática cresce cronicamente quando as células do fígado não se rejuvenescem rápido o bastante antes de a próxima onda de fatores problemáticos aparecer, sejam eles de alimentos tóxicos, substâncias tóxicas na corrente sanguínea, pesticidas ou outras substâncias químicas, medicamentos ou coisas assim. Para muitos, até que o fígado fique completamente carregado de fatores problemáticos – isto é, venenos e patógenos –, o tecido cicatricial não será diagnosticado no consultório médico. Em todos os casos não relacionados ao abuso de álcool ou de drogas, eles jamais saberão o que de fato causa o tecido cicatricial.

As microadesões que mencionei no Capítulo 6, "O Fígado Purificador", podem contribuir para o tecido cicatricial no fígado de que estou falando aqui, mas somente quando o estado de sobrecarga dele sai do controle. Ainda que essas microadesões naturais sejam criadas como medida protetora para bloquear um nível controlado de venenos, quando o fígado é forçado vírus e agentes problemáticos altamente tóxicos podem também criar suas próprias microadesões e até mesmo lesões. Quando o fígado está lidando com células que morrem assim tão rapidamente, ele entra no modo de sobrevivência. Células hepáticas saudáveis não podem existir em zonas de perigo, então o fígado precisa proteger você e a si mesmo criando muros em volta das regiões que ficaram muito cheias de toxinas, da mesma maneira que isolamos zonas radioativas ou quando surge um vazamento em um submarino e o compartimento precisa ser selado mesmo havendo pessoas dentro. A vida do fígado precisa recuar dessas regiões que perderam sua vitalidade – ele precisa ir além do processo natural necessário ao seu funcionamento e, em vez disso, operar em um nível fora de controle, pois o que o está atacando também está fora de controle. Ele agrupa regiões inteiras de microadesões, e mais tecido cicatricial se forma. Por sorte, o fígado também tem um mecanismo de segurança integrado.

MAIS MEDIDAS DE PROTEÇÃO

Membranas protetoras estão presentes no fígado todo. Essas fitas finas e delicadas agem como barreiras para que o fígado não seja lesionado todo de uma só vez. A medicina e a ciência não sabem, por exemplo, que o fígado tenta limitar o dano causado por pesticidas a uma só região, de modo que um episódio de contato não domine o órgão inteiro em uma onda. As membranas são barreiras vivas que se adaptam, aprendendo como se fechar nos momentos certos, de modo que agentes problemáticos não consigam cruzar o fígado pela rota mais fácil. Pense naquelas histórias clássicas contadas por idosos sobre idas à escola nos tempos antigos, andando mais de dez quilômetros no frio e na neve com buracos em seus sapatos, carregando livros, sem luvas, fazendo desvios que levavam horas por causa de cercas de fazendeiros que precisavam contornar. Esse é o objetivo dessas membranas microscopicamente finas: fazer os agentes problemáticos percorrerem as rotas mais longas para que não ataquem tudo de uma vez. Ou imagine-as como diques que represam os venenos pelo maior tempo possível.

É por isso que a cirrose se dá silenciosa e vagarosamente e apenas em certas regiões do fígado por vez. O mecanismo de segurança embutido no fígado, essas membranas, permite que o rejuvenescimento das células prossiga em certas regiões enquanto outras estão sendo danificadas. Se não fosse assim, o fígado inteiro entraria em apuros de uma vez. Também é por isso que o álcool no sangue leva certo tempo para subir quando estamos bebendo. Essas membranas mantêm o álcool isolado a princípio para que o fígado não fique saturado de uma vez. Enquanto o álcool faz um caminho longo, e se uma pessoa beber cada vez mais no decorrer da noite, mais regiões do fígado ficarão saturadas.

UMA DOSE DE COMPAIXÃO

Quando ficamos com cicatrizes externas, sempre procuramos aquela pomada mágica que as curará mais rapidamente. Ninguém quer nem mesmo uma manchinha ou uma ruga. Fazemos de tudo para descobrir o que usar na pele. Mas é o sangue sujo do lado de dentro que impede as cicatrizes de serem curadas. Quando ele está tóxico e cheio de venenos, como quando bebemos muito álcool, o oxigênio não alcança o nível profundo da derma onde fica o tecido cicatricial, o que limita a capacidade do corpo de regenerar as cicatrizes por baixo. Todos tentamos sanar o tecido cicatricial da pele por cima, enquanto deveríamos utilizar o fígado para reparar a pele.

No fígado, tudo está por dentro e fora de nosso alcance, portanto o processo de cura deve ser todo realizado por dentro. O sangue sujo pode, de maneira semelhante, impedir a cura do tecido cicatricial interno e, uma vez que o sangue sujo resulta de um fígado sobrecarregado, se não cuidarmos dele, será difícil nos curar do tecido cicatricial.

É nessa situação que alimentos bons, naturais, purificadores e antivirais realmente importam. Empurrar os invasores patogênicos para uma região do fígado em que os guardas armados (os glóbulos brancos) do sistema imunológico do fígado possam marcar o vírus para ser destruído ou capturado, ou até empurrar as células virais para fora com uma técnica de limpeza para que sejam pegas por glóbulos brancos adjacentes que perambulam pelas bordas do fígado – isso é um grande passo na direção da cura. Os poderosos antivirais que você verá no Capítulo 37 podem nos dar aquele reforço de que precisamos. Também precisamos de antioxidantes para curar o tecido cicatricial, pois, essencialmente, eles impedem que o fígado morra. Há antioxidantes em frutas e hortaliças, nunca descobertos pela medicina e pela ciência, que são cruciais para amolecer os tecidos cicatriciais e restaurar o fígado. Se mantivermos baixa a nossa ingestão de gordura e incorporarmos os alimentos mais importantes para curar o fígado, poderemos interromper o avanço da pericirrose e até mesmo da cirrose.

O ditado "conhecimento é poder" não poderia ser mais verdadeiro, principalmente quando vivemos com uma doença que não recebe compaixão suficiente. Leia este capítulo novamente quando precisar se lembrar do que de fato está acontecendo dentro do seu corpo, para que possa progredir de fato.

CAPÍTULO 31

Câncer de Fígado

Você está vivendo sua vida quando, do nada, desenvolve um sintoma que o faz ir até o consultório médico, ou está em um *check-up* rotineiro e seu médico recomenta um exame de tomografia computadorizada, um de tomografia por emissão de pósitrons ou uma ressonância magnética. É detectado um tumor no seu fígado. A primeira coisa que você vai perguntar é: "Como isso aconteceu?". Em outras palavras: de onde veio isso? Trata-se de estilo de vida? Hereditariedade? Acaso? Por que eu? Por que câncer? Por que agora?

Se seu médico for especialista de fígado, é muito possível que você receba uma resposta próxima da realidade e um pouco produtiva. Ainda que muitas verdades medicinais permaneçam não descobertas nessa área, há um rumor verdadeiro entre os médicos: que vírus desempenham um papel no câncer no fígado. Os médicos não têm certeza. Eles não têm uma garantia. Não é uma teoria gravada em pedra. Ainda assim, para eles, essa é uma possibilidade, pois eles têm ciência de que problemas como as hepatites B e C são virais e podem acarretar dano celular e cânceres como o carcinoma hepatocelular (CHC). (Há um tipo de CHC chamado carcinoma hepatocelular fibrolamelar [CHCF] que ocorre com mais frequência em mulheres.) Os vírus de fato têm muito a ver com o câncer no fígado; portanto, há muita esperança de que as descobertas medicinais acerca disso continuarão avançando na direção certa.

A verdade mais completa é que o câncer no fígado se forma como resultado de um vírus se alimentando de toxinas no fígado. A equação é esta: vírus + toxinas = câncer.

Nem sempre que tivermos vírus e toxinas em nosso corpo, cânceres se formarão. São necessárias estirpes mutantes específicas de certos vírus para que o câncer se forme, e elas não se tornarão cancerígenas a menos que tenham alimentos tóxicos fortes o bastante. O vírus mais comum e dominante que gera câncer no fígado é o EBV, sobre o qual você pode ler em detalhes no livro *Tireoide Saudável*. Mais uma vez, somente algumas estirpes mutantes – entre suas mais de 60 variedades – podem gerar células cancerígenas e apenas quando elas consomem uma mistura particularmente forte de toxinas. Assim, o simples fato de ter o EBV não significa que desenvolveremos câncer. Outros vírus como o HHV-6; o HHV-7; os não descobertos HHV-10, HHV-11, HHV-12, HHV-13, HHV-14, HHV-15 e HHV-16; variedades de herpes-zóster; citomegalovírus; e todas as suas mutações e estirpes não descobertas podem gerar uma confusão dentro do fígado que contribui para o câncer.

UM PARAÍSO PARA OS VÍRUS

É normal ouvir falar que as doenças têm tudo a ver com nosso estilo de vida. Muitas vezes, sobretudo na medicina alternativa, tudo é simplificado para sistemas de crenças segundo os quais se não praticarmos tal e tal versão de alimentação "saudável", ou se comermos alimentos classificados como "ruins", então algo infeliz ocorrerá indubitavelmente. Porém, se ainda não se entende como o câncer realmente funciona, como dizer que algo é saudável ou não? Se não se sabe quais alimentos alimentam os vírus, como dizer o que o protegerá ou o arruinará? Não é possível. Não com a compreensão existente atualmente.

Um dos maiores problemas que temos na medicina e na ciência, que foi passado para os profissionais da saúde, é uma lei imutável: que os vírus não comem nada. Não obstante, esse grande erro – uma teoria que nunca foi definitivamente ponderada, mensurada, testada e provada – tornou-se, com a passagem do tempo, um mandamento. Acreditar nessa informação incorreta nos restringe de saber como impedir certas doenças hepáticas como o câncer e até mesmo tumores benignos e cistos no fígado. Quando a medicina e a ciência, algum dia, quebrarem essa lei que foi financiada e alvo de investimentos no passado e, por fim, permitir que novos cientistas brilhantes abram as portas e estudem os vírus do modo correto, elas descobrirão que os vírus de fato precisam se alimentar para se manterem vivos e crescerem. Elas descobrirão que todos os tumores no fígado, pequenos ou grandes, cancerígenos ou benignos, precisam destes dois elementos para se formar: um vírus (mais frequentemente o EBV) e alimento para tal vírus.

Para os vírus, o fígado é como o Jardim do Éden. Há alimentos deliciosos em abundância por todo lugar e, contanto que não prove do único tipo de alimento que pode matá-lo, o vírus poderá prosperar. Seus alimentos incluem compostos e agentes provenientes de produtos lácteos; lactose; proteínas e gorduras provenientes de ovos; metais pesados tóxicos como mercúrio, alumínio, chumbo, cádmio, níquel, aço, arsênico e ligas herdadas dos pais; solventes; inseticidas e outros pesticidas; herbicidas; medicamentos velhos como antibióticos armazenados por anos; plásticos; combustíveis fósseis; óleos industriais e cheios de produtos químicos; produtos de limpeza convencionais e muito mais. Essas coisas constituem um *buffet* com abundância de opções.

Então há os alimentos proibidos para o vírus: frutas, hortaliças, verduras, certas ervas, tubérculos como batatas e raízes. Se o vírus se alimentar de qualquer uma dessas coisas, há uma boa probabilidade de que não obtenha energia. No caso de muitas dessas coisas, por exemplo, com qualquer fruta, se o vírus consumir um pouco, ele poderá até mesmo ser destruído. Sei o que está pensando: a maçã não acaba inteira no fígado. Verdade. Ela é digerida e decomposta no trato digestório, tem seus compostos fitoquímicos extraídos e assimilados de maneira divina, e são eles que passam pela corrente sanguínea do sistema porta hepático em direção ao fígado.

Os compostos fitoquímicos dos alimentos proibidos são tentadores para os vírus. Alguns vírus, dependendo da variedade ou da estirpe – os que não são muito inteligentes – chegam até a experimentar. É isso aí: diferentes tipos e formas mutantes de vírus têm sistemas de inteligência diferentes. Há muitas variedades do EBV que provam os compostos proibidos das maçãs, que carregam glicose e aquilo que chamo de *hiperantioxidantes*. Os hiperantioxidantes são uma variedade não descoberta de antioxidantes extremamente poderosos, amplificados para matar agentes como os vírus dentro do corpo. Quando essas estirpes curiosas do EBV, de outros vírus como o HHV-6 e bactérias experimentam aquela maçã, absorvendo o alimento por meio de sua estrutura celular, elas sufocam e morrem. Vírus mais inteligentes, como outros da família do EBV e a família herpética em geral, ignoram a maçã e outros compostos de frutas e passam para os alimentos que sabem que os nutrirão. Algumas variedades muito inteligentes de vírus sequer ficam no fígado quando está claro que a pessoa consome frutas o bastante – eles fogem daqueles hiperantioxidantes e procuram alimentos em outras regiões do corpo. Quando as células virais viajam pelo corpo, elas se expõem aos ávidos glóbulos brancos do fígado, que as identificam e destroem. Assim, os hiperantioxidantes indiretamente também destroem os vírus.

Se um indivíduo comer apenas uma maçã por mês, o Sr. Vírus Inteligente Causador de Câncer permanecerá ali de bom grado e apenas evitará essa única maçã. Nesse paraíso, o Sr. Vírus e sua família encontram recursos em abundância para usar na construção de sua casa. Esses materiais de construção são as células do tecido hepático, que o Sr. Vírus manipula envenenando algumas com subprodutos tóxicos e transformando outras em células cancerígenas, usando-as para construir seu *habitat* perfeito. Para fazer tudo isso – ter energia para construir sua casa dos sonhos e excretar detritos tóxicos o suficiente para manter o processo em operação –, o Sr. Vírus precisa de alimento. Felizmente para ele, ele está no Jardim do Éden do fígado, com delícias saborosíssimas em mãos, que manterão a ele e sua família de primos virulentos fortes. Ele tem todo o alimento de que precisa.

COMO SE FORMA O CÂNCER DE FÍGADO

O câncer não surge do nada. Há um submundo complexo que se desenvolve constantemente dentro do fígado. Os invasores, como aquele vírus, correm pelas ruas hepáticas e são perseguidos pelo sistema imunológico do fígado. Quando o vírus se depara com um antioxidante vindo de uma maçã ou de outro aliado do fígado, como a pitaia vermelha, esse antioxidante atua como um sinal vermelho que envia o vírus na direção oposta. O fígado é uma cidade muito movimentada.

Ou imagine um formigueiro artificial – por acaso você teve um quando criança ou observou um exemplar na aula de ciências? Ele proporciona uma janela para observar um mundo oculto, no qual é possível ver que as formigas estão sempre se movendo, com seu mundo sempre em mutação. Depois dessa experiência, não é possível olhar os formigueiros reais com os mesmos olhos, é como passar a ter visão de raios X e poder ver sob a terra. É essa a perspectiva sob a qual devemos ver o fígado, a fim de que possamos entender o que acontece dentro dele. Por acaso os tumores no fígado simplesmente aparecem? Não. São necessários venenos e um vírus para que se inicie o processo de formação do câncer no fígado.

Isto é o que quero dizer: quando uma estirpe mutante de vírus que tem o potencial de causar câncer entra no fígado, ela continua em mutação se tiver as toxinas certas para se alimentar. Ela absorve toxinas e as processa, manipulando-as de modo que elas fiquem ainda mais venenosas, antes de excretá-las no tecido hepático ao seu redor. Essas toxinas mais os venenos então servem novamente de combustível para quaisquer células virais que as encontram, tornando suas excreções ainda mais tóxicas. Isso cria um ciclo contínuo no qual somente as células virais mais fortes sobrevivem e se multiplicam.

Quando esse resíduo cada vez mais venenoso satura uma região do fígado, ele a danifica e pode até matá-la. Tumores e cistos benignos podem começar a se formar nesse ponto, apenas com os tecidos mortos. O vírus também começará a se alimentar dos tecidos hepáticos mortos e, uma vez que esses tecidos estão saturados de venenos manipulados e mais fortes, eles causarão a morte de certa quantidade de células virais. A carga viral do fígado pode, na verdade, diminuir em 50 a 70% nesse ponto.

Para as células virais mais fortes que sobreviveram, começa outro frenesi de alimentação. Elas se alimentam de toxinas velhas e novas e de resíduos no fígado e saturam o tecido hepático com suas excreções ainda mais potentes, e isso matará ainda mais células virais, que outras células virais consumirão. Como as células mortas do fígado estão mais tóxicas do que nunca, as células virais sobreviventes serão ainda mais fortes.

Isso tudo pode acontecer em ciclos lentos, indo e vindo por anos, dependendo de múltiplos fatores, entre eles surtos emocionais de adrenalina e outras causas que ocorram na vida de uma pessoa.

No terceiro *round* de células virais se alimentando de células hepáticas mortas envenenadas com excreções virais ainda mais fortes, o resultado muda um pouco. Dessa vez, as células virais que consomem os tecidos saturados alcançam o limite de sua capacidade de mutação ao enfrentar esse nível de toxicidade. Lutando por suas vidas, as células virais produzem um composto químico enzimático que as transforma em células cancerígenas ativas, dando a elas uma vida após a morte. Estruturadas de uma nova forma, essas células virais cancerígenas voltam a comer os tecidos virais saturados e se reproduzem e se multiplicam em forma de câncer. Enquanto isso acontece, elas liberam um novo composto bioquímico enzimático no tecido hepático saudável ao seu redor, transformando aos poucos as células humanas em células cancerígenas.

As células cancerígenas estão vivas, tanto as que eram virais quanto as que eram humanas, e elas se agrupam para sobreviver. Na sua busca por alimento, esses agrupamentos de células cancerígenas formam pequenos vasos sanguíneos para absorver nutrientes pela membrana microscópica que as mantém juntas. (A formação de vasos sanguíneos é um processo chamado angiogênese e, como conceito geral, a medicina e a ciência a descobriram, mas ainda não conhecem seus aspectos específicos.) Ao mesmo tempo, ainda há células virais ativas no fígado que não passaram por tantos ciclos e ainda não alcançaram o limite de sua capacidade de mutação. Elas devoram e excretam toxinas, então devoram e excretam essas excreções venenosas, e esse processo continua matando tecidos hepáticos. Com seus vasos sanguíneos minúsculos, os agrupamentos próximos de células cancerígenas sugam as excreções e os tecidos hepáticos mortos, usando-os como combustível – e é assim que tumores ou cistos malignos no fígado se formam e crescem.

PRIMÁRIO, NÃO SECUNDÁRIO

O câncer no fígado é sempre primário, independentemente do que lhe digam. Ainda que a medicina e a ciência acreditem que seja muitas vezes secundário, ou seja, que ele desenvolve metástase no fígado após se originar em algum outro lugar do corpo, essa não é a verdade sobre a maneira como ele funciona. O câncer no fígado se desenvolve diretamente nesse órgão por meio do processo que acabamos de ver, e não por células cancerígenas se espalhando da próstata, dos pulmões, do sistema reprodutivo ou de outro lugar.

Os vírus adoram adotar o fígado como casa no começo de suas vidas. Antes de eles se aventurarem para fora e causarem problemas em outras partes do corpo, sua base original é o fígado. Se um cisto se desenvolver em um pulmão – formando-se exatamente por meio do mesmo processo que o câncer no fígado se forma –, isso significa que o vírus estava e ainda está dentro do fígado, sua localização primária. Pode ser apenas que o vírus estivesse sendo impedido de criar um tumor perceptível no fígado por causa de um sistema imunológico hepático forte, então ele viajou pelo corpo e encontrou um ponto fraco em outro lugar, como um pulmão, onde pudesse formar um câncer. O que viajou pela corrente sanguínea foram os vírus, não as células cancerígenas.

A certa altura, se o fígado enfraquecer com o tempo, o vírus também poderá formar tumores nele, pois o vírus estava no fígado o tempo todo. Certos tratamentos terapêuticos contra o câncer são fatores que podem enfraquecer o sistema imunológico do fígado, permitindo que vírus que vivem nele há muito tempo tirem vantagem da situação e se tornem cancerígenos. Uma vez que os tumores se desenvolvem depois de um câncer ter se formado em outra região do corpo, parecerá para os médicos que o câncer em si se espalhou para o fígado, e eles dirão que se trata de um câncer secundário.

Entretanto, lembre-se: independentemente do tempo que leva para se desenvolver, o câncer no fígado sempre é primário. O fígado é o primeiro lugar em que vírus como o EBV, que criam câncer, se aninham dentro do seu corpo. Saber disso é saber que é no fígado que devemos nos focar para nos protegermos de outros cânceres. Matar os patógenos no fígado antes que eles tenham a oportunidade de avançar para o restante do corpo e diminuir ao máximo o acúmulo de combustíveis tóxicos virais no fígado são ações que constituem a nossa primeira linha de defesa contra o câncer, ponto final.

O PODER DA SUA NOVA SABEDORIA

O fígado de cada um é diferente, com diferentes quantidades de venenos que podem servir como combustível viral para vírus diferentes, se houver algum. Algumas pessoas têm mais DDT para vírus cancerígenos usarem de alimento e proliferarem. Outras pessoas têm mais mercúrio. Outras têm mais petróleo. Outras têm mais antibióticos. Outras têm mais gorduras e menos oxigênio. Outras têm mais substâncias derivadas de ovos por causa de uma rotina dietética com muita presença de ovos. Muitas pessoas têm vírus que podem gerar problemas, só que não problemas cancerígenos; as estirpes que carregam não geram tumores e cistos. Não há duas pessoas para as quais essa fauna seja igual.

Uma alimentação ruim não garante que um câncer se desenvolverá, pois, por mais que uma pessoa coma alimentos ruins – ou alimentos que acredita serem saudáveis enquanto são ruins na realidade –, ela não necessariamente tem um vírus no fígado. Mas o fígado dela pode ser sujo e nojento. Ele pode ser como o par de sapatos com o pior cheiro que você é capaz de imaginar, com o tipo de cheiro que as pessoas tentam encobrir comprando *sprays* tóxicos. (*Sprays* tóxicos que são absorvidos pelo fígado como agentes problemáticos, a propósito.) Esse fígado pode estar completamente estagnado e desenvolver os problemas que vimos nos capítulos anteriores. Mas ainda assim não desenvolverá câncer se não houver um vírus causador de câncer para ser alimentado. Para o câncer se formar, o cenário perfeito com uma daquelas estirpes virais relativamente raras também tem de estar presente. É como um ácaro ou um fungo que chega naqueles sapatos sujos, alimentando-se da sujeira nas pontas úmidas dos sapatos e gerando uma verdadeira infestação.

Ou uma pessoa pode ter um fígado limpinho, após ter se purificado corretamente de todas as toxinas por meio do Resgate do Fígado 3:6:9 indicado no Capítulo 38 e sustentado o órgão comendo muitas frutas e hortaliças e evitando quantidades elevadas de gorduras e proteínas animais e vegetais e, ainda assim, ter um vírus presente. Pelo fato de o fígado estar tão saudável, o vírus não terá muito no que se apoiar. Ele não poderá gerar um tumor ou um cisto porque está rodeado de frutos proibidos, sem combustíveis reais à sua volta que o alimentariam e permitiriam que gerasse excreções tóxicas. Os venenos velhos de medicamentos, pesticidas, metais pesados tóxicos e de outros agentes problemáticos foram, em sua maior parte, eliminados. O fígado não é mais o Jardim do Éden para o vírus, mesmo se o vírus ainda estiver causando outros problemas, como encefalomielite miálgica/síndrome da fadiga crônica, fibromialgia, artrite reumatoide ou esclerose múltipla.

E é por isso que apenas dizer "mantenha um estilo de vida saudável para se prevenir contra o câncer" não é o bastante. Precisamos saber exatamente o que significa "saudável" para o fígado, precisamos também das chaves que estão na

Parte IV, "A Salvação do Fígado", em capítulos como "Substâncias Problemáticas para o Fígado", a fim de que possamos descobrir o cronograma para nos purificarmos das diversas toxinas, e "Alimentos, Ervas e Suplementos Poderosos para o Fígado", para descobrirmos quais outros alimentos servirão como grandes sinais vermelhos para as células virais.

Aprender sobre vírus e sobre o câncer em si não é algo que deva fazer seu coração temer. A verdade é que essas informações nos dão o controle definitivo. Você não precisa ser aquela pessoa que diz: "Não quero saber desse ônibus até que me atropele" e, então, cobre os olhos. Não precisa viver sua vida com aquela possibilidade de câncer iminente se apossando de você à medida que fica mais velho. A verdade sobre o câncer que você viu neste capítulo lhe põe em contato com o poder do seu livre-arbítrio. Você pode ser a pessoa que sabe exatamente como evitar ser atropelada pelo ônibus. Pode ser a pessoa que sabe como proteger seu fígado para que possa se prevenir do câncer no fígado e de outros cânceres no corpo – e que poderá proteger seus amigos e sua família com a sua sabedoria.

CAPÍTULO 32

Doenças da Vesícula Biliar

A vesícula biliar, aquele pequeno órgão enfiado abaixo do lado direito do fígado e que gentilmente armazena a sua bile, possui um quebra-cabeça para resolver. Ela tem uma história para contar. Ela tem um passado pouco recomendável. Ela tem uma longa história de feridas de batalhas e contos de guerra para contar e ensinar. Ela tem uma arca do tesouro de conhecimento e informações dentro de si.

Para o mundo médico, ela é a caixa de Pandora. Eles não querem abri-la, porque talvez ninguém suporte ouvir as verdades que ela tem para contar. Não estamos falando dos médicos bem-intencionados, que buscam apenas dar alívio a seus pacientes, mas da indústria médica, que opera acima dos médicos e que é receosa acerca dos segredos que a vesícula biliar pode divulgar.

O *establishment* médico aponta para as pedras que podem se formar dentro da vesícula biliar como chamarizes para desviar a nossa atenção. Veja bem, pedras na vesícula biliar são uma coisa completamente real. O negócio é que devemos manter o foco nelas e somente nelas para não procurarmos por mais respostas. No entanto, se olhássemos além, descobriríamos as cicatrizes das batalhas da vesícula biliar e as verdades que essas cicatrizes carregam.

Imagine cientistas analisando uma lagoa. Uma das maneiras como eles mensuram a saúde da lagoa é analisando a lama do fundo. Químicos, biólogos e naturalistas sabem que a lama está cheia de informações sobre a vida da lagoa. Dentro da nossa vesícula biliar, há uma pilha secreta de detritos, sujeira e resíduos que muitas vezes é vista pela medicina simplesmente como "areia". Quando ela aparece em ultrassons, em tomografias computadorizadas ou em outros exames por imagem, o cirurgião provavelmente dirá que se trata somente de uma pilha de pedrinhas e então focará apenas nas pedras visíveis. Essa sujeira, apesar de ser reconhecida pela medicina e pela ciência e às vezes chamada de *lodo vesicular*, não é analisada como deveria. Se a medicina e a ciência a observassem mais a fundo, essa sujeira contaria uma história profunda e oculta, parecida com a história que o sangue sujo conta.

Seria chocante ver o que está dentro de nossa vesícula biliar. Nessa sujeira há rastros das coisas a que somos expostos em nosso dia a dia, incluindo centenas de conservantes e milhares de compostos químicos tóxicos em quantidades minúsculas, com os quais entramos em contato por meio do ar, da água e de alimentos contaminados. Ela contaria a história real do que enfrentamos no decorrer de toda a nossa vida, desde a fumaça e a poluição que já conhecemos até o muito mais profundo e amplo conjunto de agentes contaminantes que são mantidos em sigilo. Se soubéssemos o que é realmente necessário para fazer uma embalagem plástica do começo ao fim, ou para refinar petróleo para fazer gasolina, ou o que certos medicamentos contêm ou com que tipos de patógenos entramos em contato – se soubéssemos o que está dentro do nosso fígado e da nossa vesícula biliar –, estaríamos revoltados. Jamais veríamos o nosso mundo da mesma forma.

Em vez de ser respeitada, a vesícula biliar é mantida em uma estante como se fosse um livro velho e empoeirado em uma biblioteca, esquecido há tempos. Se fosse aberto corretamente, com as intenções e o financiamento apropriados, esse livro falaria sobre a guerra tóxica que enfrentamos em nosso dia a dia, com suas provas enterradas no lodo no fundo do órgão. Ele nos levaria às empresas de produtos químicos que estão por aí desde o surgimento da revolução industrial. E ele nos levaria a ver que a vesícula biliar, apesar de pequena, merece bastante atenção.

INFECÇÕES NA VESÍCULA BILIAR

A contaminação alimentar é um tema universal. Em qualquer lugar onde houver patógenos transmitidos por alimentos, as pessoas podem ser contaminadas com essas bactérias e outros microrganismos altamente tóxicos – e muitas vezes a contaminação alimentar vem com um ataque desconhecido contra a vesícula biliar. Quer tenha sido um caso de vinte anos atrás que o deixou com diarreia, vomitando, com febre e com dores abdominais extremas e o levou ao hospital, ou um caso brando que fez você vomitar por um dia ou dois e depois se recuperar lentamente, é muito possível que a vesícula biliar tenha sofrido alguma lesão. Isso porque os patógenos por trás da contaminação alimentar não ficam somente no estômago e no trato intestinal. Eles acabam indo para a vesícula biliar.

Muitas vezes, aguentamos um ataque de contaminação alimentar que afeta a vesícula biliar porque o fígado entra com uma produção de bile mais forte. A bile produzida pelo fígado possui um fator desconhecido de força que permite que ela destrua microrganismos improdutivos no estômago e no trato intestinal, como bactérias, ao mesmo tempo que protege as bactérias boas e outros microrganismos benéficos. A bile é, na verdade, o melhor probiótico. Quanto mais saudável o fígado, mais forte será a bile, com o equilíbrio certo de ácidos e o pH correto. Enquanto envelhecemos, a bile pode enfraquecer. Acrescente-se o fato de que nossa vesícula biliar também enfraquece devido a um acúmulo de pedras, sedimentos ou lodo (logo veremos mais sobre isso), e a nossa bile não será capaz de entrar na vesícula biliar na hora certa e com a força apropriada – o que significa que podemos não ter tanta sorte no próximo caso de contaminação alimentar. Podemos acabar com uma inflamação na vesícula biliar ou com espasmos crônicos nela porque os patógenos transmitidos pelos alimentos acabarão indo até ela. Em casos severos de contaminação alimentar que precisam de hospitalização, os pacientes muitas vezes terão sua estadia estendida por mais um tempinho para passarem por uma cirurgia na vesícula biliar. (Os patógenos procuram pontos fracos. Portanto, se uma pessoa tiver um apêndice sensível e as bactérias estiverem se movendo furiosamente pelo trato intestinal em busca de locais em que possam interferir, elas também poderão gerar apendicite, aumentando as dores e fazendo com que o médico cirurgião peça por uma apendicectomia.)

Então, a contaminação alimentar é uma fonte de lesões e infecções (que não são detectadas, pois aparentam ser apenas inflamação para os médicos e recebem o rótulo de colecistite) na vesícula biliar. Podemos carregar bactérias na vesícula biliar de casos antigos de contaminação alimentar por bastante tempo, pois elas gostam de se aninhar lá. Também carregamos feridas, como o tecido cicatricial, que pode vir até mesmo de casos brandos de contaminação alimentar em que não exibimos nenhum sintoma de infecção ou inflamação na vesícula biliar.

E podemos ter estirpes de bactérias *Streptococcus* dentro de nós que nos foram passadas por nossos pais, que tivemos desde um caso infantil de estreptococos na garganta e/ou que pegamos ao longo de nossa vida (mais nos Capítulos 23, "Acne", e 24, "Supercrescimento Bacteriano no Intestino Delgado"). Esses estreptococos podem entrar na vesícula biliar e, com o tempo, enfraquecer seu revestimento, gerando um tecido cicatricial que permite que se formem fissuras e cavidades.

Uma observação importante é que são os estreptococos e a *E. coli* que geram a diverticulose e a diverticulite, por meio de um processo parecido com o que forma o tecido cicatricial na vesícula biliar. São essas bactérias que esburacam o cólon, fazendo fissuras e cavidades chamadas de divertículos no revestimento intestinal, que podem, então, ser infectados. É quase como os buracos de pica-paus em árvores que formam tocas aconchegantes para aranhas, formigas, nematódeos e outros bichinhos. Nos divertículos do cólon, as bactérias podem se enterrar e se esconder do sistema imunológico. Quando passam por ali alimentos improdutivos, as bactérias saem e pegam um pouco para se alimentar. Quando passam alimentos saudáveis, as bactérias fazem de tudo para se afundar nas fissuras para que não sejam eliminadas. Frutas, hortaliças ou ervas altamente medicinais agem de forma parecida com um pica-pau, entrando nas fissuras para extrair os bichinhos.

De volta à vesícula biliar. Os estreptococos adoram fazer ninhos nas aberturas antes de o órgão ter a oportunidade de se recuperar. Nesse caso, o pica-pau que pode desalojar os bichinhos entocados é a bile. Notavelmente, uma bile saudável e forte é também o que carrega a base para a recuperação na vesícula biliar. Isso é desconhecido para a medicina e a ciência. Uma bile boa é, na verdade, uma arca do tesouro cheia de vitaminas, minerais e compostos químicos não descobertos que operam continuamente para recuperar o revestimento interior da vesícula biliar.

O negócio é o seguinte: muitas vezes, no nosso mundo de hoje, as pessoas não têm uma bile boa. Imagine que um agricultor que quer comprar um pedaço de terra com o dinheiro suado que ele obteve com as sementes que semeou e colheu entra no meio de um campo que está considerando comprar. Ele enfia a mão na terra, pega um pouco e tem o meio de saber que não precisa examiná-la em um laboratório. Ele pode sentir o cheiro, tocá-la e até prová-la, e descobrir naquele momento que essa terra não foi respeitada; trata-se de uma terra ruim. É com isso que acabamos ficando diante da forma com que tratamos nosso fígado: bile ruim. Se nossa bile fosse aquele punhado de terra que o agricultor examinou, ele não fecharia o negócio.

Ainda que os microrganismos prejudiciais da contaminação alimentar possam causar problemas imediatos dentro da vesícula biliar, os estreptococos do dia a dia que acabam lá não causam uma confusão de imediato. Eles se aninham ali por anos e até décadas, tirando vantagem do caminho pedregoso que a vesícula percorreu e da nossa dieta de alto teor de gordura que consumiu a capacidade de produção de bile do fígado. Quando oportuno, os estreptococos geram uma infecção na vesícula biliar, fazendo-a ficar misteriosamente inflamada e levando o médico a pedir exames de ressonância magnética, ultrassom, tomografia computadorizada, tomografia por emissão de pósitrons ou raio X. E, na verdade, muitas vezes ele deixará passar a infecção crônica ou a branda na vesícula biliar.

Se elas forem detectadas, normalmente não haverá provas o suficiente para que seja solicitada a sua remoção, o que não é algo ruim. Ainda assim, isso gera uma situação muito confusa tanto para o médico quanto para o paciente. Os médicos ficam particularmente confusos quando o paciente não tem nenhuma pedra na vesícula biliar, ou tem poucas delas, pois esperam que o indivíduo que exibe problemas na vesícula biliar tenha uma pilha de pedras ali, como as bolsas de ouro e prata carregadas dentro dos casacos das pessoas de antigamente. Por coincidência, a prática era carregar essas bolsas do lado direito, o mesmo lado em que a vesícula biliar fica, de modo que, se fossem brigar, poderiam se proteger com o braço direito que era mais forte (no caso de uma pessoa destra) ao mesmo tempo que protegeriam seu tesouro com o braço esquerdo. Como uma bolsa de moedas, quando a vesícula biliar fica cheia de pedras, ela fica pesada, o que pode gerar pressão no lado direito; os médicos sabem disso. O que os confunde é quando encontram lodo, sujeira ou sedimentos na vesícula biliar, em vez de pedras – isso se encontrarem. Ainda que possam ver essas coisas em ultrassons, esses materiais não são tão identificáveis quanto pedras, então essa é uma descoberta sem valor para os médicos. Enquanto isso, o lodo está entrando nas fissuras do revestimento da vesícula biliar e, como a bile enfraquecida não tem o poder de pica-pau para extrair os bichinhos de suas tocas, ocorre uma infecção crônica, que gera espasmos misteriosos e uma dor periódica.

Certas vezes, como eu disse, ninguém detecta a infecção e a inflamação, então a vesícula biliar não é removida. Às vezes, são solicitadas cirurgias para vesículas biliares que não precisavam de fato ser removidas; precisavam somente de uma dieta melhor – que não seguisse a moda do alto teor de gordura – e uma oportunidade para se recuperar. Mesmo se uma pessoa não tiver ciência do que a está afligindo, vesículas biliares com inflamações crônicas podem ainda se recuperar. Mas nem todas as remoções de vesícula biliar (conhecidas como colecistectomias) são desnecessárias. Se não for detectado cedo, um fígado disfuncional com uma produção fraca de bile, uma vesícula biliar lesionada e a quantidade de bactérias com que entramos em contato em nossa vida, incluindo variedades novas em folha de estreptococos, além dos alimentos sujos com *E. coli*, podem acabar resultando em uma vesícula biliar infeccionada, a ponto de aparecer claramente gangrenada em exames por imagem.

CÁLCULOS NA VESÍCULA BILIAR

E se você não estiver lidando com uma infecção na vesícula biliar mas, sim, com cálculos? Vamos falar sobre eles. A medicina e a ciência sabem de dois tipos: cálculos de colesterol e cálculos pigmentares (também chamados de cálculos de bilirrubina). Em primeiro lugar, consideremos esses cálculos pigmentares, feitos de bilirrubina proveniente de glóbulos vermelhos descartados. Eles são gerados quando o fígado lida com uma toxicidade constante. Com agentes problemáticos como solventes, pesticidas, metais pesados, medicamentos, álcool e plásticos no fígado e uma dieta de alto teor de gordura, o fígado precisa se desintoxicar constantemente, o que pode acelerar a morte dos glóbulos vermelhos, e ele passa por dificuldades enquanto se desintoxica. Os glóbulos vermelhos mortos que normalmente seriam expelidos, em vez disso começam a se agrupar, formando uma substância mole, parecida com geleia. Como uma bola de argila, as células ficam juntas.

Porém, se o seu fígado estiver altamente intoxicado, sua temperatura interna estará mais alta do que deveria. O calor do fígado é um conceito reconhecido na medicina oriental, mas ainda não completamente compreendido ou conhecido. Há, na verdade, um tipo bom de calor do fígado, um esquentamento que ocorre quando ele recebe apoio em uma desintoxicação suave. No entanto, quando é sobrecarregado com materiais para desintoxicação e forçado continuamente, sem nenhuma pausa, aí começa a superaquecer. Imagine que um amigo pega seu carro emprestado. Antes mesmo de sair da sua garagem, ele fica lá com o pé no acelerador, acelerando o motor conquanto não precisasse. Assim que finalmente sai da sua garagem, você percebe que ele está novamente acelerando o motor, parado na placa de pare. Você decide que, quando seu amigo voltar, dirá a ele que jamais lhe emprestará o carro de novo – então, 10 minutos depois, ele lhe liga dizendo que está no acostamento esperando por um guincho. Quando você o encontra no mecânico, vê que o motor superaqueceu a ponto de o metal ficar mole e de dois pedaços do motor se fundirem. A quantidade de fluido resfriador armazenado não foi o suficiente para suportar o mau uso.

Quando o fígado superaquece por tentar se desintoxicar muito de uma vez, pode ocorrer uma colisão entre suas responsabilidades. Compostos químicos que ele veio armazenando para proteger você podem entrar em contato com glóbulos vermelhos mortos, e o calor intenso pode fundi-los. O fígado expele esse material fundido para a vesícula biliar, pois a bilirrubina é eliminada pela bile. Uma vez que a temperatura da vesícula biliar está menor que a do fígado, um processo de resfriamento não descoberto ocorre no material em trânsito – é isso que transforma a bola de geleia em um cálculo pigmentar. Se a medicina e a ciência analisassem meticulosamente os cálculos pigmentares, elas descobririam segredos sobre o que acontece dentro do fígado.

Os cálculos de colesterol se formam da mesma maneira. O colesterol ruim (há mais do que um) e o material tóxico dentro do fígado se ligam quando o fígado superaquece e, então, essa massa é resfriada na vesícula biliar, gerando pedras. Na verdade, até mesmo colesteróis bons e saudáveis podem contribuir para formar um cálculo de colesterol se o fígado estiver sofrendo e a produção de bile estiver baixa. Dietas com alto teor de gordura (lembre-se de que toda dieta com alto teor de proteínas é também uma dieta com alto teor de gordura) contribuem para a formação de cálculos de colesterol.

É importante entender isso, pois quer dizer que quanto mais tóxico está o fígado, maior será o calor e, portanto, o resfriamento radical: quanto mais quente fica o fígado, mais fria terá de estar a vesícula biliar. A vesícula biliar fica em uma região abaixo do lado direito do fígado, onde, em boas circunstâncias, ela tem sangue suficiente e fluido entre si e o fígado para se manter fria. Esse é um fluido que ainda não foi identificado e é confundido pela comunidade médica com o sangue normal. Na verdade, não se trata somente de sangue entre a vesícula biliar e o fígado; há também uma camada muito fina de um material protetor e resfriador que tem uma consistência mucosa, parecida com gel, como uma goma ou uma geleia, que age como um escudo lubrificador e resfriador entre os dois órgãos. Na verdade, uma das funções químicas do fígado é produzir esse agente químico para o seu lado inferior. Não podemos vê-lo a olho nu; se a medicina e a ciência soubessem dele, no entanto, poderiam tirar uma amostra e estudá-lo no microscópio. Então, com o sangue e esse fluido, a vesícula biliar possui um escudo resfriador proveniente do fígado – e o corpo luta para manter essa vesícula o mais fria possível, quer tenham se formado cálculos, quer não. Se você ainda é jovem e não tem cálculos, pode mesmo assim ter um caso de grande calor no fígado se desenvolvendo e uma vesícula biliar que busca ficar gelada para compensar.

Muitas vezes, o fígado fica tão desgastado que não consegue produzir muito do escudo de geleia. A vesícula biliar não deve superaquecer, portanto o corpo precisa lutar para manter a temperatura dela baixa, o que pode produzir mais cálculos. Além disso, quanto mais tóxico estiver o fígado, mais radical terá de ser o resfriamento que ocorre no corpo. Isso gera um conflito constante entre o calor e o frio, o qual pode ocasionar o clássico sintoma das ondas de calor, que muito frequentemente são confundidas com um problema hormonal causado pela menopausa. O verdadeiro motivo pelo qual essas ondas de calor acabam ocorrendo por volta do período em que as mulheres param de menstruar é que é necessária uma grande quantidade de anos para que o fígado fique tão tóxico. Quando ele fica, o que muitas vezes ocorre puramente por coincidência no período em que as mulheres entram na menopausa ou na perimenopausa, o constante aquecimento e o resfriamento do fígado, enquanto sua velocidade aumenta e ele tenta expelir o calor assim produzido, pode causar para muita gente – além de ondas de calor – sudorese esporádica, perda de força digestiva, instabilidade emocional, mudanças intensas de humor, irritabilidade, depressão, tristeza, ansiedade e problemas de sono. Os mesmos sintomas também podem ocorrer em homens – pois não são sintomas de menopausa na realidade. (Para aprender por que tantos sintomas são erroneamente atribuídos à menopausa, veja o livro *Médium Médico*.) Em resposta, muitas vezes são prescritos hormônios para as mulheres, o que dificulta ainda mais a situação para o fígado. Seja terapia hormonal padrão (TRH) ou terapia de reposição hormonal bioidêntica (TRHB), os esteroides bombardeiam o fígado sem ninguém perceber. Em vez de ajudar o fígado, as terapias de reposição hormonal o sobrecarregam ainda mais.

Com o tempo, o fígado pode perder a capacidade de gerar esse calor intenso de desintoxicação, e isso também não é bom. Uma coisa é o fígado ficar frio por estar tão saudável que não precisa acelerar. Mas ele superaquecer por décadas e ficar tão doente e desgastado a ponto de não conseguir esquentar mais, não é o que queremos, pois isso significa que ele não consegue se desintoxicar mais com a mesma força.

Quando o fígado está funcionando bem, o corpo tem uma função própria para evitar cálculos: a bile. Um dos trabalhos da bile, quando está forte, é dispersar a bilirrubina, diluindo-a da mesma maneira que aguarrás dilui tinta. À medida que o fígado libera bile para a vesícula biliar, a bile dispersa o pigmento dos glóbulos vermelhos, e assim eles não se coagulam de maneira problemática. Ela faz a mesma coisa com o colesterol, diluindo-o na vesícula biliar a fim de evitar a formação de cálculos de colesterol. Uma bile forte também equivale a menos calor no fígado, o que significa que há menos necessidade de resfriamento para a vesícula biliar, o que gera menos cálculos. No entanto, um fígado sobrecarregado resulta em uma produção enfraquecida de bile, e perdemos as medidas protetoras do fluido. O composto químico não descoberto que o fígado produz para ajudar a bile a diluir e dispersar os glóbulos vermelhos e o colesterol também enfraquece.

Milhares de pessoas lidam com essa dor crônica misteriosa no abdômen ou na caixa torácica. Se o médico não encontra cálculos ou inflamação na vesícula biliar e apenas constata que a vesícula está cheia de sedimentos e lodo, normalmente não há diagnóstico. A verdade é que, quando a vesícula biliar está cheia de cálculos e lodo, sua posição pode mudar por causa do peso. Ela fica em uma área de nervos hipersensíveis na região do fígado e do cólon; então, quando se move, pode não apenas pressionar o pescoço da vesícula biliar, como pode também pressionar, irritar ou estimular os nervos ao seu redor, e qualquer um deles pode gerar espasmos na vesícula biliar ou dores aleatórias. Quando as pessoas que têm esse desconforto se deitam de lado ou se sentam na cama de uma maneira específica, isso pode ajudar a aliviar os espasmos e a dor na vesícula biliar. A mudança de peso da vesícula biliar é a explicação desconhecida de como as pessoas encontram momentos de paz e alívio em meio a essa dor misteriosa. Usar uma bolsa de óleo de rícino na região da caixa torácica é uma outra forma de aliviar as dores e os espasmos. Cada pessoa é um pouco diferente da outra, então a posição exata da bolsa depende do que é confortável para você; o lado direito do abdômen, a região da caixa torácica ou as costas são pontos bons para utilizá-la.

LIMPEZA DA VESÍCULA BILIAR

Limpar o fígado e a vesícula biliar para expelir cálculos é uma prática da moda. Um técnica, que eu não apoio, é beber uma grande quantidade de azeite de oliva de uma vez. O que acontece se bebermos 110, 170 ou até mesmo 340 ml de azeite, dependendo da recomendação que encontrarmos? E se bebermos mais do que o recomendado, direto da garrafa, sem medidas? Por que essa é uma má ideia?

Quando as pessoas bebem azeite, costumam achar que observam os resultados de uma limpeza, pois percebem bolas parecidas com geleia e "pedras" em suas fezes. Esses volumes são feitos, na verdade, do próprio azeite que beberam, coagulado com detritos dos intestinos – o nosso sistema digestório usa muco para empacotar o azeite na forma dessas bolinhas, que podem acabar com cores diferentes dependendo do alimento que estava perto do azeite no trato intestinal quando ele foi encapsulado. Elas não são pedras da vesícula ou pedras do fígado milagrosamente expelidas do corpo. São um sinal do corpo expelindo o azeite. (Veja mais sobre cálculos do fígado no Capítulo 34, "Desmistificando os Mitos sobre o Fígado".)

Por que o corpo não vê com bons olhos todo esse azeite enquanto estamos tentando fazer um favor para ele? Porque, quando despejamos uma quantidade excessiva de gordura radical no estômago, isso força o fígado a produzir uma quantidade extremamente grande de bile. Há diversos motivos pelos quais essa não é uma boa ideia. Um é que, se o fígado já estiver enfraquecido, essa prática o colocará sob um estresse enorme, com ele sendo forçado a usar todas as suas reservas para produzir uma leva de emergência para mandar à vesícula biliar, a fim de que ela a entregue ao trato digestório. (E qual pessoa sabe que seu fígado já está enfraquecido? Isso ainda não é uma ciência desenvolvida; não chegamos ao ponto em que podemos descobrir isso com uma visita ao médico. Não pense que você está livre de problemas no fígado por não ter recebido resultados preocupantes em testes de enzimas hepáticas.) Ainda assim, o fígado precisa honrar sua responsabilidade de proteger o pâncreas a todo custo, então ele chegará a esse ponto exaustivo e perigoso, que jamais deveria ter de alcançar.

Como já sabemos bem, a maioria das pessoas tem uma baixa produção de bile, porque seu fígado é preguiçoso, enfraquecido, levemente deficiente ou sofre de alguma outra forma. Nesse estado, o fígado ainda tem a capacidade de criar bile de acordo com o necessário e de equilibrar suas reservas, embora precise fazer menos bile (e uma bile mais fraca). O fígado restringe a produção de bile porque tem muitas outras funções químicas a desempenhar – portanto, ele dá ao corpo bile o suficiente para cuidar de, ao menos, 50% da sua necessidade de decompor gordura. O fígado sabe que, com menos que isso, o pâncreas começaria a ser danificado. O grau em que o fígado precisa enfraquecer a bile é diferente para cada pessoa. Se se tratar de um fígado mais saudável, ele poderá produzir bile mais forte e em maior quantidade, permitindo que outras regiões do corpo se sacrifiquem menos e garantindo que o pâncreas não seja ameaçado pela gordura. No caso de uma pessoa com um fígado preguiçoso, estagnado e passando por dificuldades, mas que compensasse praticando uma dieta saudável e de baixo teor de gordura, 50% de produção de bile seria uma taxa adequada para manter a digestão, permitindo, ao mesmo tempo, que o fígado realizasse todas as suas outras funções para se sustentar, dando a essa pessoa e ao seu fígado uma vida mais longa. Mas não se esqueça: nos Estados Unidos, praticamos dietas de alto teor de gordura. Temos praticado essa dieta há um bom tempo, mais ainda atualmente. Isso em parte contribui para a fraqueza do nosso fígado. E, por causa disso, a produção de bile de muitas pessoas não é suficiente para ficar à altura da dieta que fazem. É o pâncreas que paga por isso.

Quando bebemos uma grande quantidade de azeite de oliva, o fígado entra em um modo frenético de pânico. Ele precisa parar com todas as suas outras responsabilidades imediatamente. Isso inclui conversões hormonais, o monitoramento e a eliminação de patógenos, o funcionamento do sistema imunológico, a desintoxicação de glóbulos vermelhos e as outras inúmeras funções químicas, contando as que vimos na Parte I. Tudo isso é colocado em modo de espera, e o fígado usa todas as suas reservas para criar a bile de emergência, tudo porque alguém uma vez inventou o conceito de que seria bom expelir algumas pedras bebendo azeite, e a ideia deu início a uma moda. Esse é um exemplo de um protocolo criado pelo homem e desenvolvido sem muita noção do que realmente acontece no corpo. Durante a produção dessa bile de emergência, o fígado sabe que, se não obtivermos bile suficiente para nos proteger contra aqueles 110, 170, 220, 280, 340 ou mais mililitros de azeite que engolimos de uma vez, podemos nos preparar para enfrentar um caso de pancreatite. Um tipo de pancreatite diferente de quando a glândula fica inflamada por causa de patógenos atacando-a, como bactérias improdutivas transmitidas por alimentos; a pancreatite que corremos o risco de ter em razão dessa limpeza da vesícula biliar ocorre quando o pâncreas passa por um enorme estresse e fica inflamado devido a esse tipo de dano.

Esse é o olhar técnico. Se o fígado pudesse falar, ele não diria: "Estou tentando evitar a pancreatite"; ele diria: "Não se preocupe, estou aqui para salvá-lo de danos". Isso porque o fígado sabe que o pâncreas fica sob um risco alto com lavagens da vesícula biliar baseadas em gordura. A maioria das pessoas não sabe que o pâncreas já fica estressado com as dietas corriqueiras e até com dietas mais saudáveis, de alto teor de gordura e proteína ou dietas cetogênicas radicais, todas as quais acarretam baixas reservas de bile. Acrescente uma limpeza da vesícula biliar, e o fígado irá a extremos no intuito de tentar proteger o pâncreas para que ele não fique doente. É por isso que tantas pessoas passam pelo que acham que são os sintomas de uma purificação ou purgação depois de uma limpeza da vesícula biliar. Na verdade, elas ficaram doentes e, depois de alguns dias, recuperaram-se naturalmente.

Outro problema é o seguinte: muito da bile que o fígado produz é enviado para a vesícula biliar e, quando ela se enche com quantidades tão grandes de bile, pode acabar desalojando uma pedra que não deveria ser desalojada e levá-la para o duodeno. Se for uma pedra grande, ela pode ficar presa no duto da bile, causando uma infecção imediata e levando a uma cirurgia. Vi isso muitas e muitas vezes ao longo dos anos, quando pessoas vinham até mim após experimentarem lavagens da vesícula biliar que eu jamais recomendaria.

Podemos nos sentir melhores após uma limpeza da vesícula biliar, mas isso é somente uma ilusão, pois estávamos nos sentindo muito mal durante a limpeza em si. Qualquer coisa após uma limpeza dessas parecerá uma melhora e nos distrairá da realidade de que não estamos tão bem quanto estávamos antes da limpeza. Essa piora se dá porque, se tínhamos um fígado preguiçoso no início, após a limpeza da vesícula biliar o fígado produzirá menos bile do que antes. A produção cairá abaixo do limite de 50%, mais perto de uns 30% da necessidade diária de bile. Isso coloca o pâncreas sob um risco constante – a menos que o fígado possa ser rejuvenescido. Normalmente, as pessoas que experimentam lavar a vesícula biliar voltam a praticar dietas da moda com alto teor de gordura e proteína, colocando, sem saber, o pâncreas em perigo, pois não há bile suficiente para decompor adequadamente as gorduras consumidas. Depois de um tempo, elas podem perceber que não estão se sentindo tão bem quanto gostariam e decidir que precisam de outra limpeza. Isso acaba virando um ciclo vicioso, com a próxima limpeza as enfraquecendo ainda mais e as fazendo pensar que precisam de mais uma limpeza, e assim por diante, que pode fazer com que piorem gradualmente. (A mesma coisa acontece com lavagens de pedras no fígado.)

Se, por outro lado, você tivesse um fígado forte e enormes reservas de bile antes de experimentar uma limpeza para tentar se livrar de cálculos na vesícula biliar, seu fígado ainda teria de trabalhar duro para produzir uma grande quantidade de bile durante a "limpeza". Pelo menos você não correria os mesmos riscos de uma pessoa com o fígado e o pâncreas enfraquecidos. A questão é que não sabemos se nosso fígado e nosso pâncreas estão fortes. Então, isso vira um jogo de roleta-

-russa, um jogo de adivinhação em uma situação na qual não deveríamos estar adivinhando, pois, mesmo com um pâncreas e um fígado perfeitamente saudáveis, se tivermos uma pedra na vesícula, corremos o risco de desalojá-la e termos um problema. Teremos menos chances de a pedra se alojar no duto da bile, pois teremos bile suficiente para liberar para a vesícula biliar empurrá-la, ao passo que uma pessoa com um fígado mais fraco só terá bile suficiente para liberar uma vez. Ainda assim, não sabemos se somos os sortudos ou não e não queremos descobrir isso tendo de passar por uma cirurgia de emergência na vesícula biliar.

TENDO ACESSO AOS SEGREDOS DO CORPO

Por que passar por tudo isso? Há maneiras melhores de impedir que pedras cresçam, de dissolver pedras e de recuperar e restaurar o fígado sem ter de passar por tudo o que falamos. Neste mundo de grandes ideias, acabamos sendo enganados de modo a pensar que algo é ruim quando na verdade é bom ou que é bom quando na verdade é ruim. Com todos os avanços tecnológicos, achamos que somos mais inteligentes do que nunca, mas a verdade é que, em áreas como a das doenças crônicas, às vezes a nossa sociedade está mais estúpida. É por isso que as doenças crônicas são um mistério para a indústria médica e é por isso que experimentamos coisas que não são necessariamente corretas para nós. Lavagens da vesícula biliar entram nessa categoria, e isso não é culpa de ninguém. Trata-se apenas de um caso de ignorância sobre a forma como o fígado opera e de falta de consciência dos mistérios de dentro da nossa vesícula biliar.

Algo muito bom que somos levados a pensar ser ruim são as frutas. Evitamos frutas e as vemos como inimigas, mas elas são a solução para a nossa libertação. Vivemos com medo das frutas, pensando que devemos evitar todo tipo de carboidrato. Não se deixe enganar por aquela dieta de alto teor de proteína (tradução: alto teor de gordura) com os sucos verdes. Ainda que seja melhor do que a dieta de alimentos fritos e industrializados, não pense que ela dissolverá as suas pedras da vesícula. Na verdade, ela pode criá-las (e também pedras nos rins). Enquanto hortaliças ricas em sódio como o espinafre, a couve, o rabanete, a folha da mostarda, o aipo e o aspargo podem ser ótimas para se livrar de pedras, se fizerem parte de uma dieta de alto teor de proteína, tudo o que farão será combater toda essa gordura que está sobrecarregando o fígado.

Para dissolver pedras, precisamos diminuir nosso consumo de gorduras radicais, e isso significa diminuir o consumo de proteínas densas, independentemente da dieta que praticamos, quer seja baseada em vegetais, quer inclua produtos animais. Inclua muitas frutas como cereja, frutas vermelhas, melão, limão-siciliano, limão comum, laranja, toranja (se funcionar para você), tomate e um pouco de abacaxi além dessas hortaliças. Não tenha medo nem ache que precisa tirar as sementes, descascar ou despedaçar o tomate. Tudo o que isso faz é remover nutrientes importantes que ajudam na recuperação do fígado, do pâncreas e da vesícula biliar e na cura de doenças autoimunes e outras doenças crônicas. Seja qual for a maneira como você foi condicionado a pensar sobre as frutas, as pedras não se dissolverão sem uma quantidade suficiente delas. Um copo de água com limão comum ou limão-siciliano toda manhã e toda noite é uma ferramenta útil para ajudar no processo de dissolução de pedras (e para purificar o fígado), tal como bater um punhado de aspargos frescos e crus com tudo o mais que você jogar no liquidificador.

Com cada passo que você dá para cuidar do seu fígado e da sua vesícula biliar, tenha você sofrido com uma infecção na vesícula biliar, pedras na vesícula biliar ou outra coisa – ou se teve a sua vesícula biliar removida, e este capítulo o ajudou a finalmente entender e processar o que levou a isso –, você está mais próximo de ter acesso aos segredos do seu corpo. Agora você é quem diz: "Não se preocupe, estou aqui para resgatá-lo".

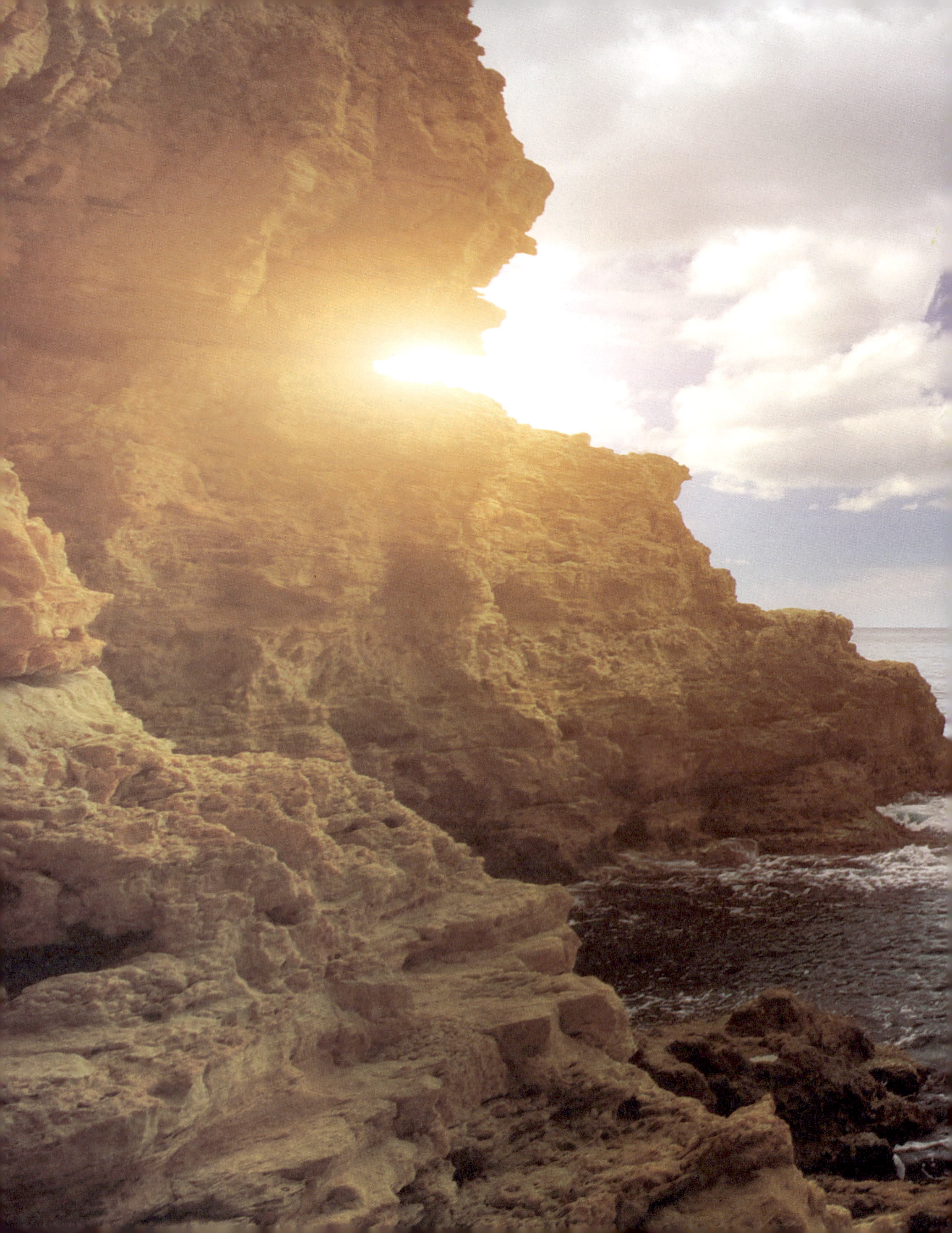

PARTE IV

A SALVAÇÃO DO FÍGADO:

COMO CUIDAR DO FÍGADO E TRANSFORMAR SUA VIDA

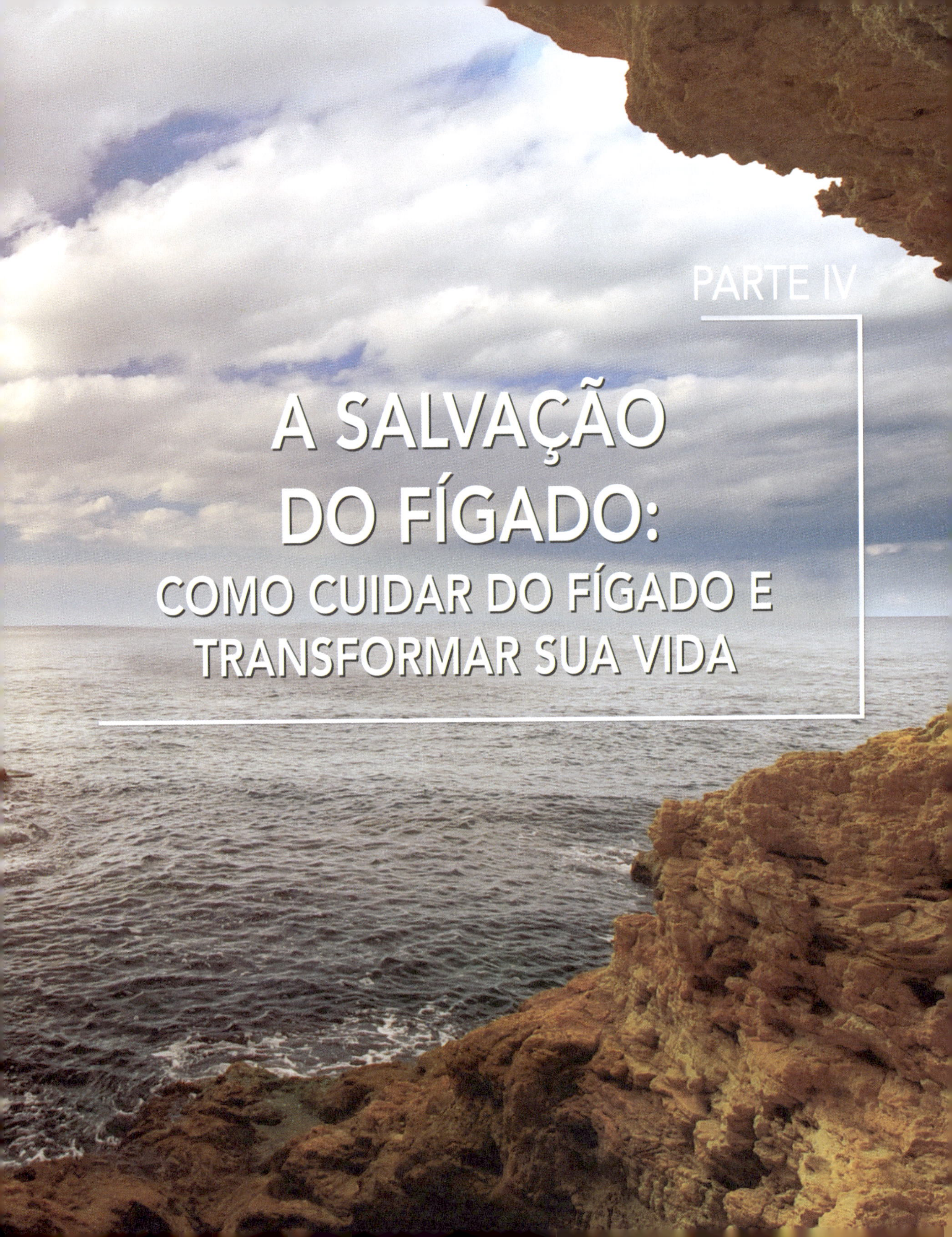

CAPÍTULO 33

Paz no seu Corpo

O fígado se dedica à sua luta incessante e heroica pela sobrevivência porque tem um filho pequeno para proteger: você. Desde que estava no útero de sua mãe, o fígado assumiu a responsabilidade por você. Como um recém-nascido nos braços da mãe, é com você que o fígado se preocupa mais do que com qualquer outra coisa.

Enquanto seu fígado se desenvolvia no útero, ele recebeu preciosas instruções e informações do fígado de sua mãe, mensagens enviadas por uma via química sobre como cumprir milhares de funções. A mensagem mais importante foi a de nunca desistir de você. Essa bênção, herdada do fígado de nossa mãe e estimulada por ele, é a base da sobrevivência. É a pedra fundamental das mais de 2 mil funções químicas do fígado e, como muitas outras funções, ainda não foi descoberta pela medicina e pela ciência.

Essa qualidade maternal que se transmite de fígado a fígado é uma mentalidade de nunca desistir, um dos laços profundos e invisíveis que ligam a mãe ao filho. Mesmo quando as coisas vão mal e um observador externo é incapaz de ver as ligações entre mãe e filho, no fundo do coração da mãe e da alma do filho há um laço inquebrantável. Esse laço também existe entre seu fígado e você: uma consciência que leva o fígado a fazer o que for melhor para seu filho. Imagine o fígado como uma mãe ou um pai que pensa: quais são as melhores escolas? Como porei comida na mesa dos meus filhos? Com quem meu filho vai brincar? Será que meu filho está seguro, feliz, aquecido? Assim, você terá uma noção bastante precisa do quanto o fígado se preocupa com você e quer vê-lo prosperar. Desde antes de seu nascimento, ele aprendeu a nunca se render à fraqueza. Aprendeu a não se desviar das responsabilidades e a não desistir dos desafios que a ele se apresentam. Aprendeu a cuidar de você como se fosse um filho dele, pelo resto da vida.

Não importa o número de obstáculos que se interpuserem em seu caminho, o fígado procurará transpô-los. Fará o que for melhor para seu filho: você. Lutará com unhas e dentes para mantê-lo jovem e a salvo, mesmo que nesse processo tenha de envelhecer e se tornar lento e estagnado. Chegará mesmo a tomar tiros em seu lugar, na esperança de que um dia você receba a mensagem e saia para resgatá-lo, como ele resgatou você durante todos esses anos e como sempre fará, independentemente de qualquer coisa.

Sobrecarregado e fatigado, com uma lista infindável de coisas para fazer e nenhum apoio, o fígado é o órgão com que mais nos identificamos. É o órgão dos nossos tempos: faz múltiplas coisas ao mesmo tempo, adaptando-se e seguindo em frente mesmo diante dos reveses, como nós fazemos. Isso também significa que é fácil para nós compreendê-lo. Entendemos que ele precise de um instante de alívio do sentimento de estar afundando na areia movediça enquanto tenta dar conta das tarefas de cada dia. Reconhecemos que ele se canse da pressão de ser tudo para todos. Conseguimos nos sintonizar com o fato de que, depois de passar a vida nos protegendo, ele precisa que alguém o proteja. Lembra-se que, no começo deste livro, eu disse que os sintomas podem salvar a nossa vida? Chegou a hora de salvá-la de fato. Após anos e anos com o fígado vindo sempre em nosso resgate, chegou a hora de sermos os heróis de que ele precisa.

COMO SALVAR SEU FÍGADO

Na Parte IV, vamos explorar o que você pode fazer para ser esse herói. Quando pensamos em cuidar do nosso corpo, na maior parte das vezes o que nos vem à mente é a aparência. Na busca de um corpo magro e uma pele macia e luminosa, não nos ocorre do que realmente precisamos cuidar: o fígado. Isso é compreensível. Não podemos nos esquecer da aparência, pois é ela que todos veem. Enquanto isso, se não lermos mais de 30 capítulos sobre o órgão, andaremos por aí sem sequer pensar no fígado. A vida nos mantém ocupados e nos lança tantos desafios que eu mesmo me esqueço do meu até que o Espírito me lembre. O fígado está longe do nosso olhar e nunca fizemos uma matéria capaz de nos ensinar sobre o seu poder invisível. Não faz parte da missão da escola cuidar do fígado das crianças. Ninguém nos diz: "Não deixe seu fígado ficar preguiçoso, desidratado e congestionado" ou "Ei, limpe seu fígado algumas vezes por ano, como você faz com seu carro. E faça-o de maneira segura e suave. Cuide desse cãozinho!".

Sempre digo que somos uma sociedade que tem de ver para crer, e isso pode nos fazer mal. Se vemos que o carro está sujo o levamos ao lava-rápido. Como não vemos a sujeira no fígado, achamos que ela não existe. Como não vemos as toxinas que herdamos desde o começo da vida, os patógenos que ali se alojam, a película pegajosa que nele se acumula... as coisas externas nos ocupam e consomem. Pensamos no vestido, na saia, na camisa, nas meias e nas calças *jeans*, na esperança de que nos deem uma boa aparência sem prejudicar nosso conforto, mas nunca procuramos garantir que o fígado também se sinta confortável. Acaso está vestido com uma camada de gordura? Está sufocado por um cachecol de toxinas e outros venenos? Acaso leva sobre a cabeça um chapéu apertado de metais pesados?

Quando nos voltamos para o interior, não precisamos abandonar a esperança de ter uma boa aparência. Quando voltamos nossa atenção para o fígado, rejuvenescemos a pele, perdemos peso, melhoramos o processamento de nutrientes para acumular massa muscular, parecemos mais bonitos com as roupas que usamos – e ao mesmo tempo nos libertamos dos sintomas e das doenças. As pessoas que focam somente na aparência podem beber um martini ou um champanhe enquanto visitam o *spa* e fechar o dia com um bife e uma generosa porção de manteiga, sem perceber que estão sobrecarregando o fígado e, com isso, lutando contra a própria meta que buscam realizar.

Seja qual for o ângulo pelo qual você encare os cuidados com o fígado – para ter uma aparência melhor, sentir-se melhor, honrar e compensar o fígado por tudo o que ele fez ou ajudar a prevenir problemas futuros –, esse ângulo o levará à vitória, pois o levará a limpar o sangue e o sistema linfático, soltar as células de gordura presas no fígado e dar um descanso às adrenais. Se estiver ganhando peso ou tiver dificuldade de perdê-lo mesmo se esforçando para fazer dieta e exercícios, o fato de cuidar do fígado com ternura e carinho o ajudará a mudar de direção. Se tiver lesões no fígado por causa do álcool ou do uso de medicamentos ou de drogas ilícitas, ou se tiver uma cicatriz hepática misteriosa, poderá trabalhar para recuperar o órgão. Não é culpa sua.

Independentemente de qualquer coisa, sendo o fígado o responsável pela neutralização dos materiais nocivos e pela remoção dos venenos e patógenos do corpo, permitir que ele volte a funcionar é essencial para a boa saúde. Mesmo que tenha de fazê-lo muito aos poucos, não há problema. Você não estará sozinho. Todos nós estaremos trabalhando com você.

E nos capítulos a seguir lhe apresentaremos recursos para isso – muitos recursos. No Capítulo 34, desmascararemos alguns mitos hepáticos. Caso se mantenha longe dessas modas, tendências, erros e enganos, seu fígado terá uma proteção crucial. Uma das tendências que está em alta é o alto consumo de gordura e, por isso, o Capítulo 35 apresentará algumas verdades de modo a evidenciar que essa tendência não é favorável ao fígado. No Capítulo 36, exploraremos as substâncias problemáticas de que venho falando ao longo de todo este livro; você encontrará mais detalhes sobre o que evitar, como evitar e quanto tempo as diferentes substâncias demoram para sair do fígado, em geral, quando você trabalha para tirá-las de lá. No Capítulo 37, encontrará ideias essenciais sobre como alimentar e curar o fígado com poderosos alimentos, ervas e suplementos.

Em seguida virá, então, o capítulo que conduz todo esse processo a um novo nível de mudança de vida: o Capítulo 38, "Resgate do Fígado 3:6:9". Essa limpeza de nove dias vai aliviar seu fígado mais do que qualquer coisa que já tenha tentado antes, e a rotina matinal que a acompanha serve como uma minilimpeza simples que o ajudará a alcançar e manter esse progresso. No capítulo seguinte, "Receitas para Resgate do Fígado", apresentamos deliciosas ideias para lanches e refeições, com fotos coloridas que lhe darão vontade de ir para a cozinha. Chegará então o Capítulo 40, "Meditações de Resgate do Fígado", no qual você encontrará nove meditações adaptadas às diferentes necessidades do fígado, como liberar gordura, reverter as doenças e fortalecer o sistema imunológico do órgão.

Com tudo o que encontrar neste guia prático, ao limpar o fígado e permanecer em guarda para afastar as ameaças que surgirem no horizonte, você finalmente estará protegendo seu fígado. Ao ler minha mensagem final no capítulo "A Tempestade Passará" e virar a última página do livro, estará totalmente equipado para transformar seu fígado e sua vida.

UM MUNDO DE FÍGADOS EM PAZ

Procuramos a paz em todas as suas formas: na mente, no corpo, na alma e no coração; entre vizinhos; entre os familiares; e no local de trabalho. Buscamos a paz mundial, perguntando-nos qual pode ser nossa contribuição para que o planeta se torne um lugar melhor. As pessoas chegam a viajar aos confins da terra para encontrar a paz, sem perceber que uma das maiores respostas reside nesse humilde órgão que todos levamos dentro de nós.

Será mesmo? Mesmo depois de ler todas estas páginas, você talvez ainda esteja se perguntando como um pedaço de carne pode mudar o mundo. Ora, todos nós sabemos que o cérebro é responsável pelos avanços da sociedade, muito embora ele também possa ser chamado de um pedaço de tecido vivo. Embora o coração não passe de um músculo oco, ele é venerado como o centro emocional e físico do corpo. Os pulmões são meros balões, mas sabemos que eles nos dão o sopro da vida. Por que, então, não elevar o fígado ao seu legítimo papel de mantenedor da paz? Simplesmente porque ninguém nos mostrou como ou por quê. Agora, porém, você já sabe que o fígado cuida do resto do seu corpo como uma mãe cuida do recém-nascido e que ele é sua defesa contra inúmeros problemas de saúde. Não é por culpa dele que, em sua missão de manter a paz, ele tenha sido obrigado a ir além de seus próprios limites.

Imagine um mundo sem irritação crônica, sem o sofrimento de bebês e crianças, sem dores, sem insônia, sem ganho de peso involuntário, sem fome, sem taquicardia, sem ondas de calor e sudorese noturna, sem mudanças rápidas e inexplicáveis de humor, sem erupções de pele violentas, sem intestino irritado ou entupido, sem altos e baixos de glicose no sangue, sem derrames e infartos, sem câncer: esse é o mundo dos fígados em paz.

Quando o fígado está em paz, a mente e o corpo também estão. O espírito, além disso, depende muito da força do fígado. Imagine como seríamos mais bondosos uns com os outros e com nós mesmos se não nos sentíssemos tão mal ou não tivéssemos medo de nos sentir mal o tempo todo. Imagine agora como o mundo seria mais pacífico se fôssemos todos mais bondosos. Com esse tipo de poder, até que ponto não poderiam ir nossas realizações?

Ao trabalhar a saúde do fígado, você está fazendo muito mais do que isso. Estou orgulhoso de você por mergulhar nos capítulos seguintes. Junto também às outras pessoas que leem este livro, estará criando uma profunda força de cura dentro de seu corpo e no mundo inteiro.

CAPÍTULO 34

Desmistificando os Mitos sobre o Fígado

É engraçado que o trabalho do fígado não seja reconhecido atualmente, pois o fígado era figura proeminente no pensamento antigo. Nossos antepassados associavam o fígado às emoções fortes e, como vimos no Capítulo 27, "O Fígado Emocional: Problemas de Humor e Transtorno Afetivo Sazonal", eles não estavam longe da realidade. Um fígado sempre destruído e sempre regenerado é elemento central do mito de Prometeu e, como veremos mais adiante neste capítulo, isso não é muito diferente da mecânica real do órgão. Com demasiada frequência, no entanto, essa obsessão dos antigos pelo fígado nos parece uma coisa boba. Dizemos a nós mesmos: *Olhe só como ficamos mais sábios!*

O fígado ainda recebe alguma atenção, embora os mitos hepáticos do presente sejam muito mais extravagantes. Às vezes não passam de modas, tendências e sabores saudáveis do mês, que não farão o que prometem. Às vezes são teorias e crenças mais persistentes, que devemos saber que não nos ajudarão. Seja como for, é importante examiná-las para que não nos prejudiquemos inadvertidamente por acreditar na mitologia moderna.

REGENERAÇÃO CELULAR COMPLETA A CADA SETE ANOS

Ha várias teorias sobre quanto tempo leva para que todas as células do corpo sejam renovadas, substituídas ou recriadas. Não existe nenhuma informação científica exata que nos dê uma resposta verdadeira a esse respeito. Trata-se de um daqueles mistérios não descobertos do corpo, semelhante ao que acontece com o alimento quando comemos. Essas coisas estão a tal ponto fora do alcance dos modernos instrumentos médicos que não podem ser de maneira alguma medidas ou pesadas.

Muitos fatores desempenham algum papel na regeneração celular, e esses fatores diferem de pessoa para pessoa: nutrientes, estresse, patógenos, deficiências, toxinas herdadas ou absorvidas depois (como os metais pesados), os desafios ambientais (e até os desafios emocionais) de cada pessoa e os recursos que ela tem à disposição. Todos esses fatores podem influenciar a velocidade de rejuvenescimento das células. Isso significa que o período exato para as células serem substituídas por completo nos diversos órgãos, glândulas, tecidos e ossos (isso *quando* podem de fato ser substituídas) não pode ser determinado com segurança pela medicina e pela ciência, pois não há um período fixo – exceto no caso do fígado. Vamos dar uma olhada nesse processo não descoberto de regeneração do fígado.

O fígado é a rocha do corpo, o rochedo no meio de uma planície aluvial em que as libélulas fazem ninho. É quase impossível rolar, empurrar ou arrancar essa rocha do chão com as mãos, pois há um motivo para que a rocha esteja onde está. O poder da Mãe Natureza e as mãos do tempo a deixaram lá em um estado acabado de ser. Embora possa mudar ao sabor das horas, dos dias, dos anos e até dos séculos à medida que é afetada pelo vento, pela chuva, pelo frio e pelo sol, no geral ela permanece em sua forma acabada. Em essência, esse estado de completude vale também para o fígado. Diferentemente da rocha, ele tem a capacidade de renovar-se; mas, mais do que qualquer outra parte do corpo, tem a perseverança de uma rocha. Uma rocha é um medidor do tempo – converse sobre o assunto com um geólogo. Dando batidinhas em uma rocha, um cientista consegue decifrar o passado. Uma rocha não é jamais fraca, e isso vale também para o fígado. Ele é o relógio do corpo e não pode se atrasar. Como a pessoa que manipula o cronômetro em uma corrida ou o professor que marca o tempo de uma prova, ele precisa ser confiável; ele tem uma responsabilidade a cumprir. Com o corpo se dividindo em tantas atividades diferentes – a digestão, as funções do sistema nervoso, a função adrenal e tudo o mais –, além de tudo aquilo a que submetemos nosso corpo, alguém tem de garantir que as coisas corram de acordo com o cronograma.

Para que o fígado seja esse marcador do tempo que mantém a paz, ele precisa ter um relógio preciso de renovação celular que lhe diga que horas são independentemente do que mais estiver acontecendo dentro ou fora do corpo. Em um relógio tradicional, o número que fecha o conjunto é o 12: "O relógio bateu meia-noite", "O almoço será ao meio-dia" – a linha divisória entre a manhã e a tarde e, depois, entre o fim de um dia e o começo de um dia novo. O 12 unifica o espectro do tempo. Para o fígado, o número que fecha o conjunto é o 9. É ele o número que reside na estrutura essencial das células hepáticas. O número 9 traz em si as responsabilidades do fígado: renovação celular (número 3), a capacidade de sustentar a vida (número 6) e a sensação de completude da rocha (o número 9 em si). O começo, o meio e o fim, a essência da vida humana, residem dentro do fígado. Como o número 12 em um mostrador de relógio, o 9 é o número que unifica o fígado.

O fígado contém informações acumuladas por muitas gerações passadas e transmite essas informações a cada nova geração. Isso é positivo, considerando que o fígado também transmite venenos e patógenos. O fígado de nossos filhos e netos irá conter informações armazenadas por nossos pais, avós, bisavós e gerações ainda mais distantes em nossa árvore genealógica. Isso significa que, se conseguimos às vezes enganar o cérebro e o coração, não conseguimos jamais enganar o fígado. Ele é imune às loucuras humanas por causa dos dados que leva em si, os quais revelam os erros de muitas gerações. Em essência, o fígado vive para sempre.

Sua capacidade de renovação é mais profunda que a de qualquer outra parte do corpo – e isso equilibra o fato de ele não ser capaz de renovar-se inteiramente, como acontece com algumas partes. Isso ocorre porque o fígado, seu ardoroso protetor, pode acumular cicatrizes e lesões com o tempo, tendo suas células destruídas por patógenos e outras substâncias problemáticas. Como você já leu, nenhum fígado funciona a 100% de sua capacidade. Os danos que atingem o fígado em razão da negligência e dos mal-entendidos são diferentes dos ocorridos em qualquer outra parte do corpo. Embora o tecido hepático danificado ainda possa funcionar de forma limitada e seja capaz de renovar-se em parte, o fígado é incapaz de renovar boa parte de seu tecido severamente danificado – isso quando é capaz de renová-lo mesmo que somente um pouco – se seu dono não estiver trabalhando ativamente para isso. É esse fato que causa a ressonância do número 9 e dá ao fígado essa qualidade pesada e rochosa que o habilita a manter-se imóvel enquanto o tempo passa.

A parte profunda tem a ver com a capacidade exclusiva do fígado de renovar suas partes boas de acordo com um cronograma específico, a fim de sustentar a vida. O estado físico em que você se encontra, os recursos de seu corpo, sua carga de toxinas e assim por diante, abarcando toda a lista de fatores que mencionamos no começo desta seção: tudo isso promove ou impede a renovação em outras partes do corpo. No caso do fígado, a renovação acontece e ponto final. É algo tão certo quanto seu aniversário, que cai no mesmo dia a cada ano: o fígado renova por completo todas as suas células saudáveis a cada nove anos.

Essa renovação não é constante, contínua e cotidiana, embora alguma renovação celular possa ocorrer com constância. O fígado vai se renovando em terços ao longo desses nove anos. Em geral, é nos três meses antes do fim de um período de três anos que a renovação se acelera e o fígado se dedica a uma substituição celular rápida e intensa. Nesses poucos meses, o fígado é capaz de regenerar um terço de suas células operantes. O mesmo acontecerá três anos depois: outro terço do fígado será renovado. Depois, ao se aproximar do total de nove anos, o terço final do fígado será renovado para aquele ciclo. O cronograma é o mesmo para todas as pessoas. Isso aconteceu pouco antes do nosso terceiro aniversário, depois do sexto, depois do nono; o ciclo então começou de novo, continuou e continuará pelo restante de nossa vida. Isso significa que, quando você é bom com o fígado perto desses aniversários especiais que são múltiplos de três, ele terá um auxílio especial para renovar sua própria vida. (Se você nasceu prematuro e ainda não plenamente desenvolvido, tem alguns meses que pode aproveitar depois de cada aniversário múltiplo de três.)

Um ponto muito importante: o fato de as células serem novas não significa que estejam limpas. Se as substâncias problemáticas não estiverem sendo extraídas entre esses aniversários, as novas células podem ser contaminadas pelas células e pelos venenos do passado. É assim que as toxinas passam décadas alojadas no fígado e, por isso, é essencial fazer a limpeza de elementos problemáticos, como vírus e metais pesados, de forma contínua ao longo de toda a vida. Como já dissemos, o cronograma de renovação celular não significa que as lesões e cicatrizes hepáticas irão desaparecer após nove anos, caso você não esteja trabalhando de modo ativo para curá-las. Por outro lado, se criar um estilo de vida propício para o fígado e fizer tudo de melhor para ele, usando os recursos deste livro, poderá ter a esperança de que esse ciclo de renovação devolva a vida aos tecidos lesionados.

Quando esses aniversários especiais se aproximarem, deixe que eles o lembrem de trabalhar um pouquinho mais pelo fígado. Quando estiver perto de fazer 27, 36, 48, 54, 60, 75, 81 ou 99 anos, ou em qualquer ano múltiplo de três antes, depois e entre esses, tente beber mais sucos verdes, comer um pouquinho menos de gordura, hidratar-se mais e consumir mais alimentos ricos em antioxidantes, como frutas. E, nesse meio-tempo, toda vez que realizar o Resgate do Fígado 3:6:9 ou a Manhã de Resgate do Fígado do Capítulo 38, estará ajudando a assegurar a possibilidade de suas células hepáticas substituírem-se da melhor maneira, para que você possa se sentir o melhor possível.

BILE BOVINA

Um tendência recente, baseada em um mito, consiste em pegar a bile de uma vaca, encapsulá-la e usá-la como suplemento para pessoas com problemas digestivos. A teoria parece correta, quase impecável. Temos dificuldades para decompor as gorduras e é possível que não estejamos produzindo bile em quantidade suficiente; não há dúvida de que o remédio mágico é a poderosa bile bovina, certo? Errado. Por que essa teoria é um mito? Porque o fígado humano não gosta disso. Se ele fosse capaz de falar bem alto na nossa língua, diria: "Pare de introduzir a bile de outra criatura dentro do nosso corpo. Chega!".

O consumo de bile bovina não resolve o problema da digestão fraca. Não resolve o fato de o fígado estar estagnado ou preguiçoso ou não ser capaz de produzir a própria bile em quantidade suficiente. Um dos direitos naturais do fígado é o de produzir e controlar os níveis de bile. Essa informação fica guardada dentro dele e faz com que ele se programe e reprograme a fim de estender ao máximo a sua vida. Tirar do fígado essa responsabilidade é como tirar de você o direito de escolher quanto comer. O que você pensaria se, já abarrotado de alimento, não tivesse o direito de impedir que mais alimentos lhe fossem colocados na boca? O que pensaria se fosse obrigado a mastigar e engolir, apesar de o estômago já estar cheio além de sua capacidade e a respiração já estar difícil? É mais ou menos isso o que acontece quando o fígado, enfraquecido pelas muitas razões expostas neste livro, já não é capaz de produzir bile em quantidade suficiente para quebrar as gorduras radicais das mais diversas fontes alimentares, sendo então obrigado a aceitar uma bile de origem estrangeira.

Por piores que sejam as consequências da baixa produção de bile pelo fígado, elas não são tão ruins ou nocivas quanto inserir no corpo a bile de uma outra fonte. Para o fígado, a bile bovina é como uma fonte alienígena e não "bioidêntica", mesmo que um laboratório a tenha considerado compatível o suficiente e lhe tenha dado esse rótulo. Esse laboratório não pesquisou nem descobriu as centenas de outros compostos químicos que existem na bile bovina e são estranhos ao nosso estômago, ao restante do nosso sistema digestório e ao nosso corpo em geral. Sempre devemos nos lembrar que, em todos os empreendimentos científicos, o financiamento só vai até o ponto que interessa. Em qualquer ramo da ciência, muito mais coisas seriam descobertas se houvesse mais financiamento. As viagens espaciais, por exemplo, estariam anos-luz à frente (por assim dizer) se o financiamento fosse infinito. Quanto mais recursos são destinados a um projeto científico, mais longe ele vai.

A bile não é exceção. A realidade é que ninguém vai investir centenas de milhões de dólares pesquisando a bile para descobrir quais compostos químicos na bile de outra espécie animal fazem mal aos seres humanos. Quais enzimas estranhas ainda não descobertas existem na bile de outro animal e são capazes de desestabilizar os sistemas endócrino, imunológico ou nervoso central do ser humano, ou produzir doenças, ou fazer mal ao fígado humano? Essas pesquisas, que poderiam nos proteger, não vão acontecer, pois não há dinheiro. A ciência sabe que a bile bovina é, pelo menos, a substância equivalente naquela espécie animal e contém sais minerais semelhantes, e isso é tudo de que precisa saber para poder comercializá-la. O que serve para uma vaca deve servir também para um ser humano.

A verdade é que a concentração da bile bovina é muito diferente da nossa – pois um animal muito maior naturalmente vai produzir uma bile muito mais forte – e, apesar disso, a concentração da bile permanece inexplorada. Só para isso seriam necessários milhões de dólares. A bile bovina também contém compostos químicos inexplorados que diferem dos compostos liberados pelo nosso fígado. Mas isso tampouco será descoberto e explorado, pois a medicina e a ciência ainda não compreendem plenamente nem mesmo a bile humana, que dirá a bovina.

Uma cápsula de bile bovina de fonte confiável, por menor que seja o comprimido, pode causar um choque no fígado. Se uma piscina passa uma semana com um grande número de pessoas nadando e urinando, com excesso de calor, excesso de chuva que dilui as substâncias químicas que a limpam, tendo já começado a semana com uma quantidade insuficiente de cloro, é certo que a agua ficará turva, não será potável e precisará ser limpa. Assim que um tratamento de choque com cloro é feito, ocorre uma explosão. É o mesmo tipo de choque que o fígado experimenta com uma aplicação de bile bovina. Quando o fígado se torna estagnado e preguiçoso, com uma imensa quantidade de metais pesados tóxicos, produtos farmacêuticos, solventes, perfumes, *spray* e tintura para cabelo, fumaça do motor a diesel dos caminhões que seguem à sua frente na estrada e muito mais, e então se joga no meio dessa mistura um comprimido de bile bovina, ocorre um pequeno choque.

Isso não ocorre porque a bile bovina elimine algo, como o cloro faz. O choque acontece porque a bile estranha rompe o equilíbrio que o fígado tenta manter a todo momento. Trata-se de um equilíbrio delicado que impede que o caos se torne crônico dentro de um fígado tóxico. É como se você estivesse trabalhando e tentando juntar cinco partes diferentes de um projeto; então, um novo funcionário é instruído a mexer em seus arquivos de computador para ajudá-lo. Quando você sabe o que está fazendo e está tentando coordenar muitas coisas, não precisa da "ajuda" de ninguém; tal coisa rouba o seu equilíbrio e o equilíbrio do projeto. É assim que o fígado se sente quando a bile bovina entra em cena – lá vem uma entidade invasora interromper um processo que está sendo coordenado pelo verdadeiro especialista. O equilíbrio do fígado se rompe.

O consumo de bile bovina revive uma antiga teoria surgida há séculos: se você tem um problema de rim, pode curá-lo comendo rim; comer cérebro cura o cérebro; comer coração cura o coração; comer o fígado de um animal cura o fígado; e assim por diante. Está na mesma categoria de medicina da Idade Média. Mesmo que fosse verdadeira a teoria de que a bile bovina é um substituto aceitável para a bile humana, haveria ainda outro obstáculo: saber a quantidade exata de bile bovina que se deve tomar. Não há como saber. Seria pura adivinhação, pois a medicina e a ciência não sabem sequer quanto de bile humana é necessário para cumprir a função que a bile deve cumprir. Repito: nossa própria bile e o papel que ela desempenha não foram ainda pesquisados o suficiente.

A bile bovina contém compostos químicos responsáveis por funções químicas que não ocorrem no corpo humano. Contém também aminoácidos não descobertos que não têm nada a fazer dentro do nosso corpo. Quando consumimos bile bovina, com todos esses extras que o corpo é incapaz de usar, os extras passam pelo estômago e pelo duodeno, são absorvidos pelo trato intestinal e percorrem a rodovia da corrente sanguínea seguindo direto rumo ao fígado, o qual precisa então processar o sangue cheio de uma bile estranha.

E o que há de mal nisso? Imagine o seu melhor amigo, de quem você gosta e em quem confia há anos. Vocês conhecem as histórias e os segredos um do outro; sabem tudo um do outro. Digamos que vocês estejam no carro e você decida parar diante de um café. Enquanto seu amigo corre para pegar café para os dois, você espera no carro. Digamos que a pessoa que volta ao carro, abre a porta, senta-se no banco do passageiro e lhe dá um copo de café seja uma pessoa completamente diferente, que finge ser o seu amigo. Que seja alguém que se parece muito com ele e fala como ele, parecendo ser seu confidente – mas de repente você nota que é uma pessoa estranha que nada sabe sobre quem você é, nada sabe sobre seus sonhos e suas perdas, suas aspirações, sua história de vida.

Além disso, o impostor tem um cheiro péssimo, um cheiro que você não consegue identificar. Não é como o odor corporal com que seu amigo às vezes sai da academia; é muito pior, misterioso e terrível. Isso o perturba tanto que você perde a capacidade de fazer o que sempre faz, pois está ocupado demais tentando descobrir se o cheiro representa uma ameaça ou não. Será tóxico? Nocivo? Terá você de fazer algo? Você decide então jogar o copo de café no lixo, expulsa essa pessoa do carro e sai dirigindo a toda velocidade. Enquanto segue pela rua, o cheiro permanece no carro e você procura entender o que acabou de acontecer.

Depois de entender a confusão, percebe que precisa voltar à cafeteria, onde encontra seu verdadeiro amigo esperando na calçada. "Onde você estava?", ele pergunta ao entrar no carro.

Quando é obrigado a absorver a bile bovina e seus compostos químicos que não existem no corpo humano, o fígado fica em posição semelhante à sua quando um impostor saiu da cafeteria. Quando o fígado absorve os extras da bile bovina para que eles não lhe façam mal, ele fica confuso. Ele já tem sua própria bile, que precisará reabsorver depois para proteger você. A bile bovina pode ser a gota-d'água para o fígado, que perde o foco daquilo que de fato precisa fazer: buscar seu verdadeiro amigo, a bile natural do seu corpo, que estava esperando na calçada.

Quando o fígado tem dificuldade para proteger sua própria bile, o que ele precisa não é de bile bovina, mas de um belo copo de suco de aipo que o ajudará a restaurar-se e recuperar-se. O fígado identifica os sais minerais adequados do suco de aipo e os acumula para poder produzir uma quantidade adequada de bile. Além disso, ele precisa de uma dieta de baixo teor de gordura. Quando um médico descobre que um paciente tem baixa produção de bile, em geral lhe oferece bile bovina para que o paciente possa continuar comendo gordura em abundância. Quase todas as pessoas passaram a vida inteira comendo gordura demais, entre queijos quentes, salada césar, pedaços de *pizza* e outras coisas. O erro popular consiste em imaginar que, tomando-se bile bovina, não será preciso moderar o consumo dessas coisas. A realidade é que os milhões de pessoas cuja produção de bile vem diminuindo precisam adotar dietas de baixo teor de gordura, mais parecidas com as refeições sugeridas no Capítulo 38 e as receitas do Capítulo 39, a fim de que o fígado seja aliviado do bombardeio normal de gordura que costuma ser chamada de "proteína". Com menos gordura, o fígado tem a oportunidade de desintoxicar-se e restaurar sua própria produção de bile. Uma vez que as dietas com alto teor de proteína estão na moda e que o mundo inteiro comete o erro de achar que uma dieta com alto teor de gordura é a opção mais saudável, as pessoas tomam bile bovina e comem mais gordura do que nunca, sem perceber que, com isso, o problema só piora.

COMER FÍGADO

A prática de comer fígado está viva e vai muito bem, por duas razões: (1) muita gente de fato aprecia o sabor do fígado e (2) há a antiga crença de que comer fígado faz bem, sobretudo para curar e fortalecer o próprio fígado e engrossar o sangue. As pessoas acrescentam fígado de peru aos recheios, fritam fígado de boi e frango para a família e consideram os fígados de pato e de ganso como iguarias, usando-os às vezes para fazer o popular *foie gras*.

Está longe de ser verdadeiro que comer fígado faz bem à saúde. Quando pensamos nisso à luz do que o fígado faz para o nosso corpo – o que ele faz e para que serve –, vemos com facilidade que se trata de uma ideia infeliz e errônea.

Em primeiro lugar, é de rara a quase impossível a possibilidade de encontrar um fígado realmente limpo e saudável no planeta Terra, seja ele humano ou animal. Se encontrássemos um fígado belo e saudável em um animal criado em um ambiente puro e limpo, ele ainda assim viria cheio de toxinas coletadas no corpo do próprio animal. As funções corpóreas normais criam toxinas que o fígado precisa então processar e armazenar. Embora seja fácil pensar que um urso ou um veado que vivia em uma floresta longínqua alimentando-se de caça, relva e outras plantas teria o fígado mais limpo possível, isso não é verdadeiro. Os animais selvagens vivem sempre em modo de luta ou fuga, o que significa que liberam constantemente a adrenalina produzida pela sensação de medo. Como conosco, o fígado deles deve agir como uma esponja que absorve todo excesso do hormônio do estresse.

No entanto, o fígado não é somente uma esponja de substâncias tóxicas. Em tese, parece que um dos grandes benefícios curativos de comer fígado é o quanto esse órgão é incrível em seu conjunto. Esse órgão glandular, impressionante e poderoso, contém e processa importantes enzimas, minerais, aminoácidos, antioxidantes e outras substâncias fitoquímicas – de modo que pode parecer muito lógico que o consumo de fígado possa nos ajudar. Lendo este livro e aprendendo sobre as milagrosas funções e os compostos químicos do fígado, você, a esta altura, talvez esteja se perguntando mais do que nunca: *Será que comer fígado me faria bem? Será que outro fígado não poderia fortalecer o meu próprio fígado?* A resposta é sim: talvez, supreendentemente ou não, você pudesse beneficiar-se. No entanto, isso não deve conduzir automaticamente à crença de que as pessoas precisam comer fígado, pois a questão tem outro lado. Os preciosos nutrientes que o fígado contém são como um tesouro imenso, composto de moedas raras de ouro, diamantes, esmeraldas e outras joias de valor inestimável, ocultas no fundo da terra. Você tem as ferramentas de que precisa para desenterrá-las, mas acima delas há uma outra coisa: resíduos nucleares radioativos. O mais provável é que você chegue à arca do tesouro, mas então terá pouco tempo para aproveitar aquelas pedras e aqueles metais preciosos – não conseguirá desfrutar da sua valiosa descoberta, pois ela virá mesclada de veneno. E essa é a realidade do que o fígado contém: tesouros e substâncias problemáticas. É como ganhar um tônico que nos permitiria viver para sempre, misturado com um veneno que nos tira a vida.

Enfrentamos o mesmo problema ocorrido com a suplementação com bile bovina: o que está contido no fígado do animal não será compatível com o corpo humano. As substâncias boas armazenadas no fígado de um animal não combinam com o modo como o nosso fígado funciona. O fígado dos animais produz e armazena enzimas de animais e substâncias químicas de assinatura animal, direcionadas para a identidade de cada espécie. Cada fígado é feito sob medida para o milagroso corpo físico de cada criatura específica. Os fígados não podem mudar de identidade e de rótulo, não podem ser reformados e utilizados pelo corpo humano. A exceção é a gordura. Se houver gordura no fígado de um animal, poderemos utilizá-la. O problema é que essa gordura provavelmente abriga uma abundância de venenos, pois as células adiposas do fígado armazenam toxinas. De tudo o mais que existe em um fígado animal, nosso fígado talvez possa usar alguns minerais ou, se tivermos sorte, alguns antioxidantes. Mas estes não são suficientes para equilibrar a carga tóxica. No fim das contas, seu fígado terá de processar e armazenar esses venenos, bem como os compostos químicos animais específicos e inutilizáveis, e isso contribuirá para a sobrecarga do órgão.

Se você quisesse as coisas boas que um fígado tem a oferecer, teria de comer um fígado humano, e não recomendo que o faça, é lógico! Além disso, quaisquer tesouros contidos em um fígado humano estariam soterrados sobre resíduos: um sem-número de metais pesados tóxicos, solventes, medicamentos, drogas lícitas e ilícitas, plásticos, substâncias químicas misteriosas, vírus, bactérias, radiação, DDT e seus primos (ou seja, todos os pesticidas, herbicidas e fungicidas) e coisas semelhantes. Haveria muito mais coisas ruins que coisas boas. Acredite: o canibalismo não valeria a pena.

Podemos até dar risada ao falar sobre canibalismo, mas a verdade é que uma das práticas comuns da medicina de 150 anos atrás consistia no consumo de partes do corpo humano sob diversas formas. A medicina alternativa da época era contrária a essa teoria convencional, para não mencionar o mercado ilegal da venda de cadáveres humanos, um dos lados obscuros da ciência no passado. Um dos métodos de consumo consistia em deixar ossos humanos de molho na água, criando um tônico semelhante ao caldo de mocotó feito com os ossos de animais hoje em dia. Outro consistia em comer pedaços de pele humana para curar uma doença de pele e comer partes de outros órgãos humanos para fortalecer esses órgãos em uma pessoa viva. Esse costume secreto nasceu da teoria medieval que examinamos quando falávamos da bile bovina: uma parte do corpo humano poderia ser curada pelo consumo da parte correspondente do corpo de um animal. É por isso que ainda trazemos conosco a crença de que comer fígado beneficiaria o nosso fígado. É por isso também que alguns suplementos atuais contêm pedacinhos de órgãos e glândulas de animais, na crença de que ajudarão nossos próprios órgãos e nossas glândulas. Esse pensamento já tem séculos e nunca curou ninguém; no entanto, sobrevive até os dias de hoje.

Para proteger-se, veja o que fazem os predadores que vivem na selva. Quando comem um animal que mataram, evitam comer o fígado. Esse é o último órgão que os animais consomem e, geralmente, é deixado para animais carniceiros e outros que estão à beira da morte por inanição. Os animais que são obrigados a comer o fígado acabam tendo de comer mais brotos e raízes na primavera, a fim de limpar seu próprio fígado das substâncias tóxicas consumidas. Esses comportamentos dos animais têm uma razão instintiva e inata. Também nós deveríamos seguir esse instinto.

LIMPEZA DO FÍGADO

A ideia de fazer uma limpeza do fígado é sempre tentadora, pois parece tratar-se de uma solução simples e perfeita para purificar o órgão. Mas há alguns detalhes. Essas limpezas são teorias que os homens produziram, pensando que funcionam para o fígado. No entanto, querer pensar em nome do fígado é como querer pensar em nome de outra pessoa. Você gostaria que alguém lhe dissesse o que pensar? Imagino que não, sobretudo se o assunto for específico e sensível e puder afetar de um jeito ou de outro o futuro da sua vida. No fim das contas – e, por mais que eu repita isso, jamais repetirei o suficiente –, toda limpeza forçada do fígado tem seu preço. Eu entendo que isso o irrite. Talvez você adore fazer limpeza do fígado, e respeito isso. No entanto, estou aqui para orientá-lo. Essa é a tarefa que me cabe: cuidar de você.

Se você tem feito a limpeza do fígado, isso não é o fim do mundo. O que você precisa saber é que o fígado tem uma existência própria que nós não controlamos. Tem seu próprio ritmo. Se o seu chefe o mantivesse trabalhando até meia-noite quando você tinha de ter saído às cinco para pegar sua filha no ensaio da banda, isso não agradaria você, correto? E se estivesse descansando normalmente no domingo e de repente fosse obrigado a deixar a rosquinha no prato, parar de fazer panquecas para sua família, vestir-se e correr para o trabalho enquanto as outras pessoas saem para passear – e depois não pudesse sair de lá até terminar o projeto, mesmo que para isso tivesse de ficar até às duas da manhã – isso não combinaria muito bem com o que você quer da vida, não é mesmo? Digamos ainda que, enquanto fosse forçado a adotar esse cronograma imprevisto, também tivesse de produzir uma grande quantidade de trabalho por hora, mais do que jamais produzira em sua carreira. Isso o lembra de algo? Por acaso isso não se parece com uma limpeza do fígado, a qual o obriga a limpar-se segundo um cronograma artificial e contra a sua vontade, enquanto você vai no banheiro de hora em hora à procura de supostas pedrinhas do fígado, que são falsas? (Daqui a pouco falaremos mais sobre as pedrinhas do fígado.)

Há vários métodos de limpeza do fígado. Alguns têm por objeto somente o fígado; outros, o fígado e a vesícula. Alguns só visam à vesícula. Todos são traficantes do fígado. Quando você tem um filho e ele começa a crescer, qual é um dos seus maiores medos? Que seu filho se encontre com um traficante de drogas, certo? Não queremos que a vontade e o potencial da criança sejam dominados por uma força que não visa aos seus melhores interesses. É esse mesmo sentimento de proteção que devemos ter para com nosso fígado.

Para limpar muito mais o fígado e a vesícula, é melhor nadar a favor da corrente e não contra ela. Se você tentar nadar contra a corrente, aplicando processos desequilibrados de limpeza e lavagem, o fígado lhe passará a perna toda vez. Você acha que é mais esperto que o fígado? De jeito nenhum. Isso nunca acontecerá. Não que você não seja uma pessoa inteligente – não estou tentando abalar sua autoconfiança. O fato é que ninguém é mais esperto que o próprio fígado. O fígado não nos deixa trapacear em nada e não pode ser controlado. É, sozinho, um programador, um conselho de especialistas. Quando você o obriga a trabalhar mais, ele trabalha menos. Se o empurra um pouco mais, trabalha ainda menos. Se continuar empurrando, ele se desliga e começa a trabalhar em segundo plano, esperando que você pare de atrapalhá-lo. Ele para de se limpar, a fim de tentar voltar à normalidade e buscar a homeostase. É só quando você para que ele respira e retoma o funcionamento normal. Isso o lembra de algo que acontece em sua própria vida? Você o leva além do limite e ele resiste e, por isso, você tem de tratá-lo com carinho e com jeito. Esse conceito se aplica em muitas situações.

O fígado contém informações antigas, de antes de você nascer. Lembre-se: ele também contém dados sobre sua vida dos quais você não se lembra. Pressente todos os seus truques, pois já teve de salvá-lo dos mais diversos perigos – como naquela vez em que você engoliu um *cheeseburguer* gorduroso ou bebeu um litro de cerveja em uma festa da faculdade. Ele usa essa memória para proteger você. Sabe se tem se comportado bem ou mal e sabe se tentou lavar uma grande quantidade de toxinas de uma só vez. A mente humana pensa: *tire tudo de uma vez*. Pensamos que essas limpezas eliminam todas as toxinas pelo trato intestinal e pelos rins, de modo que tudo acaba indo para o vaso sanitário.

O fígado é mais esperto. Quando a limpeza é mal feita e obriga o fígado a trabalhar contra a sua vontade, as toxinas acabam entrando na corrente sanguínea. Embora não saibamos, o fígado sabe que a entrada de tantos venenos no sangue de uma só vez põe em risco direto o cérebro e o coração. Uma enxurrada de detritos e toxinas na direção das válvulas e dos ventrículos cardíacos não é, para o fígado, a imagem de uma viagem ideal de férias. Isso pode causar taquicardia, estresse cardíaco, inflamação, alta de adrenalina e confusão elétrica no coração, tudo isso enquanto estamos ocupados procurando pedrinhas do fígado no vaso sanitário.

Essas pedrinhas, aliás, não são pedras de maneira alguma. São glóbulos de gordura formados pelo óleo consumido na limpeza. O excesso de azeite de oliva no cólon se coagula e forma bolinhas gelatinosas, as quais são então expelidas e, sinto dizer, confundidas com pedras em muitos casos. Espero que isso não o aborreça, leitora ou leitor. Você merece saber a verdade: as "pedras" são apenas sinais de que seu corpo está tentando protegê-lo contra todo aquele óleo. (Veja também o próximo mito.)

Vamos falar ainda um pouquinho sobre a limpeza da vesícula. No Capítulo 34, vimos que as limpezas feitas com óleo também não são as melhores práticas para remover pedras da vesícula. Muitas vezes, no decorrer dos anos, vi pessoas empurrarem as pedras da vesícula para os dutos biliares, o que exige uma cirurgia de emergência. Há um método melhor para eliminar as pedras da vesícula, como já discutimos: dissolvê-las.

E há um método melhor para limpar o fígado, um método que trabalha a favor dele e não contra ele e acaba sendo mais eficaz quer qualquer protocolo criado pelo ser humano – vamos falar disso no Capítulo 38.

PEDRAS NO FÍGADO

Talvez você já tenha ouvido falar que o fígado produz suas próprias pedras, mas isso não é possível. Há casos em que o duto que sai da vesícula para o trato intestinal fica cheio de pedrinhas, mas elas são produzidas na vesícula e nada têm a ver com a teoria errônea das pedras no fígado. Em nenhum caso os dutos hepáticos dentro do fígado ficam entupidos por causa de pedras – as chamadas "pedras no fígado" –, porque o fígado não passa pedras já formadas pelos dutos que levam bile à vesícula biliar. O fígado é quente demais para que pedras se formem dentro dele; as pedras se formam na própria vesícula por meio do processo que examinamos no Capítulo 32, com toxinas e venenos que passam do fígado quente para a vesícula fria.

Na verdade, o calor do fígado é um mecanismo que o protege contra a formação de pedras, sejam elas duras ou macias. Caso pedras fossem formadas dentro dele, o fígado não seria capaz de expeli-las com a bile. Os dutos hepáticos que levam a bile não são tão grandes quanto as pessoas pensam. Só um cirurgião especializado na dissecação do sistema dos dutos biliares no fígado humano poderia ter uma ideia de como eles são finos; não comportam a passagem de pedras, muito menos das pedras grandes que as pessoas creem poder eliminar em um processo de limpeza. O fígado tampouco pode expelir uma pedra por uma veia hepática, pois isso causaria instantaneamente uma trombose ou um infarto. Não há meio pelo qual o fígado possa expelir uma pedra que acabe sendo eliminada com as fezes. Caso de fato houvesse pedras formadas no fígado, elas ficariam presas nos dutos hepáticos, e as pessoas cujo fígado está doente ou intoxicado se encontrariam em total agonia. Os hospitais estariam cheios de milhares de pessoas pedindo cirurgias de emergência para remover pedras no fígado – e haveria um método popular para fazer essa cirurgia, pois a cirurgia é a área em que a medicina moderna mais se destaca. Essa cirurgia seria tão comum quanto a de remoção de cálculos renais, se não mais.

Quando alguém faz uma limpeza do fígado e vê "pedras" no vaso sanitário, essas "pedras" na verdade são restos de alimentos e outros detritos do trato intestinal misturados com o óleo usado na limpeza. Mas e as pessoas que adotam métodos de limpeza do fígado que não usam azeite de oliva em excesso ou, às vezes, não usam óleo algum? Ora, ainda haverá pedacinhos de alimento soltando-se das paredes intestinais e misturando-se com as grandes quantidades de misturas de ervas ingeridas no processo de limpeza, e esses fragmentos podem ser expelidos com o muco do trato digestório, de modo que, ao olhar para o vaso sanitário, você pode ter a impressão de estar vendo pedras do fígado quando na verdade não se trata disso.

A tendência de limpeza das pedras no fígado ganhou vida própria, embora muitos profissionais de cura não tenham ideia de como o fígado de fato funciona. Ninguém é perfeito, nem mesmo os profissionais de cura; todos nós cometemos erros. O segredo está em levantar-se, sacudir a poeira e dar a volta por cima. Não tenha medo de deixar para trás algo que estava errado, mesmo que já tenha acreditado nisso.

INTOLERÂNCIA À FRUTOSE

Quem acredita no mito da intolerância à frutose e nos problemas de absorção da frutose acaba impedindo a cura do próprio fígado. A confusão em torno da intolerância à frutose tem tudo a ver com o fígado. Quanto mais tóxico o fígado, mais alguém pode ter a impressão de ter intolerância à frutose, quando na realidade isso não acontece de modo algum. A lactose (o açúcar do leite) e a frutose são completamente diferentes. Os vírus e as bactérias em todo o corpo, por exemplo, banqueteiam-se com a lactose dos laticínios – como fazem também com o glúten. Quando alguém tem uma alta carga bacteriana ou viral não diagnosticada e esses patógenos se alimentam de glúten, essa pessoa pode acabar recebendo o diagnóstico de algum problema intestinal, como doença celíaca. Esta, no entanto, nada tem a ver com um ataque do corpo a si mesmo; são patógenos que atacam o corpo. A lactose do leite e dos laticínios também alimenta os patógenos e, com isso, doenças e sintomas de todo tipo podem piorar.

O fato de a atividade bacteriana ou viral no seu corpo poder torná-lo intolerante ao glúten ou à lactose não significa que você possa ser intolerante à frutose. A frutose não deve ser associada à lactose pelo simples fato de tratar-se de tipos de açúcar. A frutose não alimenta patógenos. Não há nenhum exame de laboratório capaz de isolar a frutose e saber exatamente o que ela faz (de negativo ou de positivo) dentro do corpo. Os supostos exames de intolerância à frutose nunca foram e provavelmente nunca serão precisos, pois se escoram em um sistema de crenças que tem preconceito contra as frutas. O rótulo de "intolerante à frutose" faz parte do movimento contrário aos carboidratos saudáveis e às frutas, que proíbe às pessoas os alimentos que mais poderiam ajudá-las a se curar de doenças crônicas.

O fígado precisa desesperadamente do açúcar das frutas para restaurar-se e defender-se de patógenos. Pelo fato de as frutas terem alto poder purificador, quem as consome é capaz de limpar-se e desintoxicar-se mais do que faria com qualquer outro alimento, e isso conduz a um engano comum nas avaliações de intolerância à frutose. Muitos portadores de doenças crônicas, cujo fígado encontra-se preguiçoso, estagnado e doente, apresenta reações leves ou mais severas quando começa a desintoxicar-se. Uma única maçã é capaz de limpar o fígado de maneiras inimagináveis, e a saída dos venenos pode causar reações e sintomas de desintoxicação que confundem tanto o paciente quanto o médico, sobretudo quando a dieta global não favorece a limpeza.

Quase todos os profissionais de saúde que caem no conto da intolerância à frutose também acreditam em uma dieta com alto teor de gordura, independentemente do nome ou da marca da moda que acompanhe tal dieta. Até as dietas de eliminação – em que são feitos experimentos de consumo de certos alimentos para ver se causam reação, de modo que a dieta pareça feita sob medida para cada pessoa – têm alto teor de gordura. Com uma dieta gorda, o sangue e o fígado permanecem tóxicos; quando uma pessoa come frutas, que limpam e desintoxicam o fígado, esses venenos não têm para onde ir, pois o sangue está cheio de gordura e toxinas. As reações resultantes são sempre rotuladas de intolerância à frutose ou problemas de absorção de frutose, afastando as pessoas do que poderia ajudá-las de fato. Elas só conseguem um alívio temporário dos sintomas, não uma cura de longo prazo.

Outra causa do que as pessoas acreditam ser intolerância à frutose é a resistência à insulina, sobre a qual lemos no Capítulo 2, "O Fígado Adaptogênico", e no Capítulo 15, "Diabetes e Desequilíbrio de Glicose no Sangue". Quando alguém não compreende que a resistência à insulina decorre do excesso de gordura no sangue e de um fígado tóxico e estagnado, quem pode acabar levando a culpa é a intolerância à frutose.

Deve-se fazer uma distinção entre a intolerância à frutose, muitas vezes chamada de "intolerância hereditária à frutose", e os problemas de absorção da frutose. Nem o conceito nem os exames são precisos em ambos os casos. A intolerância hereditária, por exemplo, não tem nada de genética – o gene ALDOB e a deficiência da isoenzima aldolase B nada têm a ver com os sintomas que uma pessoa pode apresentar depois de comer um pedaço de fruta. Em primeiro lugar, a isoenzima aldolase B não está completamente ausente de nenhum organismo. Em segundo lugar, quando seu índice diminui, ela é apenas uma entre dezenas de outras enzimas e centenas de funções químicas (que não são sequer conhecidas ou levadas em conta pela medicina e pela ciência) cujo índice diminui quando o fígado não vai bem. Atribuindo excessiva importância à isoenzima aldolase B e atribuindo sua deficiência a problemas relacionados com a frutose, os especialistas caem na armadilha de não deixar os pacientes comerem aquele alimento que poderia devolver a saúde a um fígado estagnado e preguiçoso, o que, por sua vez, permitiria que a isoenzima aldolase B e todas as outras enzimas e funções químicas se recuperassem. A intolerância hereditária à frutose não passa de uma teoria – e é por isso que a estamos mencionando neste capítulo sobre os mitos. (Aliás, é mínima a proporção de pessoas que de fato apresenta reações ao comer frutas; as reações ao açúcar e a adoçantes são muito mais comuns.) Os sintomas que parecem provir do consumo de frutas têm tudo a ver com uma intolerância à gordura, a qual, por sua vez, é produzida por um fígado problemático. A intolerância hereditária à frutose é um engodo que tem por objetivo fazer-nos pensar que o problema são os açúcares das frutas, enquanto as indústrias promovem as gorduras. Lembre-se: tudo que não é entendido é atribuído aos genes, e quem segue por esse caminho acaba deixando de lado a própria solução que poderia ajudá-lo a curar o fígado e a livrar-se de todos os seus sintomas.

No caso dos problemas de absorção da frutose, os especialistas acreditam que um exame é capaz de detectar o excesso de frutose no organismo, o que significa que determinada pessoa seria incapaz de absorvê-la. O que não compreendem é que o verdadeiro problema é um trato intestinal cheio de gorduras rançosas que não estão sendo decompostas por um fígado fraco, preguiçoso, estagnado, disfuncional, doente e provavelmente pré-gorduroso, que não está recebendo a atenção de que precisa. Quando um pedaço de fruta chega ao intestino e provoca uma reação no exame de problemas de absorção da frutose, isso ocorre tanto porque o açúcar da fruta não tinha para onde ir – uma vez que o trato digestório está revestido internamente de gorduras pútridas e endurecidas – quanto porque a fruta está tentando limpar o intestino e curar o fígado. Os profissionais de saúde vão interpretar o resultado do exame dizendo que as frutas não fazem bem a essa pessoa e vão recomendar o consumo de muita proteína animal como principal fonte de calorias – justamente o fator que fez baixar, ao longo dos anos, as reservas de bile dessa pessoa, fazendo com que as gorduras ficassem rançosas e grudassem no revestimento interno dos seus intestinos delgado e grosso.

Se os indivíduos reduzissem seu consumo de gordura e diminuíssem a relação gordura-sangue, não apresentariam mais sintomas ao comer frutas nem obteriam resultados positivos nos exames de problemas de absorção da frutose – isso porque desde o começo nunca houve intolerância à frutose ou problemas de absorção da frutose. O fígado dessas pessoas começaria a curar-se, fortalecer-se e funcionar melhor; as frutas as beneficiariam ainda mais; e elas começariam a melhorar independentemente de qualquer diagnóstico de intolerância hereditária à frutose ou problemas de absorção de frutose. Aqueles que inventam dietas de alto teor de gordura estão começando a perceber a verdade de que a incorporação de mais alimentos de origem vegetal fornece melhores resultados, e o teor de gordura dessas dietas com nomes pomposos está começando a diminuir. O próximo passo da cura só ocorrerá quando as pessoas perderem o medo das frutas e começarem a comer, a cada dia, mais que apenas uma maçã e uma porçãozinha de frutas vermelhas.

PREOCUPAÇÕES RELACIONADAS À LECITINA

Outra tendência popular em ascensão é a ideia de que certos alimentos têm alto teor de lecitina e, por isso, têm efeito negativo sobre a saúde. É preciso compreender que há décadas existem pessoas portadoras de doenças crônicas e que isso continuará acontecendo ainda por décadas. Quando alguém sabe o que há de errado com seu corpo, sabe a causa de um sintoma ou de uma doença e sabe como obter a cura – então a cura é possível. Por décadas, foi isso o que vi acontecer com dezenas de milhares de pessoas: elas recuperaram a saúde, mesmo após sofrerem de doenças terríveis. Essas recuperações não tiveram nenhuma ligação com as preocupações relacionadas à lecitina.

Há quem viva em uma redoma, dentro da qual impera a crença de que ninguém conseguia se curar antes de a moda da lecitina começar. Os promotores da literatura e dos estudos sobre lecitina nada sabem sobre milhares e milhares de pessoas que se curaram sem precisar de suas informações errôneas – é como se ignorassem a cura de muitos porque ela não se encaixa em suas crenças. Fingem que ninguém jamais se curou de doenças crônicas para poderem construir o império da lecitina.

Trata-se de um exemplo clássico de ignorância letrada. O problema das preocupações relacionadas à lecitina é que elas eliminam alimentos que poderiam combater os vírus e outros patógenos que de fato causam sintomas e doenças no corpo das pessoas. Os líderes da lecitina não conhecem esses patógenos ou não conhecem o papel deles como causas de doenças, como o fato de o vírus Epstein-Barr ser a verdadeira causa da artrite reumatoide. Preferem pensar que as batatas causam a artrite reumatoide, em vez de pesquisar e descobrir a verdade de que um aminoácido presente na batata, a L-lisina, impede que o EBV cause essa doença. Creem ainda que as "doenças autoimunes" acontecem quando o sistema imunológico ataca as células do próprio corpo e as destrói. Por não compreenderem que essa teoria é errônea, tudo o que lhes resta é pôr a culpa de tudo nas lecitinas, na crença de que as lecitinas são problemáticas porque supostamente confundem o corpo e o fazem voltar-se contra si mesmo. Enquanto isso, eliminam os alimentos que poderiam nos curar, como frutas e certas hortaliças, raízes e tubérculos, levando-nos a comer mais gorduras e fazer mal ao nosso fígado.

As lecitinas presentes nas frutas e hortaliças não nos fazem mal. Não deixe que ninguém o confunda e o leve a pensar que as lecitinas são semelhantes aos alcaloides tóxicos produzidos como mecanismo de defesa por certas plantas silvestres que não foram feitas para ser comidas pelo ser humano. São os brotos, ramos e outras plantas que, quando mordidos por um veado, produzem alcaloides superficiais que repelem tanto esse veado quanto outros animais e insetos, impedindo-os de causar ainda mais dano. Já não ingerimos esses alimentos, pois sabemos que são tóxicos para nós – e não são as lecitinas que os tornam problemáticos. As frutas e hortaliças domésticas, bem como as plantas silvestres que sabemos serem comestíveis, enquadram-se em uma categoria totalmente diferente, mas vêm sendo classificadas com as plantas problemáticas que contêm alcaloides. Repito: as lecitinas presentes nos alimentos que ingerimos não fazem mal.

Há certas proteínas que não ocorrem em frutas e hortaliças, mas sim em alimentos como leite e laticínios, ovos e certos cereais, o trigo inclusive, que de fato alimentam os patógenos e causam inflamação. A lecitina, no entanto, não é uma delas. Como veremos no Capítulo 36, "Substâncias Problemáticas para o Fígado", vale a pena tomar cuidado com leite e laticínios, ovos e alguns cereais. O leite, os laticínios, os ovos e alguns cereais contêm dezenas de proteínas e outros compostos que os especialistas poderiam estudar a fim de aliviar as doenças crônicas, mas eles preferem apontar como culpada a única que não é problemática: a lecitina. É irônico. Você deve, sim, ter cuidado com alimentos ricos em glúten, mas não precisa de maneira alguma se preocupar com batatas e tomates frescos e maduros – já vi pessoas muito doentes serem curadas por esses alimentos. Em época recente, inclusive, vi a batata salvar algumas vidas.

Cuidado com o preconceito contra as lecitinas; não aceite tal coisa. Esse erro da moda vai continuar criando confusão no que se refere à cura. É mais uma campanha contra as frutas, mais um plano preconceituoso cujo objetivo é impedir você de comer as frutas que curam seu fígado e seu corpo, mais uma desculpa que a medicina e a ciência invocam para ocultar sua ignorância da causa das doenças crônicas. Não deixe que isso impeça você e seus filhos de consumir aquilo de que precisam para se curar.

VINAGRE DE MAÇÃ

O vinagre de maçã vem sendo aclamado ultimamente por ser bom para o estômago e o restante do trato digestório. Pensa-se que ele cria alcalinidade no intestino, estabiliza o refluxo gastroesofágico e ajuda a reduzir o estufamento abdominal. Vem recebendo ainda mais elogios por limpar a vesícula e o fígado.

A maçã em si mesma é um milagre. É ótima para a digestão: reúne e elimina bactérias, parasitas, vírus e fungos de todo o intestino. Cria um ambiente alcalino estável onde for necessário. Também ajuda a curar a diverticulite e reduzir a inflamação no estômago e no trato intestinal. A maçã tem um poder incrível de limpar e curar a vesícula e o fígado. Não somente os desintoxica, extraindo cuidadosamente os sedimentos desses órgãos, como também ajuda a dissolver as pedras na vesícula. Mas lembre-se de que estamos falando da maçã em si, não do vinagre de maçã, feito a partir do suco fermentado da fruta. A sidra, ou o suco fermentado de maçã, também é muito boa para tudo o que dissemos acima, mas não o *vinagre* de sidra. O suco de maçã sem fermentar é muito bom para tudo isso, mas não o vinagre feito com esse suco. O molho de maçã é bom, mas não o vinagre. Não é o vinagre de maçã, mas a própria maçã, que cria alcalinidade e limpa o organismo.

Conhece o ditado "deve-se aceitar o mal junto com o bem"? No geral, ele se refere ao fato de sabermos que a vida tem altos e baixos e que, por mais que nossa situação esteja ruim, o bem que vivemos e ainda viveremos é suficiente para compensá-la. Ou é meio a meio ou, de preferência, o bem é ainda mais abundante que o mal. É por isso que esse ponto de vista é positivo: por mais que o bem venha acompanhado de mal, no mínimo os dois saem empatados. No caso do vinagre de maçã, existe algum bem e muito mal, e a coisa não fica em 50% para cada lado. O bem que nele há são aminoácidos, minerais, substâncias fitoquímicas e outros nutrientes das maçãs usadas para fazê-lo – desde que o vinagre tenha sido fermentado de modo adequado e contenha a "matriz", ou seja, microrganismos vivos. Nesse caso, ele pelo menos fornece alguma nutrição, embora a "matriz" viva não vá continuar viva por muito tempo depois de entrar no estômago. Até o mais brando ácido clorídrico pode matar esses microrganismos.

Para quem gosta de vinagre, o de maçã é o mais saudável de todos. Se você não sobrevive sem pingar algum vinagre na salada, escolha o de maçã. Se eu sei que ele é o melhor vinagre e adoro as maçãs por todo o bem que nos fazem, por que não defendo o uso do vinagre de maçã? A razão pela qual não me dou bem com o vinagre de maçã é a mesma pela qual todos se dão mal com qualquer vinagre, quer o saibam, quer não: se há uma coisa que nosso fígado detesta é o vinagre. Se o fígado pudesse falar, ele bradaria isso aos céus. O fígado detesta vinagre tanto quanto detesta álcool. O álcool vai aos poucos deixando o fígado bêbado e disfuncional. O vinagre lhe faz mal de um jeito diferente. As células do fígado lutam para permanecer equilibradas e manter seu desempenho enquanto lutam para obter oxigênio, pois o vinagre, como um ladrão na noite, rouba oxigênio da corrente sanguínea e do fígado.

Certas pessoas dizem que o vinagre de maçã cura dor de garganta, mas um número muito maior fica com dor de garganta por causa do vinagre de maçã. Algumas aliviam o inchaço abdominal com vinagre de maçã, mas em muitas outras ele deixa o abdômen inchado. Algumas aliviam o refluxo gastroesofágico com esse vinagre, mas em um número muito maior ele causa o pior refluxo que já tiveram. Certas pessoas aliviam a dor na vesícula com o vinagre de maçã, mas em muitas outras ele provoca ataques de dor na vesícula. Além disso, o mal é maior que o bem mesmo quando parece que o vinagre de maçã ajuda a resolver um problema. Isso acontece porque, sem que ninguém veja, é o fígado que está pagando o preço.

Em essência, quando consumimos vinagre, o fígado tem de lutar para não virar uma conserva. Ora, é preciso vinagre e sal para fazer uma conserva. O vinagre de maçã puro e orgânico, com microrganismos vivos, em geral não contém acréscimo de sódio. No entanto, o sal acaba sendo acrescentado ao vinagre quando este entra na corrente sanguínea e no fígado. Para sobreviver, precisamos de certo nível de sódio no sangue, de modo que nosso sangue é levemente salgado, como um oceano vivo. (Parte do sódio chega nele por caminhos que ninguém conhece, como os sais minerais que obtemos pelo consumo dos alimentos corretos, como o aipo.) O fígado também armazena certa quantidade de sódio; uma de suas funções químicas é liberar sódio em época de necessidade, a fim de manter a corrente sanguínea devidamente abastecida desse mineral, ou seja, mesmo que não comamos sal com o vinagre, os órgãos, as glândulas e o sangue contêm sal em quantidade suficiente para misturar-se com o vinagre quando o consumimos. Em decorrência dessa reação entre vinagre e sódio, ocorre um processo de formação de conserva.

Talvez alguém diga não se tratar do mesmo processo que acontece quando preservamos uma hortaliça dentro de um pote para durar até o fim do inverno. Mesmo assim, é um processo de conservação que ocorre dentro do corpo. Comer uma salada temperada com vinagre de maçã não é a pior coisa que pode acontecer ao fígado. Mas o acúmulo é ruim. Se você usa vinagre de maçã em uma limpeza ou toma todo dia uma colher de sopa porque ele supostamente faz bem, o fígado será afetado a longo prazo pelo volume e acabará reagindo.

Antes de virar vinagre, a maçã era de neutra a alcalina. O ato de comer uma maçã pode levar o estômago e o trato intestinal a um nível superior de alcalinidade sem perturbar a zona de neutralização do estômago, ou seja, o processo de equilíbrio de pH que ele realiza em tudo o que nele entra antes que passe ao duodeno e ao restante do trato intestinal. (O estômago não contém um ambiente só; pode ser alcalino e, mesmo assim, conter um tipo muito forte de ácido clorídrico.) A maçã foi feita para entrar no estômago; foi um dos primeiros alimentos dados à humanidade para o consumo. É uma poderosa recompensa que o fígado recebe por seus trabalhos. Já aconteceu de você trabalhar duro em um projeto, tarefa, voluntariado, instituição de caridade ou na atividade vital de se manter vivo e, depois, recompensar-se com uma experiência que sabia que ia apreciar? Talvez tenha sido um dia de folga, uma ida à praia, um passeio no parque. Pois é: a maçã é a grande recompensa do fígado por todo o trabalho que ele faz.

Diferentemente da maçã, o vinagre de maçã (como todo vinagre) chega extremamente ácido ao estômago. O fígado precisa interceptá-lo imediatamente e usa todas as suas reservas na tentativa de alcalinizá-lo ou pelo menos neutralizá-lo. O vinagre reage, e sua natureza ácida é tão forte que o estômago perde a batalha várias vezes. Em vez de alcalinizar o intestino, ele faz o contrário. Enfraquece o ácido clorídrico, decompõe o suco gástrico e entra ainda ácido no duodeno. É, em essência, um ataque violento ao estômago e ao trato intestinal. No começo, enquanto o vinagre vai abrindo caminho pela tubulação gástrica, o fígado começa a ficar histérico. Logo em seguida, sofre um rápido ataque de acidose. Embora temporário, é suficiente para entorpecê-lo, como um amigo que lhe dá um tapa no rosto para tentar tirá-lo de algo que lhe parece um momento de histeria.

O vinagre de maçã só faz mal? De maneira alguma. Há coisas muitos piores por aí. No entanto, ele está longe de ser uma substância que limpa o fígado ou tonifica o intestino. Não é um alimento milagroso. O molho de maçã é milagroso para o fígado e a vesícula, mas o vinagre? Junto com outros vinagres tônicos, é um insulto ao fígado. Sei que há um movimento forte que encoraja o consumo de alimentos fermentados, e as pessoas gostam dessas comidas. No entanto, a verdade sobre essa questão nada tem a ver com o que você gosta nem com o que eu gosto. Tem a ver com o que o fígado gosta. O fígado tem necessidades. Você escreve uma lista de necessidades todos os dias? "Preciso fazer isso, comprar aquilo, ter aquilo outro." O fígado também tem uma lista assim, e os alimentos fermentados, o vinagre de maçã e qualquer outro tipo de vinagre não fazem parte dela. Assim como o fígado é uma espécie de armazém, também nós podemos colecionar várias coisas em nossa vida. Para impedir que as coisas comecem a vazar dos armários, procuramos rejeitar o que podemos antes mesmo de entrar em nossa casa: "Não preciso deste par de patins de gelo"; "Já tenho várias toalhas de praia, não preciso de mais uma"; "Não, obrigado, já tenho uma escova de dentes elétrica"; "Não preciso destas velas perfumadas, obrigado mesmo assim". Se o fígado pudesse recusar o vinagre de maçã dessa maneira, ele o faria. O fígado não precisa de vinagre de maçã.

Pelo menos, com a popularidade do vinagre de maçã, as pessoas começaram a pensar em maçã. Se o fígado pudesse falar, toda visita à loja de produtos naturais seria como um jogo de quente ou frio. Enquanto você fosse caminhando pelo corredor da loja, o fígado iria dizendo: "Está esquentando, está esquentando, o rótulo tem a palavra *maçã*. Essa parte está certa...". Quando você pegasse o frasco, ele gritaria: "Não! Chegou perto, mas não é isso. Tente de novo". E, quando estivesse passando pelas frutas e hortaliças, deixando de lado todas as frutas porque a sua dieta da moda, de alto teor de gordura, as proíbe, ele gritaria: "Pare! Pare! Pegue algumas maçãs!". Em todas as suas formas, com exceção da fermentada, a maçã é um verdadeiro milagre e uma usina de bem-estar.

Depois de tudo isso, se mesmo assim você ainda quiser consumir um pouco de vinagre de maçã, tudo bem. É o melhor de todos os vinagres. Um pouquinho aqui e ali ou como tempero em um prato especial, se você realmente estiver com vontade, não terá problema. Muita gente não o utiliza em grande quantidade, e como condimento é mais saudável que a maioria. Contém nutrientes por causa da maçã, graças a Deus. No que se refere a usar vinagre de maçã em grande quantidade para fazer limpeza do fígado, no entanto, você já sabe que isso é mito. Se o que você quer é curar o fígado, deixe para lá as doses de vinagre de maçã e use em seu lugar maçãs não fermentadas.

ENEMA COM CAFÉ

O enema, ou lavagem intestinal, com café é um antigo e popular remédio para o fígado, muito usado para tratar câncer do pâncreas, do cólon e outros tipos de câncer, assim como remédio geral de medicina alternativa para praticamente qualquer doença. O enema com café chegou a ser propagandeado como método de manutenção para que pessoas saudáveis permaneçam saudáveis. Além disso, sua popularidade já não se encontra restrita à medicina alternativa, tendo alcançado também a medicina convencional. Em tese, a função do enema com café é purgar as toxinas do fígado, deixando que o corpo se cure. Trata-se de uma tese perfeitamente razoável. A desintoxicação do fígado nos ajuda a nos curar.

É aí que começam os problemas. Para começar, o café é forte, violento, extremamente ácido, desidratante, adstringente e superestimulante. É uma droga. Lembre-se: ele pode viciar, e é por isso, em parte, que tanta gente se apegou a ele como tônico de enema para a cura. Todos esses problemas do café não chegam a afetar o indivíduo que gosta de uma *xícara* dessa bebida. O café entrar no estômago é muito diferente de entrar direto no cólon por meio de uma lavagem intestinal. Nosso estômago tem capacidade para lidar com esse tipo de substância. Certamente o café talvez não seja perfeito para nosso estômago. Ele tem a capacidade de estressar o ambiente estomacal – seu pH, seus índices de ácido clorídrico –, embora isso não seja um problema para as pessoas dotadas de boa tolerância estomacal. O café também pode atuar com violência junto ao sistema nervoso no caso das pessoas com sensibilidades, sintomas ou doenças neurológicas, como ansiedade, tremores, formigamentos, torpor dos membros, névoa mental, dores, insônia e perna inquieta, para mencionar apenas alguns exemplos. Muita gente nessa situação, bem como os que têm o estômago fraco, refluxo gastroesofágico, problemas de pâncreas ou de bexiga, bem como problemas digestivos como doença de Crohn, síndrome do intestino irritável e colite, descobriram que se sentem melhor quando ficam longe do café. Quem não tem problemas desse tipo pode apreciar o café, pois seu estômago é capaz de atuar como primeira linha de defesa.

O estômago deve ser a única via de entrada do café no corpo humano. Seu ambiente é controlado e contém sistemas integrados de proteção. Quando uma substância entra no estômago, soa um alarme que põe o pâncreas, o fígado e o trato intestinal em estado de prontidão. Quer se trate de uma lata de refrigerante, um copo de leite, um parasita que veio com a comida do restaurante ou uma xícara de café, a dispersão da substância é delegada de tal modo que, quando entra na corrente sanguínea, o pior já passou. Uma das capacidades milagrosas do estômago é a de equilibrar e neutralizar tudo o que nele entra. Como um submarino nas profundezas do oceano do seu corpo, seu primeiro objetivo é proteger seus próprios sistemas. Tudo ali deve permanecer tranquilo, frio, comedido e organizado, para que não haja uma calamidade. No entanto, quando alimentos sólidos ou líquidos de qualquer tipo, bem como remédios, parasitas ou bactérias boas e más entram no trato intestinal pelo reto, a salvaguarda do estômago de nada serve. Uma coisa suave que entre nesse ambiente não representa uma ameaça. No entanto, uma substância forte como o café é bem diferente. Sua natureza ácida e seu efeito violento sobre o sistema nervoso é intenso demais para que o cólon seja capaz de cuidar do assunto sozinho.

Além disso, quando qualquer coisa tóxica ou violenta entra no corpo por essa via – quando não tem de passar pelos postos de controle do estômago –, o fígado de torna muito vulnerável. Para o fígado, o estômago é como um amigo que sempre o protege. O estômago sabe que o fígado também trabalha para suprir suas necessidades, de modo que a relação entre os dois é como uma relação familiar em que ambos se beneficiam. O fígado não foi feito para encarar ameaças ou golpes diretos. Quando isso acontece, ele aciona as adrenais de imediato para que produzam adrenalina como mecanismo de defesa, muito embora o fígado deteste o excesso de adrenalina, pois precisa absorvê-la a fim de proteger você. Mesmo assim, nessa situação, ele emprega a adrenalina como um destacamento de soldados armados com facas e armas de fogo, prontos para lutar.

O enema de café desencadeia esse fluxo de adrenalina. Esta, convocada pelo General Fígado, deve alertar o coração para a possibilidade de um problema. Isso talvez pareça exagerado, uma vez que um enema de café não pareça ser algo tão nocivo. Pela lógica, ele não é uma ameaça; parece um protocolo seguro. Quando comparado com outros protocolos da medicina que são de fato perigosos e inseguros, o enema de café quase desaparece. Essa, no entanto, é apenas a avaliação que a nossa mente faz. Quem manda dentro do corpo é o fígado, e ele vê o enema de café como um problema.

Ocorre um segundo surto de adrenalina, devido à cafeína do próprio café. Quando o café não passa pelo itinerário normal de estômago, duodeno e intestino delgado – no qual a cafeína seria absorvida da maneira correta, adequada e a mais suave possível, de modo que já estaria neutralizada ao entrar na corrente sanguínea e o coração estaria a salvo de sua violência –, mas entra no trato intestinal pelo reto, as adrenais são ativadas por outra razão: porque a própria cafeína é uma agressora. Ela entra imediatamente na corrente sanguínea, sem que possa ser abrandada pelo ácido clorídrico, os outros componentes do suco gástrico ou a bile.

Isso é algo com que as pessoas de sistema nervoso sensível e com problemas nas adrenais precisam tomar cuidado. A cafeína em si já é um problema para essa gente. Sei que existem pessoas que sofrem de ansiedade e não sabem que o café a piora, então vão com frequência à cafeteria e pedem seu café predileto, enquanto controlam a ansiedade com medicamentos calmantes. Também há muita gente que não sabe que o café as deixa irritadas. Para esses dois grupos, o café aplicado em um enema pode desencadear ou piorar os sintomas de ansiedade. Muitos médicos – profissionais amorosos e cuidadosos que não têm culpa por esse erro – são ensinados a dizer que experiências como essas são sintomas de desintoxicação. A verdade é que a adrenalina e a cafeína de um enema de café podem ser fortes demais para o corpo, pois o sistema digestório é como um segundo sistema nervoso.

Para os que ainda se perguntam se, independentemente de tudo isso, o fígado chega a se limpar com um enema de café, a resposta é que, embora esse enema possa obrigar o fígado a purificar-se um pouquinho, o fato é que ocorre um efeito bumerangue. Em vez de os venenos que saem do fígado serem levados para fora do corpo, eles inevitavelmente retornam ao fígado porque não estão sendo expelidos de maneira segura; o fígado envia compostos químicos pela corrente sanguínea para tentar capturar e apreender o maior número possível de toxinas, a fim de proteger o cérebro e o coração. A adrenalina cuja produção foi pedida pelo próprio fígado, bem como a desencadeada pela presença de cafeína, circula rapidamente e é também absorvida pelo fígado, ou seja, ao fim de um enema de café é possível que o fígado esteja mais intoxicado do que estava no começo.

O fígado não gosta de ser forçado a se limpar. Por isso, quando o café entra diretamente no cólon, o fígado pode quase parar de funcionar, diminuindo sua potência por um tempo no intuito de preparar-se para funcionar em dobro depois de alguns segundos ou minutos, quando precisará trabalhar a todo vapor para lidar com os ataques da adrenalina e dos venenos.

Um enema pode ter forte efeito desintoxicante para o fígado quando, em vez de café, for feito com um pouco de sumo de limão recém-misturado com água destilada ou água tratada por osmose reversa. Esses dois tipos de água não oferecem minerais a quem os bebe; no enema, no entanto, expulsam as impurezas, e o sumo de limão fresco aumenta a eficácia da água. Esse tipo de enema é mais eficaz que o de café porque não obriga o fígado a solicitar a liberação de adrenalina e não contém cafeína, a qual libera ainda mais adrenalina. Mas se você não gosta de enema, não precisa fazer nenhum.

BETERRABA

A ideia de que beterraba faz bem ao fígado existe há muito tempo. A beterraba é considerada um alimento que cura o fígado e aumenta a quantidade de sangue. Mas será que a beterraba de fato faz bem? Sim, é um alimento poderoso e ajuda o fígado a se limpar e curar um pouquinho – desde que seja orgânica e tenha garantia de não ser geneticamente modificada, coisa difícil de encontrar hoje em dia por causa da polinização cruzada. A contaminação com pólen geneticamente modificado tornou problemáticos alimentos como o milho, e a mesma coisa aconteceu com as beterrabas plantadas para a produção de açúcar e corantes industriais e para serem enlatadas. A polinização cruzada vem se tornando tão problemática que até muitas beterrabas orgânicas vendidas frescas podem ter sido contaminadas ainda na semente. No entanto, essa não é a principal razão para se deixar de comer beterraba. A principal razão é que há coisas muito melhores para a saúde. A pitaia vermelha, por exemplo, que se encontra congelada ou em pó, é muito melhor para curar o fígado e aumentar a quantidade de sangue do que qualquer beterraba. Afinal, se você vai plantar ou comer algo por um motivo específico, por que não escolher logo o melhor? O mirtilo silvestre é muito melhor que a beterraba para limpar o fígado, e os aspargos e a couve-de-bruxelas, idem. Até a maçã dá de dez a zero na beterraba.

Você não precisa parar de comer beterraba se não quiser, mas deve saber que não está comendo por causa do fígado. O que a beterraba orgânica e não geneticamente modificada oferece são vários minerais, vitaminas, antioxidantes e outras substâncias fitoquímicas, bem como a valiosa glicose, que pode ajudar a fornecer energia e cura ao corpo inteiro. (Mas cuidado com as beterrabas geneticamente modificadas, que são destrutivas.)

Ao mesmo tempo, há algo que você deve saber. Todos os automóveis normais têm quatro rodas e um motor, e pelo menos andam. Mesmo assim, você prefere andar em um carro velho? Ou prefere um carro com menos quilometragem, freios melhores, *airbags* que funcionam e as conveniências modernas com que nos acostumamos? Com os carros que temos hoje, você compraria um carro que não tem ar-condicionado nem vidros elétricos? Não, a menos que não tivesse opção ou colecionasse carros antigos – e a beterraba não é exatamente um clássico. Esse clássico seria a maçã. Então, se o que você quer é curar o fígado, por que não escolher a milagrosa maçã, cuja pectina ganha de longe dos benefícios da beterraba? E se quiser um modelo esporte – se come a beterraba em razão de sua cor forte – por que não escolher os pigmentos turbinados da pitaia vermelha e do mirtilo silvestre? Sei que a beterraba é vermelha, o sangue é vermelho e o fígado é avermelhado, mas isso não é por si só uma razão para comer beterraba com o intuito de fazer bem ao fígado. Os antioxidantes milagrosos da pitaia vermelha e do mirtilo silvestre, ainda não descobertos, saem ganhando. A mesma coisa se pode dizer das propriedades dos aspargos e da couve-de-bruxelas, que purificam o sangue, a linfa e o fígado: para de fato limpar este último, nada melhor que essa dupla. Se você gosta de comer as beterrabas que planta na horta, continue comendo. Há benefícios de cura que podem ser obtidos plantando-se beterrabas, arrancando-as da terra, tirando a terra, preparando as raízes e folhas e comendo-as; há até algo de majestoso em tudo isso.

Entendendo melhor o lugar que a beterraba ocupa no esquema geral dos alimentos curativos, agora você já está bem informado, assim como imagino que goste de estar bem informado quando vai escolher um carro. No fim, quem decide é você. O número de refeições que ainda vai fazer na vida é limitado. É você quem escolhe o que fará parte delas.

ÁGUA ALCALINA

Há alguns anos que a água alcalina vem sendo propagandeada como algo essencial para a manutenção da saúde. Alguns especialistas dizem que um pH de 9,5 é o mais adequado para as nossas necessidades. Será mesmo? Adequado a quais necessidades? As necessidades de uma teoria digestiva inventada pelo homem? As necessidades de todo um setor econômico de engarrafamento de água mineral? Nossa necessidade mental de sentir que estamos fazendo algo por nossa saúde?

E as necessidades do fígado onde ficam? São sempre elas que ignoramos. Vamos, então, dar ao fígado o que ele merece. Do que ele necessita? Será que uma água ionizada de pH altíssimo vai purificar nosso fígado? Infelizmente, não.

Não sou totalmente contra uma água altamente alcalina ou ionizada em pequenas doses, pois uma coisa é certa: o mais provável é que essa água seja pura e limpa. A menos que não passe de água de torneira jogada em uma garrafa com sabores naturais (glutamato monossódico) e vitaminas e eletrólitos baratos e industrializados (em essência, aquele sal de rocha barato que se joga nas estradas para que não fiquem escorregadias) e, por fim, um rótulo chamativo que atraia as pessoas para tomar essa bebida depois de treinar. No entanto, não estou fazendo um monólogo contra a água alcalina. Muitas empresas de água mineral têm boas intenções, ou pelo menos já tiveram. Existem excelentes sistemas de filtração e ionização no mercado e excelentes águas engarrafas, tudo de alta qualidade. E tudo isso é necessário.

Mas o meu assunto aqui é o fígado. Já vi e ouvi pessoas que bebem sua água alcalina com a intenção de curar o fígado. A verdade é que, quando a água alcalina entra no estômago, acontece algo que a medicina, a ciência, os médicos e os vendedores de água alcalina desconhecem. Um resumo: nenhum líquido deve sair do estômago antes de ter sido equilibrado, nivelado, neutralizado, decomposto e recomposto. O líquido é desmontado e novamente montado e reconstruído antes de seguir viagem pelo trato intestinal e rio abaixo pela corrente sanguínea até chegar ao fígado. Como sempre digo, mesmo daqui a séculos não saberemos, como sociedade, o que acontece com os alimentos e as bebidas quando entram no estômago. Fingimos que sabemos, mas não sabemos sequer a metade.

Infelizmente, você não é o melhor amigo e defensor de seu fígado. Embora o fígado seja nosso melhor amigo, nós não somos os melhores amigos dele. Como espécie, mostramos ao fígado que somos nós que mandamos. Comemos o que queremos e fazemos o que queremos, quer faça bem ou mal ao nosso corpo. Cada um de nós deveria um dia reconhecer as necessidades do nosso fígado, confiar nele e tentar se tornar seu melhor amigo, mesmo que ele ainda não confie em nós – pois o fígado humano não confia automaticamente na mente humana. Há séculos que traímos a confiança dele, e fizemos isso toda a nossa vida. Precisamos merecer o respeito do fígado. Aquele em quem o fígado realmente confia é o estômago; esse é o melhor amigo do fígado.

Quando uma água de alta alcalinidade entra no estômago, ele precisa parar tudo o que está fazendo. Você se lembra da época em que tinha de parar tudo e sair correndo – por causa de um telefonema, de um prazo apertado, de perceber que estava atrasado para uma reunião ou por não ter acordado com o despertador? É assim que o estômago se sente quando tem de diminuir o pH daquela água alcalina antes que ela possa ter utilidade para o corpo. Nós colocamos dentro do estômago o que nos parece bom, e depois ele faz os ajustes de acordo com o que realmente precisamos. Quando bebemos água ácida, o estômago também precisa ajustá-la. A água de torneira é bastante ácida, assim como águas engarrafadas que saíram de reservatórios e foram apenas filtradas. Seja qual for o desequilíbrio, muito embora se trate apenas de água, são necessárias a energia, as reservas e a mistura de sete ácidos do estômago, mais a força e as enzimas do pâncreas, para mudar a estrutura da água e reconduzi-la a um estado em que o estômago sinta que pode dispersá-la com segurança pelo resto do corpo, com os melhores resultados.

O que isso tem a ver com o fígado? Para começar, quando alguém bebe um grande volume de água ionizada e alcalinizada de alto pH de uma só vez, o mas provável é que o estômago não consiga cumprir seu dever. Não será capaz de segurar tamanha quantidade de água por muito tempo, até ser capaz de organizar a bagunça. A mesma coisa ocorre quando uma grande quantidade de água ácida é consumida de uma só vez. O estômago terá de abrir as comportas para ambos os tipos de água, sobretudo se determinada pessoa já sofre de algum tipo de problema intestinal – e qualquer problema intestinal já é, desde o começo, um problema do fígado e de baixa quantidade de ácido clorídrico. Assim, quando o excesso de água sai do estômago, o fígado entra em ação. Ele não culpa o estômago por não ter trabalhado; sabe quem é o responsável. Para auxiliar o sistema digestório, ele libera então uma bile diferente da normal, não feita para decompor gordura, mas sim para prender a água no intestino até que essa bile especial eleve sua acidez ou baixe sua alcalinidade em uma medida aceitável. É mais uma das funções químicas do fígado que ainda não foram descobertas.

Essa variedade especial de bile é feita de minerais, enzimas e complexas misturas de hormônios que o fígado guardava dentro de si havia muito tempo, com um composto químico que constitui uma película mucosa e pegajosa. O fígado usa suas reservas para produzir essa bile, e esse é um processo custoso de diminuição da agressividade da água que não faz bem nem ao fígado nem ao estômago, embora ajude você a compensar o erro que, inocentemente, acabou de cometer. Esse trabalho extra também significa que o fígado não gastará energia para limpeza enquanto estiver consumindo seus recursos para neutralizar a água.

Nada disso significa que você não possa aproveitar os benefícios da água altamente alcalina. Não significa que ela seja tóxica nem que seja má. Se você gosta dela e acredita nela, estou com você. Brinque com seu ionizador e crie sua água alcalina se você sente que ela de fato traz dentro de si um poder curativo. Mas saiba que ela não serve para curar nem para limpar o fígado, e não a consuma em grande volume nem a use como sua água comum de beber. Use-a como remédio, em pequenas quantidades que não obriguem o estômago a liberá-la antes de estar pronta. Além disso, equilibre seu uso com o da água que seu fígado de fato gosta e utiliza em grandes volumes para a limpeza: a água de pH de 7,5 a 8. Esse pH mais neutro é perfeito para o corpo, e seu processamento não exige o uso de reservas: não dá trabalho extra ao estômago para neutralizá-la nem obriga o fígado a empregar uma bile especial. Permite que o fígado continue trabalhando normalmente para garantir seu bem-estar naquele momento. Quando você bebe água alcalina o tempo todo, é como se chamasse a atenção do seu fígado, o interrompesse e o distraísse reiteradamente enquanto ele tenta trabalhar em um projeto importante. Lembre-se disso e escolha os momentos de beber essa água sabendo que estará interrompendo o fígado. Do contrário, fique somente com a água neutra. Para dar mostra de esperteza, pingue um pouquinho de sumo de limão-siciliano ou limão comum em água de pH de 7,5 a 8; o limão fará o processo de ionização e a água alcalinizará o corpo sem estressar nem o estômago nem o fígado. Aliás, ajudará na correta limpeza do fígado.

Munido desses conhecimentos, você está bem mais próximo de ganhar a confiança do seu fígado. Sem estressá-lo de modo inconsciente, está exponencialmente mais próximo da cura. Mas há mais um mito hepático do qual precisamos tratar para que você tenha todo o conhecimento de que precisa, e já o mencionei várias vezes neste livro: a tendência a aumentar o consumo de gordura. Como se trata de um tópico complexo, vamos dedicar a ele todo o próximo capítulo.

CAPÍTULO 35

A Moda da Alimentação com Alto Teor de Gordura

O mundo se tornou tão antiaçúcar e tão anticarboidrato que agora é quase impossível encontrar especialistas no campo da saúde e do bem-estar que não rejeitam as frutas e as hortaliças ricas em amido. Como isso se deu? Para começar, muita tentativa e erro da parte dos profissionais da saúde em busca da melhor dieta. Eliminar somente os alimentos industrializados não parecia fazer a maioria dos pacientes melhorar de uma variedade de sintomas e doenças. O que fazer em seguida? Como alimentar as pessoas e mantê-las felizes ao mesmo tempo que suas necessidades calóricas são supridas e as ajudamos a curar ou ao menos a diminuir seus sintomas? Os profissionais não podiam diminuir as proteínas nas dietas porque todo o modelo médico do planeta Terra é baseado em proteínas; ao menos desde 1933, principalmente em culturas ocidentais. As proteínas continuam sendo um assunto intocável, um aspecto intocável da nossa dieta. Está arraigado em nós que, sem proteínas, vamos enfraquecer, morrer, desaparecer.

COMO CHEGAMOS AQUI

A indústria alimentícia se aliou ao governo no início da década de 1930 para doutrinar as crianças, primeiro nas escolas primárias e depois nos ciclos mais avançados de ensino, sobre a necessidade de proteínas. Isso tornou-se uma lei de consciência inquebrável, como usar meias. O mundo jamais irá deixar de usar meias. Ainda que algumas pessoas não as usem com certas combinações de roupa para se adequar a um estilo, ou que haja uma década em que não esteja na moda usar meias, no fim das contas as meias voltam aos pés das pessoas. Trata-se de quem somos: nós usamos meias. Essa prática se mantém firme em um sentido convencional, assim como as proteínas se mantêm firmes no sentido medicinal convencional e, agora, também no alternativo.

Na medicina alternativa antiga, a proteína nunca foi uma lei. Os médicos alternativos de antigamente – por exemplo, da década de 1920 – nunca consideraram a proteína a fonte mais elevada. Eles acreditavam em hortaliças, frutas, batatas, outras hortaliças ricas em amido, oleaginosas e cereais. Eles não davam atenção individual à proteína pois sabiam que havia mais do que o suficiente nesses alimentos. A medicina convencional, por outro lado, casou-se com as proteínas quando entramos na era industrial do processamento de carne animal. A indústria da carne trabalhou com o governo e tomou uma decisão de negócios contratual, então juntou forças com o mundo farmacêutico e, por fim, doutrinou toda a indústria medicinal convencional com uma decisão que fazia sentido momentâneo e colocava os interesses monetários acima dos interesses físicos das pessoas. Esses antigos contratos ainda estão guardados em algum cofre, para que ninguém possa vê-los. Essas coisas não eram receitas secretas e fofas de *cookies*. Foram decisões tomadas para nós sem nenhuma votação, nenhuma reunião dos conselhos municipais, sem termos tomado ciência ou podido opinar nessas transações comerciais ocultas que, décadas depois, ainda nos prejudicam e enchem nossa vida de confusão.

Por volta da década de 1970, veio ao mundo medicinal convencional a consciência de que muita gordura não era algo bom. Foi um despertar positivo, um vislumbrar da luz que permitiu a percepção de que muita gordura fazia mal para o coração – mas a descoberta não foi executada corretamente, de modo que o potencial para o progresso se desmanchou. Virou uma moda de pouca gordura que não fazia sentido. Isso porque as dietas de "baixo teor de gordura" da época tinham, na verdade, um teor altíssimo de gordura. Essas dietas aumentavam as porções de proteína animal de todos os tipos, incluindo carnes, ao mesmo tempo que mantinham a ilusão de ter um baixo teor de gordura por ficarem longe do abacate, de azeitonas, do coco, de óleos, oleaginosas e cereais. Esses alimentos eram praticamente banidos. O coco e o abacate eram especialmente considerados venenosos, e se você fosse um profissional da área medicinal que os sugerisse a um paciente seria visto como uma pessoa altamente irresponsável. Produtos com "pouca gordura" ou "livres de gordura" enchiam as prateleiras. Mas mantenha em mente que eles não eram produtos saudáveis; apenas diziam ter pouca gordura e ser livres de gordura. As pessoas pensavam estar triunfando ao evitar a banha e o açúcar dos bolos de chocolate, mas as substituíam por proteína animal, que era cheia de gordura.

O que fez essas dietas serem as dietas com mais gordura de todos os tempos sem ninguém perceber foi um engano que era ignorado naquela época e é ignorado hoje: não se percebeu que proteína animal significa gordura animal. Fechamos os olhos para a realidade de que há gordura na proteína animal, e esse era o objetivo no começo da década de 1930. Esse era o plano: focar nas proteínas, ignorar a gordura – e ele funcionou. Quando crescemos com pais e avós focados em proteínas, essa é uma regra da qual não podemos fugir. De algum modo, a palavra proteína nos domina como se tivéssemos sido mordidos por zumbis, e agora também nos tornamos zumbis.

Então, no início da década de 1970, todos começaram a comprar seus produtos com pouca gordura ou sem gordura nas lojas ao mesmo tempo que comiam o dobro ou o triplo da quantidade de proteína animal – que era cheia de gordura –, essencialmente dobrando ou triplicando seu consumo de gordura ao mesmo tempo que eliminavam gorduras saudáveis antigas da medicina alternativa como o abacate, o coco, as oleaginosas, os cereais e as azeitonas. Concomitantemente, as pessoas mantinham baixo o consumo de carboidratos e evitavam o açúcar a todo custo, enquanto o obtinham de outro jeito: por meio do álcool. No início da década de 1970, o uso de álcool estava na maior alta de todos os tempos. Por causa de sua dieta, as pessoas estavam famintas de carboidratos, reagiam de modo emocional a essa situação e precisavam obter glicose de algum modo. Esse é um processo parecido com o que enfrentamos com as atuais dietas da moda de alto teor de gordura, alto teor de proteína e baixo teor de carboidratos. As pessoas fazem questão de não deixar de lado seu vinho ou outras bebidas alcoólicas, pois, se o fizerem, se encontrarão comendo açúcar compulsivamente porque as dietas deixam aberta uma lacuna. As dietas de "pouca gordura" dos anos 1970 foram um dos primeiros erros com a ideia certa. Tinham boas intenções, percebendo que consumir muita gordura não era algo bom para nós, mas fizeram tudo errado – pois esqueceram de arrumar uma peça do quebra-cabeça, que era aquele casamento de negócios dos anos 1930, feito para nos convencer de que a proteína era a lei. Então, por mais que os observadores tenham tido a ideia correta na década de 1970, quando perceberam que as pessoas estavam ficando doentes e que as dietas com muita gordura estavam causando problemas, a execução fracassou instantaneamente, sem ninguém perceber que a lei da proteína era o motivo. As dietas de hoje continuam cometendo esses erros bem-intencionados. Hoje as coisas são um pouco diferentes, e vamos explorar isso a seguir.

AS DIETAS HÍBRIDAS DE HOJE

Há uma variedade de programas de dieta e sistemas de crenças alimentares por aí que foram insistentemente renomeados para recriar o mesmo conceito: uma dieta de alto teor de proteína e baixo teor de carboidratos. Com um novo nome – por exemplo, chamá-la de dieta autoimune – parece se tratar de algo diferente. Não é. É apenas mais um plano alimentar anticarboidratos, antiaçúcar, de teor extremamente alto de gordura – mesmo incorporando proteínas "magras". Ultimamente, algumas dietas recriadas têm o orgulho de dizer que têm um alto teor de gordura, como se isso fosse bom para nós. Essas são apenas versões levemente melhoradas das dietas de alto teor de proteína originais dos anos 1970, 1980 e 1990. As dietas de alto teor de proteína de hoje têm mais verduras incluídas, mais sucos verdes; muitas permitem a presença de uma maçã verde ou de algumas frutas vermelhas saudáveis. Elas defendem a prática de comer muita salada e outras hortaliças. As pessoas sofriam mais com as dietas de baixo teor de carboidratos, alto teor de proteína e "baixo teor de gordura" mais antigas, porque não obtinham esses alimentos benéficos de que precisavam.

À medida que a comunidade médica observou pacientes saindo das dietas adotadas como padrão, observou também muitos sintomas diminuindo. "Eureka! Descobrimos ouro!", disseram os médicos que tinham interesse em alimentos. Às vezes sintomas de longo prazo sumiam, às vezes também os de curto prazo e, por mais que alguns pacientes não tivessem benefício algum e a saúde de outros piorasse com o tempo, era como se barreiras estivessem se quebrando no mundo da medicina – pois a medicina convencional estava finalmente prestando atenção. Até esse ponto, a medicina convencional não havia se orientado com base em dietas e alimentos; não se sabia muito sobre essas coisas. Em grande parte, o mundo medicinal convencional acreditava que a dieta não tinha nada a ver com doenças e com recuperação, exceto por acreditar que muita carne vermelha fazia mal para o coração. Agora, ramos da medicina convencional estavam se formando, em que médicos queriam saber mais, aprender mais, colocar mais as suas mãos nos alimentos – eles queriam tirar mais dos alimentos –, pois sabiam por meio de suas próprias experiências, ou da observação da experiência de outras pessoas ou de escutar sobre as experiências de médicos alternativos que a faculdade de medicina não estava ensinando o bastante sobre alimentos curativos. Então, deixaram para trás os limites normais e enveredaram por caminhos alternativos e holísticos – caminhos que haviam sido abertos pelos médicos e herboristas alternativos, os quais, por causa disso, haviam sido repreendidos, ridicularizados, humilhados, desacreditados e até postos na cadeia por anos. Centenas de médicos alternativos somente nos EUA foram presos ou tiveram suas carreiras destruídas no século XX, culpados apenas de fazer algo diferente. Hoje em dia, as pessoas consideram esses avanços como uma coisa normal quando, com toda liberdade e facilidade, expressam suas opiniões pessoais sobre saúde alternativa; elas não sabem de onde vieram esses direitos ou o que teve de acontecer no passado para que possam falar no presente. Quando entramos nos anos 2000, profissionais da medicina que haviam sido criados com a medicina convencional e agora viam finalmente o que a medicina alternativa tinha para oferecer estavam criando modelos medicinais híbridos. A medicina alternativa não era mais o lobo solitário. Agora, os profissionais da medicina convencional estavam misturando a sabedoria alternativa de, por exemplo, verduras e sucos verdes com as suas dietas convencionas com menos alimentos industrializados e proteínas mais magras. Tornaram-se os médicos de medicina funcional, holística e alternativa da nossa época.

Em certos pontos do caminho, eles começaram a perceber que havia limites. No fim das contas, eliminar o pão e os cereais não resolveu os mistérios da vida ou eliminou as doenças crônicas. E muita carne e frango e outras proteínas animais na dieta não estava dando os resultados de que eles precisavam. Então começaram a tornar as dietas ainda mais híbridas e incluir abacate e coco (já considerados perigosamente engordativos), além de manteigas de oleaginosas e cereais de alta qualidade (que eles próprios haviam, de maneira parecida, ridicularizado e rejeitado). As dietas populares de hoje são dietas híbridas de alto teor de proteína: de alto teor de proteína "magra" de alta qualidade, gordura vegetal, verduras, sucos verdes e hortaliças e apenas um pouco de frutas. Foram todas formadas por tentativa e erro, erros cometidos no passado e o roubo das joias de sucesso que o mundo da medicina alternativa tanto se esforçou para obter. Os médicos alternativos foram ridicularizados por oferecer dietas mais sensatas, alguns aspectos das quais vêm sendo adotados pelas dietas oficiais hoje em dia. Ninguém conhece essa história, mas precisamos conhecê-la para termos um pouco de perspectiva.

As dietas de hoje são melhores do que as dietas de alimentos industrializados do passado? Sim. Elas aliviam as pessoas de seus sintomas? Sim, muitas pessoas. Elas curam as doenças crônicas? Não. Há um nome especial para cada versão nova dessa dieta híbrida? Sim. Por acaso, por baixo dos nomes, elas são todas iguais? Em sua maior parte, sim. Apesar de essas dietas terem algumas diferenças aqui e ali, trata-se do mesmo modelo, da mesma estrutura. Elas são, sem dúvida, melhores que suas dietas predecessoras sem carboidratos e de alto teor de proteína e gordura e ajudam as pessoas a se afastarem da comida de má qualidade, de alimentos fritos, de bolos, *cookies* e da maioria dos alimentos industrializados, isso quando os pacientes estão empenhados. Eles muito provavelmente verão resultados no que diz respeito às inflamações no geral. Mas precisamos nos lembrar de que, para início de conversa, o modelo medicinal não sabe por que as inflamações ocorrem ou por que elas diminuem com certas dietas. A teoria é que as inflamações são autoimunes e surgem com o corpo atacando tecidos, ou acredita-se que certo alimento cause diretamente a inflamação ou que esse alimento cause uma reação autoimune no corpo.

Ainda não estamos no ponto em que poderíamos estar. Para obter inspiração real no que se trata de alimentos curativos, os médicos precisam voltar aos herboristas, naturopatas e médicos holísticos que davam resultados aos seus pacientes muito antes das dietas híbridas de alto teor de gordura de hoje. Esses eram médicos e outros profissionais dos anos 1960, 1970 e 1980, e até mesmo voltando 100 ou mais anos, que não tinham uma tecnologia melhor, apenas uma noção dietética melhor, e foram rejeitados e desacreditados pelo mundo médico e pelo governo por aconselhar seus pacientes a focarem em alimentos vegetais. As comunidades alternativas, no passado, seguiam sobretudo uma dieta baseada em vegetais, mas tinham de tomar cuidado, pois os médicos poderiam perder seus meios de vida caso fosse divulgado que eles davam esse tipo de recomendação aos pacientes. No século XIX, os bares de carne eram os estabelecimentos de *fast-food* da época, em que as pessoas podiam beber cerveja e enfiar os dentes em imensas porções de carne. Os médicos com uma mentalidade alternativa observaram que essas refeições não eram boas para os intestinos e o coração, e isso os levou a recomendar a diminuição de fontes animais e a inclusão de mais alimentos vegetais. À medida que os alimentos foram se tornando industrializados, esses mesmos médicos observaram que alimentos enlatados ou encaixotados também não eram muito bons. Sabiam que já tinham os meios de que precisavam para aliviar as doenças – muitas das quais, quer eles soubessem, quer não, tinham sua origem no fígado.

AÇÚCAR, CARBOIDRATOS, PROTEÍNA E GORDURA OCULTA

O que permanece constante desde as dietas com suposto baixo teor de gordura dos anos 1970 (as quais, na verdade, têm alto teor de gordura) é que, quando o teor de gordura de uma dieta aumenta (geralmente sob o disfarce de um aumento do teor proteico, pois as pessoas não sabem que o aumento de proteínas acarreta o aumento de gordura), o de carboidratos diminui ou mesmo se reduz a zero. Você ouvirá falar que isso acontece porque o açúcar em que os carboidratos se transformam e o próprio açúcar causam problemas, em parte por se transformarem em gordura. Quando carboidratos de má qualidade aumentam em uma dieta, os médicos observam que a saúde dos pacientes piora e não sabem o motivo, mas culpam com facilidade os carboidratos. O que ninguém percebe é que o problema é a combinação do açúcar com a gordura. Juntos, eles entram em conflito.

Por acidente, as pessoas perceberam que comer *mousse* de chocolate após jantar um bife pode não ser a melhor escolha, então mantiveram o jantar de bife e eliminaram o *mousse* sem saber que essa não é uma solução real. Elas acabaram por atacar todas as formas de carboidrato e açúcar. Uma vez que os médicos acreditam ser o açúcar o problema, eles removem o açúcar da dieta e mantêm a gordura. E é verdade: o nível de A1C pode cair, o pré-diabetes pode desaparecer e o diabetes pode melhorar se um indivíduo também estiver se exercitando. Contudo, ninguém sabe a verdadeira razão pela qual a redução da ingestão de carboidratos faz a diferença; pensam que é porque o açúcar é inerentemente problemático ou que ele engana o corpo. Isso leva as pessoas a culparem a coisa errada. Remover o açúcar saudável não é a resposta. Reduzir a gordura radical: é aí que está a resposta para a verdadeira recuperação de longo prazo, especialmente para curar doenças crônicas.

Gordura e açúcar: nos EUA e no mundo todo, a combinação está em todo lugar. Molho barbecue doce em costelas gordas com milho na manteiga. Batata-suíça com *ketchup*. *Pizza* com molho de tomate doce, uma borda de trigo e queijo gorduroso e oleoso que também é cheio de lactose (açúcar lácteo). Carne de porco com arroz. Frango frito e purê de batata. Biscoitos com queijo. Queijo grelhado pingando manteiga. Pão com manteiga. Um sanduíche comum – isto é, pão com qualquer tipo de carne –, pois ele combina os carboidratos do pão, que são decompostos em açúcar, e a gordura da carne. Quando os complementos são acrescentados, forma-se uma refeição como um sanduíche de atum (gordura e açúcar) com maionese (gordura), um saco de batatas fritas (gordura e açúcar) e um refrigerante (açúcar). Foi isso que sempre fizemos, o que não funciona por diversas razões, algumas das quais são conhecidas e outras são completamente desconhecidas da medicina e da ciência. Se você pulou o Capítulo 15, "Diabetes e Desequilíbrio de Glicose no Sangue", pode ser que queira voltar e dar uma olhada nas informações mais aprofundadas ali presentes.

E a proteína? A proteína na refeição acima não ofusca tudo o mais, uma vez que a proteína é a rainha? Sem contar que as pessoas que praticam as dietas da moda muitas vezes incorporam proteínas "magras". Então qual é o problema? Este é o problema com as proteínas: elas vêm com bastante gordura. É assim que as pessoas que praticam dietas de alto teor de proteínas e sem carboidratos sobrevivem – elas obtêm calorias por meio da gordura, sabendo ou não. Os médicos de antigamente sabiam que a carne contém gordura. Por algum motivo, isso se tornou uma verdade esquecida e oculta da medicina; portanto, precisamos ser as pessoas que se lembram e veem. Muita gente temia as oleaginosas e o coco por saber que esses alimentos contêm gordura; agora eles são mais aceitos porque a gordura é mais aceita. As pessoas preferem frango sem saber que o frango contém mais gordura do que as oleaginosas ou o coco podem conter; fingimos que o peito de frango não tem gordura e que é apenas uma fonte de proteína. Se removêssemos a gordura das fontes de proteína, quem pratica dietas de alto teor de proteína e sem carboidratos literalmente morreria de fome... mas ao menos morreria pensando estar conseguindo proteínas o suficiente. O Capítulo 38, "Resgate do Fígado 3:6:9", fala mais sobre proteínas.

Como vimos no Capítulo 2, "O Fígado Adaptogênico", nunca sabemos quanta gordura há nos alimentos. Há muita gordura oculta, mesmo no que pensamos ser magro. Os rótulos nutricionais que lemos são médias e estimativas – pense nisto: você tem a mesma proporção de gordura corporal que seus vizinhos? Que seus familiares? Não, cada pessoa é diferente. Acontece a mesma coisa com os frangos no galinheiro, com as vacas no pasto, com os peixes no tanque e com a caça na natureza. Eles são indivíduos com corpos diferentes, e cada viveiro alimenta os indivíduos domesticados de maneira diferente, então os gramas de gordura por porção variam bastante. Também é assim com oleaginosas, cereais e outras proteínas vegetais: cada árvore ou planta é diferente. Mas uma vez que as empresas de alimentos precisam padronizar os rótulos, elas não podem testar, medir e pesar separadamente a gordura do corpo de cada frango e de cada noz antes de empacotar – então jamais poderemos saber quanta gordura estamos de fato consumindo. Muitas vezes, consumimos mais do que pensamos, então estamos engordando muito mais do que achamos. O que vemos no rótulo não é uma informação precisa; não pode ser. Há dietas por aí que dizem ser de baixo teor de gordura para o fígado e, ainda assim, têm gorduras ocultas, pois incorporam, por exemplo, muito peito de frango. Não é isso o que o fígado quer de verdade.

PERDENDO A LONGEVIDADE

Em uma dieta de alto teor de gordura e pouco ou nenhum carboidrato, até as pessoas mais sérias vão acabar cedendo e comendo descontroladamente para atender às suas necessidades de açúcar. O que é essa necessidade de açúcar? Bem, você sabe do açúcar no sangue. É o que nos sustenta e nos mantém vivos: a glicose. Além disso, bolsos de armazenamento de glicogênio impedem que nosso cérebro atrofie, mantêm o fígado forte e mantêm operantes outras partes vitais do corpo a fim de que continuemos vivos. Com uma dieta de alto teor de gordura e baixo teor de carboidratos, o coração aos poucos vai ficando cansado. Ele deseja que o indivíduo coma as frutas vermelhas que a dieta permite, pois precisa desesperadamente e até mesmo quer o pouco açúcar que elas contêm. Ainda que isso não seja o adequado, será o bastante para que o coração continue operante – porque o coração é um músculo que necessita dessa glicose para sobreviver. Ao mesmo tempo, o coração passa por dificuldades para bombear sangue pelo corpo por causa da grande quantidade de gordura presente nele. O cérebro e o fígado monitoram seu armazenamento de glicogênio e, quando este começa a ficar baixo, as mensagens do cérebro e do fígado levam o indivíduo que pratica uma dieta de baixo teor de carboidratos a sair do controle e comer dois pedaços de *pizza* na casa de um amigo, um pacote de batatinhas depois do almoço, um doce do minibar do hotel ou uma barra de chocolate orgânico que praticamente o chama pelo nome na loja de alimentos naturais. Se mudarmos a abordagem e incluirmos glicose de alta qualidade de frutas e hortaliças ricas em amido – lembre-se dos seus CLC, carboidratos limpos cruciais, do Capítulo 13 –, ao mesmo tempo que diminuirmos o teor de gordura para que o açúcar natural possa desempenhar sua função, o cérebro e o fígado não serão mais forçados a soar as sirenes de emergência que levam você a pegar o laticínio ou o sorvete de coco mais próximo.

Quando comemos gorduras radicais, alguns dos melhores alimentos para comer com elas são hortaliças, verduras, limões-sicilianos, limões, laranjas, tomates, aipo, pepinos e pimentões vermelhos. E não tem problema comer um pouco de fruta doce com gordura – por exemplo, se você quiser um pouco de manga em uma salada com abacate não será o fim do mundo. Uma vitamina de banana com abacate, por outro lado, não é o ideal, a menos que seja para uma criança. Uma ótima maneira de separar gorduras e açúcares no seu dia é comer frutas (com algumas verduras, fatias de pepino ou palitos de aipo, se quiser) cerca de 20 minutos antes de comer uma refeição com gorduras radicais. Isso dá à glicose tempo para se dispersar, além de nos alimentar de modo que não precisemos de porções muito grandes de gorduras radicais. Caso você esteja procurando mais orientações: quando puder, considere evitar a combinação de gorduras radicais com carboidratos saudáveis, como batatas, cereais livres de glúten e feijão, ou com carboidratos que não são saudáveis, como o açúcar. Também é bom evitar acrescentar mais gordura à proteína animal. Preparar proteína animal com óleo, fritando-a em imersão ou acrescentando manteiga ou ovos, aumenta a quantidade de gordura, o que dá mais trabalho ao fígado.

Se você evitar carboidratos por muito tempo, sua vida poderá se encurtar. Não me agrada trazer essa notícia. Não é algo divertido e irrita a monarquia do alto teor de gordura e baixo teor de carboidratos. É como ir até uma colmeia e balançar o galho em que ela se localiza; as abelhas ficam bravas e começam a picar. Os reis do sistema de crenças do alto teor de gordura, que creem que o alto teor de gordura nos faz viver mais, ficam ainda mais raivosos. Quando os recursos e o trabalho da vida de alguém estão investidos em um conceito, a última coisa que essa pessoa quer ouvir é que está errada. Seria quase impossível mudar de rumo após ter dedicado tudo à sua empreitada. Esses reis também ficam raivosos porque é muito possível que tenham o fígado inundado com toxinas e gordura; eles podem ter fígados emocionais, preguiçosos, irritadiços e raivosos.

A dieta do baixo teor de carboidratos não é uma dieta de longevidade; é uma dieta de "curtavidade". Isso é parte do motivo pelo qual as dietas da moda foram alteradas recentemente, a fim de incluir um pouco mais de carboidratos para acompanhar o alto teor de gordura e proteína. O abacate, por exemplo, tem um pouco de açúcar natural, não somente gordura, e essa frutose é o suficiente para impedir que o coração se danifique ou morra em uma dieta de baixo teor de carboidratos. Por acaso os especialistas por trás das dietas sabem que especificamente o açúcar do abacate é o motivo pelo qual as pessoas se saem melhor ao incorporá-lo em suas refeições? Eu duvido. Não obstante, eles estão incluindo abacate ao mesmo tempo que abrem um pouco mais de espaço para cereais e para a manteiga de oleaginosas, os quais também contêm açúcares naturais, e carboidratos que sustentam a vida, como frutas vermelhas e maçãs, porém de modo frugal. Em algum lugar em seu interior, os especialistas sabem que uma dieta composta inteiramente de proteína animal sem carboidratos não é boa para a nossa jornada. Então eles reduzem as proteínas animais nas dietas da moda até certo ponto a fim de abrir espaço para outras gorduras, encontrando outros resultados por acidente.

O comportamento de tentativa e erro com as dietas de baixo teor de carboidratos e alto teor de proteínas e gordura do passado deixou um rastro de doenças, remorso e resultados improdutivos. A cada década que passa, mais e mais erros são esquecidos e nunca realmente corrigidos ou documentados para que todos possam aprender com eles. Em vez de progredir aprendendo com o passado, estamos tendo erupções aleatórias e acidentais de progresso enquanto cambaleamos no escuro até chegarmos finalmente a uma porta que abra. Isso não nos proporciona fundamentos para explicar por que as pessoas estão doentes ou por que certas pessoas obtêm os resultados que conseguem.

MEDO DE FRUTAS

No caso das dietas híbridas, estamos em um momento da história em que nossos melhores especialistas estão, como há muito tempo não faziam, chegando perto de elaborar planos alimentares que fazem sentido para nossa saúde. No entanto, essas dietas não são dignas de serem adotadas. Ainda que seja ótimo as pessoas estarem limpado suas dietas de cereais e outros alimentos industrializados, de alimentos de má qualidade e de *fast-food* – e, por causa disso, começando a ver melhoras em algumas áreas de sua saúde –, há um limite. Essa não é a solução definitiva. Não é a resposta completa. Na maioria dos casos de doenças autoimunes e de outras doenças relacionadas aos vírus – isto é, centenas das doenças crônicas mais comuns que assolam a população nos dias de hoje –, essas dietas não são o suficiente para fazer com que a verdadeira cura aconteça.

Vitaminas de proteína com manteiga de oleaginosas e óleo de coco para o café da manhã são melhores do que *bacon* com ovos e batata-suíça. Ainda assim, não são a melhor coisa. Eu sei que o argumento a favor dessas dietas da moda é que, aparentemente, elas seriam benéficas para crianças com autismo ou ajudariam a perder peso. É verdade que algumas crianças e algumas pessoas chegam a ver certa diferença. Isso não significa que suas dietas estejam curando algo desde a base. Elas podem afastar sintomas e trazer leves melhoras e, sim, isso é benéfico e é algo que importa. Qualquer melhora já conta. Ainda assim, precisamos saber o porquê de estarmos obtendo alguma melhora e, depois, saber como obter ainda mais melhoras – pois a última coisa que queremos é que nossas melhoras escapem das nossas mãos como areia, desaparecendo sem nem mesmo sabermos o motivo. Precisamos saber mais. Já vi centenas de pessoas praticarem a dieta de alto teor de gordura e continuarem na mesma com seus sintomas e doenças ou até piorarem. Quem obtém algum resultado no início acaba piorando depois. Dito isso, essas dietas são bem melhores do que muito do que está por aí, principalmente para pessoas que não estão de fato doentes, mas apenas manifestando um pequeno sintoma aqui e ali. Se a questão é apenas perder um pouco de peso e melhorar da coriza, uma dieta da moda atual poderia fazer o peso cair, limpar um pouco a cabeça, melhorar o foco e a concentração, dar mais energia, reduzir a inflamação e fazer as coisas melhorarem, de um modo geral, para muita gente.

E, ainda assim, mesmo com os especialistas convencidos de que não há nada melhor do que uma dieta de alto teor de gordura, estou aqui para dizer que existe algo muito melhor para você. Uma das maiores desvantagens dessas dietas da moda é que elas rejeitam as frutas. Isso se dá porque, nos últimos dez anos ou algo assim, alguns profissionais do campo da medicina liberaram informações falsas e enganosas sobre certos alimentos, e elas se espalham como hera venenosa. O fato de eles terem relacionado as frutas a "carboidratos ruins" foi um erro grave. (Leia mais no capítulo "Medo das Frutas" no *Médium Médico*. Resumo: se você escutar a expressão "açúcar é açúcar", não acredite. O açúcar das frutas pertence a uma categoria separada e nunca deve ser confundido com um agente problemático.) Com as atuais dietas populares, se você for uma criança que sofre com problemas intestinais ou cognitivos, as frutas serão removidas da sua dieta com base na falsa teoria de que o cérebro é feito de gordura. A verdade é que ele é feito de glicogênio (o modo como a glicose é armazenada no corpo) solidificado em forma de um tecido mole altamente ativo, eletricamente sustentável, com pequenos traços de ômega-3 dentro e em volta dele. A maior parte do cérebro é carboidrato.

Quando as frutas são removidas nessas dietas, a gordura vira a fonte principal de calorias, e isso, com o tempo, pode danificar e até mesmo matar o fígado. Pode não fazer tão mal ao fígado quanto uma alimentação exclusivamente composta de *fast-food*; mas pode torná-lo mais lento e mais disfuncional, abrindo caminho para a ocorrência de todas as doenças e todos os sintomas mencionados neste livro. E isso é verdade mesmo que você seja um instrutor de exercícios que se exercita o tempo todo ou que faça caminhadas religiosamente, além de ser magro, com baixa porcentagem de gordura corporal – seu fígado poderá estar estressado com uma dieta de alto teor de gordura. Essas dietas da moda, de qualquer forma, levarão você a ter um fígado gorduroso, mesmo se levar trinta anos. Quando comemos muita gordura, o fígado fica gordo. Se a gordura da dieta for em sua maior parte proveniente de abacate, coco e manteiga de oleaginosas e você ainda ingerir alguns açúcares naturais, isso ao menos abrirá espaço para alguma melhora.

Não deixe que as frutas o assustem. Há informações enganosas por aí que dizem que comer açúcar leva a um fígado gorduroso e que comer frutas prejudica o fígado. Essas informações afastam as pessoas das frutas, e isso é enganoso e devastador, pois afasta as pessoas de sua verdadeira longevidade potencial.

UM FALSO ÁPICE

Veja bem: se você pratica uma dessas dietas de alto teor de gordura e baixo teor de carboidratos, não precisa entrar em pânico. É melhor do que comer alimentos fritos toda noite e um pedação de bolo de chocolate depois. Ao mesmo tempo, o seu fígado quer mais daquilo de que ele precisa. E ele não quer ficar gorduroso. O que os especialistas que criam populares dietas teóricas de estilo de vida não sabem é que o fígado opera com glicose e glicogênio armazenado para nos dar uma vida longa e saudável, protegendo nossas adrenais, nosso coração e nosso cérebro. Eu conheço a imagem do homem antigo coletando alimento na floresta, comendo apenas punhados de frutas vermelhas e matando o que quer que fosse necessário à sua sobrevivência. Mas os tempos mudaram. Hoje, temos alimentos que podemos escolher – podemos escolher como será a nossa saúde, pois temos opções. Aliás, qualquer que seja seu sistema de crenças, para começar, os seres humanos antigos comiam bem pouco e, muitas vezes, passavam fome depois de semanas sem comer nada mais do que alguns cogumelos e um pouco de poeira. Eles comiam carne de caça apenas como tática de sobrevivência, isso se houvesse disponibilidade em tempos de fome. O que os seres humanos antigos mais comiam eram tubérculos ricos em amido, rizomas, brotos e oleaginosas, pois eram os alimentos mais acessíveis. Quando podiam, em essência, praticavam dietas de alto teor de carboidratos.

Como pensamos que a gordura é o caminho que leva à saúde e ela está sempre acessível, e não somos esse homem antigo, que vivia de momento a momento, à beira da inanição, podemos decidir nos alimentar de gordura ininterruptamente. Como não fomos educados sobre quão importantes são os carboidratos saudáveis para a nossa saúde, passamos por privação de glicose e comemos ainda mais gordura, por pensarmos que ela nos satisfará. É a moda da época. O rótulo "ciência" pode ser usado para distorcer a realidade em qualquer tópico da medicina convencional ou alternativa. Enquanto esse termo for usado, qualquer coisa boa poderá passar como ruim e qualquer coisa ruim poderá passar como boa. Mantenha isso em mente. E, se você não estiver certo sobre o que está lendo aqui, por favor, abra em "Uma Observação para Você" no começo deste livro e a leia repetidamente.

Para constar, este capítulo não é um ataque à proteína animal. É quando a proteína animal define uma dieta que precisamos tomar cuidado e avaliar se isso é o melhor em cada caso. Todas as dietas populares incluem muita gordura – inclusive as dietas veganas e vegetarianas. Os veganos ingerem muito abacate, oleaginosas, cereais, coco, tofu e óleo. Os vegetarianos ingerem muito queijo, manteiga, ovo e leite. (Isso se aplica inclusive em se tratando de uma vaca no quintal ordenhada por você mesmo.) Tanto os veganos quanto os vegetarianos comem muitos carboidratos ruins com gorduras ruins: alimentos gordurosos como falafel barato frito em óleo barato de milho e batatas fritas no óleo de canola. Os vegetarianos se deleitam com baguetes com queijo *brie* e sanduíches de queijo grelhado. Quando praticamos dietas de alto teor de gordura, quer incluam carboidratos, quer não, quer incluam produtos animais, quer não, as coisas podem dar errado para a nossa saúde. Não estou aqui para escolher um lado na guerra dos alimentos. A minha luta é trazer à luz informações medicinais que são de uma fonte independente e não descobertas pela medicina e pela ciência, no intuito de que você possa proteger a si mesmo e à sua família. O meu trabalho é ver além da neblina e escutar além do ruído da indústria medicinal. Não se trata de escolher este ou aquele corredor do mundo dos alimentos – não se trata de uma competição entre as dietas vegana e paleolítica ou qualquer outro novo sistema alimentar que fique entre esses dois. Trata-se de dar a você as informações corretas a fim de que possa fazer as escolhas adequadas para se curar.

As dietas veganas e vegetarianas mais saudáveis de hoje não são muito diferentes das dietas mais saudáveis que se concentram em proteínas animais. As dietas baseadas em vegetais costumam diminuir os carboidratos e incorporar cereais livres de glúten, com menos opções de frituras; óleos melhores de melhor qualidade; manteiga de maior qualidade; mais verduras e outras hortaliças e mais coco, sementes de cânhamo, sementes de girassol e abacate. As dietas focadas em proteína animal muitas vezes permanecem com um teor muito baixo de carboidratos e incluem muito frango, carne de pasto, ovo e peixe, além de um pouco de abacate, manteiga de oleaginosas, óleo de coco, verduras e outras hortaliças. Ambas as versões são de alto teor de gordura e usam frutas com pouco açúcar. Com a hibridização das medicinas alternativa e convencional nos últimos vinte anos, as diferentes dietas cresceram juntas. Como vimos no início do capítulo, as dietas convencionais com alto teor de gordura se fundiram com as verduras e os sucos de rivais e inimigos do passado, e acabamos com o que vemos em programas de saúde, em outros livros e nos artigos mais recentes. Isso é considerado o melhor possível, a solução para todos os nossos problemas, o ápice. Bem, não faça sua dancinha feliz ainda. Esse é um falso ápice.

VENDO COM CLAREZA

Sem saber como chegamos aqui nos tornamos vítimas de erros que ainda acontecem e que não conseguimos ver. O sistema que está em desenvolvimento pode ou não trabalhar a nosso favor; não poderemos saber se cobrirmos nossos olhos. É por isso que, aqui, tivemos de olhar para trás e compreender como teve início a moda do alto teor de gordura. Sabe quando não queremos ir a reuniões sem sermos informados do motivo pelo qual elas irão acontecer? Como não queremos comer refeições colocadas à nossa frente se não soubermos nada sobre elas? De algum modo, uma moda é tudo de que precisamos para achar que recebemos todas as informações. Se outras pessoas estão entrando na sala de reunião, nós as seguiremos. Se houver um estardalhaço qualquer, comeremos a refeição misteriosa. Foi assim que chegamos ao ponto em que quase todos estão praticando uma dieta de alto teor de gordura. Uma dieta tem um pouco mais de carne; outra, muito menos carne; uma inclui gordura três vezes ao dia; outra, abacate e coco de vez em quando. Uma permite somente um punhado de frutas vermelhas como carboidrato; outra está focada em *bacon* e ovos; uma inclui mais sucos verdes; outra usa manteiga em tudo. Também há aquela que diz ter sido desenvolvida para os seus genes. Todo dia nasce uma dieta nova. Também há pessoas que gostam de decidir elas mesmas o que vão comer, sem seguir um plano, e mesmo assim acabam caindo na armadilha do alto teor de gordura, ainda que permitam a si mesmas mais grupos alimentares. As ideologias e os sistemas de crenças são o que sempre interrompem ou atrasam o progresso no mundo medicinal das doenças crônicas, quer tenhamos consciência da influência delas, quer não. E, no que se trata de alimentos, essa é uma forma de verdadeiramente atrasar os resultados. Um motivo pelo qual a medicina alternativa foi rejeitada e desacreditada por tanto tempo é que ela fazia o oposto: oferecia maneiras de desacelerar doenças das quais a indústria da medicina convencional tirava benefício financeiro.

Durante décadas, antes que surgissem as atuais dietas da moda, as pessoas – quer comessem proteínas animais ou fossem vegetarianas ou veganas, ou se situassem em algum ponto intermediário – se beneficiavam dos alimentos curativos que ingeriam. Independentemente das mitologias alimentares que vêm e vão, os alimentos restauradores sempre foram e sempre serão frutas, hortaliças, verduras, oleaginosas, cereais, ervas e especiarias. Eles são como os originadores do *rock and roll*. Novidade: a história do *rock* não começou com as bandas britânicas de sucesso; ela começou como um fruto direto da rica tradição musical afro-americana, que então foi adotada por pessoas de todos os tipos. Hoje, a medicina convencional tira benefício do campo da saúde alternativa, a qual foi rejeitada por tanto tempo – e ainda é, em alguns aspectos. De longe, a medicina convencional observava as pessoas obterem resultados diferentes ao consumir frutas frescas, sucos e verduras; suco de grama de trigo; saladas grandes com couve, brotos de ervilha e brotos em geral; e até mesmo bananas. Depois, quando os especialistas em dietas híbridas convencionais começaram a elaborá-las, decidiram escolher a dedo o que se encaixaria na sua crença sobre as virtudes de uma dieta de alto teor de gordura.

Tudo o que eles incorporaram teve que se encaixar em uma dieta com alto teor de proteína animal, uma vez que a lei de sobrevivência dos anos 1930 ainda estava firmemente instituída. Quem sofreu foram os carboidratos, o que, em se tratando de carboidratos ruins como pães, rosquinhas, biscoitos, bolos, outros produtos de confeitaria, farinhas e outros cereais processados, tem sido uma coisa boa. Essa eliminação poderia ter sido comemorada pela medicina institucional – se, ao menos, ela tivesse conservado as frutas como elemento de suas dietas populares. Em vez disso, no entanto, as frutas foram classificadas como carboidratos ruins e eliminadas das dietas.

A decisão seguinte que os especialistas tiveram de tomar ao elaborar suas dietas foi o tipo de proteína animal a ser incluída. Decidiram pelo gado orgânico, mas minimizando os laticínios. Os ovos eram liberados ou proibidos a cada nova dieta. Eles começaram a divulgar suas novas dietas com alto teor de gordura e sem frutas, fazendo ao longo do caminho os ajustes que já vimos, sempre tornando a emprestar uma pepita de ouro diferente depois de tê-la condenado. Desta vez, acrescentaram itens como sucos de hortaliças, que as comunidades alternativas do passado haviam se esforçado para divulgar e, por isso, foram consideradas loucas.

Considerando como as dietas com alto teor de gordura se tornaram verdadeiras vacas sagradas, com ou sem o rótulo de proteína, é fácil esquecer que milhões de pessoas ainda estão sofrendo, que as doenças vêm aumentando como nunca antes na história e que não vão diminuir tão rápido quanto gostaríamos, pois o poder de cura dessas dietas não atinge o nível de que muitas pessoas precisam. Especialmente para quem tem de lidar com doenças autoimunes e outras doenças e sintomas crônicos que ainda são mistérios incompreendidos pela medicina e pela ciência, sinto dizer que chegou a hora de diminuir a gordura. Melhorar e diminuir a gordura significa diminuir a proteína – por mais magra que seja a fonte de proteína animal, ela tem calorias que vêm da gordura. (Diminuir a gordura não significa eliminar por completo a gordura da dieta. As gorduras têm seu lugar; gorduras saudáveis nas quantidades certas têm valor a oferecer.) Melhorar significa manter hortaliças e verduras vitais na mistura. E uma das partes mais críticas para melhorar e se proteger é introduzir algumas frutas. Há trinta anos venho conseguindo ajudar os portadores de doenças crônicas a viver uma vida forte, saudável e robusta, oferecendo-lhes essas diretrizes. Eles pararam de avançar e retroceder alternativamente ou de serem influenciados por novos modismos, porque já conhecem a verdade. Quero que vocês também a conheçam para que possam ver com clareza a sua jornada.

Se dependermos de ideologias e sistemas de crenças, não veremos com clareza. Para ter a clareza verdadeira, precisamos nos perguntar: "Do que meu fígado precisa?", pois um fígado feliz é a chave para a saúde.

Há uma tendência que diz que a chave da vida e da saúde é nos sentirmos felizes. Conheci muitas pessoas realizadas, felizes, que adoeceram porque tinham um fígado infeliz e insatisfeito dentro delas. Nós nos envolvemos muito com o que nos fará felizes e nunca pensamos: "Há um fígado dentro de mim que é completamente infeliz. Talvez eu devesse começar a me concentrar nele". A última coisa que nosso fígado precisa é de muita gordura. Não preciso lhe dizer mais uma vez o que a superabundância de gordura na dieta faz ao fígado. Você já viu que as dietas com alto teor de gordura pioram todas as doenças mencionadas neste livro. Você não precisa ouvir mais uma vez que, com o enfraquecimento do fígado devido ao excesso de gordura, a produção de bile também fica enfraquecida, fazendo com que as gorduras no cólon apodreçam e fiquem rançosas.

Aquilo de que você precisa são seus próprios sentidos, sua própria mente, sua própria inteligência, sua própria lógica, sua própria intuição, sua própria compreensão a seu respeito e sua própria memória do que é real para proteger a si mesmo. Não importam as novas modas, a nova propaganda, as novas notícias sensacionalistas que causam medo, os novos elogios esbaforidos às dietas que aparecem no mercado. Independentemente de tudo isso, você já sabe o que uma dieta rica em gordura significa: uma dieta que não ajudará seu fígado; ou seja, que não ajudará você. Não se trata de animosidade para com qualquer sistema de crenças nem do que eu acredito *versus* o que o inventor de um novo protocolo alimentar acredita. Trata-se do que é certo para apoiar seu fígado e combater a doença, quer a medicina e a ciência já o tenham descoberto, quer não. Será que já insisti o suficiente? Trata-se de seu fígado.

Quando você não está enredado em um sistema de crenças antigo e institucionalizado, é capaz de encontrar brechas, aproveitá-las e fazer o que é certo para você mesmo. Esta é uma oportunidade para descobrir do que seu fígado de fato precisa para lhe trazer saúde abundante.

CAPÍTULO 36

Substâncias Problemáticas para o Fígado

Todos os dias estamos expostos a substâncias que ameaçam nossa saúde. Por sorte, fomos também abençoados com um fígado milagroso, que as filtra e neutraliza. O fígado nos protege tão bem que boa parte do tempo não temos sequer consciência de que algo potencialmente nocivo entrou em nosso organismo. Para o fígado, no entanto, essas substâncias são malignas. É por isso que as chamo de substâncias problemáticas. Elas o sobrecarregam, esgotam seus recursos e o colocam sob a constante pressão de ter de contê-las, com medo do que poderia acontecer com nossa saúde caso elas ficassem à solta dentro do corpo e se tornassem problemáticas para o coração, o cérebro e o corpo inteiro. Você já viu detalhadamente quais sintomas e doenças podem acontecer quando o fígado perde o controle sobre essas substâncias problemáticas. Agora vamos examinar a chocante lista de todas as substâncias que mais comumente lotam nosso fígado – os invasores hostis que nele moram sem pagar aluguel.

Se você vem dizendo a si mesmo que está livre de toda exposição a substâncias problemáticas, saiba que essa crença é injusta para com o fígado, sua saúde, seu bem-estar, sua potencial paz e sua felicidade. A lista que apresentaremos mais adiante neste capítulo abrirá seus olhos para o tanto de substâncias problemáticas que estão presentes em nossa vida cotidiana – estão literalmente na ponta dos nossos dedos e tão perto de nós quanto o ar que respiramos. E só quando tiver consciência daquilo a que o fígado foi exposto durante toda a sua vida, e mesmo antes de você nascer, que você estará pronto para ajudá-lo a se recuperar, para que possa enfim se sentir melhor e proteger a si e a seus entes queridos de novas doenças no futuro.

OS TRÊS NÍVEIS DO FÍGADO

Cada um dos dois lóbulos principais do fígado tem três níveis: sua superfície perimetral, a subsuperfície e o profundo núcleo interior. Embora haja camadas mais sutis em cada um desses três níveis, eles podem servir de base para entendermos como o fígado armazena e libera as substâncias problemáticas.

Pense na superfície perimetral como a casca de uma maçã: ela é tão integrada ao todo que, se fosse retirada, traria consigo um pouco da polpa embaixo dela. A subsuperfície do fígado tem bastante espaço: é como a polpa da maçã. E seu núcleo profundo, como era de se esperar, é como o miolo da maçã.

Como veremos na lista a seguir, algumas substâncias problemáticas permanecem somente em um ou dois níveis do fígado, ao passo que outras podem se espalhar pelos três. Em geral, quando uma substância problemática ocupa mais de um nível, permanece em diferentes concentrações em cada um deles – as dioxinas, por exemplo, encontram-se em potências diferentes em cada nível do fígado. As exceções são os fertilizantes químicos, o DDT e outros pesticidas, herbicidas e fungicidas, que acabam acumulando-se em concentrações igualmente altas em todos os níveis. Cada nível também contém uma diferente combinação de substâncias problemáticas. A "casca" do fígado pode ficar saturada de materiais que jamais chegam a penetrar no órgão. Sua "polpa" tem sua própria mistura de substâncias problemáticas, e o fígado envia as piores substâncias problemáticas para o "miolo".

Com um número tão grande quanto possível de substâncias problemáticas enterradas em seu fundo núcleo central, o fígado pode protegê-lo melhor. Você pode até caminhar por aí como se nada estivesse acontecendo, pois, com essas substâncias problemáticas bem guardadinhas, o fígado ainda é capaz de funcionar bem. Os problemas começam quando fatores externos, como a gordura e a adrenalina, aparecem para fazer uma visita enquanto o fígado tem materiais nocivos enterrados no fundo de si – essa combinação pode provocar mal-estar. Imagine o fígado como um navio atravessando o oceano. Embora tenha capacidade para levar certa quantidade de carga no porão e conte com a coragem de seus marinheiros diante do mar revolto, ele também tem limites. Quando exageramos na quantidade de carga ou enfrentamos uma tempestade, o porão deve permanecer o mais livre possível de substâncias problemáticas. Isso para não mencionar que o fígado precisa de espaço para guardar coisas boas, como as provisões para o dia a dia e suprimentos de emergência. Por isso, não devemos ocupar com detritos todo o seu espaço de armazenamento.

Quanto mais as substâncias problemáticas penetram fundo no fígado, mais ele nos protege naquele momento e, depois, mais tempo demora para tirá-las de lá. Essa é uma das razões pelas quais o tempo de cura das pessoas varia tanto. Talvez você esteja seguindo o caminho de cura de alguém nas redes sociais, ou talvez seja amigo de alguém que esteja passando pelo mesmo processo, e às vezes se pergunta por que essa pessoa está se recuperando mais rápido. Se você precisa de mais tempo para se curar, é porque há mais substâncias problemáticas, e talvez substâncias problemáticas mais tóxicas, enterradas no fundo do seu fígado.

Na lista a seguir, você verá onde cada substância problemática se instala no seu fígado e poderá usar essa informação como referência para saber quanto tempo elas demoram para sair de lá. Quando uma substância problemática encontra-se no nível superficial do fígado, leva menos tempo para sair do organismo; quando entra no núcleo, são necessários mais tempo e mais persistência para eliminá-la. O tempo também varia de acordo com o grau da toxina, do veneno ou do patógeno, o que significa que uma substância mais problemática no nível subsuperficial demora mais para sair de lá do que uma menos problemática no mesmo nível.

Outro fator superimportante ligado ao tempo necessário para essas substâncias saírem do fígado é o que você faz para limpá-las e o que está comendo. Na lista de substâncias problemáticas, encontrará cronogramas gerais de quanto tempo cada uma leva para sair do fígado – isso se estiver trabalhando para tirá-las de lá de maneira segura e eficaz. Os cronogramas servem para quem faz um trabalho adequado de limpeza, o que significa (1) manter-se distante dos alimentos problemáticos (sobre os quais você poderá ler algumas páginas adiante), (2) diminuir o consumo de gordura radical; (3) incorporar alguns dos conselhos sobre suplementação apresentados no próximo capítulo; (4) praticar a Manhã de Resgate do Fígado indicada no Capítulo 38 sempre que possível; e (5) usar periodicamente o Resgate do Fígado 3:6:9 indicado no mesmo capítulo. Se, com base neste livro, suspeitar que está lidando com uma quantidade considerável de substâncias problemáticas, comece a fazer o Resgate do Fígado 3:6:9 a cada dois ou três meses. Isso o ajudará a purificar-se em um ritmo mais acelerado e a alcançar toxinas mais profundas do que é possível alcançar com medidas mais cotidianas. Se for difícil manter esse ritmo, faça a limpeza sempre que possível, talvez a cada seis meses.

LISTA DE SUBSTÂNCIAS PROBLEMÁTICAS

Algumas substâncias problemáticas desta lista sabidamente fazem mal ao fígado, como o álcool e os medicamentos. Você talvez se surpreenda ao descobrir que há muitas outras substâncias nocivas que ninguém o avisou que podem lesar o fígado, como lenços perfumados para secadora de roupas e aromatizadores de ar elétricos (quem diria?). Nessa lista, você verá os Quatro Imperdoáveis e muito mais. Prepare-se para ver seu mundo sob uma nova luz.

Não que precisemos viver com medo ou em pânico, ou usar roupas antiperigo para sair de casa. Temos de viver no planeta Terra. Essas substâncias problemáticas fazem parte da vida aqui, e muitas delas já estavam aqui desde muito antes de nascermos. Algumas não podem ser evitadas, por isso preocupe-se com aquelas sobre as quais tem escolha. Se não for capaz de renunciar ao *spray* de cabelo, à maquiagem convencional, ao perfume e à colônia; se tiver de cozinhar com gás várias vezes por dia; ou se respirar toneladas de fumaça porque trabalha cortando grama, talvez possa diminuir a gordura na dieta, decidir não lavar os tapetes com produtos químicos e optar por não tomar um refrigerante *diet*. Assim, seu fígado ainda conseguirá limpar-se enquanto você vive sua vida. Não se trata de não pôr gasolina em um posto *self-service* ou de não andar de bicicleta na chuva (logo entenderá do que estou falando). Trata-se de cuidar do fígado para que possa viver sua vida e fazer tudo o que precisa fazer. Em relação às substâncias mais perigosas, como o mercúrio, faça de tudo para afastar-se delas. Em relação às outras, se puder evitar ao menos alguns itens da lista, já estará indo bem.

Embora a lista seja surpreendente, chocante e até mesmo assustadora, ela também é esclarecedora. Você prefere pisar em um buraco ou saber de antemão onde há um buraco para não torcer o tornozelo? Por outro lado, ter consciência das substâncias que existem ao seu redor e dentro de você não significa ser obsessivo ou ter medo de viver. Não é possível evitar pisar em todos os buracos. O que podemos fazer é usar a lista para iluminar nosso caminho, de modo que, quando passarmos por uma parte acidentada do terreno, pelo menos saberemos em qual terreno estamos – e para onde vamos.

A lista deve ser uma janela através da qual você pode contemplar as várias substâncias às quais pode ter estado exposto e que dão mais trabalho ao seu fígado sem que perceba. Se quiser viver bem e proteger sua família, não poderá manter as persianas fechadas, fingir que essas substâncias não existem e ignorar seu fígado. Isso seria como fingir que as cáries não existem e nunca ir ao dentista, apenas para depois se assustar quando surgir um problema que não pode ser ignorado. Mesmo que não tenha sido diretamente exposto a algumas dessas substâncias problemáticas, você pode ter sofrido uma exposição secundária, como no caso da fumaça dos fumantes passivos – as substâncias problemáticas de segunda mão estão todas ao nosso redor. Compreendendo o que pode haver dentro do nosso fígado, compreendemos a melhor maneira de consertá-lo.

Grupo dos petroquímicos

Esse grupo de substâncias problemáticas é extremamente tóxico para o sistema nervoso central. Qualquer pessoa com sensibilidade ou sintomas neurológicos será especialmente sensível a ele. Muitas dessas substâncias problemáticas se alojam no fundo do núcleo do fígado, o que significa que demoram mais para sair de lá. Não precisa se preocupar em removê-las do fígado de uma vez e de imediato. Com duas semanas de aplicação das medidas delineadas em "Os três níveis do fígado", você já alcançará a ponta do *iceberg*. Depois disso, elas sairão com o tempo, à medida que você for cuidando do órgão.

- **Plásticos.** Lidamos muito com os plásticos a cada dia. Toda coisa plástica que tocamos pode deixar um resíduo em nossa pele. Quando tocamos em um plástico e depois demoramos para lavar as mãos (ou tomar banho, caso o plástico tenha tocado qualquer outra parte do corpo), esse resíduo tem a oportunidade de ser absorvido pela pele e entrar no organismo. Ele também entra no organismo quando o ingerimos por meio de produtos como filme plástico, embalagens plásticas, utensílios e vasilhas de plástico, garrafas de água, o próprio encanamento do sistema de abastecimento de água, produtos farmacêuticos (que são cheios de plásticos) e alimentos embalados que foram preparados em linhas de montagem que usam peças de plástico. Alguns plásticos, como os de multiprocessadores, liquidificadores e centrífugas de primeira linha, são de melhor qualidade e tendem a não se dissolver, o que os torna seguros para uso. Alguns plásticos são de baixa qualidade e dissolvem-se de imediato nos óleos da pele quando os tocamos. Os plásticos tendem a se alojar no nível subsuperficial do fígado.
- **Gasolina.** Antigamente, a exposição ao petróleo que ocorre quando se põe gasolina no carro estava restrita aos frentistas. Hoje em dia, nos Estados Unidos, onde a maioria dos postos é *self-service*, essa exposição chegou a praticamente todas as pessoas, inclusive sua filha adolescente que põe gasolina no carro. No passado, sua filha ou seu filho adolescentes jamais ficariam expostos à gasolina, exceto em uma rara ocasião em que tivessem de usar o cortador de grama. A situação hoje é diferente, e milhões de adolescentes põem gasolina nos carros. As pessoas não costumam ter muito cuidado ao usar a bomba de gasolina, de modo que esses adolescentes não aprendem a ter cautela. Não é incomum que um pouco de gasolina respingue na pele ao encher-se o tanque; a guarda de borracha da mangueira não impede que isso aconteça. Quase todos recebem pelo menos uma gota de gasolina junto à bomba, e quem fica muito perto da boca do tanque também respira seu vapor. Além disso, é fácil respirar o vapor das bombas vizinhas. Esse tipo de exposição à gasolina nos postos de abastecimento é tão comum que já aconteceu com praticamente todo mundo, isso para não mencionar que certas pessoas manipulam gasolina por outras razões, como abastecer cortadores de grama, tratores e aparadores de grama. A gasolina evapora, além disso, dos galões na garagem, ocasionando mais exposição por inalação, e é fácil que a gasolina respingue ao ser manipulada. A gasolina tende a se alojar no nível subsuperficial e no núcleo profundo do fígado.
- **Óleo diesel.** Os modos de exposição são parecidos com os da gasolina. A exposição ocorre com quem não toma cuidado ao abastecer o caminhão, a van, o trator ou qualquer coisa do tipo. Como a gasolina, o óleo diesel tende a se alojar na subsuperfície e no núcleo profundo do fígado.
- **Óleo e graxa para motores.** Muitas vezes, basta abrir o capô do carro e verificar o nível de óleo para ficar com graxa nas

mãos. E quantas pessoas já não ficaram com óleo nos dedos ao limpar a vareta? Mesmo que você só tenha verificado o nível de óleo uma vez na vida, há dez anos, o óleo que chegou à sua pele viajou até o fígado, onde é provável que ainda esteja. Embora você já tenha se esquecido de que sujou as mãos com óleo, o fígado não se esqueceu; pelo contrário, ele tem plena consciência disso. Também é fácil sujar-se de óleo ao trocar ou completar o óleo do carro. Mesmo os parafusos e porcas de ferramentas novas vêm revestidos de uma camada de óleo. As ruas e estradas também contêm, na superfície, uma camada fina de óleo, graxa, gasolina e diesel. Isso significa que, ao andar de bicicleta ou atravessar a rua na chuva, a água que respinga no seu corpo contém as quatro substâncias. O óleo e a graxa para motores tendem a se alojar no núcleo profundo do fígado.

- **Fumaça de escapamento.** Esse item fala por si, pois é onipresente. A exposição ocorre ao caminhar pela rua, buscar uma *pizza* enquanto a moto do entregador permanece ligada, ficar preso no trânsito a caminho do trabalho, passar ao lado de um gramado que está sendo aparado ou cortar a própria grama, passar ao lado de um carro sendo ligado enquanto você vai ao restaurante almoçar e assim por diante. Embora o monóxido de carbono seja letal quando não há ventilação suficiente para a remoção da fumaça de escapamento, não é ele que envenena o fígado. O que acaba se alojando nesse órgão são as partículas petroquímicas contidas na fumaça. São centenas de tipos de substâncias químicas que fazem morada no núcleo profundo do fígado.
- **Querosene.** Embora não seja tão comum e a exposição a ele seja menor hoje do que no passado, isso não significa que você não tenha sido exposto a aquecedores a querosene antes de a maioria dos aquecedores portáteis passarem a ser elétricos. Além disso, ainda há muito querosene por aí. Ele é usado, por exemplo, para limpar ferramentas e lavar pincéis e encontra seu caminho para o nível subsuperficial do fígado e para seu núcleo profundo.
- **Fluido de isqueiro.** Você pensa que nunca foi exposto a fluido de isqueiro? Pois está enganado. Por acaso já comeu um *marshmallow* aquecido sobre uma fogueira acesa com esse fluido? Já comeu churrasco? O resíduo químico permanece na madeira e no carvão durante todo o tempo que a fogueira ou as brasas permanecem acesas – o que significa que o *marshmallow* e a carne vêm assados com um toque de fluido de isqueiro. Isso para não mencionar que, se foi você que acendeu a fogueira ou a churrasqueira e usou o fluido, então aspirou seu vapor e provavelmente sujou as mãos com ele, pois não aprendemos a tomar cuidado para evitar esse tipo de exposição. Não quero estragar seu próximo churrasco ou sua festa em que salsichas serão assadas sobre a fogueira. Você ainda pode se divertir, mas seja proativo, de modo que, se a diversão acarretar a absorção de algumas substâncias tóxicas, ela também sirva para tirar algumas substâncias tóxicas do fígado. O objetivo é cuidar do fígado para que você possa viver do jeito que gosta. O fluido de isqueiro geralmente acaba se instalando no nível subsuperficial e no núcleo profundo do fígado.
- **Grelhas, fogões e fornos a gás.** Quem acende e usa uma grelha, um fogão ou um forno a gás inala um pouco de gás, que entra no corpo. Durante o uso, o gás queima. Embora não seja o gás cru, trata-se de uma substância problemática que é

inalada enquanto o utensílio permanece aceso. Não é preciso deixar de cozinhar; apenas é uma boa ideia evitar cozinhar em excesso em fogão a gás. O gás natural em geral se instala no nível subsuperficial e no núcleo profundo do fígado.

- **Solventes, soluções e agentes químicos.** Incluem-se aí os removedores de gordura, desengripantes, lustradores de metais, produtos para a limpeza de automóveis e produtos para a limpeza de tapetes. Todos eles são absorvidos pela pele em poucos segundos, entram na corrente sanguínea e rapidamente invadem o fígado. Também sofremos exposição quando respiramos seus vapores. Instalam-se no nível subsuperficial e no núcleo profundo do fígado.
- **Dioxinas.** Imagine um mundo revestido de uma poeira tão fina que chegue a ser invisível, mas que fosse inalada e ingerida por todos os que vivessem nesse mundo. Pois é, esse é o nosso mundo e a "poeira" são as dioxinas. Esses poluentes, um subproduto de quase cem anos de malfeitos das indústrias químicas, encontram-se no ar, na água e nos alimentos. A vida moderna é em si e por si uma exposição generalizada à dioxina. As dioxinas instalam-se nos três níveis do fígado.
- **Laca.** Quando usamos vernizes, seladoras ou cola epóxi, ou quando esses produtos são aplicados em nossa casa ou adquirimos produtos recém-laqueados, expomo-nos a substâncias agressivas que podem se instalar nos três níveis do fígado.
- **Tinta.** Pintar um móvel, o interior ou o exterior de uma casa ou trabalhar em um escritório recém-pintado: todas essas são ocasiões de exposição às tintas. Sempre sinto um arrepio quando vejo as pessoas brincando com pincéis e rolos cheios de tinta, pois conheço as consequências graves que essas brincadeiras têm para o fígado. As substâncias químicas presentes nas tintas tendem a se estabelecer no nível subsuperficial e no núcleo profundo do fígado.
- ***Thinner.*** Às vezes misturado na tinta, às vezes usado para limpar a tinta, essa substância agressiva em geral se estabelece no nível subsuperficial e no núcleo profundo do fígado.
- **Substâncias químicas para tapetes e carpetes.** Incluem-se aqui as usadas para tratar os novos tapetes e carpetes durante sua manufatura, as que se soltam dos tapetes e carpetes enquanto estão sendo limpos e aquelas que são usadas para limpá-los (as quais, por serem tão perigosas, mereceram ser mencionadas duas vezes nesta lista). Inalamos essas substâncias, as quais também aderem à nossa pele e nossas roupas quando nos sentamos sobre tapetes e carpetes ou andamos sobre eles de pés descalços. Elas se instalam nos três níveis do fígado.

Grupo das substâncias químicas neurotóxicas

As substâncias problemáticas desse grupo penetram nos três níveis do fígado em concentração igualmente alta. Seu fator hereditário também é grande, de modo que muitas vezes acabam em nosso fígado depois de ser transmitidas ao longo das gerações. Muitas delas são um verdadeiro desserviço à humanidade. Como diz o nome do grupo, são neurotóxicas, o que as torna particularmente problemáticas para pessoas com sistema nervoso sensível e doenças e sintomas neurológicos. No caso dos produtos petroquímicos, o fígado sabe que não deve liberá-los todos de uma vez. Em vez disso, ele os libera com cuidado e cautela, de modo que o período de sua remoção é um pouco mais prolongado que o de outras substâncias problemáticas. Não obstante, o fígado de fato os libera aos pouquinhos. Caso se empenhe, você pode começar a eliminar algumas dessas substâncias em uma ou duas semanas. Depois, o fígado continuará a eliminá-las em quantidades comedidas ao longo do tempo para que não inundem todo o corpo.

- **Fertilizantes químicos.** Estão mais presentes em nosso ambiente do que imaginamos. É fácil expor-se a eles em gramados, jardins, parques, flores plantadas de modo convencional, alimentos plantados de modo convencional, campos de golfe, clubes de campo, campos de esportes em faculdades, gramados públicos e em nosso próprio quintal.
- **Inseticidas, outros pesticidas, larvicidas e herbicidas.** Existe a variedade de interior e a variedade usada ao ar livre. A exposição pode vir do uso de inseticidas em lata para matar baratas, formigas, cupins e marimbondos, usadas dentro de casa. Pode vir também de alimentos e flores tratados com pesticidas; de apartamentos, casas, escritórios, hotéis, dormitórios estudantis e outros edifícios em cujo interior ou exterior foram usados pesticidas; e de gramados, jardins, parques, clubes de campo e campos esportivos. Muitas pessoas se preocupam em só comer alimentos orgânicos, mas usam produtos químicos no quintal para matar carrapatos, pernilongos e ervas daninhas – encontrando-se, assim, expostas a pesticidas e herbicidas. Procure descobrir se esse tipo de produto é usado em seu bairro ou sua região e fique dentro de casa quando isso acontecer. Cidades de todos os Estados Unidos usam pesticidas para acabar com as taturanas da mariposa-cigana (*Lymantria dispar*) quando aparecem no mês de junho, e isso faz muito mal ao fígado. O uso de inseticidas em cidades e estados inteiros para combater pernilongos também é comum em épocas de tempo quente. Esses inseticidas são muitas vezes aplicados de helicóptero a qualquer momento do dia ou da noite, sem aviso. Se gosta de ir ao parque local, descubra quando ele é dedetizado, evite estar nele logo após a dedetização e, de preferência, espere que caia uma boa chuva antes de voltar a frequentá-lo. Se vai se sentar em um gramado tratado com produtos químicos, faça-o sobre um cobertor ou uma colcha. As mulheres grávidas devem tomar cuidados especiais; a exposição a pesticidas pode causar complicações relacionadas à gestação.
- **DDT.** Embora seja um pesticida, o DDT merece uma entrada à parte. Décadas depois de ser proibido nos Estados Unidos, ele ainda está presente no ambiente, assim como a radiação e outros resíduos nucleares que afetam gerações. O DDT tem um prazo de validade extremamente longo; é o "presente" que nunca deixa de ser "ganho". Permanece em nossos oceanos, lagos, rios, campos agrícolas e em outros lugares. O DDT antigo é uma das substâncias problemáticas mais comuns transmitidas por hereditariedade na linhagem familiar. Passa de fígado para fígado para sempre, com facilidade, até que alguém decida eliminá-lo do fígado para que não seja transmitido à geração seguinte. Esse é um exemplo importante do por que precisamos limpar o fígado e cuidar dele: para não transmitirmos mais esse "presente" aos nossos filhos. Além disso, ainda há países em que o DDT é usado em grande quantidade e, quando levado pelo vento – que pode carregá-lo inclusive até outros continentes –, somos expostos a ele em pleno ar. Ainda está ao nosso redor e deve permanecer em nosso ambiente ainda por um bom tempo.
- **Fungicidas.** Estão sendo cada vez mais usados em todo lugar, sendo borrifados em roupas novas e produtos manufatura-

dos, desde calças *jeans*, vestidos, roupas de baixo, meias e sapatos, além de móveis, colchões e cobertores. Criados originalmente para combater fungos e bolores em plantações e hospitais, por exemplo (uma vez que os hospitais são verdadeiros ninhos de fungos), têm agora um uso mais amplo. Os vendedores e o *marketing* dos fungicidas fazem o possível para convencer as empresas a encontrar novas maneiras de utilizá-los em seus produtos. Assim, costumam ser usados em carros novos e em usados comercializados em concessionárias. São usados com regularidade em aviões e em latas e sacos de lixo. Há pouco tempo, algumas marcas de água passaram a usá-los na superfície externa de suas garrafas. Existem até alimentos tratados com fungicidas; eles têm um cheiro perfumado que faz cócegas no nariz quando prestamos atenção. Sempre que puder lavar ou escovar um alimento depois de comprá-lo, faça-o.

- **Exposição à fumaça de qualquer tipo.** O consumo de tabaco introduz nos pulmões, na corrente sanguínea e no fígado de centenas a milhares de diferentes substâncias químicas. A inalação de fumaça em momentos de recreação ao redor de fogueiras e lareiras acesas com madeira tratada também expõe o fígado a substâncias químicas – embora o fumante regular se encontre mais exposto que a pessoa que se senta ao redor de uma fogueira de vez em quando. Também é prática agrícola comum nos Estados Unidos empilhar e queimar estufas plásticas cheias de pesticidas. Todos nós respiramos essa fumaça branca, quer queiramos ou não, quer o percebamos, quer não.
- **Fluoreto.** É um subproduto do alumínio, altamente tóxico para o fígado. Lesiona as células hepáticas.
- **Cloro.** Altamente tóxico para o fígado, compromete a função imunológica do órgão.

Grupo das substâncias problemáticas usadas em alimentos

Estas tendem a começar a sair do fígado rapidamente, quando você lhe dá aquilo de que ele precisa para liberá-las, e não demora para que sejam expulsas por completo. Com bons cuidados hepáticos, é possível eliminá-las do órgão em um período de seis meses a um ano, e muitas começam a sair já no início do processo.

- **Aspartame.** Encontra-se em refrigerantes *diet* e em aromatizantes. Penetra no núcleo profundo do fígado e nele se armazena de maneira única – tende a lesionar pequenos vasos sanguíneos dentro do órgão, fazendo-os atrofiar ou diminuir de tamanho.
- **Outros adoçantes artificiais.** Também são tóxicos para o fígado e penetram em seu núcleo profundo.
- **Glutamato monossódico.** Às vezes listado com esse nome e às vezes disfarçado sob o título de "sabor natural" nos rótulos dos alimentos, esse ingrediente também penetra no núcleo profundo do fígado.
- **Formaldeído.** A exposição a essa substância problemática se dá de diversas maneiras: desde por meio de cosméticos e produtos farmacêuticos até por tapetes e alimentos. Faz com o fígado o mesmo que o álcool, porém com mais força. Também é combustível para vírus. O formaldeído satura os três níveis do fígado.
- **Conservantes.** O fato de você ser contra os conservantes e não comprar alimentos que os listem entre os ingredientes não significa que esteja a salvo deles. Há muita irresponsabilidade na rotulagem dos conservantes, sem mencionar a época em que

você não se preocupava com isso e ao longo da qual o fígado teve bastante tempo para colecionar diversas variedades de conservantes químicos. O fígado talvez ainda contenha conservantes de um cachorro-quente que você comeu há décadas, do algodão-doce da quermesse, do *milkshake* com sabor artificial de frutas, do sorvete de casquinha... a lista não acaba nunca. Os conservantes tendem a permanecer no nível superficial do fígado.

Grupo dos alimentos problemáticos

Esse grupo é o primeiro que sai do fígado quando este começa a ser cuidado. Os alimentos problemáticos saem dele rapidamente, desde que você não os consuma enquanto procura limpá-los do fígado. (Daremos cronogramas específicos para alguns deles.)

- **Ovos**. Servem de alimento para patógenos. Os vírus e as bactérias adoram ovo como sua principal fonte de alimento. Assim, quando os ovos fazem parte da dieta, os patógenos podem se alimentar, o que faz mal ao fígado. O consumo somente da clara não evita o problema. Quando os ovos são tirados da dieta, os patógenos perdem seu alimento predileto e têm de recorrer a outras fontes alimentícias dentro do fígado. As partículas dos ovos podem abandonar por completo as células hepáticas em noventa dias, desde que você os evite por completo nesse período.
- **Leite e laticínios**. Fontes de alimento para patógenos. Além disso, eles têm alto poder de formação de muco, fazendo com que este se acumule dentro dos vasos sanguíneos e das células do fígado, o que enfraquece seu sistema imunológico personalizado. Assim como os ovos, as partículas de leite e de laticínios podem ser completamente eliminadas do fígado caso esses alimentos sejam de fato evitados.
- **Queijo**. Embora se enquadre na categoria dos laticínios, o queijo merece ser mencionado à parte porque foi considerado há pouco tempo como um alimento que favorece a longevidade. Isso é mentira, e ele não nos protege. Esse é um exemplo de como a ciência é distorcida para favorecer certos grupos de interesse. O queijo é outra fonte de alimento para patógenos que prejudicam e lesionam o fígado. É o alimento que mais promove o diabetes, embora seja considerado, com frequência, como um alimento excelente para diabéticos. Trata-se de um erro desastroso que nos leva a nos perguntar quais outros conselhos de saúde por aí também não representam o contrário da verdade. Além de tudo isso, o queijo é responsável pela criação de fígados estagnados, preguiçosos e gordurosos e, como os demais laticínios, enfraquece o sistema imunológico hepático por criar muco dentro dos vasos sanguíneos e das células hepáticas. Caso você adore queijos, procure consumi-los somente em ocasiões especiais e, entre elas, trabalhe para fazer algo positivo por seu fígado, ou experimente, como alternativa, o queijo de leite de sementes oleaginosas.
- **Hormônios dos alimentos**. São extremamente prejudiciais à capacidade do fígado de gerir, produzir e organizar os hormônios do próprio corpo. Para tornar a situação positiva, o fígado neutraliza e armazena alguns dos hormônios mais tóxicos dos alimentos para depois capturar e neutralizar a adrenalina, como já analisamos anteriormente neste livro. Isso não significa que devemos consumi-los, pois o fígado já faz isso com os hormônios do próprio corpo. Os hormônios dos alimen-

tos começam a sair do fígado rapidamente quando o órgão começa a ser cuidado e, depois de noventa dias, é possível nos livrarmos de todos os hormônios venenosos que o fígado decide não reter para usar como isca a fim de neutralizar a adrenalina recém-produzida.

- **Alimentos com alto teor de gordura**. Uma dieta com alta quantidade de gordura radical – quer seja de fonte animal ou vegetal, quer seja saudável ou não – faz muito mal ao fígado. Já vimos muitas provas disso ao longo da Parte II, "A Tempestade Invisível", da Parte III, "O Chamado à Luta", e do Capítulo 35, "A Moda da Alimentação com Alto Teor de Gordura". Quando começamos a cuidar do fígado, as gorduras começam a sair dele de imediato. O processo todo demora algum tempo e acontece naturalmente; à medida que todas as outras substâncias problemáticas saem do fígado, ele vai ficando cada vez menos gorduroso.
- **Uso recreativo de álcool.** Sabe-se que o excesso de bebida alcoólica causa ressaca e, com isso, surgiu uma tendência, em diversos restaurantes, lanchonetes e bares, de oferecer menus para a "cura" da ressaca, com refeições compostas de *waffles*, panquecas, rabanada, *bacon*, ovos, batata-suíça, espetinhos de queijo, pão com molho, batatas fritas com queijo, batatas fritas comuns, queijo grelhado, omelete e outras coisas do tipo. Parece que, depois de beber demais, o melhor é consumir uma grande quantidade de alimentos pesados e gordurosos para "absorver" o álcool. Isso, no entanto, não poderia estar mais longe da verdade. As pessoas ficam com fome quando estão de ressaca porque privaram o fígado de alimento durante a bebedeira. Além de o fígado não funcionar bem quando está inundado de álcool, ele fica com fome de nutrientes – por isso, depois de bebermos, precisamos repor a glicose do fígado. O problema das refeições que se costuma fazer ao estar de ressaca é que são uma combinação de gordura e açúcar, que continua impedindo o fígado de restaurar suas reservas. Isso leva as pessoas a comer demais, pensando que uma quantidade maior de comida absorverá o álcool e as saciará, quando aquilo que de fato precisam para saciar a fome e ajudar o fígado a se recuperar é o *tipo certo* de comida, sem nenhuma interferência de gordura. Para saber mais sobre o álcool e o fígado, veja a entrada correspondente no Grupo de Produtos Farmacêuticos.
- **Uso excessivo de vinagre.** O vinagre satura o fígado, criando um efeito semelhante ao da bebedeira, ou seja, diminui a capacidade do fígado de funcionar e operar como deve. Os vinagres deveriam vir com um aviso no rótulo, dizendo que os fígados não devem operar maquinário pesado quando estiverem sob sua influência. Embora seu efeito sobre o fígado não seja tão ruim quanto o do álcool, há uma semelhança. O vinagre de maçã é o melhor de todos os vinagres; tem alguns pontos positivos que equilibram os efeitos da fermentação, embora não se recomende o exagero. O processo de limpeza começa de imediato quando você inicia o trabalho com o fígado. É possível livrá-lo de todo o vinagre em um mês.
- **Cafeína.** Causa um afinamento das paredes celulares no fígado. As células, em geral, se recuperam rapidamente, mas o uso constante de cafeína dificulta a tarefa do fígado de se defender. Paredes celulares que se afinam constantemente são mais suscetíveis à invasão de patógenos, como vírus, que podem causar lesão celular. O índice de saturação da cafeína no fígado é maior que o de outras substân-

cias alimentares problemáticas, e ela tende a alcançar os três níveis do fígado. Por outro lado, também sai dos três com presteza. Com uma semana de cuidados, é possível se livrar de toda a cafeína acumulada no fígado.

- **Uso excessivo de sal.** O sal é bom ou mau? No mundo da saúde, a tendência parece mudar a cada década. A verdadeira resposta é que não há problema em consumir um pouco de sal saudável; um pouquinho de sal marinho ou sal de rocha de boa qualidade é tolerável para o fígado. Uma pitadinha desses sais em sua vida não fará mal. É quando exageramos no sal, sobretudo em um sal do tipo errado, e quando esse exagero é acompanhado por uma dieta de alto teor de gordura, que precisamos tomar cuidado. As células de gordura tendem a envolver os sais, o quais por sua vez as desidratam. Quando uma célula adiposa é desidratada à força, ela se desnatura, e torna-se difícil removê-la do corpo, da corrente sanguínea ou do fígado. As células adiposas desnaturadas tendem a permanecer no fígado e a acumular-se ali – por isso, quanto mais sal a dieta contém, mais a gordura tende a se desnaturar e a permanecer no fígado. O excesso de sal também desidrata os órgãos, músculos e glândulas. O coração e o fígado, por exemplo, precisam manter certo nível de hidratação, e o uso excessivo de sal em sua forma bruta conflita com essa necessidade. Além disso, o sal desidrata o cérebro. Muito embora o sódio seja um neurotransmissor, ele precisa ser derivado dos alimentos, não do sal acrescentado aos alimentos. Nos atuais programas naturais de saúde, um dos erros mais comuns é o de acrescentar sal à água; imagina-se que isso seja saudável, mas não é. Deveríamos acrescentar aipo, suco de aipo, água de coco, espinafre, algas, limão-siciliano e limão comum às nossas refeições, pois o sódio que ocorre naturalmente nesses alimentos não desidrata os nossos órgãos. Na verdade, faz muito bem ao fígado, em parte porque esse sódio natural se liga aos sais tóxicos e perigosos de alimentos de má qualidade e ajuda a arrastá-los para fora do corpo, substituindo-os por um subgrupo especial de sódio, do qual o fígado realmente precisa. Ele também estabiliza a pressão arterial, diminuindo-a quando está alta demais e aumentando-a quando está baixa; e não desnatura as células de gordura. Como os outros alimentos problemáticos, os sais tóxicos e seus resíduos começam a sair do fígado assim que este começa a ser tratado. Podem abandoná-lo completamente em um prazo de noventa dias.
- **Glúten.** Alimenta os patógenos dentro do fígado. É outra substância problemática que pode ser eliminada por completo do fígado em noventa dias.
- **Milho.** Outro alimento para os patógenos dentro do fígado, que também pode sair desse órgão em noventa dias de cuidados.
- **Óleo de canola.** Contém compostos químicos não descobertos que agridem o fígado, enfraquecendo suas células. Leva seis meses para ser eliminado.
- **Produtos à base de carne de porco.** O alto teor de gordura e o tipo especial da gordura de porco torna mais lento o funcionamento do fígado, aumentando a velocidade de acúmulo das células de gordura e enfraquecendo o sistema imunológico hepático. O prazo que os produtos à base de carne de porco levam para sair do fígado depende da quantidade de carne de porco consumida no decorrer da

vida e de quanta gordura de porco se acumulou no fígado.

Grupo dos patógenos

Esse é o grupo das substâncias problemáticas responsáveis pela teoria errônea das doenças autoimunes. Os patógenos estão no topo da cadeia alimentar – são os tubarões do fígado e comem todos os venenos que cruzam seu caminho. Por isso, a chave para eliminá-los consiste em eliminar suas fontes de alimento. Quando sua comida é retirada, eles morrem de fome ou saem do fígado para, depois, sair de uma vez do corpo. Quando o combustível e os resíduos dos patógenos são eliminados, o sistema imunológico do fígado se torna capaz de atacar os próprios patógenos, enquanto a presença daquelas substâncias problemáticas o confunde. Quando essa névoa se dissipa, o sistema imunológico hepático consegue de fato identificar, rotular e caçar os invasores patogênicos. Quando começamos a trabalhar para recuperar o fígado, as toxinas virais começam a sair dele de imediato, e esse processo continua enquanto fazemos o que devemos fazer. O prazo para livrar o fígado de infecções patogênicas depende da agressividade do patógeno e de há quanto tempo ele está no fígado, dos suplementos que tomamos e da regularidade com que seguimos o protocolo de suplementação (veja uma lista de sugestões no capítulo seguinte). Além dos suplementos, concentre-se em tirar o alimento desses patógenos para que eles acabem morrendo de fome.

- **Vírus e dejetos virais.** O líder dos vírus problemáticos é o vírus Epstein-Barr, com suas mais de 60 variedades. Os dejetos virais do EBV (neurotoxinas, dermatotoxinas, subprodutos e cadáveres virais) também são tóxicos,; são venenos responsáveis por centenas de doenças e sintomas, desde fadiga e erupções de pele até dores no corpo, moscas volantes nos olhos, formigamentos e torpor nos membros. Outros vírus que prejudicam o fígado são o HHV-6 e outros do mesmo tipo, até alguns ainda não descobertos, como os HHV-9, HHV-10, HHV-11, HHV-12, HHV-13, HHV-14, HHV-15 e HHV-16; o citomegalovírus; e mais de 30 variedades do vírus do herpes-zóster. Para controlar qualquer presença viral no fígado, evite os gatilhos virais, sobre os quais você pode ler em *Médium Médico* e *Tireoide Saudável* (muitos dos quais são substâncias problemáticas presentes em outros subtítulos desta lista). Além disso, fique atento aos antivirais mencionados no capítulo seguinte para ajudar a controlar os vírus e os dejetos virais, que podem acabar acumulando-se nos três níveis do fígado.
- **Bactérias.** *Streptococcus*, *E. coli*, *C. difficile*, *Staphylococcus* e *Salmonella* são algumas das bactérias mais comuns que podem causar problemas no fígado, e você já leu bastante sobre o estreptococo nos capítulos anteriores. O que *não* faz parte desta lista são as bactérias associadas à doença de Lyme – se tiver interesse nesse tópico, consulte o livro *Médium Médico*. As bactérias chegam aos três níveis do fígado.
- **Toxinas trazidas pelos alimentos.** Tomamos muito cuidado para não pegarmos triquinose e intoxicação alimentar. Os milhares de microrganismos, muitos deles ainda não catalogados e extremamente tóxicos, que vivem no peixe cru, na carne de quadrúpedes e de aves e nos ovos (muitas vezes do lado de fora da casca) em geral são mortos mediante o cozimento adequado dos alimentos. O que as pessoas não percebem é que, quando esses patógenos morrem, eles não desaparecem, mas tornam-se toxinas. Quando cozinhamos um pedaço de frango, por exemplo, o que nos preocupa

é matar a *Salmonella*. Não pensamos que a *Salmonella* morta ainda possa nos fazer mal. Durante a maior parte do tempo, as pessoas não sentem os efeitos dessas toxinas, pois o fígado é capaz de lidar com elas. Mas elas se acumulam e, em alguns casos podem causar doenças agudas horríveis. Essas substâncias problemáticas tendem a se instalar no nível subsuperficial do fígado.

- **Bolor.** Quando alguém se expõe ao bolor tóxico, quer inalando-o, quer ingerindo-o, ele chega ao fígado por meio dos pulmões ou do trato intestinal. Há diversas variedades de toxinas do bolor, algumas das quais são mais agressivas e outras menos. No geral, o bolor pode ser considerado um *gatilho*, pois diminui a atividade do sistema imunológico do fígado (e de outras partes do sistema imunológico do corpo), permitindo a ocasional ocorrência de uma explosão viral. Não é uma *causa* de doenças, muito embora leve a culpa de muitas delas. Como examinamos em *Tireoide Saudável*, muitos sintomas virais são atribuídos aos bolores, mas estes não são um problema em si e por si. É por isso que uma pessoa pode expor-se ao bolor e não sentir nada, enquanto ele é um gatilho potente para outras pessoas – a diferença está em se ter ou não um problema viral subjacente, pronto para causar um pandemônio no corpo. Os bolores se acumulam sobretudo no nível subsuperficial do fígado. Embora alguns saiam de imediato e outros levem de três a seis meses para ser eliminados, é possível livrar-se de todo o bolor e, mesmo assim, continuar apresentando sintomas, pois estes, na realidade, são de origem viral. Os sintomas podem permanecer por até mais um ano, mais ou menos, enquanto o corpo se livra dos vírus e começa a se recuperar.

Grupo da invasão da casa pelas indústrias químicas

Quando você faz uma opção de vida, a decisão é sua. O problema começa quando as escolhas de outras pessoas afetam sua vida sem o seu consentimento. O tabagismo era um dos grandes exemplos de quando a opção de uma pessoa afetava muitas outras. Agora que o fumo está proibido em muitos edifícios públicos, a situação melhorou bastante; não estamos mais sujeitos, como no passado, às toxinas da fumaça de cigarro. Já com as substâncias problemáticas desta lista, não temos a mesma liberdade. Podemos pedir a um amigo que apague o cigarro, mas não podemos pedir que a pessoa sentada ao nosso lado no trem tire seu perfume. Não podemos pedir ao dentista que extraia das paredes do consultório os anos e anos de uso de purificadores de ar. Não podemos pedir ao avião onde passaremos seis horas que purifique o seu ar. Convivemos com esses invasores domésticos, e o mínimo que podemos fazer para nos proteger é limitar o uso deles em nossa própria vida – e trabalhar para eliminá-los do organismo. Quando começamos a resgatar o fígado, essas substâncias problemáticas começam a sair no prazo de uma semana, e a maioria delas pode ser expelida em três a seis meses.

- **Purificadores de ar elétricos e velas perfumadas.** Mesmo que não use essas coisas em casa, você está exposto a elas em lojas, consultórios, banheiros públicos e na casa de amigos. Mesmo que o cheiro lhe pareça agradável, tenha certeza de que o fígado está tampando o nariz. Quando inalamos o óleo aromatizado e quente que sai desses aparelhinhos aparentemente inocentes, ou a cera saturada de substâncias químicas que sai das velas perfumadas, essas substâncias acabam se instalando nos níveis superficial e subsuperficial do nosso fígado.

- **Purificadores de ar em aerossol.** As substâncias a que esses produtos nos expõem são as mesmas da entrada anterior, e elas podem se instalar igualmente nos níveis superficial e subsuperficial do fígado.
- **Purificadores de ar aplicados com pulverizador.** Usadas para desodorizar móveis, essas substâncias chegam aos níveis superficial e subsuperficial do fígado.
- **Colônia e loção pós-barba.** Mesmo que evite a exposição direta da pele, recusando-se a usá-las, ainda é possível a exposição por inalação quando você está perto de alguém que usa essas coisas, as quais se encaminham para os níveis superficial e subsuperficial do fígado.
- **Perfumes e loções, cremes, *sprays*, sabonetes líquidos, xampus, condicionadores, géis e outros produtos para cabelo.** Cuidado com o que adquire nas lojas e nos setores de perfumaria. Ao querer estar sempre cheirando bem, você pode acabar se afogando em substâncias químicas que sobrecarregam o fígado e se instalam em seus níveis superficial e subsuperficial.
- ***Spray* para cabelo.** Seu uso cotidiano não é mais tão popular como já foi, mas, se você costumava usá-lo, as substâncias químicas que já inalou e absorveu pela pele podem ainda estar presentes em seu fígado. Como você já leu, a ideia de que as células do corpo se renovam por completo a cada sete anos é um mito. Embora as células hepáticas de fato sejam substituídas por células novas com o tempo, as velhas podem contaminar as novas, e é assim que o fígado talvez ainda contenha resíduos de um antigo *spray* para cabelos. Ele tende a se instalar nos níveis superficial e subsuperficial do fígado.
- **Tintura de cabelo.** Há tinturas convencionais e não convencionais. Sempre que possível, opte pela versão mais natural; embora ainda possa ter um efeito tóxico, é muito melhor. Caso sua cobertura não seja perfeita, aplique-a duas vezes. As tinturas convencionais são muito agressivas para o fígado e, por si sós, podem desencadear os sintomas da perimenopausa, da menopausa e da pós-menopausa. Em geral, é mais ou menos na época dessa mudança que as mulheres pintam o cabelo e usam as tinturas mais convencionais e tóxicas para cobrir os cabelos grisalhos. Acabam tendo de ir ao médico, o qual lhes diz que elas têm problemas hormonais, quando o problema era a tintura de cabelo penetrando no fígado – a tintura penetra na pele e na corrente sanguínea e segue um caminho direto para esse órgão. Para a mulher que começa a pintar o cabelo com trinta e tantos anos, esse é o maior gatilho dos diagnósticos de perimenopausa, e ninguém percebe a verdade: as substâncias químicas da tintura para cabelos estão alimentando o EBV em seu fígado. As tinturas convencionais se instalam nos três níveis do fígado.
- **Talco.** É fácil pensar que ele não passa da pele, mas, por ser uma poeira fina, também penetra nos pulmões e no trato intestinal por meio da boca – quando polvilha talco no corpo, você o inala e ingere ao mesmo tempo. Ele entra no fígado e é hepatotóxico. Instala-se nos níveis superficial e subsuperficial.
- **Maquiagem convencional.** Se você não está acostumada a ler os rótulos dos cosméticos que adquire, saiba que os ingredientes de alguns deles podem chocá-la. A indústria da maquiagem também usa ingredientes secretos e patenteados que não são incluídos na listagem de ingredientes – misturas que permanecem escondidas das consumidoras –, pois se fossem revelados a concorrência os usaria

também. Isso acontece há mais de um século. As substâncias químicas e até os metais pesados presentes em uma base, por exemplo, podem penetrar na pele; além disso, você sempre ingere um pouquinho de batom, brilho ou pó. Por sorte, as indústrias de cosméticos perceberam há algum tempo que o chumbo faz muito mal; ele era um ingrediente básico nos cosméticos de antigamente. O alumínio e o cobre, no entanto, ainda são usados como ingredientes desses produtos. Os componentes da maquiagem se instalam nos níveis superficial e subsuperficial do fígado.

- ***Spray* de bronzeamento.** Ao cobrir todos os centímetros quadrados do corpo, esse tipo de produto pode causar uma situação de particular toxicidade para o fígado, chegando na verdade a sufocar o órgão, pois a pele não pode se limpar, e a pele é um dos instrumentos que dão alívio ao fígado quando este se livra de venenos. Esse tipo de *spray* atinge o nível subsuperficial do fígado. Uma vez que impede a liberação de toxinas pela pele, a aplicação de *spray* de bronzeamento faz com que o núcleo profundo do órgão fique saturado por outras substâncias problemáticas que não podem sair pela superfície do corpo.
- **Produtos químicos para as unhas.** O esmalte de unha, o removedor de esmalte e o adesivo usado para colar unhas artificiais são famosos por seus vapores, e é isso, entre outras coisas, que os torna substâncias problemáticas. Os esmaltes contêm *thinner*, que os impede de endurecer assim que tocam a pele – e é muito comum que um pouquinho de esmalte chegue à cutícula ou à pele ao lado das unhas. O removedor de esmalte acaba se espalhando pelo dedo, o que lhe dá oportunidade de penetrar a pele e entrar no organismo. Essas substâncias químicas acabam se instalando no nível subsuperficial do fígado e em seu núcleo profundo.
- **Produtos de limpeza convencionais.** As soluções de limpeza tradicionais, usadas em casas, escritórios e indústrias, contêm ingredientes que podem sobrecarregar o fígado tanto ao ser inalados quanto ao ser absorvidos pela pele. Estamos falando de limpadores multiuso, desinfetantes, ceras e limpa-vidros. Mesmo que não seja você a aplicá-los, isso não significa que esteja livre. Se permanecer algum tempo em um ambiente em que eles forem usados, isso será suficiente para expor-se a esses produtos, ainda que não em grau tão intenso quanto o da pessoa que os aplica. Eles se instalam no nível subsuperficial do fígado e em seu núcleo profundo.
- **Sabões convencionais para lavagem de roupa e amaciantes para lavagem e secagem de roupa.** Esses produtos entram facilmente nos pulmões e na pele e, dali, chegam diretamente à corrente sanguínea e ao fígado. Muitos produtos convencionais para lavagem de roupa são criados a partir de substâncias petroquímicas. Embora possam dar a impressão de limpeza, o fígado depois se sente sujo, porque esses produtos deixam atrás de si um rastro de toxicidade. Essas substâncias problemáticas tendem a permanecer nos níveis superficial e subsuperficial do fígado. Dependendo da marca e do tipo da substância, ela pode entrar no núcleo profundo do órgão.
- **Produtos para lavagem a seco.** Acabam nos pulmões, sobretudo quando você acaba de pegar as roupas na lavanderia, e na pele. A lavagem a seco é uma coisa caríssima em todos os seus aspectos – as roupas que só podem ser lavadas a seco em geral custam caro, a lavagem em si é cara e o fígado também paga um alto preço. Essas substâncias químicas geral-

mente acabam se instalando no nível subsuperficial do fígado e em seu núcleo profundo.

Grupo dos produtos farmacêuticos

Como eu já disse, há circunstâncias em que um medicamento pode nos salvar a vida. Há situações em que eles são de fato necessários. Mas o oposto também acontece com muitos medicamentos, que podem pôr a vida em risco. Quando a comunidade médica é incapaz de nos dizer como curar as doenças crônicas, essas doenças podem acabar durando tempo demais, sendo negligenciadas em razão da falta de informações fornecidas pela medicina e pela ciência, e talvez acabemos usando medicamentos para suprimir os sintomas. Precisamos ter consciência: consciência de que o uso excessivo desses medicamentos pode sobrecarregar o fígado, consciência de que diferentes prescrições feitas por diferentes médicos (ou os medicamentos vendidos sem receita médica que você mesmo decide tomar) podem criar um coquetel de que o fígado não gosta, consciência de que você pode acumular medicamentos no fígado mesmo que não tome um único medicamento na vida. (Quando quem os tomam os elimina, esses medicamentos acabam entrando no sistema de abastecimento de água!) Quando você começa a cuidar do fígado, esses medicamentos começam a sair desse órgão de imediato. O tempo total que isso leva depende do produto e de quanto foi consumido por você no decorrer dos anos. O processo pode levar até dois anos para a maioria dos medicamentos, desde que você já tenha parado de tomá-los – muito embora eu respeite o fato de você fazer uso contínuo de um medicamento. Isso não significa que não possa trabalhar para limpar o fígado. A quantidade de venenos provenientes das mais diversas fontes, dos quais o fígado precisa se livrar, é tão grande que, se você trabalhar para limpá-lo e ao mesmo tempo para lhe dar os alimentos de que ele precisa para fazer o que tem de fazer, ele será capaz de lidar com os medicamentos que você tem de tomar.

- **Antibióticos.** Entre outras aplicações, são regularmente receitados para resfriado e gripe, otites infantis, dor de garganta, tosse, infecção urinária, acne e para quem sofre de doenças crônicas, como doença de Lyme. Pode ser que você tenha tomado antibiótico na infância e já não se lembre disso. Essas substâncias problemáticas, que contêm petróleo, tendem a chegar ao nível subsuperficial do fígado e a seu núcleo profundo.
- **Antidepressivos.** Se você já tomou um ou mais medicamentos dessa classe, sabe que tomou. Eles se estabelecem no nível subsuperficial do fígado e em seu núcleo profundo.
- **Anti-inflamatórios**. Costumam ser consumidos por quem sofre lesões ou tem dores crônicas. Espalham-se pelos três níveis do fígado.
- **Pílulas para dormir.** Os medicamentos para insônia se instalam no nível subsuperficial do fígado.
- **Medicamentos biológicos.** Esses imunossupressores, que costumam ser receitados para quem sofre de doenças crônicas como esclerose múltipla e transtornos intestinais como a doença de Crohn e colite, vão todos para os três níveis do fígado.
- **Imunossupressores comuns.** Costumam ser dados aos pacientes de esclerose múltipla e de outras doenças crônicas e atingem os três níveis do fígado.
- **Anfetaminas de uso médico.** Receitadas para doenças como TDA e outros problemas de concentração, bem como para fadiga. Estabelecem-se nos três níveis do fígado.
- **Opioides.** Dados a quem sofre de dores crônicas, esses medicamentos mergulham no núcleo profundo do fígado.

- **Estatinas.** Costumam ser tomadas por quem tem colesterol alto. A ironia é que os problemas de colesterol são causados pelo fígado e as estatinas pioram o estado do fígado, elevando ainda mais o colesterol, embora o medicamento em si oculte esse seu efeito. As estatinas atingem com facilidade o núcleo profundo do fígado e têm alta toxicidade nessa região.
- **Medicamentos para hipertensão.** Se os tomou, você sabe. Permanecem no nível subsuperficial do fígado.
- **Medicamentos hormonais.** Incluem as terapias hormonais convencionais e os hormônios bioidênticos, os hormônios de crescimento e as dietas baseadas no uso de gonadotropina coriônica humana. Atingem os níveis superficial e subsuperficial do fígado.
- **Medicamentos para a tireoide.** Se teve de tomar esses medicamentos, você está ciente de que os tomou, mas talvez não saiba que seu objetivo não é, de fato, curar a tireoide ou a doença tireoidiana subjacente; esses medicamentos são, antes, mais uma forma de medicação hormonal. (Veja mais sobre o assunto em *Tireoide Saudável*.) Estão entre os medicamentos mais receitados hoje em dia e atingem os níveis superficial e subsuperficial do fígado.
- **Esteroides.** Prescritos para doenças e sintomas misteriosos, bem como para a recuperação pós-cirúrgica (incluindo-se aí as cirurgias dentárias), eles se instalam nos três níveis do fígado.
- **Pílulas anticoncepcionais.** Esses medicamentos vêm causando problemas hepáticos com maior frequência em mulheres cada vez mais novas, podendo causar bem cedo um diagnóstico de perimenopausa ou de alguma outra doença hormonal, pois intoxicam o fígado com grande rapidez. Um de seus efeitos nocivos é o sufocamento e a atrofia dos vasos sanguíneos no fígado. Instalam-se no núcleo profundo desse órgão.
- **Álcool.** Isso não se aplica somente ao álcool engarrafado para ser bebido em uma bebida alcoólica. O álcool é ingrediente de quase todos os produtos de perfumaria, entre os quais produtos para os cabelos, para a pele e maquiagem. Também é manipulado no mundo farmacêutico e acrescentado a inúmeros medicamentos vendidos com e sem receita médica, e não somente os líquidos; também se encontra, em sua forma desidratada, nos remédios secos. O álcool é extremamente agressivo com o fígado, tornando-o preguiçoso e estagnado e lesionando as células hepáticas. Torna-o mais lento para desempenhar suas mais de 2 mil funções químicas no corpo e embriaga os elfos dos lóbulos hepáticos, impedindo os ajudantes de Papai Noel de fabricar brinquedos. (Isso não deve desencorajá-lo de usar desinfetantes para as mãos que contenham álcool. Matar o vírus da gripe ou o estreptococo que estão em um banheiro público ou em outro local cheio de germes mais que compensa o efeito do álcool sobre seu fígado.) O álcool satura os três níveis do fígado. Depois de cuidar do fígado por noventa dias, todos os resíduos de álcool podem ser eliminados dele.
- **Uso excessivo de drogas recreativas.** Uma das poucas diferenças entre as drogas recreativas e os medicamentos mais agressivos é que essas drogas não têm dosagem prescrita. Nenhum traficante vai lhe dizer para só consumir meio grama a cada dois dias durante uma semana. Talvez você pense também que o controle de qualidade é maior no caso dos medicamentos sintetizados em laboratório e que as substâncias químicas nocivas e perigo-

sas das drogas feitas em casa e compradas na rua a coloca em uma categoria completamente diferente, mas as coisas não são simples assim. Ninguém sabe quantos erros são cometidos na produção de remédios. O motivo pelo qual o impacto das drogas sobre o fígado é mais severo tem a ver com as dosagens – não há padrões nem regulamentos que as mantenham sob controle. As drogas atingem o nível subsuperficial do fígado e seu núcleo profundo.

Subgrupo dos metais pesados tóxicos

Assim como o subgrupo das substâncias químicas neurotóxicas, o dos metais pesados tóxicos se espalha pelos três níveis do fígado. Além disso, os metais pesados tóxicos costumam ser transmitidos de geração em geração. Além dos metais pesados tóxicos antigos com que você já nasce (e é por isso que, como lemos no Capítulo 28, o fígado de bebês já pode nascer sobrecarregado), somos expostos a metais pesados tóxicos durante toda a nossa vida. Eis uma pequena amostra de fontes de contaminação, algumas das quais já são problemáticas para o fígado independentemente dos metais pesados tóxicos: medicamentos; água do sistema público de abastecimento; combustível de avião que cai do céu; tubulações de água; comida de restaurante em cujo preparo raspam-se panelas de metal; *sprays* aplicados em produtos manufaturados; e pesticidas, herbicidas e fungicidas. Veja abaixo para saber mais. Para evitar os metais pesados tóxicos, questione tudo o que lhe for oferecido, inclusive os tratamentos médicos. Essas substâncias problemáticas podem começar a sair do fígado na primeira semana que você começa a cuidar dele. Se aplicar com regularidade a desintoxicação de metais pesados tóxicos do *Médium Médico*, descrita no final do Capítulo 38, poderá retirar camadas mais profundas de metais pesados tóxicos de seu fígado em um prazo de um a dois anos. Esse método de desintoxicação foi projetado para expulsar os metais do fígado e de outras partes do corpo de um jeito que o organismo seja capaz de aguentar, de tal modo que eles sejam eliminados e não recirculados. O Resgate do Fígado 3:6:9 também tira metais pesados desse órgão de um modo tal que eles não sejam reabsorvidos; além disso, facilita a retirada posterior desses metais. Esses são métodos responsáveis de retirada dos metais pesados tóxicos do corpo, de modo a evitar reações em pessoas sensíveis, o contrário do que ocorre com outros suplementos, limpezas e técnicas de remoção de metais pesados.

- **Mercúrio.** Entre outras fontes, podemos nos expor ao mercúrio quando manipulamos pilhas; obturamos os dentes com amálgama ou retiramos obturações com amálgama; temos contato com pesticidas, herbicidas e fungicidas; comemos peixe; tomamos suplementos de óleo de peixe (mesmo os de alta qualidade, que afirmam não conter mercúrio); e mergulhamos em lagos ou outros corpos de água. O mercúrio também é o metal pesado tóxico que se transmite com mais facilidade de geração em geração, de modo que o mercúrio em seu fígado pode ser bem antigo.
- **Chumbo.** Ter manipulado lápis com liga de chumbo na infância; ter sido exposto a tinta com chumbo (quer atualmente, na tentativa de removê-la, quer no passado, quando estava fresca); usar água que passou por canos de chumbo em edifícios antigos ou, em casas mais novas, por canos selados com chumbo; ter contato com pesticidas, herbicidas e fungicidas: essas são algumas das maneiras pelas quais o chumbo pode entrar no nosso organismo. Cuidado, além disso, para não plantar uma horta perto de uma casa cujo exterior foi pintado com tinta contendo chumbo. O solo ao redor dela

pode agora estar saturado, e você pode acabar comendo hortaliças marinadas em chumbo.

- **Alumínio.** Entramos em contato com ele o tempo todo, em latas, papel-alumínio e embalagens de marmitex, em panelas e instrumentos de cozinha, na maquiagem, na água de torneira, no bloqueador solar e em pesticidas, herbicidas e fungicidas.
- **Cobre.** O fígado é muito sensível ao cobre. Como esse metal é muito usado em canos de água quente, partículas de cobre podem acabar se infiltrando na água que bebemos e com que tomamos banho, além de ele ser encontrado com frequência em pesticidas, herbicidas e fungicidas. Há uma nova tendência de usar panelas e outros instrumentos de cobre na cozinha. Cuidado com as panelas e os demais recipientes que usa e, sempre que possível, prefira os de cerâmica. O fígado lhe agradecerá.
- **Cádmio.** Está no ar e cai do céu, entrando em nosso organismo quando o inalamos. Encontra-se também em pesticidas, herbicidas e fungicidas.
- **Bário.** Outra substância problemática que inalamos quando cai do céu. Cai também sobre a nossa pele e está no abastecimento de água, de modo que o ingerimos. É muito usado nas técnicas de diagnóstico médico por imagem.
- **Níquel.** Ingrediente de pesticidas, herbicidas e fungicidas.
- **Arsênico.** Outro componente de pesticidas, herbicidas e fungicidas.

Radiação

O fígado absorve a radiação a que estamos expostos em aviões, máquinas de raio X, exames de tomografia e ressonância magnética, celulares, comida e água e a contínua chuva radioativa decorrente de antigos acidentes nucleares. Mesmo que nunca tenha feito um raio X, isso não significa que sua mãe ou seu pai não tenham feito um exame desses antes de você ser concebido ou concebida. A radiação é herdada e não vai embora, a menos que você se dedique conscientemente a removê-la. Ela pode também ser absorvida pelo simples fato de você estar ao lado de alguém que acabou de fazer um exame de raio X. Ela atinge os três níveis do fígado. Depois de três a quatro semanas de cuidados com o fígado, as partículas de radiação podem começar a desprender-se. Para remover a radiação mais penetrante, são necessários suplementos e algas, além da vitamina de metais pesados apresentada em *Tireoide Saudável*, excelente para arrancar a radiação para fora do nosso corpo. A radiação leva tempo para sair, em geral de um a três anos. Pode demorar mais, dependendo do quanto você foi exposto.

Excesso de adrenalina

- **Superabundância prolongada de estresse adrenal.** A supersaturação de hormônios adrenais pode sobrecarregar a capacidade do fígado de desempenhar suas responsabilidades cotidianas. Também fornece mais combustível para vírus como o EBV, além de para bactérias. Quando o fígado consegue neutralizar a adrenalina, armazena-a em seu nível subsuperficial. Quando é obrigado a armazenar a adrenalina cáustica por encontrar-se sobrecarregado demais para neutralizá-la, guarda-a em seus três níveis. Em geral, quando começamos a trabalhar para limpar o fígado, a limpeza desse tipo de adrenalina demora de uma a três semanas.
- **Atividades que geram adrenalina propositalmente.** *Bungee jump*, montanha-russa, sexo, pular de paraquedas, surfar em ondas gigantes, andar de *snowboard*, fazer bicicross, corridas de automóvel e alpinismo em superfícies verticais são

alguns exemplos de atividades que provocam uma liberação grande e repentina de adrenalina. São melhores do que as drogas ilícitas; os esportes radicais são grandes realizações. No entanto, quem se dedica a eles deve também cuidar do fígado, da mesma maneira que o praticante de *bungee jump* cuida da corda elástica e o paraquedista cuida de seu paraquedas. Mas, em vez disso, a comemoração de um salto bem-sucedido ou de uma vitória nas pistas geralmente consiste em tomar cerveja, o que dá ainda mais trabalho ao fígado. Somente uma pequena porção da adrenalina corrosiva produzida em razão dessas atividades pode ser neutralizada, pois ela chega ao fígado rapidamente e em grande quantidade. Em geral satura as três camadas do fígado, da mesma maneira que uma esponja fica saturada quando você limpa um líquido que caiu no chão; o prazo que leva para essa adrenalina sair quando começamos a cuidar do fígado é de uma a três semanas.

Exposição à chuva

A chuva já não é limpa como era antes. É cheia de toxinas do ar e do céu, desde partículas radioativas até partículas de bário, combustível de avião e partículas de poeira sopradas pelo vento das terras agrícolas, tanto no seu próprio país quanto em outros países, que contêm resíduos de pesticidas, herbicidas e fungicidas. A chuva também é repleta de uma quantidade imensa de material vaporizado emitido pelas fábricas de produtos químicos no mundo inteiro. Esses produtos químicos não são documentados por nenhuma agência; são produtos malignos e desconhecidos que enchem a atmosfera com centenas ou milhares de espécies diferentes. Todas essas toxinas caem com a chuva; se esta nos atinge, nossa pele as absorve de imediato e essas substâncias químicas se encaminham aos poucos para o nosso fígado, estabelecendo-se em seu nível subsuperficial.

É aí que devemos elevar o fígado praticamente à categoria de uma divindade, em razão de tudo o que é capaz de ver, catalogar e compreender sobre esses milhares de agentes químicos vaporizados em sua forma mais homeopática e minúscula. O que o fígado testemunha vai além de tudo o que a medicina e a ciência são capazes de captar ou imaginar. Não estou falando de chuva ácida – essa expressão sequer arranha a superfície do que a chuva realmente contém. Não há nenhum laboratório no planeta que seja capaz de catalogar tudo o que contamina uma única gota de chuva. As pessoas sensíveis, as que apresentam sintomas neurológicos como fadiga e dor nas articulações e as portadoras de doenças crônicas como sinusite tendem a se sentir pior por um ou dois dias depois de tomar uma chuva forte.

Não estou tentando lhe meter medo. Por sorte, o fígado é um verdadeiro mestre na arte de limpar a toxicidade da chuva. Ele devia ganhar o Prêmio Nobel da Paz por conseguir identificar essas substâncias e lidar com elas. Aproveite suas caminhadas na chuva – e cuide do fígado para que *possa* aproveitá-las. A exposição à chuva que você sofreu no passado pode ser purgada do fígado por completo em duas semanas, desde que você tome as medidas corretas. Depois disso, sempre que você tomar chuva, a toxicidade poderá sair do seu fígado em um período de três dias. Isso ocorre em parte porque a chuva é uma água ativa e viva, dotada de propriedades curativas, propriedades essas que o fígado é capaz de extrair e usar de imediato. Essa água viva codifica e neutraliza quaisquer substâncias químicas nela contidas, tornando mais fácil o trabalho hepático.

CAPÍTULO 37

Alimentos, Ervas e Suplementos Poderosos para o Fígado

O modo como pensamos a respeito de nossa alimentação mudou muito. Hoje tomamos mais cuidado do que nunca com os alimentos industrializados, os aditivos e as práticas agrícolas. Queremos alimentar nossa família com os melhores ingredientes, por isso alguns pais que gostam de produtos derivados de animais não aceitam dar aos filhos nada menos que carne de animais alimentados no pasto ou criados ao ar livre (em se tratando de aves), e alguns pais cuja alimentação é baseada em plantas não dão aos filhos nada que não seja orgânico. Mas agora chegou a hora de encarar o fígado como um membro da família. O fígado também precisa se alimentar e merece o melhor combustível que existe.

Nosso fígado tem o potencial de deixar para trás a lentidão e a doença com uma força incrível. Quando entendemos o que ele de fato é – um órgão vivo e operante – entendemos que o ato de alimentá-lo corretamente é a chave para que a cura aconteça.

Como o fígado come? Ele tem muito o que fazer com seus "elfos", os lóbulos hepáticos. Como nós, eles precisam de combustível para trabalhar. Lembre-se do que dissemos na Parte I, "A Verdadeira Vocação do Fígado": o fígado é um dos órgãos mais ocupados do corpo humano, porque a quantidade de sangue que passa por ele é muito grande. O sangue traz consigo vitaminas, minerais, outros nutrientes presentes no alimento, hormônios, oxigênio e substâncias problemáticas como medicamentos e drogas; pesticidas, herbicidas e fungicidas; alumínio, chumbo, cobre, mercúrio e outros metais pesados tóxicos; e patógenos como vírus e bactérias. O fígado precisa ser um verdadeiro mestre para separar as coisas ruins das boas, os venenos dos nutrientes. Os elfos na oficina de brinquedos, os lóbulos hepáticos, é que fazem isso. Pelo fato de o sangue sair do fígado e passar para o coração, a tarefa de decifrar o que é útil, inútil e até prejudicial é de particular importância; assim, somente belos presentes – e não pedaços de carvão – podem ser enviados ao precioso coração.

O fígado também tem seu armazém de materiais úteis e nocivos. À medida que os materiais úteis – nutrientes, hormônios, agentes bioquímicos e compostos químicos – se fazem necessários, o inteligente sistema hepático os dilui, mede, equilibra e depois libera somente a quantidade correta dessas substâncias na corrente sanguínea. Mas há também os materiais nocivos, cujo armazenamento improvisado abordamos no Capítulo 5, "O Fígado Protetor", e no capítulo anterior a esse. Para proteger você, o fígado procura enterrar as substâncias mais preocupantes em bolsas mais profundas.

Tanto trabalho deixa o fígado com fome. Para guardar os portões do órgão (os vasos sanguíneos pelos quais o sangue entra e sai dele), separar tudo, armazenar estrategicamente as coisas boas e enterrar as más, as células hepáticas, entre as quais os elfos dos lóbulos, precisam ser alimentadas. Precisam comer o café da manhã, o almoço e o jantar e ainda fazer algumas pausas para lanchar, tomar um cafezinho e comer uma rosquinha – com o detalhe de que os elfos não tomam café nem comem rosca. Como eu disse no Capítulo 3, "O Fígado Vivificante", as exigências mais importantes para o fígado são oxigênio, água, açúcar e sais minerais, nessa ordem. A glicose – o açúcar – é o combustível do fígado, ao lado das preciosas vitaminas, dos minerais, dos antioxidantes e de outros nutrientes que são entregues ao fígado com os açúcares de frutas e hortaliças. O fígado só usa os nutrientes que vêm rodeados de glicose e frutose naturais. Se alguém faz uma dieta sem açúcar, sem carboidratos, sem batata-doce, sem abóbora, sem nenhuma fruta, o fígado começa a passar fome, e essa pessoa envelhecerá rapidamente. Isso ocorre porque o fígado precisa de açúcar para identificar e agarrar os nutrientes de que necessita para restaurar-se; não consegue segurá-los caso não estejam ligados ao alimento – o açúcar – que os elfos apreciam. Quando o fígado assiste à chegada de um nutriente que não vem ligado a um açúcar, ele não retém o nutriente; deixa-o correr pela corrente sanguínea até sair do órgão. O açúcar natural também resfria o motor do fígado, e isso é muito importante, pois ele é o órgão que mais esquenta em todo o corpo.

Com a moda das dietas de alto teor de gordura, as pessoas passaram a pensar que o fígado precisa de gordura para decompor as gorduras. Trata-se de um despropósito: parte-se da verdade de que o fígado é responsável pela decomposição das gorduras e conclui-se que ele adora gordura. É como se os atuais fabricantes de tendências vissem o que acontece no corpo por um filtro de despersonalização; é como ter contato com um colega de trabalho durante anos, ouvir histórias sobre sua vida, suas paixões e seus sonhos, sem jamais ouvi-lo realmente nem saber quem ele é. Se você ouvisse, saberia que o ato de pedir-lhe determinado favor abriria uma das maiores feridas que ele sofreu no decorrer dos anos. Mas você estava apenas ouvindo o ruído das palavras dele enquanto pensava seus próprios pensamentos – e é isso o que acontece com as dietas de hoje e o modo como tratam o fígado. Você convive com corpo dele, finge que o conhece, pensa que o conhece, parte do princípio de que o conhece, mas na realidade nunca aprendeu a ouvi-lo nem parou para pensar no que ele realmente precisa. "Se o fígado decompõe gordura, vamos dar-lhe o máximo possível de gordura" – esse é o raciocínio. A verdade é que o fígado não sente fome de calorias gordurosas. Sente fome do tipo correto de calorias do açúcar. Usa o açúcar como combustível para ser capaz de produzir bile e decompor as gorduras.

Para que o fígado permaneça bem alimentado e seja capaz de desempenhar a contento suas funções biliares adaptogênicas e seus processos de separação e filtragem, bem como quaisquer outras funções, como as de armazenamento e neutralização, o sangue deve ter o equilíbrio correto. O excesso de gordura na corrente sanguínea é um dos elementos que pode prejudicar esse equilíbrio; pode criar resistência à insulina (que coíbe o poder de absorção da glicose pelas células), diminuir o nível de oxigenação do sangue e desidratar o sangue, privando o fígado de três requisitos cruciais: glicose, oxigênio e água. Meu objetivo não é assustá-lo para que você nunca mais coma gordura alguma. Algumas gorduras são saudáveis e excelentes. Como já vimos neste livro, no entanto, a maioria das pessoas come gorduras em excesso sem saber.

Simplesmente procure diminuir a ingestão de gordura em 25%. Se estiver comendo dois abacates por dia, livre-se de um e passe a ingerir mais espinafre, tomate, laranja, manga ou batata no lugar dele. Se estiver comendo duas porções de frango, corte uma e substitua-a por batata-doce assada. Se estiver comendo duas porções de azeite de oliva ou óleo de coco por dia, tente cortar essa quantia pela metade e usar sumo de limão no lugar de uma das porções. Se estiver fazendo um molho ou recheio com meia xícara de castanha de caju, tente reduzir a castanha a um quarto de xícara e misturá-la com um quarto de xícara de aipo picadinho; ou, se vai simplesmente comer as castanhas, substitua metade delas por abóbora. Seja qual for a gordura radical, seja ela de origem vegetal ou de proteína animal, como a carne, procure substituir parte dela pelos alimentos curativos mencionados neste capítulo. Fazendo essas adaptações durante o dia, poderá cortar em mais ou menos um quarto a quantidade total de gorduras radicais que ingere. O corte não precisa ser perfeito. Outra opção consiste em reservar um dia para comer todas as gorduras que você deseja e depois passar alguns dias sem comer gordura para compensar. O Resgate do Fígado 3:6:9 e o capítulo de receitas lhe dará ideias de refeições e lanches para passar o dia sem ingerir gorduras radicais. As duas opções – diminuir em 25% a ingestão diária de gordura ou oferecer ao fígado alguns dias sem gordura – poderão fazê-lo progredir.

O álcool é outro grande fator de desequilíbrio. Muito antes que você sinta seus efeitos, ele começa a embebedar os lóbulos hepáticos à medida que entra pela veia porta, e os elfos bêbados não conseguem trabalhar direito. Quando uma pessoa bebe, prejudica a capacidade do fígado de reconhecer, decifrar, extrair e reter as vitaminas, os minerais e outros materiais úteis que também chegam pela corrente sanguínea. Esses materiais acabam passando direto pelas áreas em que são mais necessários. Também a capacidade do fígado de administrar suas mais de 2 mil funções químicas diminui. É como se os motores de um avião parassem de funcionar.

Uma coisa que ajuda muito o equilíbrio é comer pequenas quantidades de alimento com bastante frequência. O fígado é, sim, capaz de armazenar glicose e alimentar a si mesmo, além de alimentar os outros órgãos, mas precisa da máxima quantidade possível de glicose. Sobretudo no caso de uma pessoa cujo fígado está em recuperação, o órgão não estará ainda em plena forma para fornecer suprimentos de açúcar toda vez que o índice de glicose do sangue cair. As adrenais terão de se apresentar para preencher essa lacuna. Uma vez que você quer impedir suas adrenais de entrarem em colapso e quer salvar o restante do corpo do excesso de adrenalina, comer algo a cada uma hora e meia ou duas horas é um modo útil de apoiar tanto o fígado quanto as adrenais. Se gosta de comer três refeições grandes no dia, não tem problema: suplemente-as com lanchinhos.

E quais são os melhores alimentos, ervas e suplementos para equilibrar o sangue e curar o fígado? É disso que trata todo o restante deste capítulo. Os itens a respeito dos quais você vai ler podem ajudar a limpar e oxigenar o sangue; hidratar o sangue com água viva para expelir, dissolver e dispersar as gorduras e toxinas retidas no fígado; entregar ao fígado importantes açúcares naturais, como glicose e frutose; e fornecer ao sangue os sais minerais de melhor qualidade. Mas não é só isso: eles estão cheios de antioxidantes para ajudar a restaurar as células hepáticas, de vitaminas para alimentar o sistema imunológico do fígado de modo que ele possa matar vírus e bactérias, de minerais para as funções químicas cruciais do fígado e de compostos fitoquímicos ainda não descobertos que transferem informações ao fígado para que ele possa fortalecer-se e colocar-se acima do meio ambiente poluído dentro do qual o mantemos. Trata-se do modo mais poderoso pelo qual seu fígado pode ser alimentado e conduzido a um nível de saúde que você ainda não conhecia.

ALIMENTOS CURATIVOS

- **Abacaxi.** Dissolve cálculos biliares. Seus ácidos frutais de pH bem baixo e seus compostos químicos também entram facilmente no fígado, agindo como mecanismos de escovação e agentes desengordurantes e dispersores para limpar e expulsar resíduos pegajosos, muco, gosmas e subprodutos que podem se acumular dentro do fígado a partir de uma multidão de substâncias problemáticas. O abacaxi pode ser adstringente, por isso prefiro os dois terços inferiores da fruta, que são mais doces e equilibrados. Mesmo que o abacaxi amadureça deitado de lado, o melhor é a base da fruta. Se a adstringência não o incomoda, você pode comê-la inteira.
- **Abóbora (em todas as suas variedades).** Repleta de nutrientes que nosso fígado é capaz de armazenar com facilidade. Seu alto teor de carotenoides protege as células hepáticas de lesões. A glicose da abóbora pode estabilizar o fígado, estabilizando em todo o corpo o índice de açúcar no sangue.
- **Abobrinha.** Muito semelhante ao pepino, de certa forma, pois também é uma hortaliça que ajuda a hidratar o fígado, permitindo que ele armazene microbolsas de água a qual mais tarde pode ser liberada de volta na corrente sanguínea durante momentos de desidratação crônica. A abobrinha purifica o fígado com suavidade, permitindo que ele expulse com segurança as substâncias problemáticas e venenosas. Também tem efeito suavizante para as paredes do trato intestinal, expulsando patógenos como bactérias e fungos e permitindo melhor absorção de nutrientes, que podem então ser enviados ao fígado. A abobrinha é, por fim, um alimento benéfico para a vesícula biliar, contendo compostos fitoquímicos que de fato reduzem a inflamação nesse órgão.
- **Aipo.** Seus subgrupos de sódio ainda não descobertos, que chamei de *sais aglomerados*, protegem as membranas celulares do fígado e inibem o crescimento de vírus, bactérias e fungos. O aipo restaura a capacidade hepática de produzir bile, bem como a potência e a estrutura complexa da própria bile, que na maioria das pessoas encontra-se completamente desequilibrada. Seus sais aglomerados se ligam a venenos e toxinas que flutuam livres dentro do fígado e os carregam para a corrente sanguínea, mantendo-se sempre ligados a essas substâncias problemáticas para que elas saiam do corpo pelos rins ou pelo trato intestinal sem causar problemas. O aipo purga o fígado e ao mesmo tempo diminui a temperatura do órgão a um nível aceitável. É o melhor alimento que existe para reabilitar o fígado e com o tempo ajuda a dissolver as pedras na vesícula, diminuindo-as de tamanho para que possam não causar dano ou passar pelos dutos biliares. O sódio do aipo também expande os dutos biliares de modo a permitir a passagem de pedras maiores, caso existam. Remove o muco do trato intestinal e do fígado e aumenta a produção da mistura não descoberta de sete modalidades de ácido clorídrico no estômago. Dispersa, ainda, as células de gordura dentro do fígado. Sem saber, compramos aipo de diferentes regiões e diferentes plantadores, mesmo quando compramos sempre na mesma loja. Isso é bom, pois as diferentes terras afetam a composição dos sais minerais no aipo, de modo que acabamos ingerindo diversas composições de sódio que ajudam nosso

sistema imunológico. (Não que você deva se preocupar se passou a vida inteira comendo o aipo produzido em um lugar só. O solo vai mudando com o tempo, o que lhe proporciona essa variedade aos poucos.) O aipo é uma erva potente, da qual não devemos jamais nos esquecer.

- **Alcachofra.** Contém compostos fitoquímicos que detêm o crescimento de tumores e cistos dentro do fígado. O fígado usa outros compostos encontrados na alcachofra para desempenhar muitas de suas funções químicas – eles trabalham todos juntos para manter em bom funcionamento as capacidades hepáticas de neutralização, separação e filtragem.
- **Algas do Atlântico (especialmente *dulse* e *kelp*).** Contêm sais minerais que agradam o fígado e dos quais ele depende. Um dos mais importantes é o iodo, um antisséptico natural que inibe as bactérias improdutivas, os vírus e outros microrganismos indesejados que tenham entrado no fígado e estejam lesionando as células hepáticas. A quantidade correta de iodo dentro do fígado pode ajudar a prevenir o câncer e todos os tipos de doenças que ocorrem nesse órgão e em todo o corpo. As algas atlânticas também fortalecem os sais da bile, tornando mais potente a produção de bile hepática (em vez de o fígado produzir uma grande quantidade de bile de baixa potência).
- **Alho.** Como o fígado lida com uma investida de patógenos, ele precisa de ervas e alimentos que o ajudem a combatê-los. O alho é um desses alimentos herbáceos. A qualidade medicinal, pungente e adstringente do alho é o pior pesadelo de um patógeno. Os compostos fitoquímicos do alho infiltram-se pelas paredes do trato intestinal nos vasos sanguíneos que, por meio da veia porta hepática, chegam ao fígado. O sistema imunológico do fígado dá as boas-vindas a esses compostos porque sabe que eles são como um exército de reserva que chega para salvar o sistema imunológico, dando-lhe oportunidade para recuar e reconstruir suas forças. Essas substâncias fitoquímicas são como areia jogada nos olhos de alguém; literalmente golpeiam os mais diversos patógenos dentro do fígado, forçando-os a recuar e até mesmo matando alguns deles. Se você é sensível ao alho, experimente cebola, que tem qualidades semelhantes. Se não é sensível ao alho, não tenha medo de comê-lo à vontade.
- **Aspargos.** Proporcionam um sem-número de flavonoides, muitos dos quais nunca foram descobertos ou estudados, com forte efeito anti-inflamatório; atuam como aspirinas naturais e são capazes de suavizar um fígado quente, sobrecarregado e fatigado. A capacidade hepática de limpeza aumenta muito com esse efeito calmante. Os aspargos trazem ordem a um fígado caótico e doente. O sistema imune do órgão se fortalece de imediato com o consumo de aspargos. Eles aumentam a produção de bile sem que o fígado tenha de se esforçar demais para produzi-la. Os aspargos ajudam a desalojar as células de gordura, expelindo-as do fígado, e ajudam a rejuvenescer o núcleo profundo do órgão. O aspargo é um dos alimentos mais importantes para curar o fígado. Considere a possibilidade de tê-lo à mesa pelo menos algumas vezes por semana.
- **Banana.** A frutose da banana é a fonte de alimento de que o fígado mais gosta. Proporciona um combustível de acesso rápido e desperta as células sonolentas, aumentando sua inteligência e sua produtividade. Acalma o revestimento interno do trato intestinal e os nervos a ele ligados. A banana é um dos alimentos mais antibacterianos, antifúngicos e antileve-

duras que existem. É excelente combiná-la com outros alimentos ricos em nutrientes ou ingeri-la com suplementos, pois ela aumenta a capacidade hepática de absorção de nutrientes.

- **Batata.** Rica em aminoácidos que inibem especificamente o crescimento viral. A batata também é rica em glicose que fornece substância ao fígado; é dela que o fígado depende para se manter forte. Também ajuda a aumentar o armazenamento de glicogênio, o recurso que nos protege contra problemas de açúcar no sangue, ganho de peso, fígado gorduroso e síndrome do sangue sujo. A batata mantém o fígado estável, o que melhora a nossa constituição. Também costuma ser evitada por ser uma solanácea, mas a verdade é que a batata tem a capacidade de reverter muitos tipos de doenças crônicas.
- **Batata-doce.** Um importante alimento que armazena glicose e glicogênio para o fígado. Todas as batatas-doces e os inhames são benéficos, até mesmo as batatas-doces brancas. Semelhantes às batatas comuns, elas dão apoio a quase todas as funções pelas quais o fígado é responsável dentro de nosso corpo. A batata-doce tem propriedades fitoquímicas que acalmam um fígado aquecido, irritado, estagnado, preguiçoso e tóxico e ajudam a evitar os espasmos hepáticos. Ela também oferece ao fígado uma gama de fitoquímicos que equilibram os hormônios; o fígado usa a batata-doce e o inhame para regular e controlar algumas de suas funções hormonais.
- **Berinjela.** Muitas vezes evitada devido a crenças confusas sobre as plantas da família das solanáceas, a berinjela é mais valorosa do que somos levados a acreditar. Ela pode nos ajudar mais do que se imagina; a única razão pela qual é evitada é porque não a entendemos. Na verdade, a berinjela contém pequenas quantidades de um adstringente fitoquímico ainda não descoberto que melhora o fluxo sanguíneo para o fígado, permite maximizar o oxigênio dentro do órgão e ajuda a prevenir doenças de todo tipo. A berinjela também possui compostos fitoquímicos que se ligam à vitamina C, tornando-a mais biodisponível ao fígado e ao sistema imunológico personalizado do órgão. Ela dilui o sangue sujo, cheio de gorduras e venenos, ajudando a impedir que coágulos de sangue ocorram dentro de nossas veias. Por fim, alivia o coração, permitindo que ele não trabalhe demais ao bombear o sangue.
- **Brócolis.** Os caules do brócolis são ricos em compostos de enxofre, os quais ainda não foram pesquisados como deveriam – eles são mais importantes do que imaginamos. Esses compostos fitoquímicos de enxofre atuam como uma espécie de gás que ataca as bactérias e outros microrganismos hostis dentro do trato intestinal; além disso, encaminham-se daí diretamente ao fígado e saturam o tecido hepático, permitindo que o sistema imunológico do órgão tenha uma chance de lutar contra os patógenos e controlá-los.
- **Brotos e microverduras.** O fígado aprecia muito os brotos e as microverduras, do mesmo modo que aprecia qualquer fruta, hortaliça ou verdura viva, comprada em mercado de produtores ou cultivada em sua própria horta ou na bancada da cozinha – porque esses alimentos abrigam uma biótica elevada, que não se encontra em nenhum outro lugar. Não se podem comprar bióticos elevados embalados em garrafas na loja, nem mesmo em alimentos fermentados. Eles não existem em nenhum setor da indústria; existem, isso sim, em brotos ou microverduras frescas, em uma maçã orgânica colhida de uma árvore ou na couve arrancada do seu quintal.

Esses bióticos elevados criam o melhor ambiente possível para as bactérias benéficas no trato intestinal, e isso beneficia muito o fígado, de formas ainda não descobertas pela medicina e pela ciência. Os bióticos elevados fazem a diferença entre a verdadeira absorção de vitaminas e minerais para beneficiar o fígado e a dificuldade que a maioria das pessoas tem de absorver nutrientes devido à carga de substâncias problemáticas no fígado e no trato intestinal.

- **Cebola e cebolinha.** Muito semelhantes ao alho, as cebolas e cebolinhas têm compostos de enxofre antimicrobiano que expulsam patógenos nocivos do fígado. Têm uma qualidade desinfetante, impedindo que o fígado se inflame. Também melhoram o controle de temperatura ou "termostato" do fígado, para que ele possa se aquecer e resfriar adequadamente.
- **Cenoura.** Uma fonte que reabastece rapidamente o fígado de glicose e ainda vem ligada a minerais e vitaminas. A cenoura crua tem índice maior de compostos fitoquímicos antissépticos que inibem o crescimento de microrganismos hostis.
- **Cereja.** Tem alto teor de antocianinas que se ligam a substâncias problemáticas específicas do grupo petroquímico, as quais ficam armazenadas no fundo do nosso fígado. O pigmento vermelho da cereja atua como desengraxante e dispersa essas toxinas pegajosas, permitindo que gravitem para fora do fígado e cheguem à bexiga. As antocianinas impedem que as toxinas sejam reabsorvidas pelo fígado, e as ricas fibras da cereja ajudam os venenos a passar rapidamente pelo intestino delgado e pelo cólon.
- **Coco.** Muito útil para diminuir as cargas viral e bacteriana dentro do fígado e no sistema linfático – no entanto, isso só ocorre quando é usado em pequena quantidade. O excesso de coco e de óleo de coco pode tornar o fígado mais lento, atrasando suas respostas e tornando-o incapaz de desempenhar suas funções. Isso vale para quaisquer plantas com bastante gordura. Embora tenham benefícios, o consumo excessivo os neutraliza.
- **Coentro.** Além de essa erva ligar-se a metais pesados tóxicos, seus compostos fitoquímicos não descobertos também se ligam a outras substâncias problemáticas – como neurotoxinas e dermatotoxinas, que muitas vezes acabam sendo absorvidas pelo fígado – e as acompanham em segurança até que saiam do corpo. O coentro é excelente tanto para limpar o fígado quanto para recuperá-lo. Ajuda a regenerar o tecido nervoso dentro do fígado e ao seu redor – um tecido nervoso preciso, pelo qual passam as mensagens do cérebro em sua comunicação com o fígado.
- **Cogumelos.** Contêm centenas de compostos fitoquímicos não descobertos, muitos dos quais desintoxicam o fígado sem machucá-lo. Os cogumelos são medicamentos para o fígado. Muitas pessoas temem os cogumelos porque acreditam que, por serem fungos, eles alimentam os fungos dentro do corpo. A verdade é o oposto. Um cogumelo é um fungo que destrói os fungos, e o fígado aceita os cogumelos como aliados – se o fígado estiver lidando com microrganismos indesejáveis como fungos, os cogumelos são muito úteis para expulsá-los do órgão. Os cogumelos também reduzem fungos, bactérias e vírus no trato intestinal, permitindo que nutrientes e sangue mais limpos cheguem ao fígado.
- **Couve.** Alimento benéfico para todo o trato intestinal, porque mata de fome as bactérias e os microrganismos hostis enquanto alimenta bactérias e microrga-

nismos benéficos. É muito útil para melhorar o ambiente do íleo, o que, por sua vez, intensifica a produção de vitamina B_{12} para que o fígado possa receber esse nutriente vital por meio da veia porta hepática.

- **Couve-de-bruxelas.** Um dos melhores alimentos para limpar o fígado, proporcionando uma larga gama de compostos químicos e fitonutrientes. Os compostos de enxofre encontrados de modo específico na couve-de-bruxelas são diferentes dos presentes em qualquer outro alimento da família das crucíferas (*Brassica*), pois são derivados do grande caule no qual crescem as pequeninas esferas da couve-de-bruxelas. É um dos enxofres mais poderosos e que mais bem faz ao fígado; tem a capacidade de desfazer as duras células de venenos e soltar as toxinas e substâncias problemáticas herdadas, pois alcançam as substâncias problemáticas que estão em sua família há gerações, senão há séculos. Quando derruba as paredes das prisões intra-hepáticas, venenos antigos podem sair delas, mas não saem descontrolados. O enxofre da couve-de-bruxelas é melhor que qualquer outro para aderir a cada veneno e escoltá-lo a salvo para fora do fígado, seja por meio dos rins, dos dutos de bile ou do trato intestinal, acompanhando-o ao longo de todo o caminho até que a substância problemática saia do corpo. É um alimento precioso.
- **Cúrcuma (fresca).** A cúrcuma fresca tem duas responsabilidades principais relacionadas ao fígado: permite que ele expulse uma série de diferentes substâncias problemáticas, mesmo do seu núcleo profundo e interno, e ao mesmo tempo protege as células hepáticas de lesões, uma vez que as toxinas nocivas vão sendo desenraizadas e deixando o corpo. A cúrcuma, ou açafrão-da-terra, proporciona um efeito de renovação; desenterra toxinas profundas e livra o fígado delas, apagando uma parte de seu passado de que você não precisa.
- **Damasco.** Oferecem uma vitamina A de fácil assimilação que não sobrecarrega o fígado; diferentemente, protege-o dos danos celulares. Pode também oferecer um cobre benéfico que se liga ao cobre tóxico dentro do fígado e o leva para fora, sendo esse um exemplo de medicina simpática usada a nosso favor. Rico em antioxidantes, muitos dos quais ainda não foram descobertos, o damasco é um remédio para as células hepáticas. Ajuda a prevenir o envelhecimento.
- **Espinafre.** Os sais minerais nas folhas do espinafre e especialmente em seu caule ajudam o fígado a desempenhar suas mais de 2 mil funções químicas. O espinafre não só é cheio de muitas vitaminas e outros nutrientes, como eles são nutrientes que o fígado pode absorver com facilidade. As folhas de espinafre liberam nutrientes rapidamente no trato intestinal, mesmo quando a produção de ácido clorídrico ou bile é fraca. O espinafre massageia o íleo, permitindo uma melhor produção de B_{12}, e ajuda o fígado a converter os nutrientes, para que o resto do corpo possa recebê-los assim que o fígado os liberar.
- **Figo.** Amigo e aliado do fígado, o figo não exige muito ácido clorídrico ou bile para ser digerido. Por isso, deixa o fígado descansar um pouco. Ao mesmo tempo, o figo se liga a quase todas as variedades de patógenos e toxinas em seu caminho no trato intestinal e os expulsa – e, com isso, uma quantidade menor de veneno chega ao fígado através da porta hepático. O fígado só tem a ganhar com o consumo de figos.
- **Folha de dente-de-leão.** O fígado é praticamente uma esponja e, se o composto

fitoquímico correto se aproxima dele, como os compostos amargos das folhas e caules do dente-de-leão, ocorre um efeito purgativo no qual o fígado se contrai e abre as celas que aprisionam os detritos tóxicos. Esse amargor também ativa histaminas saudáveis que encapsulam os venenos libertados e os puxam para fora do corpo, permitindo a desintoxicação. Isso pode acabar reduzindo os espasmos hepáticos e aumentando tanto a produção quanto a potência da bílis. Nunca subestime o dente-de-leão como um dos alimentos mais benéficos para a limpeza do fígado.

- **Frutas vermelhas.** Um verdadeiro armário de remédios para o fígado. São cheias de antioxidantes para impedir que as mais diversas células hepáticas, entre as quais os hepatócitos e as células de Kupffer, bem como os lóbulos e capilares hepáticos, sejam infectados e afetados por toxinas e patógenos. As frutas vermelhas protegem o fígado das substâncias problemáticas que o lesionam; os muitos antioxidantes não descobertos nelas contidos ajudam a proteger as células hepáticas de todo dano. Todas as frutas vermelhas, como framboesa, *blackberry* e mirtilo, impedem que o fígado se oxide com demasiada facilidade quando está saturado de metais pesados tóxicos e outros venenos.
- **Hortaliças crucíferas.** Membros da família *Brassica* que são sempre ótimos para o fígado; proporcionam-lhe uma abundância de vitaminas, minerais, antioxidantes e ricos compostos fitoquímicos de enxofre, que ajudam o fígado a restaurar seus bancos de armazenamento de nutrientes. As crucíferas também ajudam o fígado a converter os nutrientes, tornando-os mais biodisponíveis à medida que são liberados na corrente sanguínea para ser entregues a outros órgãos do corpo. Algumas das melhores crucíferas que devem estar presentes em sua vida são couve, rabanete, rúcula, couve-de-bruxelas, repolho-roxo, brócolis, couve-flor, agrião, couve-rábano, couve-galega e folhas de mostarda. Os seis primeiros são tratados separadamente neste capítulo.
- **Kiwi.** O ácido do kiwi (ácido de fruta) é a melhor coisa que existe para dissolver os cálculos biliares. Ele perfura os caroços, enfraquecendo-os para que possam se desfazer. O kiwi também fornece vários nutrientes dos quais o fígado depende.
- **Laranja e tangerina.** Fornecem uma combinação de cálcio e vitamina C; quando essas duas substâncias são fornecidas pela mesma fonte de alimento, o fígado é capaz de usar ambas melhor do que poderia se viessem de fontes separadas. A laranja e a tangerina são mais duas frutas excelentes, que permitem a fácil absorção e a conversão de nutrientes para o fígado. Embora tenham uma capacidade de dissolução suave dos cálculos biliares, elas são melhores ainda para desenraizar e dispersar lodo e sedimentos que se estabelecem na vesícula biliar após passarem pelos dutos hepáticos do fígado.
- **Limão-siciliano e limão comum.** Melhoram a produção de ácido clorídrico, bem como a produção e a potência da bile. Contêm microssais minerais que decompõem os patógenos, tais como bactérias improdutivas, bolores, leveduras e fungos, para ajudar a proteger o sistema imunológico do fígado. Os ricos níveis de cálcio nos limões de todo tipo se ligam à vitamina C dentro deles e ambos entram no fígado, onde o despertam de sua estagnação e lentidão, ajudando a soltar e dispersar as células gordurosas. O limão-siciliano e o limão comum limpam o sangue sujo, melhoram a absorção da glicose e até protegem o pâncreas.

- **Maçãs.** Proporcionam água viva para apoiar a capacidade de hidratação do fígado, de modo que ele possa armazenar a água e liberá-la na corrente sanguínea em caso de desidratação ou síndrome do sangue sujo. Os ácidos da maçã (ácidos de frutas) ajudam a limpar o fígado, dispersando as películas tóxicas que se formam em seus bancos de armazenamento. As maçãs matam de fome bactérias, vírus, leveduras, bolores e outros fungos no trato intestinal e no fígado. São excelentes para dissolver pedras na vesícula.
- **Mamão.** Quando o trato intestinal está sensível devido à inflamação de nervos causada por substâncias problemáticas que fazem festa ao longo do revestimento intestinal, o mamão acalma esses nervos, permitindo que a inflamação diminua. Isso melhora a absorção de nutrientes pela corrente sanguínea, nutrientes esses que são, então, conduzidos ao fígado. O pigmento vermelho fitoquímico do mamão torna as células hepáticas mais ágeis e versáteis para que o fígado possa funcionar em seu melhor estado.
- **Manga.** Resfria o fígado tóxico e superaquecido, suavizando-o e acalmando-o para evitar que o órgão entre em espasmo. O pigmento amarelo-alaranjado da manga alimenta os lóbulos hepáticos e fortalece os hepatócitos e as células de Kupffer, permitindo-lhes fazer o que precisam fazer. A manga também tem um composto fitoquímico único que ajuda o sistema imunológico do fígado a destruir os bolsões de bactérias que criam abcessos hepáticos. A manga ajuda, ainda, a prevenir o envelhecimento do fígado e a morte de células, melhorando também a produção biliar.
- **Mel *in natura*.** Contém uma combinação de açúcares de que o fígado precisa desesperadamente, bem como vitaminas, minerais e outros nutrientes – centenas dos quais ainda não foram sequer detectados pela medicina e pela ciência. O mel é antimicrobiano: antiviral, antibacteriano e antifúngico a um só tempo. Quando chega ao fígado já decomposto e assimilado, ele entrega um pacote que dá ao fígado tudo de que ele precisa de uma só vez: o sistema imunológico do fígado se fortalece de imediato; os lóbulos e as células hepáticas recebem o combustível de que precisam de imediato; e centenas de compostos fitoquímicos das flores, cujo pólen as abelhas coletaram, saturam o fígado de forma eufórica e saudável, dando-lhe a reparação necessária para lutar por nós mais um dia.
- **Melão.** Um poderoso alimento de limpeza do fígado, por causa de sua alta capacidade de hidratar o sangue e ajudar a aliviar as sobrecargas hepáticas. A combinação do conteúdo único de água viva do melão com seu conteúdo de nutrientes permite que o coração trabalhe menos; os melões diluem o sangue sujo, tóxico e cheio de gordura, permitindo que o coração não se esforce demais para bombear o sangue. Isso reduz parte da responsabilidade do fígado de proteger o coração, liberando o fígado para concentrar-se em outras funções químicas importantes e tão necessárias no momento. O melão também fornece água ao fígado em épocas de seca, enquanto o órgão vive em um estado de desidratação crônica. Expulsa as toxinas do trato intestinal com facilidade e reconstrói as reservas de ácido clorídrico no estômago. E, como a bile não é necessária para quebrar e digerir o melão, o fígado pode trabalhar no reabastecimento de seu tanque biliar.
- **Mirtilo silvestre.** Contém dezenas de antioxidantes não descobertos, incluindo variedades de antocianina. Não há ape-

nas um pigmento dentro de um mirtilo silvestre; há dezenas de pigmentos que ainda não foram pesquisados nem estudados. O mirtilo silvestre está para o fígado como o leite materno para um bebê. O mirtilo silvestre não só tem a capacidade de unir-se a muitas substâncias problemáticas como as acompanha ao tirá-las do fígado, de uma forma que a maioria dos outros alimentos curativos não conseguem. Os pigmentos do mirtilo silvestre têm a capacidade de saturar as células do fígado e cruzar as paredes e membranas celulares dentro do órgão, espalhando sua cor azul por toda parte. O mirtilo silvestre também melhora a situação do trato intestinal, alimentando as boas bactérias que nele vivem, e isso, por sua vez, beneficia muito o fígado.

- **Oxicoco.** A antocianina do oxicoco é multifacetada e desempenha várias funções no fígado. Além de prevenir a oxidação das células, ajuda a impedir que as células morram em razão da sobrecarga tóxica. Também libera e remove diversas substâncias problemáticas, inclusive as herdadas de antepassados longínquos na linhagem familiar. O ácido agressivo dos oxicocos (um ácido de fruta), que provoca uma sensação peculiar na boca de quem os come, arranca os patógenos das membranas celulares, em especial as bactérias. A vitamina C contida nessa fruta é semelhante à rara vitamina C do tomate, pois, como esta, aumenta a força do sistema imunológico hepático.
- **Pepinos.** Aliados do fígado graças à sua capacidade de hidratá-lo. O fígado tem permanente necessidade de uma água viva, cheia de minerais e outros nutrientes, porque é o fígado que mantém o sangue hidratado. Ele depende de fontes como o pepino para obter essa água viva. Minimiza-se assim a síndrome do sangue sujo, ajudando a reduzir as gorduras e toxinas no seu interior. Os compostos fitoquímicos do pepino atuam como anti-inflamatórios para o intestino delgado e o cólon. Além disso, o pepino tem a capacidade de diluir o sangue com suavidade, permitindo que a desintoxicação ocorra naturalmente, sem obstruções.
- **Pera.** Uma fruta calmante, suavizante e levemente purificante, incrível para fígados agitados, inflamados, estagnados, preguiçosos, sobrecarregados ou gordurosos. A pera também tem um efeito sedativo sobre as partes ocupadas do fígado, as quais precisam fazer uma pausa para esfriar. A pera tira o fígado do piloto automático quando este está em crise constante, permitindo que o órgão cicatrize e rejuvenesça.
- **Pêssego e nectarina.** A casca dos pêssegos e das nectarinas adere às toxinas e aos venenos dentro do trato intestinal. Essa casca se agarra às bolsas de detritos mais antigos, aos alimentos velhos e putrefatos e ao muco dentro do intestino delgado e do cólon, expulsando-os dali para dar lugar a bactérias e microrganismos amigáveis e permitir uma melhor absorção de nutrientes. A natureza suculenta do pêssego e da nectarina é única, na medida em que essas frutas contêm uma combinação de ácidos frutais e sais minerais e açúcares, com um composto fitoquímico adstringente próximo ao caroço que permite o rejuvenescimento da estrutura do fígado perto de seu núcleo interno.
- **Pimentas ardidas (como caiena, super chili, habañero, pimenta-tailandesa, jalapeño e poblano).** As pimentas ardidas contêm dezenas de compostos fitoquímicos úteis para o fígado. Um desses compostos é a capsaicina, que dá ao fígado licença para se aquecer sem consequências negativas. O fígado dá as

boas-vindas a esse calor iniciado pelos alimentos, porque esse é um fator que o traz de volta à normalidade. O sangue leva oxigênio por todos os capilares do fígado, e o calor causado pela capsaicina atrai instantaneamente sangue fresco e limpo para o fígado por todas as avenidas. É como abrir uma janela em sua casa para deixar sair o ar estagnado e entrar o ar fresco. Essa reposição é benéfica para a reação do fígado à inflamação causada por patógenos e toxinas. Tente não comer pimentas verdes; coma-as sempre vermelhas e maduras. Temos uma obsessão por pimentas verdes, e as reações de certas pessoas a estas e a outras solanáceas não maduras são parte do que injustamente dá má fama a todas as solanáceas. Use pimentas maduras para restabelecer o fígado.

- **Pitaia.** O pigmento vermelho da pitaia-vermelha é um rejuvenescedor para o fígado, revivificando suas células. Ajuda o fígado a produzir células mais rapidamente, para que possa regenerar-se. É uma fonte de juventude para o fígado, retardando ou mesmo detendo seu envelhecimento, ao cuidar de seu núcleo interior profundo, que na maioria dos casos sucumbe às doenças se for negligenciado por muito tempo. Procure pitaia-vermelha congelada na seção de congelados do supermercado ou mesmo *on-line*, a menos que possa encontrar a fruta fresca em sua região. Se nenhuma das duas versões estiver disponível onde você mora, procure o pó de pitaia puro.
- **Rabanete.** Um remédio forte para o fígado. O caráter picante do rabanete é dado por um conjunto de compostos químicos, muitos deles ainda não descobertos, que agem como desinfetantes para o fígado, interrompendo a infecção por patógenos, impulsionando o sistema imunológico personalizado do órgão e aumentando a capacidade de seus glóbulos brancos de combater e destruir os invasores.
- **Repolho-roxo.** Ajuda o fígado de mais de uma maneira. Seu maior papel tem a ver com o trato intestinal, no qual minimiza os patógenos, expulsa o gás de amônia do corpo, combate fungos e bactérias e varre resíduos velhos e alimentos putrefatos, criando um ambiente melhor para o íleo de modo que este possa aumentar a produção de vitamina B_{12}. O repolho-roxo é a arma secreta do fígado, pois todos esses benefícios para o trato intestinal também beneficiam o fígado. E não é só isso: os compostos de enxofre do repolho-roxo, combinados com seus pigmentos roxos, chegam até o fígado, onde revitalizam e regeneram os tecidos lesionados, inclusive o tecido do núcleo interno profundo do órgão, o que faz do repolho-roxo uma ferramenta eficaz para a plena recuperação hepática.
- **Romã.** Contém antocianinas que ajudam a rejuvenescer as células hepáticas, ao mesmo tempo que seu ácido frutal adstringente ajuda a dissolver os cálculos biliares. É excelente para limpar as passagens dos vasos sanguíneos e promover melhor fluxo de sangue pelas veias do fígado.
- **Rúcula.** Causa um suave efeito purgativo dentro do fígado, com compostos fitoquímicos não descobertos que permitem que o fígado decida o grau de severidade da limpeza a ser feita e quais toxinas quer liberar em segurança. Portanto, não se trata de uma purificação que faça mal ao fígado.
- **Salsinha.** Suas substâncias fitoquímicas têm efeitos anticorrosivos, desalojando os venenos e expulsando-os do fígado. O pigmento verde intenso da salsinha con-

têm um alcaloide que colabora de modo especial para rejuvenescer o fígado; o tecido do fígado melhora quando exposto a esses compostos alcaloides. A salsinha tem efeito purgativo sobre o lodo da vesícula biliar, embora não dissolva os cálculos biliares. Seus compostos fitoquímicos se fixam no fundo da vesícula biliar, onde se encontra o lodo, e ali operam sua magia.

- **Tâmaras.** O trato intestinal acumula muco devido à baixa produção de ácido clorídrico e bílis, o que pode retardar a absorção de nutrientes na corrente sanguínea. As tâmaras expulsam e eliminam o muco do cólon, especialmente o produzido por patógenos como bactérias e fungos. Os açúcares das tâmaras alimentam o fígado; elas são uma grande fonte de glicose para recuperação e restauração, que permite ao fígado realizar melhor suas mais de 2 mil funções químicas.
- **Tomate.** Contém micronutrientes cruciais, compostos fitoquímicos, vitaminas e minerais que apoiam muitas funções do fígado. O licopeno é um nutriente que o fígado ama e admira, utilizando-o para se proteger dos danos celulares; mas o licopeno também ajuda o fígado a desintoxicar os glóbulos vermelhos com segurança, suavidade e eficiência. Os ácidos frutais no tomate ajudam a manter a vesícula biliar saudável, eliminando o lodo nela acumulado e até mesmo reduzindo o tamanho dos cálculos biliares. Mesmo os tomates mal cultivados têm um alto teor de minerais. Esses minerais frequentemente chegam ao núcleo profundo e interno do fígado, ajudando a prevenir doenças no próprio lugar em que elas normalmente começam. O tomate cresce à noite, sob o luar, e o fígado também responde ao luar – quando a lua está cheia, o fígado tende a trabalhar mais na limpeza, na filtragem e no processamento durante a madrugada. Quando nossa dieta contém tomates orgânicos, a energia da lua cheia que eles coletaram durante seu ciclo de crescimento trabalha com a capacidade purificadora do fígado. Se você estiver evitando os tomates devido ao ódio às solanáceas, que entra e sai de moda constantemente, está perdendo a oportunidade de manter o fígado saudável e prevenir doenças.
- **Tupinambo.** Contém compostos fitoquímicos capazes de deter doenças de rápida propagação. Alguns vírus, outros agentes patogênicos e substâncias problemáticas celulares são mais agressivos que outros, e um composto fitoquímico presente no tupinambo pode detê-los. O mesmo composto está envolvido no processo de crescimento dessas hortaliças no solo. Suas raízes se espalham ampla e rapidamente na estação de crescimento, e o composto responsável por isso é o mesmo que acaba protegendo o fígado de doenças de rápida propagação.
- **Uva.** Embora haja quem evite a uva em razão de seu alto teor de açúcar, devemos pensar duas vezes antes de fazer isso. O próprio teor de açúcar da uva ajuda a revitalizar o fígado. Elas são um verdadeiro alimento de longevidade, aumentando o desempenho do fígado em cada uma de suas mais de 2 mil funções químicas. O ácido exclusivo das uvas é um grande solvente de cálculos biliares – pense nisso na próxima vez que comer uvas, em vez de se preocupar com o fato de elas terem muito açúcar e talvez o fazerem ganhar peso. As uvas fazem muitas coisas, mas aumentar seu peso não é uma delas.
- **Verduras (especialmente alfaces com o caule).** Ferramentas essenciais de limpeza para o fígado, que você pode usar diariamente. As folhas verdes externas da alface fornecem dezenas de micronutrientes para

que o fígado permaneça saudável e equilibrado, enquanto o núcleo dessa verdura, mais próximo da raiz, fornece compostos químicos leitosos que atuam como um mecanismo purgativo. Quando as verduras são consumidas com frutas, suas qualidades medicinais duplicam.

- **Xarope de bordo.** A combinação de açúcares e o alto teor de minerais nele presentes viajam com rapidez para o fígado e se tornam combustíveis instantâneos compostos por fitonutrientes. É como se o fígado recebesse uma alimentação intravenosa que contivesse o melhor dos dois mundos: uma vasta gama de vitaminas, minerais e outros nutrientes (muitos deles ainda não descobertos), com açúcar de alta qualidade sobre o qual o fígado prospera.

ERVAS MEDICINAIS E SUPLEMENTOS

Você verá que os itens a seguir são ervas e suplementos simples. O que você não vai encontrar aqui são frascos de suplementos com dezenas de ingredientes – dúzias de ervas, vitaminas, aminoácidos e tudo o mais. Há uma razão para isso. Quando se enche uma cápsula com 20, 30 ou 40 nutrientes, ela só conterá uma quantidade mínima de cada um deles, o que não ajudará na cura. Essa é uma prática que algumas empresas de suplementação empregam para que não tenham que usar nutrientes valiosos em grandes quantidades em cada cápsula. O consumidor acaba sendo enganado.

Ao mesmo tempo, a maioria das pessoas com doenças crônicas de qualquer tipo é altamente sensível. Caso apresente reação a um comprimido com tantos ingredientes, você nunca saberá o que causou a reação e, portanto, não poderá aprender com ela. Além disso, um suplemento com dúzias de ingredientes é uma mistura feita de acordo com as crenças de um suposto especialista na área de suplementos, não de acordo com o que o fígado de fato precisa.

Cada suplemento da nossa lista possui poderes dados por Deus para colaborar com a cura do fígado. O fígado é capaz de entender cada um deles e sabe como usá-los. Portanto, se você vir mais à frente, neste capítulo, uma lista de 10 a 15 suplementos diferentes a serem tomados para curar uma doença ou um sintoma, seus benefícios curativos ultrapassam de longe os de 10 a 15 frascos diferentes de suplementos da moda, mesmo que estes sejam supostamente de alta qualidade. Na realidade, esses frascos da moda são preenchidos apenas com dezenas e dezenas de suposições sobre o que é bom para você, as quais acabam confundindo e sobrecarregando o fígado e outras áreas do sistema imunológico.

Em resumo, sintomas e doenças crônicas como as de que fala este livro permanecem misteriosos para a comunidade médica. Como uma recomendação especializada de um suplemento misto poderia ajudar se ninguém sabe o que de fato causa a doença ou enfermidade? Somente conhecendo o que de fato causa seu problema de saúde, como aliás se pode descobrir em toda a série Médium Médico, você poderá saber o que tomar para esse problema específico. Com as ervas e os suplementos aqui listados, o poder está em suas mãos para cuidar do fígado e de seus sintomas e doenças específicos.

O uso desses suplementos é um passo opcional, que vai além das demais recomendações que damos aqui na Parte IV. Se você preferir usar somente alimentos curativos, é mais do que bem-vindo a fazer isso. Não precisa brincar no parque dos suplementos; se diminuir o consumo de gordura e acrescentar alimentos curativos à sua dieta, isso será suficiente para resolver todos os seus problemas. Este guia de suplementos é para as pessoas que procuram algo mais e estão em busca de opções porque vivem uma situação desconcertante. Se é esse o seu caso, continue lendo, pois encontrará aqui um tesouro de opções. No final do capítulo, encontrará listas de suplementos especializados para cada um dos sintomas e doenças mencionados neste livro. No caso das tinturas herbais, procure ativamente versões sem álcool (evite a palavra *etanol* também). O álcool usado nas tinturas é normalmente álcool de milho, sendo, portanto, contaminado por organismos geneticamente modificados, mesmo que seja orgânico, e esse álcool (1) cancela os benefícios da erva e (2) penetra na erva de qualquer maneira e a altera. Sem mencionar que o álcool prejudica o fígado. Se for impossível encontrar uma tintura sem álcool, o álcool de uva deve ser sua primeira opção, e o conhaque, a segunda.

Perguntam-me a todo momento qual é a forma mais eficaz para um determinado suplemento e se isso realmente importa. De fato, isso é muito importante. Há diferenças sutis e às vezes essenciais entre os diferentes tipos de suplemento disponíveis, que podem afetar a rapidez com que sua carga viral ou bacteriana morre, se é que morre; se o sistema nervoso central se repara sozinho e com que rapidez; quão rapidamente a inflamação se reduz; e quanto tempo leva para que seus sintomas e doenças se curem. A variedade de suplementos escolhida pode garantir ou obstaculizar o seu progresso. Para acelerar a cura, você precisa dos tipos corretos de suplementos. Por todas essas razões muito importantes, ofereço em meu website (www.medicalmedium.com) uma lista das melhores formas de cada suplemento listado abaixo.

Ao ler sobre os suplementos, listados a seguir em ordem alfabética, tenha em mente que a extensão do que eles fazem pelo corpo em geral e o fígado em particular ainda não foi descoberta pela medicina e pela ciência. Embora alguns já estejam no radar da medicina convencional, muitos deles são desconhecidos como recuperadores do fígado, e seus benefícios vão muito além do que qualquer pessoa imagina.

Uma dica poderosa, ainda não descoberta, é tomar seus suplementos com um pedaço de fruta, como uma banana, ou mesmo com batata, batata-doce, abóbora, mel, xarope de bordo ou água de coco. Como você já leu, é o açúcar que transporta vitaminas, minerais e nutrientes pela corrente sanguínea para ajudá-los a encontrar o caminho por onde precisam ir, e os órgãos não aceitam vitaminas, minerais e outros nutrientes sem açúcar para ajudá-los. Tomar suplementos com açúcares naturais garante que o fígado e outras partes do corpo possam de fato utilizá-los.

- **5-MTHF (5-metiltetrahidrofolato).** Liga-se à vitamina B_{12} que a biótica elevada cria no interior do íleo. Também entra no fígado, despertando e ressuscitando os silos de armazenamento de B_{12} que o fígado guarda para emergências e, ao mesmo tempo, ajudando o fígado a converter essa vitamina em uma forma bioativa que pode ser entregue à corrente sanguínea, codificada com mensagens anexadas para órgãos específicos. Os compostos químicos que o fígado produz se ligam ao 5-MTHF e à B_{12} para que outros órgãos possam identificar e absorver a B_{12} facilmente.
- **ALA (ácido alfa-lipoico).** Entra facilmente em todas as células hepáticas, dando-lhes mais proteção antioxidante contra lesões causadas por substâncias problemáticas altamente tóxicas. Apoia os nervos que entram no fígado e melhora a capacidade de armazenamento da glicose, aumentando o armazenamento de glicogênio em níveis profundos do fígado. O ALA favorece o fígado e ajuda a desintoxicá-lo ao mesmo tempo.
- **Aloe vera.** O gel de uma folha fresca de babosa, ou aloe vera, se liga aos detritos tóxicos no trato intestinal e os transporta para fora do cólon durante a eliminação de fezes. Reduz os venenos e toxinas no trato intestinal para que não cheguem ao fígado. Também permite um fluxo de

sangue mais limpo pelo sistema porta hepático, trazendo consigo os compostos químicos do aloés, que inibem especificamente as bactérias e certos vírus. O aloés expulsa e diminui a amônia dentro do trato intestinal, a qual, de outra forma, penetraria no fígado quando os alimentos se putrefizessem devido à baixa produção de ácido clorídrico e de bile.

- **Amla.** Contém uma rica variedade de antioxidantes que protegem o fígado de toxinas antigas e herdadas, bem como das novas exposições diárias. Seu alto teor de vitamina C alimenta o sistema imunológico personalizado do fígado, protegendo-o e ajudando-o a procurar e destruir os patógenos que acampam dentro do órgão. O Amla também melhora as funções químicas hepáticas e ajuda a restaurar a glicose.
- **Ashwagandha.** Fortalece as adrenais, impedindo que elas reajam em excesso ou deixem de reagir, sendo esse um padrão que essas glândulas assumem ao se enfraquecerem quando estão sob estresse adrenal. A Ashwagandha protege o fígado da excessiva exposição à adrenalina e o ajuda a produzir e armazenar dezenas de hormônios.
- **Baga de Schisandra.** Ajuda a aumentar as capacidades adaptativas do fígado. Contém antioxidantes que protegem as células hepáticas de danos por excesso de adrenalina e sobrecarga de toxinas. Ajuda a aumentar o oxigênio no fígado e acalma os espasmos hepáticos. É tão repleta de minerais e outros nutrientes que aumenta os bancos de armazenamento de nutrientes do fígado.
- **Bardana.** Cheio de compostos anti-inflamatórios não descobertos, o suco da raiz de bardana fresca é extremamente medicinal para o fígado e tem uma utilidade versátil de acordo com as necessidades hepáticas, melhorando as funções do órgão, desde o armazenamento de glicose até o armazenamento de vitaminas e minerais, passando pela triagem e pela filtragem do sangue. Purga também o fígado tanto de toxinas profundas e hereditárias quanto das absorvidas recentemente, ajuda a expulsar os glóbulos vermelhos antigos que congestionam o órgão e melhora a produção da bile. Pode-se, além disso, fazer um chá medicinal com bardana seca. A bardana é essencialmente uma erva daninha. Ela entra fundo na terra, por isso seus compostos fitoquímicos possuem uma poderosa capacidade de nos estabilizar e acalmar. O fígado gosta de depender da raiz da bardana, pois ela lembra ao fígado sua única responsabilidade: ser a pedra fundamental do corpo.
- **Cardamomo.** Aumenta a produção de bile e devolve a vida e o calor benéficos e não tóxicos a fígados estagnados e preguiçosos que superaqueceram por anos e agora estão começando a esfriar. O calor do cardamomo promove a homeostase.
- **Cardo mariano.** Ajuda a expulsar os glóbulos vermelhos velhos do fígado e a desintoxicar quaisquer toxinas flutuantes livres, lodo e detritos que estejam nas veias hepáticas. Melhora a produção biliar e ajuda a limpar os caminhos da bile pelo fígado. Rejuvenesce o fígado e o ajuda a sair da estagnação.
- **Cogumelo chaga.** Fortalece o fígado, porque reduz o calor tóxico do órgão quando este encontra-se sob estresse e sobrecarregado por substâncias problemáticas. Apoia e fortalece as adrenais, o que, por sua vez, ajuda a fortalecer o fígado, tornando seu ambiente interno menos propício à sobrevivência de patógenos como vírus e bactérias. Os compostos fitoquímicos do cogumelo chaga

desintoxicam o fígado de forma estável e equilibrada.

- **Complexo B.** O fígado é mestre na conversão e no armazenamento de vitaminas B na forma de nutrientes mais utilizáveis por todos os órgãos e tecidos do corpo. Embora tenha a capacidade de criar vitamina B, se isso for necessário em tempos de desespero, é mais fácil para o fígado quando as vitaminas B estão presentes em alimentos e suplementos de alta qualidade, para que ele possa se concentrar em seus outros trabalhos mais importantes. O fígado anexa à vitamina B um composto químico que a direciona ao órgão necessitado; o alto fator de inteligência que o fígado possui funciona de mãos dadas com vitaminas B. Quando o fígado está mais limpo e livre de toxinas, as maravilhas do complexo vitamínico B podem realmente ter efeito.
- **CoQ10 (Coenzima Q10).** Antioxidante suave que apoia todas as funções do fígado e protege todas as células hepáticas do estresse oxidativo. Uma das funções químicas do fígado é a de alterar, ajustar e personalizar antioxidantes específicos para suas necessidades específicas no momento. O CoQ10é um deles; o fígado o utiliza para construir outros antioxidantes. Ajuda a prevenir danos celulares extremos.
- **Cúrcuma (em forma de suplemento).** Reduz o inchaço do fígado quando seu calor tóxico aumenta. Ajuda a retirar os resíduos de muco das passagens biliares e das bolsas internas do fígado, ao mesmo tempo que desperta e estimula as células hepáticas, reativando e redirecionando a energia em todo o fígado. Ajuda a produzir hormônios hepáticos e remove e limpa os hormônios tóxicos indesejados. Em geral, aumenta o desempenho hepático.
- **Curcumina.** Esse componente da cúrcuma contém compostos fitoquímicos que acalmam o fígado, resultando em menos espasmos. Ajuda a preparar e purificar o sangue antes que este entre no fígado, a fim de que chegue ao órgão com menos toxinas. Suas propriedades curativas inflamam o calor curativo em um fígado estagnado e lento, resultando em menos doenças.
- **D-manose.** Liga-se às bactérias do trato urinário. Boa para infecção urinária.
- **EPA e DHA (ácido eicosapentaenoico e ácido docosahexaenoico).** Ácidos ômegas que ajudam a melhorar o sistema imunológico personalizado do fígado, impedindo que a placa tóxica e os detritos adiram às paredes das veias hepáticas, da artéria hepática e da veia porta hepática. Com esses vasos sanguíneos livres, o sangue passa a entrar e sair do fígado com mais facilidade, o que protege e alivia o coração. Certifique-se de comprar uma versão à base de plantas (não à base de peixe).
- **Eufrásia.** Grande antibacteriano, antiviral e desarraigador dos antagonistas do fígado. Também contém compostos químicos, originalmente de suas flores e folhas, que promovem centenas das funções químicas do fígado, em especial várias das envolvidas na produção da bile. Fortalece os glóbulos brancos hepáticos, armando-os com um composto fitoquímico que expulsa os patógenos a serem destruídos por outras células do sistema imunológico.
- **Folha de framboesa.** Ajuda a remover hormônios tóxicos e indesejáveis do fígado e melhora sua capacidade de criar e produzir hormônios importantes e necessários em todo o corpo. Purga suavemente o fígado, neutralizando as subs-

tâncias problemáticas armazenadas dentro dele. Atua como tônico para a vesícula biliar, acalmando seus espasmos e melhorando a qualidade e a quantidade do ácido clorídrico no estômago. Fortalece os glóbulos brancos no fígado, ajudando a reduzir as doenças hepáticas.

- **Folha de oliveira.** Uma grande erva antiviral e antibacteriana para o fígado. Purga suavemente o fígado de toxinas flutuantes livres, mas não as que estão profundamente enraizadas ou armazenadas no fígado. Os compostos fitoquímicos da folha de oliveira também fornecem vários nutrientes para algumas das funções químicas do fígado.
- **Folha de urtiga.** Aumenta o ácido clorídrico no estômago, o que ajuda a aliviar a carga sobre o fígado. Também melhora a produção de bile dentro do fígado, acalma a vesícula biliar inflamada, inibe o crescimento de cálculos biliares e apoia as vias de passagem da bile por todo o fígado. A folha de urtiga melhora todas as funções das células hepáticas, reduz o calor do fígado causado por toxinas e até limpa suavemente uma variedade de toxinas e substâncias problemáticas antigas e herdadas, bem como aquelas às quais você foi exposto recentemente. Equilibra as adrenais, impedindo que se tornem superativas ou subativas, enquanto melhora as capacidades adaptativas do fígado.
- **Fruto da roseira.** Outra força de aterramento para o fígado. As raízes da roseira penetram fundo na terra e se espalham em busca de minerais e outros nutrientes, os quais são trazidos para os frutos que se formam quando as rosas caem. A vitamina C do fruto da roseira é outra fonte biodisponível para o fígado no combate a doenças criadas por vírus e bactérias. O sistema imunológico personalizado do fígado utiliza a vitamina C do fruto da roseira com mais facilidade que a vitamina C ingerida em um suplemento, então considere tomar chá de fruto de roseira nos dias em que você toma vitamina C; a vitamina C do fruto de roseira ativará sua forma suplementar, tornando-a mais forte.
- **Gengibre.** Ajuda a acalmar os espasmos e a regular o calor do fígado – ele pode aquecer o fígado, tirando-o da estagnação, ou resfriar um fígado muito quente, equilibrando-o, dependendo do que for necessário. Ajuda um fígado lento, estagnado e com a síndrome do sangue sujo. Melhora a produção e a potência da bile e a produção de ácido clorídrico no estômago. Além de tudo isso, alimenta o fígado com dezenas de compostos fitoquímicos que ele pode usar para muitas de suas funções químicas. Alguns dos compostos fitoquímicos do gengibre expulsam a amônia, os alimentos em putrefação, os detritos e as toxinas do intestino delgado e do cólon, permitindo que nutrientes mais limpos entrem no fígado pelo trato intestinal. O gengibre, por fim, desaloja as células de gordura de dentro do fígado, permitindo que essa gordura se liberte e saia pela bile e pelo trato digestório, às vezes por meio da vesícula biliar.
- **Glicinato de magnésio.** Dá apoio aos vasos sanguíneos dentro do fígado, tornando-os menos apertados e mais maleáveis e flexíveis, permitindo um fluxo de sangue mais fácil em todo o órgão. O magnésio limpa suavemente as toxinas do fígado ao mesmo tempo que acalma os espasmos hepáticos. É responsável por dezenas de funções químicas hepáticas, entre elas a capacidade de adaptação. Também ajuda a limpar suavemente o trato intestinal, permitindo que o fígado receba sangue mais limpo e menos tóxico.

- **Glutationa.** Satura o fígado rápida e facilmente, apoiando cada uma das células hepáticas e suas funções. É um remédio para o fígado, como um amigo que chega e faz todos os seus problemas irem embora. Também deixa o fígado com rapidez, embora o órgão aprecie muito sua breve presença, que auxilia suas mais de 2 mil funções químicas.
- **Hibisco.** O composto único de antocianinas que dá ao hibisco sua coloração avermelhada ajuda a rejuvenescer o fígado, trazendo-o de volta à vida pela limpeza do muco das paredes celulares e melhorando a capacidade do fígado de desempenhar suas responsabilidades. Essa erva também é um rejuvenescedor da vesícula biliar – limpa as paredes desse órgão –, além de melhorar o sistema imunológico personalizado do fígado.
- **Hidraste.** Quando o hidraste entra no fígado, na mesma hora começa a sufocar e destruir patógenos, tanto bacterianos como virais. Também inibe os patógenos que estão adjacentes ao fígado no sistema linfático. O hidraste tem um suave efeito purgativo, expulsando resíduos bacterianos, subprodutos virais, neurotoxinas e outros resíduos patogênicos.
- **Hortelã-pimenta.** Melhora os níveis de ácido clorídrico no estômago e acalma os nervos e os espasmos intestinais, o que reduz as toxinas no interior do trato intestinal para que o fígado possa absorver melhor os nutrientes. A hortelã-pimenta suaviza o fígado espasmódico, reduz o calor hepático causado pela carga tóxica, limpa o fígado e ajuda a reconstruir suas reservas e capacidades de armazenamento de glicose e glicogênio.
- **Iodo nascente.** Atua como antisséptico para o fígado, prevenindo doenças causadas por vírus, bactérias e outros microrganismos hostis. Entra em cada célula do fígado para auxiliar centenas de funções químicas pelas quais o fígado é responsável. Protege a vesícula biliar e até melhora a produção de bile. Ajuda o fígado a se defender dos tumores cancerosos.
- **L-lisina.** Entra no fígado e atua como cortina de fumaça para todos os vírus responsáveis por doenças hepáticas e distúrbios autoimunes. Os vírus odeiam a lisina. É como o pó de um extintor de incêndio – um retardador viral que impede a proliferação dos vírus. A l-lisina fortalece o sistema imunológico do fígado e auxilia em algumas das funções mais importantes do órgão.
- **Melatonina.** Ajuda a reduzir tumores e cistos dentro do fígado e a evitar seu surgimento. É um anti-inflamatório natural que não confunde o sistema imunológico do fígado, apenas o fortalece. Se o fígado estiver lento e estagnado e perder sua capacidade de criar melatonina, o consumo de melatonina suplementar pode reacender a capacidade do fígado de recuperar-se. Isso mesmo: enquanto a medicina e a ciência associam a produção de melatonina ao cérebro, o fígado também tem a função hormonal de criá-la e secretá-la. Comece sempre com uma dosagem pequena.
- **Melissa.** Mata vírus, bactérias e outros microrganismos patogênicos dentro do fígado. Melhora o ambiente do trato intestinal, o que favorece o fornecimento de nutrientes mais limpos do intestino para o fígado. A melissa acalma os nervos do fígado, tornando-o menos espasmódico, agitado e irritado, ao mesmo tempo que acalma os nervos dentro do revestimento intestinal, o que diminui o calor tóxico dentro do fígado. Também apoia as adrenais, tornando o fígado menos tóxico.

- **Mirtilo silvestre em pó.** Acelera poderosamente a produção, a limpeza e a regeneração de células hepáticas saudáveis.
- **MSM (metilsulfonilmetano).** Solta e ajuda a expelir a gordura das células hepáticas. Ajuda a fortalecer cada célula dentro do fígado, tornando esse órgão menos propenso ao ataque de bactérias e vírus causadores de doenças. O MSM desperta o fígado estagnado e lento, reduz seu calor tóxico e suavemente o purga das toxinas acumuladas em áreas profundas. Também purga com suavidade a vesícula biliar de pequenas partículas de detritos. Melhora o sistema imunológico dentro e ao redor do fígado.
- **N-acetil cisteína.** Fornece material para que as células hepáticas se regenerem. Ajuda o fígado com sua capacidade de adaptação e melhora a sua capacidade de triagem e filtragem, contribuindo ao mesmo tempo para centenas de funções químicas desempenhadas pelo órgão. A N-acetil cisteína também apoia as glândulas adrenais, o que, por sua vez, auxilia o fígado.
- **Noz preta.** Para as raras ocasiões em que sofremos com certos parasitas ou vermes, a noz preta entra no fígado e golpeia esses hóspedes pouco amigáveis; às vezes, é necessário apenas escoltá-los para fora do fígado. Tenha em mente que a noz preta não causa danos a vírus ou bactérias; ela é ótima apenas para ajudar a nos livrar de parasitas hostis.
- **Raiz de alcaçuz.** Diminui a quantidade de vírus dentro do fígado e reduz o calor excessivo do fígado causado pelo excesso de esforço e de toxicidade. Acalma os espasmos hepáticos e ajuda a eliminar os hormônios tóxicos armazenados dentro do fígado. O alcaçuz também aumenta a quantidade de ácido clorídrico no estômago, o que ajuda a aliviar a carga hepática, e acalma a vesícula biliar e o revestimento intestinal irritados e inflamados.
- **Raiz de chicória.** Reduz a produção de cálculos biliares, acrescentando à bile um ácido feito de compostos fitoquímicos que inibem o crescimento desses cálculos. Desintoxica suavemente o corpo de maneira aceitável para o organismo e fácil para as adrenais. Contribui para muitas das funções químicas pelas quais o fígado é responsável.
- **Raiz de dente-de-leão.** Ajuda a restaurar as capacidades de filtragem do fígado, expulsando toxinas soltas que estabelecem o caos dentro dele e ainda não foram compartimentadas em bancos de armazenamento. Purifica o fígado para que ele possa expulsar essas substâncias problemáticas flutuantes, respirar e concentrar-se mais em suas responsabilidades de filtragem. Também apoia a força de adaptação do fígado. A capacidade do fígado de converter nutrientes pode ser restaurada pelo uso da raiz de dente-de-leão, que também aumenta a força da bile.
- **Raiz de uva do Oregon.** Ajuda a matar vírus e bactérias no interior do fígado e a evitar que eles cheguem ao coração. Também melhora a produção biliar e reduz a atividade patogênica dentro do trato intestinal, permitindo melhor absorção dos nutrientes no fígado.
- ***Rumex crispus* (labaça).** Uma excelente erva para limpar o fígado, livrando-o das toxinas nocivas que nele flutuam livremente. Ajuda a limpar passagens biliares e purgar o sedimento da vesícula biliar. Sua extrema adstringência e sua amargura forçam o fígado a se espremer como uma esponja, expulsando de si o sangue velho ao mesmo tempo que absorve sangue novo e fresco por meio da veia porta

hepática e da artéria hepática. Ajuda a melhorar a produção de bile e a expulsar os ácidos ruins do corpo.

- **Selênio.** Melhora a capacidade do fígado de processar vitaminas e outros nutrientes. Necessário para a utilização e a conversão de aminoácidos no interior do fígado. Aumenta a força celular do fígado e reforça o sistema imunológico personalizado de glóbulos brancos em todo o órgão. Ajuda a manter bons níveis de albumina no fígado.
- **Spirulina.** Fornece uma abundância de vitaminas e minerais para recuperar no fígado os bancos de armazenamento de nutrientes que ele pode converter com facilidade naquilo que é necessário em determinado momento, para ser liberado e entregue em todo o corpo. Interrompe o crescimento viral e bacteriano dentro do fígado e revitaliza o órgão, ligando-se a centenas de toxinas e venenos e retirando-os de bolsas profundas. Fortalece o sistema imunológico hepático e ajuda o órgão a desempenhar suas mais de 2 mil funções químicas. Auxilia especialmente no armazenamento da glicose e na conversão de proteínas. Você verá que a spirulina havaiana foi recomendada em meus livros anteriores. Desde então, descobri um produto mais benéfico e de melhor qualidade. Você pode encontrá-lo em meu *site*.
- **Suco de grama de cevada em pó.** Contém fitonutrientes que alimentam o fígado subnutrido, permitindo a desintoxicação de dezenas de toxinas e venenos herdados do passado e expostos no presente. É um desintoxicante responsável e íntegro, que ao mesmo tempo remove coisas ruins e as substitui por nutrientes vitais.
- **Trevo vermelho.** Auxilia o fígado em suas funções de triagem e filtragem, ajudando a purificar o sangue cheio de toxinas antes de entrar no fígado. Contém compostos fitoquímicos que se ligam a centenas de toxinas, ajudando a expulsá-las do corpo por meio dos rins e do trato intestinal. Isso permite que o fígado se limpe em um nível mais profundo, por não estar sendo constantemente sobrecarregado com sangue tóxico de todos os lados. Ao mesmo tempo, o trevo vermelho tem alto conteúdo mineral que alimenta o fígado, tornando suas células mais fortes, incluindo os glóbulos vermelhos, ao mesmo tempo que ajuda a livrar o órgão de seus glóbulos vermelhos velhos.
- **Unha-de-gato.** Em vez de desintoxicar o fígado, a unha-de-gato destrói vírus, bactérias e outros microrganismos hostis que podem acampar dentro do órgão ou invadi-lo. Auxilia o sistema imunológico personalizado do fígado, dando-lhe uma chance de recuperar sua força e se preparar para a próxima batalha. Estabiliza o ambiente hepático.
- **Verbasco.** Excelente erva para o fígado, antiviral e antibacteriana. Reduz as inflamações e acalma os espasmos hepáticos, bem como o calor tóxico do fígado. Ajuda a tranquilizar um fígado irritado e a diminuir e expelir o muco de dentro dos vasos sanguíneos e das células do fígado.
- **Vitamina** B_{12} **(na forma de adenosilcobalamina com metilcobalamina).** Ajuda na comunicação das células hepáticas, melhorando a capacidade das células dentro do fígado de transferir informações umas para as outras, com facilidade em vez de resistência. Protege o tecido nervoso que entra e percorre todo o fígado. A vitamina B_{12} é um instrumento essencial para as mais de 2 mil funções químicas do fígado e para ativar a capacidade hepática de utilizar, processar e distribuir todas as vitaminas e os minerais armazenados dentro do órgão. Uma das descobertas mais impor-

tantes da medicina convencional foi a B_{12}. Ela ajuda a preservar o fígado contra a estagnação, fortalece os hepatócitos e todas as outras células hepáticas, bem como os lóbulos hepáticos, além de evitar que os vasos sanguíneos do fígado se atrofiem.

- **Vitamina C.** Fortalece todos os níveis do sistema imunológico personalizado do fígado. Acelera o tempo de recuperação dos glóbulos brancos entre suas batalhas com os vírus e as bactérias; também enfraquece os patógenos expostos a ela. O fígado usa vitamina C em todas as suas mais de 2 mil funções químicas. Ela desintoxica e limpa o órgão, recupera o fígado preguiçoso, solta e dispersa as células gordurosas armazenadas, fortalece as glândulas adrenais e ajuda o fígado a se recuperar após a emissão de grandes quantidades de adrenalina relacionada ao estresse. Auxilia, por fim, a parar a formação de tecido cicatricial e a reparar esse tecido no núcleo profundo do fígado.
- **Vitamina D3.** A vitamina D armazenada no interior do fígado pode se tornar inativa com o tempo. A medicina e a ciência ainda não sabem que a suplementação com vitamina D nova pode recuperar a atividade da vitamina D armazenada quando o fígado está lento, estagnado ou altamente tóxico. (Quando o fígado está relativamente em boa forma, o órgão pode ativar seu antigo banco de armazenamento de vitamina D sem a ajuda da vitamina suplementar.) Ao tomar vitamina D, não tome grandes dosagens. Todos têm vitamina D armazenada no fígado, mesmo que seja de quinze anos atrás, em razão da exposição a um alimento ou ao sol. Se você tomar muita vitamina D, o tiro pode, na verdade, sair pela culatra, fazendo com que a principal preocupação do fígado seja a expulsão dessa vitamina que, em grande quantidade, é tóxica para o órgão. Em vez de ativar seu banco de armazenamento de vitamina D, o fígado pode acabar se livrando da vitamina D armazenada ao se apressar para purgar o novo suplemento de vitamina D. É por isso que normalmente não recomendo a vitamina D da mesma forma que grande parte dos profissionais de saúde – sei como ela de fato funciona dentro do fígado. Em pequenas quantidades, a vitamina D3 pode ser útil se o fígado não estiver funcionando corretamente. Não tome dosagens excessivas; você basicamente irá neutralizar seus efeitos.
- **Zinco (na forma de sulfato de zinco líquido).** É responsável por todas as mais de 2 mil funções químicas do fígado, incluindo a própria formação do fígado no útero e seu desenvolvimento à medida que crescemos e chegamos à fase adulta. O fígado armazena uma abundância de zinco, porque sabe que as pessoas são deficientes em zinco em parte devido à falta dele nos alimentos que comemos. Sem zinco, o fígado não pode desempenhar as funções que protegem o corpo inteiro. Por isso, apesar de armazenar zinco, ele está sempre precisando desse elemento, porque a produção de zinco necessária para atender às exigências mentais e físicas que nos são impostas é alta. O ataque de vírus, bactérias e outros patógenos, em particular, drena nossas reservas de zinco. Um objetivo específico das reservas de zinco é eliminar as formas tóxicas de cobre que estão sempre em nível elevado dentro do fígado e podem causar danos ao órgão. Se alguém é deficiente em zinco a ponto de as próprias reservas hepáticas de zinco terem caído a um nível perigoso, essa pessoa pode

desenvolver uma série de doenças autoimunes de origem viral, sobre as quais você pode ler em toda a série Médium Médico. O zinco ajuda o sistema imunológico do fígado a afastar qualquer microrganismo nocivo que entre no órgão. Se o zinco em si tiver um sabor muito forte para você, fique à vontade para minimizar a dosagem em um nível confortável, mesmo que sejam apenas algumas gotas.

APOIO INDIVIDUAL PARA VOCÊ

Se você estiver sofrendo de uma doença ou um sintoma específico que abordamos neste livro, ou se apenas quiser manutenção diária do fígado e da saúde, será útil consultar uma lista de suplementos que ofereçam um apoio específico para o seu caso. Nas páginas que virão, é exatamente isso que você encontrará. Fique à vontade para começar com uma dose muito mais baixa do que a recomendada, qualquer que seja o suplemento em questão. Mesmo uma dose menor de um desses suplementos trará mais benefícios à sua saúde do que o consumo de uma cápsula de suplemento anti-inflamatório que traz uma dose minúscula desse suplemento junto com outros 20. Se tiver alguma sensibilidade a alimentos ou suplementos, pergunte a um profissional de saúde qual dose seu corpo pode administrar. Por outro lado, se não for alérgico e quiser aumentar qualquer dosagem para além do que está listado no frasco do suplemento, essa também é uma situação em que deve conversar com seu médico sobre a melhor coisa a fazer. Com exceção das dosagens para problemas hepáticos infantis e PANDAS, todas as dosagens listadas são para adultos. Se quiser suplementar uma criança, consulte seu médico sobre o que é seguro e apropriado.

Se estiver lidando com mais de um sintoma ou mais de uma doença ao mesmo tempo, comece por aquele que mais lhe atrapalha a vida. Por exemplo, se estiver sofrendo de eczema ou psoríase, concentre-se em cuidar disso e não se preocupe com o inchaço. Com o tempo, talvez venha a descobrir que a melhora de um sintoma influencia a melhora de outros, ou poderá mudar de canal e se concentrar em algum outro suplemento tratado nestas páginas. Depois de encontrar aqui seu sintoma ou sua doença, não precisa tomar todos os suplementos listados para eles. Se for sensível, experimente um por dia. Se não, junte-os todos em seu regime diário. Como meio-termo, você pode escolher dois para começar e, depois, trabalhar a partir daí. Mais tarde, se dois suplementos não forem suficientes para operar a mudança que deseja, você pode acrescentar mais alguns. Talvez já esteja tomando outros suplementos que acha que estão funcionando para você. Se for o caso, fale com seu médico sobre como continuar tomando esses suplementos enquanto adiciona os novos.

Além disso, qualquer suplemento da lista completa de suplementos hepáticos que não esteja em sua lista específica de sintomas ou doenças ainda pode ser uma opção a ser usada, caso seu conhecimento especializado do que seu corpo precisa ou a recomendação de seu médico lhe aconselhem a fazer isso. Todos eles são suplementos úteis para o fígado e as doenças crônicas.

Seu médico pode lhe dar orientações sobre o período que você precisa tomar os suplementos. As outras medidas que você está tomando para cuidar do fígado – isto é, acrescentando alimentos curativos, diminuindo o consumo de gorduras, evitando substâncias problemáticas e fazendo a Manhã de Resgate do Fígado e o Resgate do Fígado 3:6:9 – farão grande diferença no seu cronograma de cura. O grau de comprometimento do fígado e há quanto tempo você estava sofrendo quando começou seu caminho de cura também farão grande diferença. Cada um tem um processo de cura e um cronograma diferentes.

Por fim, algumas notas sobre as listas de suplementos a seguir:

- O termo *conta-gotas* significa a quantidade de suplemento líquido que preenche a haste do conta-gotas quando você aperta a tampa de borracha uma vez. Mesmo que ela se encha apenas até a metade, essa medida ainda é considerada um conta-gotas.
- Há também alguns suplementos cujas dosagens são dadas em gotas. Verifique com cuidado se a medida é dada em *"gotas"* ou *"conta-gotas"*.
- A maioria dos suplementos líquidos e em pó deve ser tomada misturada com água. Verifique as instruções no rótulo de cada suplemento.
- Quando há várias tinturas de ervas em uma lista, você pode misturá-las em 30 ml ou mais de água e tomá-las todas juntas.
- Isso também vale para os chás. Se vários chás estiverem listados para seu sintoma ou sua doença, fique à vontade para combinar as ervas e fazer uma mistura especial de chá, ou usar diferentes saquinhos de chá todos juntos.
- Algumas das dosagens estão listadas em miligramas. Se você não conseguir encontrar cápsulas que se alinhem com as sugestões exatas, tente obter dosagens próximas. Fale com seu médico se quiser saber como ajustar uma dosagem.
- Lembre-se: quase todas essas dosagens são para adultos. Converse com um profissional sobre a dosagem correta para crianças.
- O termo *por dia* significa que deve tomar aquela dose do suplemento ao longo do dia, e cabe a você escolher como fazer isso. Pode, por exemplo, tomar a dose inteira uma vez por dia. Se for sensível, talvez seja melhor dividi-la em várias porções. Por exemplo, se forem indicadas 2 colheres de chá de suco de cevada em pó por dia, você pode decidir se deseja colocar as 2 colheres de chá juntas em uma vitamina de frutas ou tomar 1 colher de chá na vitamina da manhã e 1 colher de chá com água à noite.
- Uma vez que tenha descoberto quais itens vai acrescentar à sua vida, reveja as descrições das ervas e dos suplementos no capítulo anterior para rememorar todos os maravilhosos benefícios que está recebendo.

Manutenção diária do fígado e da saúde

Se não estiver sofrendo com nenhum sintoma nem nenhuma doença, aqui está uma lista de ervas e suplementos para ajudar a manter sua saúde geral.

- 5-MTHF: 1 cápsula por dia
- Aloe vera: 5 cm ou mais de gel fresco (sem a casca) por dia
- Cogumelo chaga: 2 colheres de chá por dia
- Cúrcuma: 2 cápsulas, ou a raiz ralada ou batida a gosto, por dia
- Curcumina: 2 cápsulas por dia
- Folha de urtiga: 2 xícaras de chá, 3 cápsulas ou 3 conta-gotas por dia
- Glicinato de magnésio: 2 cápsulas por dia
- Melissa: 3 conta-gotas por dia
- L-lisina: 3 cápsulas de 500 miligramas por dia
- Spirulina: 2 colheres de chá por dia
- Suco de grama de cevada em pó: 2 colheres de chá por dia

- Vitamina B_{12} (na forma de adenosilcobalamina com metilcobalamina): 1 conta-gotas por dia
- Vitamina C: 4 cápsulas de 500 miligramas de Ester-C duas vezes ao dia ou 1 colher de sopa de lipossomal líquido por dia
- Zinco (na forma de sulfato de zinco líquido): até 1 conta-gotas por dia

Abcessos hepáticos

- Folha de oliveira: 2 conta-gotas ou 2 cápsulas duas vezes ao dia
- Hidraste: 3 conta-gotas duas vezes por dia (três semanas de uso, duas semanas de folga)
- Melissa: 4 conta-gotas duas vezes ao dia
- Raiz de uva do Oregon: 2 conta-gotas duas vezes ao dia
- Unha-de-gato: 1 conta-gotas duas vezes ao dia
- Verbasco: 3 conta-gotas duas vezes ao dia
- Vitamina B_{12} (na forma de adenosilcobalamina com metilcobalamina): 1 conta-gotas por dia
- Vitamina C: 6 cápsulas de 500 miligramas de Ester-C ou 1 colher de sopa de lipossomal líquido duas vezes ao dia
- Zinco (na forma de sulfato de zinco líquido): até 2 conta-gotas duas vezes ao dia

Acne

- Cogumelo chaga: 1 colher de chá duas vezes ao dia
- Curcumina: 2 cápsulas duas vezes ao dia
- Folha de urtiga: 2 cápsulas ou 2 conta-gotas duas vezes ao dia
- Hidraste: 2 conta-gotas ou 3 cápsulas duas vezes ao dia (duas semanas de uso, duas semanas de folga)
- Iodo nascente: 3 pequenas gotas duas vezes por dia
- Melissa: 2 conta-gotas duas vezes ao dia
- Spirulina: 1 colher de chá por dia
- Suco de grama de cevada em pó: 1 colher de chá duas vezes ao dia
- Trevo-vermelho: 1 xícara de chá ou 1 conta-gotas duas vezes ao dia
- Unha-de-gato: 1 conta-gotas duas vezes ao dia
- Verbasco: 2 conta-gotas duas vezes ao dia
- Vitamina B_{12} (na forma de adenosilcobalamina com metilcobalamina): 1 conta-gotas por dia
- Vitamina C: 2.000 miligramas de Ester-C ou 2 colheres de chá de lipossomal líquido duas vezes ao dia
- Zinco (na forma de sulfato de zinco líquido): até 1 conta-gotas duas vezes ao dia

Afogueamentos

- Amla: 2 colheres de chá por dia
- Ashwagandha: 1 conta-gotas por dia
- Baga de Schisandra: 2 conta-gotas por dia
- Cogumelo chaga: 2 colheres de chá por dia
- CoQ10: 1 cápsula por dia

- Folha de framboesa: 1 xícara de chá com 2 saquinhos ou 2 conta-gotas por dia
- Folha de urtiga: 2 gotas, 2 cápsulas ou 1 xícara de chá com 2 saquinhos por dia
- Iodo nascente: 4 gotas por dia
- Melissa: 2 conta-gotas ou 1 xícara de chá com 2 saquinhos por dia
- Spirulina: 2 colheres de chá por dia
- Vitamina B_{12} (na forma de adenosilcobalamina com metilcobalamina): 1 conta-gotas por dia
- Vitamina C: 4 cápsulas de 500 miligramas de Ester-C ou 1 colher de chá de lipossomal líquido por dia
- Zinco (na forma de sulfato de zinco líquido): até 1 conta-gotas por dia

Cálculos biliares (pedras na vesícula)

- Cardamomo: 1 conta-gotas por dia
- Folha de urtiga: 1 xícara de chá, 2 cápsulas ou 2 conta-gotas por dia
- Fruto da roseira: 1 xícara de chá por dia
- Gengibre: 1 xícara de chá, 2 cápsulas ou recém-ralado ou em suco a gosto por dia
- Hibisco: 1 xícara de chá por dia
- Hortelã-pimenta: 1 xícara de chá por dia
- Raiz de chicória: 1 xícara de chá por dia
- Raiz de dente-de-leão: 1 xícara de chá por dia
- Spirulina: 2 colheres de chá por dia
- Vitamina C: 2 cápsulas de 500 miligramas de Ester-C ou 1 colher de chá de lipossomal líquido duas vezes ao dia

Câncer de fígado

- ALA: 1 cápsula por dia
- Aloe vera: 5 cm ou mais de gel fresco (sem a casca) por dia
- Amla: 2 colheres de chá por dia
- Cardo mariano: 1 conta-gotas duas vezes ao dia
- Cogumelo chaga: 2 colheres de chá duas vezes ao dia
- CoQ10: 1 cápsula duas vezes ao dia
- Cúrcuma: 3 cápsulas duas vezes ao dia
- Curcumina: 3 cápsulas duas vezes ao dia
- Folha de urtiga: 4 cápsulas ou 3 conta--gotas duas vezes ao dia
- Fruto da roseira: 1 xícara de chá duas vezes ao dia
- Glutationa: 1 cápsula por dia
- Iodo nascente: 6 gotas duas vezes ao dia
- Melatonina: ir aumentando até chegar a 20 miligramas duas vezes ao dia
- Melissa: 4 conta-gotas duas vezes ao dia
- Raiz de uva do Oregon: 1 conta-gotas duas vezes ao dia
- Selênio: 1 conta-gotas ou 1 cápsula por dia
- Spirulina: 2 colheres de chá duas vezes ao dia
- Suco de grama de cevada em pó: 2 colheres de chá duas vezes ao dia
- Unha-de-gato: 3 conta-gotas duas vezes ao dia

- Vitamina B_{12} (na forma de adenosilcobalamina com metilcobalamina): 1 conta-gotas por dia
- Vitamina C: 8 cápsulas de 500 miligramas Ester-C ou 1 ½ colher de sopa de lipossomal líquido duas vezes ao dia
- Zinco (na forma de sulfato de zinco líquido): até 2 conta-gotas duas vezes ao dia

Cicatrizes no fígado

- 5-MTHF: 1 cápsula por dia
- ALA: 1 cápsula por dia
- Aloe vera: 5 cm ou mais de gel fresco (sem a casca) por dia
- Cardo mariano: 1 conta-gotas por dia
- Complexo B: 1 cápsula por dia
- Cogumelo chaga: 2 colheres de chá por dia
- Cúrcuma: 2 cápsulas por dia
- Curcumina: 3 cápsulas por dia
- Folha de urtiga: 2 conta-gotas ou 2 cápsulas por dia
- L-lisina: 4 cápsulas de 500 miligramas por dia
- MSM: 2 cápsulas por dia
- N-acetil cisteína: 1 cápsula por dia
- Spirulina: 2 colheres de chá por dia
- Suco de grama de cevada em pó: 2 colheres de chá por dia
- Unha-de-gato: 2 conta-gotas por dia
- Vitamina B_{12} (na forma de adenosilcobalamina com metilcobalamina): 1 conta-gotas por dia
- Vitamina C: 6 cápsulas de 500 miligramas de Ester-C ou 1 colher de sopa de lipossomal líquido duas vezes ao dia
- Zinco (na forma de sulfato de zinco líquido): até 1 conta-gotas duas vezes ao dia

Cirrose e Pericirrose

O uso de suplementos para cirrose depende da gravidade do seu caso. Especialmente se você tiver cirrose em estágio avançado, consulte um médico antes de consumir estes suplementos.

- Amla: 2 colheres de chá duas vezes por dia
- Cogumelo chaga: 1 colher de chá duas vezes ao dia
- CoQ10: 1 cápsula duas vezes ao dia
- Glutationa: 1 cápsula ou ½ colher de chá de líquido por dia
- Hibisco: 1 xícara de chá duas vezes ao dia
- Melissa: 1 conta-gotas duas vezes ao dia
- MSM: 1 cápsula duas vezes ao dia
- N-acetil cisteína: 1 cápsula por dia
- Raiz de bardana: 1 xícara de chá ou o suco fresco de 1 raiz duas vezes ao dia
- Raiz de chicória: 1 xícara de chá duas vezes ao dia
- Suco de grama de cevada em pó: 2 colheres de chá duas vezes por dia
- Vitamina B_{12} (na forma de adenosilcobalamina com

metilcobalamina): 1 conta-gotas por dia

- Vitamina C: 2.500 miligramas de Ester-C ou 1 colher de sopa de lipossomal líquido duas vezes ao dia

Colesterol alto

- Aloe vera: 5 cm ou mais de gel fresco (sem a casca) por dia
- Amla: 2 colheres de chá por dia
- Cardo mariano: 1 conta-gotas por dia
- CoQ10: 2 cápsulas por dia
- Curcumina: 2 cápsulas por dia
- EPA e DHA (não extraídos de peixe): 1 cápsula por dia
- Gengibre: 2 cápsulas, 1 xícara de chá com 2 saquinhos ou recém-ralado ou em suco a gosto por dia
- Hortelã-pimenta: 1 xícara de chá por dia
- Spirulina: 2 colheres de chá por dia
- Suco de grama de cevada em pó: 2 colheres de chá por dia
- Vitamina B_{12} (na forma de adenosilcobalamina com metilcobalamina): 1 conta-gotas por dia
- Vitamina C: 4 cápsulas de 500 miligramas ou 2 colheres de chá de lipossomal líquido por dia
- Zinco (na forma de sulfato de zinco líquido): até 1 conta-gotas por dia

Constipação

- Amla: 2 colheres de chá duas vezes por dia
- Suco de grama de cevada em pó: 1 colher de chá duas vezes ao dia
- Unha-de-gato: 1 conta-gotas duas vezes ao dia
- Chá de raiz de dente-de-leão: 1 xícara de chá duas vezes ao dia
- EPA e DHA (não extraídos de peixe): 1 cápsula duas vezes ao dia
- Raiz de alcaçuz: 1 conta-gotas por dia ou 1 xícara de chá duas vezes ao dia (duas semanas de uso, duas semanas de folga)
- Glicinato de magnésio: 1 colher de chá do pó duas vezes ao dia
- Cardo mariano: 1 conta-gotas duas vezes ao dia
- Folha de urtiga: 1 conta-gotas ou 1 xícara de chá ou 2 cápsulas duas vezes ao dia
- Hortelã-pimenta: 1 xícara de chá duas vezes ao dia
- Fruto da roseira: 1 xícara de chá duas vezes ao dia
- Vitamina C: 4 cápsulas de 500 miligramas de Ester-C ou 2 colheres de chá de lipossomal líquido duas vezes ao dia

Diabetes (Tipos 1, 1,5 [LADA] e 2) e desequilíbrio de açúcar no sangue

- 5-MTHF: 1 cápsula duas vezes ao dia
- Amla: 2 colheres de chá duas vezes ao dia
- Ashwagandha: 1 conta-gotas duas vezes ao dia
- Baga de Schisandra: 1 xícara de chá duas vezes ao dia
- Cogumelo chaga: 2 colheres de chá duas vezes ao dia

- Cúrcuma: 2 cápsulas duas vezes por dia
- Folha de urtiga: 2 gotas, 1 xícara de chá ou 2 cápsulas duas vezes ao dia
- Fruto da roseira: 1 xícara de chá duas vezes ao dia
- Glutationa: 1 cápsula ou 1 colher de chá de líquido ao dia
- Hibisco: 1 xícara de chá duas vezes ao dia
- Iodo nascente: 6 gotas por dia
- L-lisina: 2 cápsulas de 500 miligramas duas vezes ao dia
- Melissa: 2 gotas ou 1 xícara de chá duas vezes ao dia
- Spirulina: 2 colheres de chá duas vezes por dia
- Suco de grama de cevada em pó: 2 colheres de chá duas vezes ao dia
- Vitamina B_{12} (na forma de adenosilcobalamina com metilcobalamina): 1 conta-gotas duas vezes ao dia
- Vitamina C: 4 cápsulas de 500 miligramas de Ester-C ou 2 colheres de chá de lipossomal líquido duas vezes ao dia
- Zinco (na forma de sulfato de zinco líquido): até 1 conta-gotas duas vezes ao dia

Eczema e Psoríase (incluindo todas as doenças de pele tratadas no Capítulo 22)

- 5-MTHF: 1 cápsula por dia
- Cogumelo chaga: 1 colher de chá duas vezes ao dia
- Curcumina: 1 cápsula duas vezes ao dia
- EPA e DHA (não extraídos de peixe): 1 cápsula duas vezes ao dia
- Folha de urtiga: 1 conta-gotas, 1 xícara de chá ou 2 cápsulas duas vezes ao dia
- L-lisina: 4 cápsulas de 500 miligramas duas vezes ao dia
- Melissa: 2 gotas duas vezes por dia ou 1 xícara de chá duas vezes por dia
- Raiz de alcaçuz: 1 conta-gotas por dia (duas semanas de uso, duas semanas de folga)
- Selênio: 6 gotas ou 1 cápsula por dia
- Spirulina: 1 colher de chá duas vezes por dia
- Suco de grama de cevada em pó: 1 colher de chá duas vezes ao dia
- Unha-de-gato: 1 conta-gotas duas vezes ao dia
- Verbasco: 1 conta-gotas duas vezes ao dia
- Vitamina B_{12} (na forma de adenosilcobalamina com metilcobalamina): 1 conta-gotas duas vezes ao dia
- Vitamina C: 6 cápsulas de 500 miligramas de Ester-C ou 1 colher de sopa de lipossomal líquido duas vezes ao dia
- Zinco (na forma de sulfato de zinco líquido): até 1 conta-gotas duas vezes ao dia

Envelhecimento do fígado

Todos os suplementos deste capítulo ajudam a evitar o envelhecimento do fígado. Se essa é uma preocupação especial para você, considere estes suplementos escolhidos a dedo:

- Cogumelo chaga: 1 colher de chá duas vezes ao dia
- Curcumina: 1 cápsula duas vezes ao dia
- Folha de urtiga: 1 cápsula ou 1 conta-gotas duas vezes ao dia
- Glutationa: 1 cápsula por dia
- Spirulina: 2 colheres de chá duas vezes ao dia
- Suco de grama de cevada em pó: 1 colher de chá duas vezes ao dia
- Vitamina B_{12} (na forma de adenosilcobalamina com metilcobalamina): 1 conta-gotas duas vezes ao dia
- Vitamina C: 1.000 miligramas de Ester-C ou 1 colher de chá de lipossomal líquido duas vezes ao dia
- Zinco (na forma de sulfato de zinco líquido): até 1 conta-gotas duas vezes ao dia

Falta de energia e fadiga

- 5-MTHF: 1 cápsula por dia
- Ashwagandha: 1 conta-gotas por dia
- Cogumelo chaga: 2 colheres de chá por dia
- Cúrcuma: 2 cápsulas por dia
- Gengibre: 1 xícara de chá, 2 cápsulas ou recém-ralado ou em suco a gosto por dia
- Iodo nascente: 6 gotas por dia
- Melissa: 2 conta-gotas por dia
- Raiz de alcaçuz: 1 conta-gotas por dia (duas semanas de uso, duas semanas de folga)
- Raiz de uva do Oregon: 1 conta-gotas por dia
- Spirulina: 2 colheres de chá por dia
- Suco de grama de cevada em pó: 2 colheres de chá por dia
- Verbasco: 2 conta-gotas por dia
- Vitamina B_{12} (na forma de adenosilcobalamina com metilcobalamina): 1 conta-gotas por dia
- Vitamina C: 4 cápsulas de 500 miligramas de Ester-C ou 2 colheres de chá de lipossomal líquido por dia
- Zinco (na forma de sulfato de zinco líquido): até 1 conta-gotas por dia

Fígado autoimune (transtornos e doenças autoimunes causados por vírus)

- 5-MTHF: 1 cápsula duas vezes ao dia
- ALA: 1 cápsula de 500 miligramas por dia
- Cogumelo chaga: 2 colheres de chá duas vezes ao dia
- Cúrcuma: 1 cápsula duas vezes ao dia
- Curcumina: 2 cápsulas duas vezes ao dia
- Folha de urtiga: 2 conta-gotas ou 2 cápsulas duas vezes ao dia
- Glutationa: 1 cápsula ou 1 colher de chá de líquido duas vezes ao dia
- Hibisco: 1 xícara de chá por dia
- Iodo nascente: 3 gotas duas vezes ao dia
- L-lisina: 4 cápsulas de 500 miligramas duas vezes ao dia
- Melissa: 2 gotas duas vezes ao dia
- MSM: 1 cápsula duas vezes ao dia

- Raiz de alcaçuz: 1 conta-gotas por dia (duas semanas de uso, duas semanas de folga)
- Raiz de uva do Oregon: 1 conta-gotas ou 1 cápsula duas vezes ao dia
- Selênio: 1 conta-gotas ou 1 cápsula por dia
- Spirulina: 1 colher de chá duas vezes ao dia
- Suco de grama de cevada em pó: 2 colheres de chá duas vezes ao dia
- Unha-de-gato: 2 conta-gotas duas vezes ao dia
- Verbasco: 2 conta-gotas duas vezes ao dia
- Vitamina B_{12} (na forma de adenosilcobalamina com metilcobalamina): 1 conta-gotas duas vezes ao dia
- Vitamina C: 3.000 miligramas de Ester-C ou 1 colher de sopa de lipossomal líquido duas vezes ao dia
- Zinco (na forma de sulfato de zinco líquido): até 2 conta-gotas duas vezes ao dia

Fígado emocional e transtornos de humor

- Baga de Schisandra: 1 xícara de chá duas vezes ao dia
- Folha de urtiga: 1 conta-gotas, 2 cápsulas ou 1 xícara de chá duas vezes ao dia
- Glicinato de magnésio: 2 cápsulas duas vezes por dia
- Hibisco: 1 xícara de chá duas vezes ao dia
- Hortelã-pimenta: 1 xícara de chá duas vezes ao dia
- Melissa: 1 xícara de chá ou 2 conta-gotas duas vezes ao dia
- Vitamina B_{12} (na forma de adenosilcobalamina com metilcobalamina): 1 conta-gotas por dia
- Vitamina C: 2 cápsulas ou 1 colher de chá duas vezes ao dia
- Vitamina D3: 1.000 UI por dia
- Zinco (na forma de sulfato de zinco líquido): até 1 conta-gotas por dia

Fígado gorduroso e fígado preguiçoso

- Aloe vera: 5 cm ou mais de gel fresco (sem a casca) por dia
- Amla: 2 colheres de chá por dia
- Cardamomo: 1 conta-gotas por dia
- Cardo mariano: 1 conta-gotas por dia
- Gengibre: 1 xícara de chá, 2 cápsulas ou recém-ralado ou em suco a gosto por dia
- Raiz de bardana: 1 xícara de chá por dia
- Raiz de chicória: 1 xícara de chá por dia
- Raiz de dente-de-leão: 1 xícara de chá por dia
- *Rumex crispus* (labaça): 1 xícara de chá por dia
- Spirulina: 3 colheres de chá por dia

Fome misteriosa

- 5-MTHF: 1 cápsula por dia
- Cardamomo: 1 conta-gotas por dia

- Gengibre: 1 xícara de chá, 2 cápsulas ou recém-ralado ou em suco a gosto por dia
- Raiz de alcaçuz: 1 conta-gotas por dia (duas semanas de uso, duas semanas de folga)
- Raiz de chicória: 1 xícara de chá por dia
- Spirulina: 1 colher de sopa por dia
- Suco de grama de cevada em pó: 2 colheres de chá por dia
- Vitamina B_{12} (na forma de adenosilcobalamina com metilcobalamina): 1 conta-gotas por dia

Ganho de peso

- 5-MTHF: 1 cápsula por dia
- Aloe vera: 5 cm ou mais de gel fresco (sem a casca) por dia
- Ashwagandha: 1 conta-gotas por dia
- Baga de Schisandra: 1 xícara de chá por dia
- Cogumelo chaga: 2 colheres de chá por dia
- Folha de framboesa: 1 xícara de chá com 2 saquinhos por dia
- Folha de urtiga: 2 conta-gotas ou 2 cápsulas por dia
- Iodo nascente: 6 gotas por dia
- Melissa: 2 conta-gotas por dia
- Spirulina: 2 colheres de chá por dia
- Suco de grama de cevada em pó: 2 colheres de chá por dia
- Vitamina B_{12} (na forma de adenosilcobalamina com metilcobalamina): 1 conta-gotas por dia
- Vitamina C: 6 cápsulas de 500 miligramas de Ester-C ou 1 colher de sopa de lipossomal líquido por dia
- Zinco (na forma de sulfato de zinco líquido): até 1 conta-gotas por dia

Gota

- Amla: 2 colheres de chá por dia
- Cogumelo chaga: 2 colheres de chá por dia
- Cúrcuma: 2 cápsulas duas vezes por dia
- Curcumina: 2 cápsulas duas vezes ao dia
- EPA e DHA (não extraídos de peixe): 1 cápsula por dia
- Folha de urtiga: 2 cápsulas, 2 conta-gotas ou 1 xícara de chá com 2 saquinhos duas vezes ao dia
- Fruto da roseira: 1 xícara de chá por dia
- L-lisina: 3 cápsulas de 50 miligramas duas vezes ao dia
- Melissa: 2 conta-gotas ou 1 xícara de chá com 2 saquinhos duas vezes ao dia
- MSM: 2 cápsulas duas vezes por dia
- Suco de grama de cevada em pó: 2 colheres de chá por dia
- Unha-de-gato: 1 conta-gotas duas vezes ao dia
- Vitamina B_{12} (na forma de adenosilcobalamina com metilcobalamina): 1 conta-gotas duas vezes ao dia
- Vitamina C: 4 cápsulas de 500 miligramas ou 1 colher de chá de lipossomal líquido duas vezes ao dia

- Zinco (na forma de sulfato de zinco líquido): até 1 conta-gotas duas vezes ao dia

Hepatite

- Cogumelo chaga: 1 colher de chá duas vezes ao dia
- Eufrásia: 1 conta-gotas duas vezes ao dia
- Hidraste: 2 conta-gotas duas vezes ao dia (duas semanas de uso, duas semanas de folga)
- Melissa: 2 conta-gotas ou 1 xícara de chá com 2 saquinhos duas vezes ao dia
- Raiz de alcaçuz: 1 conta-gotas duas vezes ao dia (duas semanas de uso, duas semanas de folga)
- Unha-de-gato: 1 conta-gotas duas vezes ao dia
- Verbasco: 2 conta-gotas duas vezes ao dia
- Vitamina C: 4 cápsulas de 500 miligramas de Ester-C ou 1 colher de chá de lipossomal líquido duas vezes ao dia
- Zinco (na forma de sulfato de zinco líquido): até 2 conta-gotas duas vezes ao dia

Icterícia

Observe que, embora o Capítulo 28 trate da icterícia dos bebês, estas são dosagens para adultos.

- Amla: 1 colher de chá duas vezes ao dia
- Folha de urtiga: 1 conta-gotas, 1 cápsula ou 1 xícara de chá duas vezes ao dia
- Hibisco: 1 xícara de chá duas vezes ao dia
- Hortelã-pimenta: 1 xícara de chá duas vezes ao dia
- Melissa: 1 conta-gotas duas vezes ao dia
- Suco de grama de cevada em pó: 1 colher de chá duas vezes ao dia
- Trevo-vermelho: 1 xícara de chá ou 1 conta-gotas duas vezes ao dia
- Vitamina C: 2 cápsulas de 500 miligramas de Ester-C ou 1 colher de chá de lipossomal líquido duas vezes ao dia

Inchaço abdominal

- 5-MTHF: 1 cápsula por dia
- Cardo mariano: 1 cápsula por dia
- Cogumelo chaga: 1 colher de chá por dia
- Folha de framboesa: 1 xícara de chá por dia
- Gengibre: 1 xícara de chá ou 2 cápsulas duas vezes ao dia, ou recém-ralado ou em suco a gosto por dia
- Glicinato de magnésio: 1 cápsula por dia
- Hibisco: 1 xícara de chá por dia
- Hortelã-pimenta: 1 xícara de chá por dia
- Melissa: 1 conta-gotas por dia
- Raiz de alcaçuz: 1 conta-gotas por dia (duas semanas de uso, duas semanas de folga)
- Raiz de bardana: 1 xícara de chá ou suco de 1 raiz de bardana por dia
- Suco de grama de cevada em pó: 1 colher de chá por dia
- Unha-de-gato: 1 conta-gotas por dia

- Vitamina B_{12} (na forma de adenosilcobalamina com metilcobalamina): 1 conta-gotas por dia

Infecção de garganta por estreptococo, dor de garganta de origem viral e dor de garganta de origem misteriosa

- Eufrásia: 2 conta-gotas duas vezes ao dia
- Folha de oliveira: 3 conta-gotas duas vezes ao dia
- Fruto da roseira: 2 xícaras de chá duas vezes ao dia
- Gengibre: 2 xícaras de chá ou 4 cápsulas duas vezes ao dia ou recém-ralado ou em suco a gosto por dia
- Hidraste: 5 conta-gotas duas vezes ao dia
- L-lisina: 4 cápsulas de 500 miligramas duas vezes ao dia
- Melissa: 4 conta-gotas duas vezes ao dia
- Raiz de alcaçuz: 1 conta-gotas duas vezes ao dia (duas semanas de uso, duas semanas de folga)
- Verbasco: 3 conta-gotas duas vezes ao dia
- Vitamina C: 8 cápsulas de 500 miligramas de Ester-C ou 1½ colher de sopa de lipossomal líquido duas vezes ao dia
- Zinco (na forma de sulfato de zinco líquido): até 3 conta-gotas duas vezes ao dia

Infecção urinária, candidíase e vaginose bacteriana

- Aloe vera: 5 cm ou mais de gel fresco (sem a casca) por dia
- Amla: 2 colheres de chá duas vezes ao dia
- Cogumelo chaga: 2 colheres de chá por dia
- D-manose: 1 colher de chá de pó quatro vezes ao dia
- Folha de oliveira: 2 conta-gotas duas vezes ao dia
- Fruto da roseira: 2 xícaras de chá por dia
- Hibisco: 2 xícaras de chá por dia
- Hidraste: 4 conta-gotas duas vezes ao dia
- Melissa: 4 conta-gotas duas vezes ao dia
- Raiz de uva do Oregon: 1 conta-gotas duas vezes ao dia
- Unha-de-gato: 2 conta-gotas duas vezes ao dia
- Verbasco: 3 conta-gotas duas vezes ao dia
- Vitamina C: 6 cápsulas de 500 miligramas de Ester-C ou 1 colher de sopa de lipossomal líquido duas vezes ao dia
- Zinco (na forma de sulfato de zinco líquido): até 2 conta-gotas duas vezes ao dia

Infecções da vesícula biliar

- Gengibre: 1 xícara de chá ou 2 cápsulas duas vezes ao dia ou recém-ralado ou em suco a gosto por dia
- Hidraste: 3 conta-gotas duas vezes ao dia (duas semanas de uso, duas semanas de folga)
- Hortelã-pimenta: 1 xícara de chá com 2 saquinhos duas vezes ao dia
- Melissa: 3 conta-gotas ou 1 xícara de chá com 2 saquinhos duas vezes ao dia

- Raiz de alcaçuz: 1 conta-gotas duas vezes ao dia (duas semanas de uso, duas semanas de folga)
- Raiz de uva do Oregon: 1 conta-gotas duas vezes ao dia
- Unha-de-gato: 2 conta-gotas duas vezes ao dia
- Verbasco: 2 conta-gotas duas vezes ao dia
- Vitamina C: 5 cápsulas de 500 miligramas de Ester-C duas vezes ao dia ou 1 colher de sopa de lipossomal líquido por dia
- Zinco (na forma de sulfato de zinco líquido): até 1 conta-gotas duas vezes ao dia

Infecções do sínus

- Amla: 2 colheres de chá duas vezes por dia
- Cogumelo chaga: 2 colheres de chá por dia
- CoQ10: 1 cápsula por dia
- Cúrcuma: 3 cápsulas duas vezes ao dia
- Folha de oliveira: 3 conta-gotas duas vezes ao dia
- Fruto da roseira: 2 xícaras de chá por dia
- Gengibre: 2 xícaras de chá ou 4 cápsulas duas vezes ao dia ou recém-ralado ou em suco a gosto por dia
- Hibisco: 2 xícaras de chá por dia
- Hidraste: 4 conta-gotas duas vezes ao dia
- Hortelã-pimenta: 1 xícara de chá com 2 saquinhos duas vezes ao dia
- L-lisina: 4 cápsulas de 500 miligramas duas vezes ao dia
- Melissa: 4 conta-gotas duas vezes ao dia
- N-acetil cisteína: 1 cápsula duas vezes ao dia
- Raiz de uva do Oregon: 2 conta-gotas duas vezes ao dia
- Verbasco: 4 conta-gotas duas vezes ao dia
- Vitamina C: 6 cápsulas de 500 miligramas de Ester-C ou 1 colher de sopa de lipossomal líquido duas vezes ao dia
- Vitamina D3: 1.000 UI por dia
- Zinco (na forma de sulfato de zinco líquido): até 3 conta-gotas duas vezes ao dia

Inflamação

- 5-MTHF: 1 cápsula por dia
- Aloe vera: 5 cm ou mais de gel fresco (sem a casca) por dia
- Cogumelo chaga: 2 colheres de chá por dia
- Cúrcuma: 2 cápsulas por dia
- Curcumina: 3 cápsulas duas vezes ao dia
- Folha de oliveira: 2 cápsulas ou 1 conta-gotas por dia
- Folha de urtiga: 3 cápsulas ou 2 conta-gotas por dia
- Glicinato de magnésio: 2 cápsulas por dia
- Iodo nascente: 4 gotas por dia
- L-lisina: 4 cápsulas de 500 miligramas duas vezes ao dia

- Melissa: 3 conta-gotas por dia
- MSM: 2 cápsulas por dia
- Raiz de alcaçuz: 1 conta-gotas por dia (duas semanas de uso, duas semanas de folga)
- Spirulina: 2 colheres de chá por dia
- Suco de grama de cevada em pó: 2 colheres de chá por dia
- Unha-de-gato: 2 conta-gotas por dia
- Verbasco: 2 conta-gotas por dia
- Vitamina B_{12} (na forma de adenosilcobalamina com metilcobalamina): 1 conta-gotas duas vezes ao dia
- Vitamina C: 6 cápsulas de 500 miligramas de Ester-C ou 1 colher de sopa de lipossomal líquido duas vezes ao dia
- Zinco (na forma de sulfato de zinco líquido): até 2 conta-gotas duas vezes ao dia

Insônia hepática

- 5-MTHF: 1 cápsula por dia
- Ashwagandha: 1 conta-gotas por dia
- CoQ10: 1 cápsula por dia
- Glicinato de magnésio: 2 cápsulas por dia
- Hibisco: 1 xícara de chá com 2 saquinhos por dia
- Melatonina: ir aumentando até chegar a 20 miligramas por dia
- Melissa: 4 gotas ou 2 xícaras de chá com 2 saquinhos cada dia
- Raiz de alcaçuz: 1 conta-gotas por dia (duas semanas de uso, duas semanas de folga)
- Vitamina B_{12} (na forma de adenosilcobalamina com metilcobalamina): 1 conta-gotas por dia

Névoa Mental

- 5-MTHF: 1 cápsula duas vezes ao dia
- Ashwagandha: 1 conta-gotas ou 1 cápsula duas vezes ao dia
- Cogumelo chaga: 1 colher de chá duas vezes ao dia
- Complexo B: 1 cápsula por dia
- Folha de urtiga: 1 conta-gotas ou 1 cápsula duas vezes ao dia
- L-lisina: 2 cápsulas de 500 miligramas duas vezes ao dia
- Melissa: 1 conta-gotas duas vezes ao dia
- Raiz de alcaçuz: 1 conta-gotas por dia (duas semanas de uso, duas semanas de folga)
- Spirulina: 1 colher de chá duas vezes por dia
- Suco de grama de cevada em pó: 1 colher de chá duas vezes ao dia
- Unha-de-gato: 1 conta-gotas duas vezes ao dia
- Vitamina B_{12} (na forma de adenosilcobalamina com metilcobalamina): 1 conta-gotas duas vezes ao dia
- Vitamina C: 2 cápsulas de 500 miligramas de Ester-C ou uma colher de chá de lipossomal líquido duas vezes ao dia
- Zinco (na forma de sulfato de zinco líquido): até 1 conta-gotas duas vezes ao dia

Olheiras

- ALA: 1 cápsula por dia
- Complexo B: 1 colher de chá duas vezes ao dia
- Cúrcuma: 2 cápsulas duas vezes ao dia
- Hibisco: 1 xícara de chá duas vezes ao dia
- Raiz de alcaçuz: 1 conta-gotas por dia ou 1 xícara de chá duas vezes ao dia (duas semanas de uso, duas semanas de folga)
- Raiz de bardana: 1 xícara de chá duas vezes ao dia ou o suco fresco de 1 raiz por dia
- Raiz de dente-de-leão: 1 xícara de chá duas vezes ao dia
- Spirulina: 1 colher de chá duas vezes ao dia
- Suco de grama de cevada em pó: 1 colher de chá duas vezes ao dia
- Trevo-vermelho: 1 xícara de chá ou 1 conta-gotas duas vezes ao dia
- Vitamina B_{12} (na forma de adenosilcobalamina com metilcobalamina): 1conta-gotas duas vezes ao dia
- Vitamina C: 4 cápsulas de 500 miligramas de Ester-C ou 2 colheres de chá de lipossomal líquido duas vezes ao dia
- Zinco (na forma de sulfato de zinco líquido): até 1 conta-gotas duas vezes ao dia

Palpitações cardíacas

- 5-MTHF: 1 cápsula por dia
- Cogumelo chaga: 2 colheres de chá por dia
- CoQ10: 2 cápsulas por dia
- Folha de framboesa: 1 xícara de chá por dia
- Folha de urtiga: 2 conta-gotas ou 2 cápsulas por dia
- Glicinato de magnésio: 3 cápsulas por dia
- Iodo nascente: 4 gotas por dia
- Melissa: 3 conta-gotas por dia
- Spirulina: 2 colheres de chá por dia
- Suco de grama de cevada em pó: 2 colheres de chá por dia
- Vitamina B_{12} (na forma de adenosilcobalamina com metilcobalamina): 1 conta-gotas por dia
- Vitamina C: 4 cápsulas de 500 miligramas de Ester-C ou 1 colher de chá de lipossomal líquido por dia
- Zinco (na forma de sulfato de zinco líquido): até 1 conta-gotas por dia

PANDAS

- Eufrásia: 4 gotas duas vezes ao dia
- Folha de oliveira: 10 gotas duas vezes ao dia
- Hidraste: 10 gotas duas vezes ao dia (duas semanas de uso, duas semanas de folga)
- Melissa: 10 gotas duas vezes ao dia
- Raiz de alcaçuz: 10 gotas duas vezes ao dia (duas semanas de uso, duas semanas de folga)
- Spirulina: 1 colher de chá por dia
- Unha-de-gato: 4 gotas duas vezes ao dia
- Verbasco: 10 gotas duas vezes ao dia

- Vitamina B_{12} (na forma de adenosilcobalamina com metilcobalamina): 10 gotas por dia
- Vitamina C: 2 cápsulas de 500 miligramas de Ester-C ou 1 colher de chá de lipossomal líquido duas vezes ao dia
- Zinco (na forma de sulfato de zinco líquido): até 6 gotas duas vezes por dia

Pressão alta

- 5-MTHF: 1 cápsula por dia
- Ashwagandha: 1 conta-gotas por dia
- Cardo mariano: 1 conta-gotas por dia
- Complexo B: 1 cápsula por dia
- CoQ10: 2 cápsulas por dia
- Cúrcuma: 2 cápsulas por dia
- EPA e DHA (não extraídos de peixe): 1 cápsula por dia
- Glicinato de magnésio: 4 cápsulas por dia
- Melissa: 2 conta-gotas por dia
- Spirulina: 2 colheres de chá por dia
- Suco de grama de cevada em pó: 2 colheres de chá por dia
- Vitamina B_{12} (na forma de adenosilcobalamina com metilcobalamina): 1 conta-gotas por dia
- Vitamina C: 6 cápsulas de 500 miligramas de Ester-C ou 1 colher de sopa de lipossomal líquido por dia
- Zinco (na forma de sulfato de zinco líquido): até 1 conta-gotas por dia

Problemas de metilação

- 5-MTHF: 1 cápsula duas vezes ao dia
- Complexo B: 1 cápsula duas vezes ao dia
- Glutationa: 1 cápsula ou 1 colher de chá de líquido duas vezes ao dia
- N-acetil cisteína: 1 cápsula por dia
- Selênio: 1 cápsula ou 1 conta-gotas por dia
- Spirulina: 2 colheres de chá por dia
- Suco de grama de cevada em pó: 2 colheres de chá duas vezes ao dia
- Vitamina B_{12} (na forma de adenosilcobalamina com metilcobalamina): 1 conta-gotas duas vezes ao dia
- Vitamina C: 4 cápsulas de 500 miligramas de Ester-C ou 2 colheres de chá de lipossomal líquido duas vezes ao dia

Problemas hepáticos infantis

- Amla: ½ colher de chá por dia
- Cardo mariano: 6 gotas por dia
- Gengibre: 1 xícara de chá duas vezes ao dia, ou recém-ralado ou em suco a gosto por dia
- Glicinato de magnésio: 1 cápsula ou de ¼ a ½ colher de chá por dia
- Melissa: 1 conta-gotas por dia
- Spirulina: ½ colher de chá por dia
- Suco de grama de cevada em pó: ½ colher de chá por dia
- Vitamina B_{12} (na forma de adenosilcobalamina com metilcobalamina): 10 gotas por dia

- Vitamina C: 500 miligramas de Ester-C ou 1 colher de chá de lipossomal líquido por dia
- Zinco (na forma de sulfato de zinco líquido): até 6 gotas por dia

Problemas Hormonais

- Ashwagandha: 1 conta-gotas por dia
- Baga de Schisandra: 1 xícara de chá por dia
- Cardo mariano: 1 conta-gotas por dia
- Folha de framboesa: 1 xícara de chá com 3 saquinhos duas vezes ao dia
- Folha de urtiga: 4 conta-gotas ou 4 cápsulas por dia
- Hibisco: 1 xícara de chá com 2 saquinhos por dia
- Iodo nascente: 6 gotas por dia
- Melissa: 2 conta-gotas por dia
- Spirulina: 2 colheres de chá por dia
- Suco de grama de cevada em pó: 2 colheres de chá por dia
- Vitamina B_{12} (na forma de adenosilcobalamina com metilcobalamina): 1 conta-gotas por dia
- Vitamina C: 2 cápsulas de 500 miligramas de Ester-C ou 1 colher de chá de lipossomal líquido por dia

Problemas nas adrenais

- Amla: 1 colher de chá ou 2 cápsulas duas vezes ao dia
- Ashwagandha: 1 conta-gotas ou 2 cápsulas duas vezes ao dia
- Baga de Schisandra: 1 xícara de chá por dia
- Complexo B: 1 cápsula por dia
- Folha de urtiga: 1 conta-gotas ou 2 cápsulas duas vezes ao dia
- Glicinato de magnésio: 2 cápsulas duas vezes ao dia
- Hibisco: 1 xícara de chá por dia
- Melissa: 2 conta-gotas duas vezes ao dia
- Raiz de alcaçuz: 10 gotas duas vezes ao dia (duas semanas de uso, duas semanas de folga)
- Raiz de chicória: 1 xícara de chá por dia
- Spirulina: 1 colher de chá duas vezes ao dia
- Vitamina B12 (na forma de adenosilcobalamina com metilcobalamina): 1 conta-gotas duas vezes ao dia
- Vitamina C: 2.000 miligramas de Ester-C ou 2 colheres de chá de lipossomal líquido duas vezes ao dia
- Zinco (na forma de sulfato de zinco líquido): até 1 conta-gotas duas vezes ao dia

Sensibilidades Químicas e Alimentares

As pessoas que sofrem de sensibilidades químicas e alimentares são diferentes umas das outras. Você é bem-vindo a explorar qualquer um dos suplementos hepáticos listados aqui; este é apenas um ponto de partida para as pessoas sensíveis. Tome somente um suplemento em um dia, outro no dia seguinte, e assim por diante, percorrendo a lista completa do que você quer experimentar ao longo de vários dias, em vez de tomá-los todos em um dia só. Se você decidir tomar todos os suplementos desta lista, isso significa que os tomará em um ciclo de oito dias. A sensibilidade é mais um motivo para se afastar de frascos de suplementos com 50 ingredientes.

- 5-MTHF: 1 cápsula
- Hortelã-pimenta: 1 xícara de chá
- L-lisina: 500 miligramas
- Melissa: 1 conta-gotas
- Suco de grama de cevada em pó: ½ colher de chá
- Vitamina B12 (na forma de adenosilcobalamina com metilcobalamina): 1 conta-gotas
- Vitamina C: 2 cápsulas de 500 miligramas de Ester-C
- Vitamina D3: 1.000 UI

Síndrome de Raynaud

- 5-MTHF: 1 cápsula por dia
- Amla: 2 colheres de chá por dia
- Ashwagandha: 1 conta-gotas por dia
- Cogumelo chaga: 2 colheres de chá por dia
- Folha de oliveira: 2 conta-gotas ou 2 cápsulas por dia
- Folha de urtiga: 2 conta-gotas ou 2 cápsulas por dia
- L-lisina: 6 cápsulas de 500 miligramas por dia
- Melissa: 2 conta-gotas por dia
- Raiz de alcaçuz: 1 conta-gotas por dia (duas semanas de uso, duas semanas de folga)
- Spirulina: 2 colheres de chá por dia
- Suco de grama de cevada em pó: 2 colheres de chá por dia
- Unha-de-gato: 1 conta-gotas por dia
- Vitamina B_{12} (na forma de adenosilcobalamina com metilcobalamina): 1 conta-gotas por dia
- Vitamina C: 6 cápsulas de 500 miligramas de Ester-C ou 1 colher de sopa de lipossomal líquido por dia
- Zinco (na forma de sulfato de zinco líquido): até 2 conta-gotas por dia

Síndrome do intestino irritável

- Aloe vera: 5 cm ou mais de gel fresco (sem a casca) por dia
- Folha de urtiga: 1 conta-gotas ou 1 xícara de chá por dia
- Gengibre: 1 xícara de chá, 2 cápsulas ou recém-ralado ou em suco a gosto por dia
- Hibisco: 1 xícara de chá por dia
- Melissa: 1 conta-gotas ou 1 xícara de chá por dia
- Raiz de alcaçuz: 1 conta-gotas ou 1 xícara de chá com 2 saquinhos por dia (duas semanas de uso, duas semanas de folga)
- Raiz de bardana: 1 xícara de chá por dia
- Raiz de dente-de-leão: 1 xícara de chá por dia
- Unha-de-gato: 1 conta-gotas por dia

Síndrome do Sangue Sujo

- Amla: 1 colher de chá duas vezes ao dia
- Cardo mariano: 1 conta-gotas duas vezes ao dia

- Cúrcuma: 2 cápsulas duas vezes por dia
- Folha de urtiga: 1 conta-gotas, 2 cápsulas ou 1 xícara de chá duas vezes ao dia
- Raiz de bardana: 1 xícara de chá ou o suco fresco de 1 raiz duas vezes ao dia
- Raiz de chicória: 1 xícara de chá duas vezes ao dia
- Raiz de dente-de-leão: 1 xícara de chá duas vezes ao dia
- *Rumex crispus* (labaça): 1 xícara de chá duas vezes por dia
- Suco de grama de cevada em pó: 1 colher de chá duas vezes ao dia
- Trevo-vermelho: 1 xícara de chá ou 1 conta-gotas duas vezes ao dia
- Vitamina C: 4 cápsulas de 500 miligramas de Ester-C ou 2 colheres de sopa de lipossomal líquido duas vezes ao dia

Supercrescimento bacteriano no intestino delgado

- Aloe vera: 5 cm ou mais de gel fresco (sem a casca) por dia
- Cogumelo chaga: 2 colheres de chá por dia
- Cúrcuma: 2 cápsulas por dia
- Folha de oliveira: 3 conta-gotas ou 3 cápsulas duas vezes ao dia
- Gengibre: 2 cápsulas ou 1 xícara de chá duas vezes ao dia ou recém-ralado ou em suco a gosto por dia
- Hidraste: 4 conta-gotas duas vezes ao dia (duas semanas de uso, duas semanas de folga)
- Melissa: 4 conta-gotas duas vezes ao dia
- Raiz de alcaçuz: 1 conta-gotas duas vezes ao dia (duas semanas de uso, duas semanas de folga)
- Raiz de bardana: 1 xícara de chá duas vezes ao dia ou o suco fresco de 1 raiz por dia
- Raiz de uva do Oregon: 2 conta-gotas duas vezes ao dia
- Spirulina: 2 colheres de chá por dia
- Suco de grama de cevada em pó: 2 colheres de chá por dia
- Unha-de-gato: 2 conta-gotas duas vezes ao dia
- Verbasco: 4 conta-gotas duas vezes ao dia
- Vitamina B_{12} (na forma de adenosilcobalamina com metilcobalamina): 1 conta-gotas duas vezes ao dia
- Vitamina C: 4 cápsulas de 500 miligramas de Ester-C ou 2 colheres de chá de lipossomal líquido duas vezes ao dia
- Zinco (na forma de sulfato de zinco líquido): até 1 conta-gotas duas vezes ao dia

Transtorno afetivo sazonal

- 5-MTHF: 1 cápsula por dia
- Ashwagandha: 1 conta-gotas por dia
- Complexo B: 1 cápsula por dia
- Cúrcuma: 2 cápsulas por dia
- EPA e DHA (não extraídos de peixe): 1 cápsula por dia
- Iodo nascente: 6 gotas por dia

- Melatonina: 5 miligramas por dia
- Melissa: 2 conta-gotas por dia
- Spirulina: 1 colher de sopa por dia
- Suco de grama de cevada em pó: 2 colheres de chá por dia
- Trevo-vermelho: 1 xícara de chá por dia
- Vitamina B_{12} (na forma de adenosilcobalamina com metilcobalamina): 2 conta-gotas por dia
- Vitamina C: 6 cápsulas de 500 miligramas de Ester-C ou 2 colheres de chá de lipossomal líquido por dia
- Vitamina D3: 2000 UI por dia
- Zinco (na forma de sulfato de zinco líquido): até 2 conta-gotas por dia

Tumores e cistos hepáticos

- ALA: 1 cápsula por dia
- Amla: 2 colheres de chá por dia
- Ashwagandha: 2 conta-gotas por dia
- Baga de Schisandra: 1 xícara de chá com 2 saquinhos duas vezes ao dia
- Cogumelo chaga: 3 colheres de chá por dia
- CoQ10: 2 cápsulas por dia
- Curcumina: 2 cápsulas por dia
- EPA e DHA (não extraídos de peixe): 1 cápsula por dia
- Folha de framboesa: 1 xícara de chá com 2 saquinhos duas vezes ao dia
- Glutationa: 1 cápsula ou 1 colher de chá de líquido por dia
- Hibisco: 1 xícara de chá com 2 saquinhos por dia
- Iodo nascente: 6 gotas por dia
- Melatonina: ir aumentando até chegar a 20 miligramas por dia
- Melissa: 2 conta-gotas ou 1 xícara de chá com 2 saquinhos por dia
- Raiz de bardana: 1 xícara de chá duas vezes ao dia ou o suco fresco de 1 raiz por dia
- Spirulina: 2 colheres de chá por dia
- Suco de grama de cevada em pó: 3 colheres de chá por dia
- Unha-de-gato: 2 conta-gotas duas vezes ao dia
- Vitamina B_{12} (na forma de adenosilcobalamina com metilcobalamina): 1 conta-gotas por dia
- Vitamina C: 6 cápsulas de 500 miligramas de Ester-C ou 1 colher de sopa de lipossomal líquido duas vezes ao dia
- Vitamina D3: 2000 UI por dia
- Zinco (na forma de sulfato de zinco líquido): até 2 conta-gotas por dia

Varizes e Aranhas

- ALA: 1 cápsula por dia
- Baga de Schisandra: 1 xícara de chá por dia
- Cardo mariano: 1 conta-gotas por dia
- EPA e DHA (não extraídos de peixe): 1 cápsula por dia
- Folha de urtiga: 2 cápsulas ou 2 conta-gotas por dia
- Melissa: 2 conta-gotas por dia
- MSM: 2 cápsulas por dia

- Raiz de bardana: 1 xícara de chá ou o suco fresco de 1 raiz por dia
- Raiz de dente-de-leão: 1 xícara de chá por dia
- Spirulina: 1 colher de chá por dia
- Suco de grama de cevada em pó: 2 colheres de chá por dia
- Trevo-vermelho: 1 xícara de chá por dia
- Vitamina B12 (na forma de adenosilcobalamina com metilcobalamina): 1 conta-gotas por dia
- Vitamina C: 4 cápsulas de 500 miligramas de Ester-C ou 2 colheres de chá de lipossomal líquido por dia

Vermes e parasitas do fígado

- Cogumelo chaga: 2 colheres de chá duas vezes por dia
- Eufrásia: 2 conta-gotas duas vezes ao dia
- Folha de oliveira: 4 conta-gotas ou 4 cápsulas duas vezes ao dia
- Melissa: 5 conta-gotas duas vezes ao dia
- Nogueira preta: 1 conta-gotas duas vezes ao dia
- Raiz de bardana: 1 xícara de chá ou o suco fresco de 1 raiz duas vezes ao dia
- Raiz de dente-de-leão: 1 xícara de chá duas vezes ao dia
- Raiz de uva do Oregon: 3 conta-gotas duas vezes ao dia
- *Rumex crispus* (labaça): 1 xícara de chá duas vezes por dia
- Unha-de-gato: 3 conta-gotas duas vezes ao dia

CAPÍTULO 38

Resgate do Fígado 3:6:9

Imagine uma criança em pé em uma prancha de mergulho pela primeira vez. Os pés fixos na prancha, os braços esticados para manter o equilíbrio, os olhos concentrados nas ondulações lá embaixo. A criança precisa se preparar antes de dar o mergulho. Se ela ficar parada ali para sempre, nada acontecerá; no entanto, também não é bom apressá-la. Somente depois de fazer uma pausa e se familiarizar com o desafio de se soltar é que ela estará pronta para pular na água quando contarmos até três.

Agora, o que aconteceria se algum adulto bem-intencionado, convencido de que a criança está hesitante por um medo indevido, aparecesse e lhe desse um empurrão? Ao cair da prancha, ela não seria capaz de se preparar para o impacto ou mesmo de segurar a respiração enquanto despenca na piscina. Voltaria à superfície com o nariz ou mesmo a traqueia cheios de água, procurando descobrir o que havia acontecido e lutando para manter a cabeça fora d'água, enquanto nada até a borda. Ao sair, teria um ataque de tosse e talvez até mesmo um ataque de ansiedade, tendo sido privada da chance de se preparar e se adaptar mental, física e espiritualmente para a transição.

Não apenas uma criança reagiria assim; ninguém de qualquer idade, mesmo o mergulhador mais realizado, gostaria de ser empurrado antes de se preparar. Qualquer pessoa sairia da piscina com um problema de confiança e passaria a olhar para trás cada vez que pisasse em uma prancha de mergulho.

Para o fígado, embarcar em um dos processos de limpeza que existem por aí é como pular de uma prancha de mergulho. Como qualquer salto que damos, ele pode ser maravilhoso e libertador – uma oportunidade de aliviar sua carga e quase voar – mas, se não for feito corretamente, o fígado pode afogar-se ao ser empurrado para o fundo da água sem aviso prévio.

O fígado não gosta de ser forçado a nada. Não gosta de ser forçado a processar alimentos gordurosos; não gosta de ser forçado a lidar com uma sobrecarga de toxinas. Mesmo assim, continua desempenhando essas tarefas em nossa vida diária. Porém, quando é obrigado a se purificar de acordo com ideais artificiais sobre como ele deve funcionar, o fígado diz basta. Por mais que esteja esperando por um momento de alívio de seu trabalho diário, a coisa é muito parecida com a limpeza de sua casa: se alguém entrasse de repente e o obrigasse a começar a jogar fora seus pertences sem parar por uma semana, sem poder se preparar de antemão, você se revoltaria. Esconderia alguns itens de propósito, a fim de poupar os coletores de precisar coletar 200 kg de lixo. Ou talvez mandasse todo o seu lixo para a lixeira do prédio, apenas para trazer boa parte dele de volta ao seu apartamento, ao perceber que aquilo criaria uma situação de insegurança na rua, com a caçamba lá embaixo transbordando. De qualquer forma, no final, você ficaria exausto, descontente e nada satisfeito com os resultados da semana.

Como já mencionei, muitas limpezas colocam o fígado em uma posição que não lhe agrada. São como instrutores de mergulho insistentes ou especialistas em limpeza com mentalidade de capatazes. Não operam com base em uma verdadeira compreensão de como o fígado funciona e do que ele precisa. Em resposta, o fígado entra em choque ou se rebela. Em alguns casos, se forçado a liberar toxinas em um ritmo que não é saudável nem para você nem para ele próprio, o fígado fecha as portas, agarrando-se de propósito às toxinas para proteger você – e trabalhando mais do que nunca em um momento no qual deveria estar descansando. Se o fígado tiver que liberar uma superabundância de toxinas contra sua vontade porque não tem força para fechar certas comportas, o sangue poderá ficar tão carregado de toxinas que o fígado terá de absorvê-las todas de volta para protegê-lo, de modo que elas nunca chegam a sair do corpo. As limpezas baseadas em uma mentalidade de purgação violenta muitas vezes têm um resultado oposto ao pretendido. Sem mencionar que as pessoas que as fazem muitas vezes acabam ficando rabugentas e descontentes, uma vez que seu fígado não está realmente expulsando do corpo as substâncias que lhes fazem mal. Mesmo que não percebam, isso lhes afeta o humor.

O fígado quer se livrar do material tóxico. Ele quer alívio de sua sobrecarga diária de gorduras e de uma vida inteira de atividade patogênica e exposição a toxinas. Quer que você obtenha alívio de seus sintomas e doenças – bem como das causas subjacentes –, para que possa enfim ter a pele limpa, sentir-se de bom humor, perder peso ou se livrar da fadiga, como sempre desejou. Quer uma chance para se livrar do lodo acumulado e voltar a ser brilhante e novo em folha – tudo para poder lhe dar uma saúde melhor. O que ele não quer é obter nada disso por meios inseguros ou não naturais.

Se você está lendo este livro e entendendo repetidas vezes como o fígado funciona e o que ele tem de enfrentar, compreendendo quanto sua saúde geral depende do estado do fígado e se perguntado o que fazer para equilibrar anos e anos de danos involuntários ao órgão – bem, você finalmente chegou ao lugar certo. A resposta está aqui.

É tudo uma questão de trabalhar *com o fígado* e não contra ele. Para limpar-se corretamente e com eficácia, o fígado precisa de delicadeza e cuidado. Precisa de uma profunda compreensão de suas funções; não quer ser tratado como uma máquina. É por isso que a Manhã de Resgate do Fígado (uma limpeza rápida e fácil que você pode fazer a qualquer momento) e o Resgate do Fígado 3:6:9 (um plano de cura do fígado de nove dias, diferente de todos os outros) são tão poderosos: eles trabalham de acordo com o que o fígado quer e precisa, não tentando adivinhar arbitrariamente como ele deve funcionar.

Com a Manhã de Resgate do Fígado, você tem a oportunidade de dar ao fígado a estabilidade que ele procura no seu dia a dia. Experimente o plano por alguns dias sem misturá-lo com outros tratamentos, algumas semanas antes ou depois do Resgate do Fígado 3:6:9, ou incorpore-o a sua rotina diária, e seu fígado celebrará. É uma chance incrível para que o fígado desempenhe suas funções normais com regularidade, em vez de estar sempre tentando se manter à altura dos problemas, a fim de que possa ajudá-lo a permanecer saudável.

Com o Resgate do Fígado 3:6:9, o fígado finalmente recebe o rejuvenescimento que merece. Primeiro ele é liberado para se preparar, depois para começar a liberar as toxinas em um ritmo comedido, depois para entrar em um modo de limpeza profunda que pode lhe oferecer os mais diversos tipos de alívio. Como a criança na prancha de mergulho, o fígado precisa de compaixão e apoio, e é exatamente isso que o Resgate do Fígado 3:6:9 tem a oferecer.

Diferentemente de algumas limpezas, a Manhã de Resgate do Fígado e o Resgate do Fígado 3:6:9 não vão fazer o fígado retroceder. Nenhum outro plano está em sintonia com as verdadeiras necessidades do fígado: fazer uma pausa nas investidas diárias da vida moderna, aliviar-se dos escombros que pesaram sobre ele por tanto tempo e deixá-lo liberar as substâncias problemáticas e recuperar sua vitalidade de acordo com seu próprio cronograma. Combinadas, essas duas técnicas, às quais você pode recorrer repetidamente quando o fígado precisar de alívio, são a maior gentileza que você pode fazer com seu fígado – uma gentileza que o fígado retribuirá com saúde e vitalidade renovadas.

SISTEMAS DE CRENÇAS ALIMENTARES

Já lhe aconteceu de tentar cumprir uma tarefa e alguém que deveria estar na sua equipe o atrapalhar? Qualquer que tenha sido essa tarefa, seja na escola, no trabalho, em casa ou na comunidade, o que quer que estivesse tentando realizar, você estava enfrentando um cético, um Judas, alguém que não podia deixar de causar conflitos. Essa pessoa prejudicou seu empreendimento, sua tarefa ou sua responsabilidade? Mesmo que tenha conseguido cumprir a tarefa em parte, você se sentiu prejudicado, limitado, impedido de fazer o que de fato tinha de fazer? É assim que o fígado se sente quando lutamos contra ele com métodos de que ele não gosta.

O fígado é um órgão muito intuitivo. Como já vimos neste livro, ele capta os padrões de sua vida e antecipa suas necessidades. Também é extremamente responsivo ao que você pensa e ao que sente. É capaz de perceber se você está em desacordo com ele. Portanto, se estiver tentando empurrá-lo, o fígado vai captar esse conflito entre o trabalho que ele sabe que você quer que ele desempenhe e a maneira como você quer que ele o faça. O fígado não precisa apenas da oportunidade física de se preparar para uma limpeza; também precisa de que seus pensamentos e suas emoções estejam alinhados.

Muitas outras abordagens da limpeza do fígado são limitadas, em parte, pelo fato de serem construídas em torno de sistemas teóricos de crenças alimentares que nos tiram do alinhamento. Quando qualquer plano de alimentação é desenvolvido segundo um ponto de vista rígido sobre o que alimenta e cura o corpo, é muito provável que não leve em conta o quadro mais amplo. Isso porque é um ponto de vista humano, e todos nós sabemos como o ser humano pode ser duro às vezes. Fazemos o melhor possível para entender o mundo e tomar decisões baseadas no que nos parecem ser os fatos, mas, depois de termos acesso a mais informações, ou as ignoramos para evitar desconforto ou mudamos nossa perspectiva, apenas para reajustá-la repetidamente ao longo da nossa vida à medida que mais e mais informações vêm à tona. A qualquer momento, podemos ter a garantia de que não entendemos a situação da maneira mais completa possível. Como seres humanos, encontramo-nos em um estado constante de descoberta, o que significa nunca termos certeza de nada. Há sempre mais coisas a serem conhecidas além do horizonte.

É por isso que eu confio no Espírito para obter todas as informações sobre saúde que compartilho. Se fosse eu, Anthony, tentando descobrir o melhor plano para o meu fígado, acharia convincentes todos os argumentos que existem por aí. Tanto quanto qualquer outra pessoa, eu provavelmente aceitaria o que parece ser a sabedoria predominante, só para descobrir mais tarde que prestei um mau serviço à minha saúde ao guardar meu pensamento dentro daquela caixa. O propósito da minha vida é poupar você de adivinhar o que é melhor para sua saúde – para que não perca anos com sistemas de crenças de saúde que só o fazem perder terreno. As informações do Espírito não são um sistema de crenças, um ponto de vista, uma opinião, uma teoria, uma tendência ou qualquer outro método terreno de avaliação do mundo. O Espírito trata apenas de verdades: verdades sobre como o corpo funciona, como os sintomas e as doenças se desenvolvem e o que é preciso para curá-los – verdades que, em sua maioria, ainda não foram pesadas ou medidas pela ciência. O espírito não prefere um determinado sistema de crenças a outro, recusando ou enaltecendo qualquer modo particular de pensar. Ele vai direto ao cerne da questão: o que é correto para você.

Lembre-se disso se, ao ler este capítulo, você continua comprometido com uma forma particular de pensar sobre alimentação, limpeza ou o que o fígado precisa. Quer você acredite que jejuar até o jantar e depois comer uma refeição rica em proteínas é a resposta para restabelecer o corpo, que o açúcar das frutas torna o fígado mais gordo ou que a desintoxicação é uma mentira, talvez acabe descobrindo que precisa abandonar seu sistema de crenças para poder seguir em frente. Se, por outro lado, estiver desconfiado das regras alimentares e estiver preocupado com a possibilidade de que a Manhã de Resgate do Fígado e o Resgate do Fígado 3:6:9 sejam apenas mais um plano com intenções escusas, pode se livrar de sua preocupação. Não se trata de uma dieta de propaganda. Esse não é mais um conceito concorrente com multidões de outros, reciclando e reembalando ideias que você já ouviu um milhão de vezes.

Ou talvez você não esteja acostumado a ler sobre saúde. Não tem ideia do carrossel de informações reembaladas que deixam as pessoas em uma busca contínua por mais. Se é esse o seu caso, saiba que está diante de uma oportunidade única de manter o coração aberto sobre o que é certo para você.

O assunto aqui são você e seu fígado, e ponto final. O que o fígado precisa é que você seja um membro cooperativo da equipe. Precisa saber que você não o empurrará da prancha de mergulho só porque se inscreve em uma determinada escola de pensamento.

A limpeza não deve fazê-lo sentir-se como se tivesse sido levado às profundezas do inferno. Para começar, isso é estressante para as adrenais e, por conseguinte, para o fígado. Quando faz alguma das limpezas superintensas que existem por aí, a adrenalina se torna seu combustível: as adrenais inundam seu corpo com excesso de adrenalina para equilibrar o caos, o que obriga o fígado a absorver tudo no intuito de protegê-lo – indo contra o próprio plano de desintoxicação, uma vez que a adrenalina corrosiva é um dos fatores que já haviam causado alguns de seus problemas hepáticos.

O jejum tem sua utilidade, mas a Manhã de Resgate do Fígado e o Resgate do Fígado 3:6:9 não são jejuns. Isso porque você não precisa fazer jejum para recuperar o fígado. (Em especial, não precisa de um jejum *seco* para o fígado. Se estiver tentando melhorar de qualquer tipo de sintoma ou doença, eliminar tanto os alimentos quanto os líquidos não vai estimular a cicatrização. O jejum com consumo de água e suco tem seu lugar no mundo da cura. O jejum seco não tem.) O jejum não só pode resultar em uma desintoxicação rápida, que faz mal à maioria das pessoas, como também é impraticável na maior parte do tempo. Você provavelmente precisa continuar tocando a vida ao mesmo tempo que é capaz de lavar e curar o fígado; nem todos podem parar tudo. A limpeza do fígado precisa funcionar, mas também tem de ser algo que você consiga fazer.

É por isso que existem a Manhã de Resgate do Fígado e o Resgate do Fígado 3:6:9. Salvando suas adrenais, preenchendo-o com alimentos deliciosos e nutritivos e limpando o fígado com mais eficácia do que qualquer protocolo que você já tenha experimentado, eles o farão abandonar qualquer sistema de crenças alimentares que lhe tenha feito mal no passado. Finalmente capaz de trabalhar em conjunto com o fígado, você estará alinhado e em harmonia como nunca antes.

MANHÃ DE RESGATE DO FÍGADO

À noite, o fígado vai dormir na mesma hora que você. Ele descansa por algumas horas e depois, por volta das três ou quatro horas da manhã (a hora exata é diferente para cada pessoa), começa a acordar e voltar ao trabalho. O fígado gosta desse período enquanto você ainda está dormindo; é como ser o primeiro a acordar em casa antes que o caos do dia comece. Ele sabe que essa paz significa que você não estará consumindo alimentos pesados, tomando um café expresso ou sofrendo explosões de adrenalina por causa de um evento emocional ou dramático, qualquer um dos quais poderia obrigá-lo a largar tudo e lidar com a situação em questão. (Embora os sonhos possam desencadear a emissão de adrenalina, os sonhos também curam, e os jatos de adrenalina não duram tempo suficiente para prejudicar o fígado.) Em vez disso, suas horas de sono matinais dão ao fígado um tempo de recuperação: uma oportunidade para lavar o chão, coletar o lixo do dia e levá-lo para o meio-fio. Ao acordar, você terá uma imensa vantagem em matéria de cura se aproveitar as funções normais e corriqueiras de limpeza do fígado, que Deus lhe deu – e é isso que define a Manhã de Resgate do Fígado.

Primeiro de tudo, o fígado quer que você se hidrate ao acordar. Quando se levanta, seu sangue está sujo com aquelas toxinas e outros resíduos que o fígado descartou durante o seu turno da manhã. Se você não se hidratar para descarregar o lixo, o fígado será obrigado a reabsorvê-lo, e você poderá ser impedido de progredir na cura. Se está familiarizado com meu trabalho, já me ouviu recomendar que se beba água com sumo de limão-siciliano ou limão comum, suco de aipo ou suco de pepino com o estômago vazio pela manhã. Lavar a corrente sanguínea é uma das principais razões para isso. Nunca subestime o poder desse hábito. É mais potente do que qualquer um imagina.

E não é só isso: a hidratação ao acordar também dá a ignição no fígado para que ele dê seguimento ao processo de desintoxicação – desde que você saiba salvaguardar esse processo. Quando o corpo está precisando de cura, o fígado quer que você lhe dê essa chance de se manter limpo pela manhã, em vez de ser forçado a mudar para o modo de digestão de gordura. Já aconteceu de você pensar: "Se eu pudesse me levantar cedo e começar a trabalhar de imediato, sem ter mil outras coisas para fazer, tudo daria certo na minha vida", quer o trabalho em questão seja o profissional, a lista de afazeres domésticos ou o protocolo de cura? Pois é assim que o fígado se sente. Ele adora ter um tempo especial de concentração matinal. No momento em que você consome gorduras radicais (alimentos como sementes oleaginosas e suas manteigas, outras sementes, óleo, abacate, coco, ovos, *bacon*, leite, queijo, manteiga, iogurte, proteína de soro de leite, peru, frango, linguiça, presunto e muito mais), ele é interrompido, e a desintoxicação para. O fígado passa a produzir bílis para digerir as gorduras e, a partir daí, concentra-se em seus outros negócios do dia. A janela de desintoxicação se fecha, e o momento da oportunidade desaparece.

Com a Manhã de Resgate do Fígado, você mantém a janela de desintoxicação aberta, apoia o fígado para que ele se mantenha em equilíbrio e seja capaz de realizar suas atividades diárias. Sempre que incorpora essa fácil limpeza em seu dia, você o ajuda a renovar suas células para que ele – e você – possa ser mais saudável no futuro.

O que é a Manhã de Resgate do Fígado? Como é feita? Quando a vida se torna agitada e sobrecarregada, tudo o que você precisa fazer é seguir estas duas diretrizes:

- Hidratar-se bem, especialmente logo pela manhã
- Não consumir gorduras radicais antes da hora do almoço

É isso aí. Você ainda vai comer – coma durante toda a manhã, se quiser, mas afaste-se dos alimentos que contêm gordura e faça questão de tomar muitos líquidos. Há muito que você pode fazer para melhorar os efeitos salutares do período da manhã, e falaremos sobre isso daqui a pouco. A base da Manhã de Resgate do Fígado, porém, é muito simples: consiste nesses dois pontos, que você pode praticar sempre. Quando estiver em um daqueles dias em que o excesso de coisas para fazer lhe dá tontura, saiba que o simples ato de observar esses dois pontos pela manhã – hidratar-se e evitar gordura – é um grande triunfo!

As pessoas não são suficientemente reconhecidas por cuidar da sua saúde. Elas são ensinadas a colocar muitas coisas na frente de seu próprio bem-estar, o que significa que, quando tomam medidas para curar-se, às vezes se sentem quase culpadas por isso, como se não se tratasse de um trabalho real. Talvez sintam que gastar algumas horas para ir ao mercado dos produtores, fazer sucos, cortar frutas ou encomendar seus suplementos não é tão produtivo ou importante quanto se estivessem enviando e-mails, pagando contas ou eliminando outros itens de suas listas de afazeres. Não se deixe cair na armadilha de pensar que cuidar de si mesmo não importa. Saiba que cada passo que dá para curar-se tem um grande significado. Quando trabalha para pôr o fígado em forma, mesmo com algo tão simples quanto tomar água com sumo de limão e não comer gorduras até a hora do almoço, isso não apenas melhora sua vida, mas é importante em uma escala maior: isso cura o fígado. Fortalece o sistema imunológico hepático e ajuda a liberar os venenos que criam as doenças e os sintomas descritos neste livro. Com isso, você pode viver uma vida melhor e mais satisfatória, o que inicia uma reação em cadeia quando outras pessoas testemunham sua cura. Isso é profundo; pode mudar o mundo. Portanto, qualquer coisa que você faça pelo fígado, mesmo que aparentemente pequena, deve ser vista como uma grande realização em sua vida.

E o que fazer para turbinar a Manhã de Resgate do Fígado? Vamos falar mais sobre hidratação. Em *Life-Changing Foods*, escrevi sobre os dois tipos de água contidos nas frutas e hortaliças: *água hidrobioativa* e *água de cofator*. O primeiro tipo contém nutrientes vivificantes que apoiam sua saúde física e hidratam suas células melhor do que qualquer água comum. Algumas gotas de sumo de limão comum ou algumas fatias de pepino adicionadas a um copo de água podem despertá-lo e ativá-lo, tornando a água muito mais benéfica. Água de coco, água de aloés, vitaminas e sucos frescos de frutas e hortaliças também são imensamente hidratantes e, portanto, bons para a lavagem da corrente sanguínea, assim como os alimentos ricos em água, como melão, maçã, pepino, aipo, uva, laranja, tangerina, frutas vermelhas, pera, cereja, damasco, pêssego, nectarina e mamão. Acrescentar esses alimentos e bebidas à sua manhã é uma maneira muito especial de auxiliar o fígado em seu trabalho.

Há uma vantagem emocional, também. O segundo tipo de água viva, a água de cofator, tem nutrientes que o alimentam no nível da alma. Portanto, uma manhã de hidratação o ajuda a encontrar apoio mental e espiritual, ao mesmo tempo que lhe dá alívio físico. (Você saberá mais sobre a água viva em *Life-Changing Foods*).

Você talvez pergunte: *Agora, e quanto às proteínas?* Com todas essas frutas e legumes enchendo sua manhã, não está faltando um componente-chave? Se você não comer seu *smoothie* com manteiga de amêndoas, ou sua tigela de iogurte, ou torradas com abacate, ou tiras de *bacon* ou uma omelete de clara de ovo no café da manhã, como terá energia para gastar durante a manhã? Essas são perguntas muito válidas, uma vez que tantos conselhos alimentares especificam as proteínas como o Santo Graal matinal.

Essa é uma daquelas vezes em que precisamos pensar sobre de que o fígado realmente precisa e abandonar qualquer sistema de crenças que nos impeça de cuidar dele. Antes de tudo, frutas e hortaliças contêm aminoácidos e proteínas que muito colaboram com nossa saúde – de fato, a melhor proteína, a mais biodisponível e assimilável, vem das verduras. O que temos que procurar durante a Manhã de Resgate do Fígado são alimentos *ricos em proteína*, pois, como vimos no Capítulo 35, a verdade é que quase todas as fontes de alta proteína também são ricas em gordura. Portanto, se você está começando o dia com claras de ovo, um *smoothie* com manteiga de amêndoas ou linguiça de peru porque acredita na proteína acima de tudo, também está interrompendo o processo de desintoxicação do fígado. Tudo bem; a escolha é sua. Você só precisa saber que essa é a escolha que está fazendo, para que, se tiver problemas mais tarde com sintomas que atrasam sua vida, também saiba uma das mudanças que pode fazer para ajudar a se curar: guarde suas porções de proteína para mais tarde no dia a dia. Castanhas e outras sementes oleaginosas, abacate, coco, soro de leite em pó, iogurte, kefir, leite, manteiga, ovos, queijo, salmão defumado, *bacon*, salsicha – esses ingredientes comuns do café da manhã não servem ao fígado durante sua fase de limpeza matinal. Mesmo as proteínas locais magras, alimentadas com capim, criadas no pasto, retardarão sua cura se você as comer pela manhã – por causa de seu teor de gordura. Lembre-se: alimentos ricos em proteínas têm uma fonte calórica, e essa fonte é a gordura.

Pensamos que devemos começar o dia com proteínas porque isso nos ajudará a nos sentir saciados e nos abastecerá por horas a fio. A verdade é que sentir-se saciado durante toda a manhã pode ser enganoso. Não importa se você tem apetite ou não, a glicose no seu sangue vai cair em uma hora e meia ou duas horas depois de comer, ou até antes disso. Para muitos que têm o fígado debilitado ou têm outras sensibilidades, como sintomas neurológicos, a glicose no sangue pode cair após 45 minutos. É por isso que comer porções pequenas com constância é tão crucial para a cura. Se a glicose sanguínea cair e as reservas hepáticas de glicose forem escassas ou inexistentes, como as da maioria das pessoas, as glândulas adrenais serão obrigadas a produzir adrenalina em excesso – uma adrenalina corrosiva que desgasta as adrenais e deixa o fígado e o sistema nervoso sob tensão. Portanto, sentir fome a cada duas horas pode até ser uma coisa boa, pois é um lembrete para tomar um lanche e reabastecer a glicose sanguínea.

A sensação de barriga cheia também não é garantida pelo alto consumo de proteína de manhã. Já falei com muitas pessoas que disseram sentir fome constante mesmo com uma dieta rica em proteínas. Como vimos no Capítulo 13, essa fome incômoda acontece quando não se recebe glicose suficiente, seja por não se consumir glicose em quantidade suficiente, seja porque o nível sempre alto de consumo de gordura bloqueia a absorção e o armazenamento adequados da glicose. Passando a manhã sem gorduras radicais e concentrando-se em frutas frescas e ricas em glicose, o fígado tem a oportunidade de coletar e armazenar os preciosos açúcares de que precisa para manter o corpo em funcionamento. Para certas pessoas, encher os bancos de armazenamento de glicose e glicogênio vazios dentro do fígado e do cérebro pode levar tempo; por isso, é fundamental ter paciência se as frutas não lhe derem de cara a sensação de barriga cheia.

Se está acostumado a comer alimentos densos, ricos ou pesados pela manhã, não tenha medo da Manhã de Resgate do Fígado. Lembre-se: renunciar às gorduras não significa renunciar ao café da manhã! Você ainda pode comer, e pode comer bem enquanto sua saúde vai melhorando. Muita gente me disse que a mudança para uma manhã focada em hidratação, sais minerais e glicose de alta qualidade as deixou mais satisfeitas do que nunca. Os nutrientes fornecidos ao fígado e ao sistema nervoso por frutas e verduras ricas em água têm um efeito poderoso. Além disso, você terá licença para comer mais. Quando se abastece de suco verde, vitamina, maçã, melão, laranja, mamão e outras frutas, não precisa limitar suas porções da mesma forma que quando o *bacon* é seu alimento do café da manhã – pode comer o quanto quiser e comer novamente algumas horas depois, quando a glicose sanguínea precisar de outro empurrão. No final da manhã, pode até mesmo comer batatas cozidas no vapor, batatas-doces ou abóbora – um lanche realmente satisfatório, rico em glicose, que cura o fígado. O Capítulo 39, "Receitas para Resgate do Fígado", trará mais ideias para o café da manhã e os lanches matinais da Manhã de Resgate do Fígado.

Por fim, é uma boa ideia evitar a cafeína e alimentos processados durante a Manhã de Resgate do Fígado. Se você puder se virar sem esses itens nas manhãs em que estiver tentando dar um descanso ao fígado, fará um enorme favor à sua saúde. A Manhã de Resgate do Fígado não é apenas o melhor primeiro passo que pode ser dado para transformar a saúde do fígado; é o melhor próximo passo e o melhor passo depois desse. Como veremos na seção seguinte, todos os dias do Resgate do Fígado 3:6:9 incluem a Manhã de Resgate do Fígado; ela é a pedra fundamental. Se quiser, pode fazer dessa minilimpeza uma constante em sua vida, optando por dar férias ao fígado todas as manhãs, esteja ou não fazendo o Resgate do Fígado 3:6:9, depois de uma vida inteira de sobrecarga. Se preferir, pode usá-la como um recurso de manutenção, sacando-o do bolso sempre que sentir que o fígado precisa de uma afinação. Como quer que decida usá-la, pode ter certeza de que ela não é uma daquelas ideias datadas que perderão utilidade em um ano, dez anos ou mesmo cem anos. Isso porque a Manhã de Resgate do Fígado não é simplesmente uma ideia, não é uma teoria, não é uma tendência. É uma certeza decorrente da verdadeira natureza de como o fígado funciona e do que ele precisa para prosperar. Pratique-a quando estiver querendo alguma ajuda ou recorra a ela nos momentos de maior necessidade. Não importa o que aconteça, para o resto de sua vida, a Manhã de Resgate do Fígado estará à sua disposição.

MONOALIMENTAÇÃO

Se sua digestão está muito ruim e você sofre de hipersensibilidades graves, talvez não se sinta preparado para experimentar o Resgate do Fígado 3:6:9, de que falaremos daqui a pouco. Em vez dele, talvez queira experimentar uma técnica que recomendo há décadas, chamada *monoalimentação*, na qual come lanches e refeições de apenas um alimento de cada vez. (O prefixo "mono", aqui, se refere a "um", não a mononucleose.) Por exemplo, passar um dia ou mais comendo apenas bananas e suco de aipo pode ser extremamente útil para pessoas que reagem muito facilmente a determinados alimentos. Você pode ainda passar um dia comendo apenas mamão e suco de aipo. Batatas cozidas no vapor (embora não batatas-doces) e suco de aipo o dia todo representam uma das melhores opções para quem tem o intestino muito cheio de bactérias hostis ou cujas vias intestinais foram feridas por uma intoxicação alimentar ou gripe estomacal. A monoalimentação pode inclusive ser estendida por semanas ou meses, até que o fígado e o trato intestinal se recuperem.

A monoalimentação não é para todos. É para quem tem toxinas criadas por certos vírus dentro do fígado ou pessoas que sofreram de outras dificuldades digestivas que lhes criaram sensibilidades únicas no sistema intestinal e nervoso. Os nervos ligados às paredes intestinais podem se tornar hipersensíveis e contribuir para sintomas como ansiedade, inchaço e cólicas, além de extremo desconforto quando os alimentos passam pelo trato digestório. Para esse grupo, a monoalimentação pode ser extremamente útil.

Aliás, ela salvou a minha vida quando, na infância, tive uma intoxicação alimentar. Você talvez se lembre dessa história do *Médium Médico*. O Espírito recomendou que eu só comesse pera, e a pera me trouxe de volta à vida. Desde então, como um dos criadores originais da monoalimentação, tenho recomendado essa abordagem e testemunhado milhares de pessoas se recuperarem das hipersensibilidades com essa técnica.

Ao longo dos anos, outros aprenderam sobre esse conceito, embora isso não signifique que conheçam a causa da hipersensibilidade alimentar. Com este livro, você descobriu que um problema viral no fígado pode criar neurotoxinas no revestimento intestinal – e ninguém por aí sabe disso – e que o excesso de adrenalina também pode tornar os nervos hipersensíveis. Além disso, você leu sobre como as sensibilidades alimentares podem se desenvolver. Com esse conhecimento, não ficará preso à monoalimentação para sempre. Embora seja uma técnica que pode ajudá-lo muito neste momento, você também tem uma clara noção de seu caminho de cura – como chegou até aqui e como seguir em frente.

RESGATE DO FÍGADO 3:6:9

Quando todos os benefícios da Manhã de Resgate do Fígado são elevados a um nível totalmente novo, e depois ao nível seguinte, e depois ao nível máximo, qual é o resultado? O resultado é o Resgate do Fígado 3:6:9, um plano de alimentação de nove dias composto de três períodos de três dias, que preparam o fígado aos poucos para limpar-se. Enquanto a Manhã de Resgate do Fígado por si só foi feita para o dia a dia, o Resgate do Fígado 3:6:9 cava mais fundo. É o plano a ser implementado por quem está com problemas de saúde, preso a qualquer dos sintomas e doenças que examinamos nas Partes II e III, preocupado com a prevenção ou querendo compensar aqueles momentos da vida em que ainda não sabia como cuidar do fígado. É a chave que desbloqueia a melhora.

O Resgate do Fígado 3:6:9 começa com uma fase de preparação de três dias, que eu chamo de *Os 3*, uma parte inalienável do plano. De nada adiantará passar direto aos planos dos últimos dias, porque o fígado precisa desse tempo de preparação para se beneficiar de tudo o que virá a seguir.

Durante os três dias seguintes, *Os 6*, a limpeza interna começa. É aí que o fígado consegue desempacotar alguns de seus velhos "recipientes de armazenamento" de toxinas, gorduras e resíduos virais que vem guardando há meses ou anos, fazendo uma limpeza mais profunda do que consegue fazer em sua vida normal.

E durante os três últimos dias, *Os 9*, o fígado abre as comportas, enviando inúmeras substâncias problemáticas para a corrente sanguínea, a fim de eliminá-las do corpo. É a etapa que completa o Resgate do Fígado 3:6:9 e o estágio que finalmente o ajudará a, de fato, dar um passo adiante em matéria de saúde.

A estrutura numérica dessa limpeza não é arbitrária. Anatômica e fisiologicamente, o fígado se baseia no número 3; muitas bolsas de células dentro do fígado são agrupadas em triângulos de ponta arredondada. Os lóbulos do fígado têm forma hexagonal, fato conhecido pela medicina e a ciência. (O lóbulo de seis lados é uma lembrança de nossa existência mortal, porque o fígado é um aspecto crítico fundamental do corpo humano vivo. Os lóbulos não têm sete lados porque o número 7 representa tudo o que existe fora do corpo humano.) O fígado também funciona de acordo com um ciclo não descoberto de nove batimentos cardíacos: a cada nove batimentos, sangue suficiente percorre o fígado para trazer um lote fresco de nutrientes e expulsar um lote de resíduos. Tudo isso significa que o fígado se comunica e ressoa com os números 3, 6 e 9 também em maior escala, assim como no que se refere à sua renovação celular tratada no Capítulo 34, "Desmistificando os Mitos sobre o Fígado". Assim como o fígado prevê seus padrões de exagero alimentar (como coquetéis e frituras todas as sextas-feiras à noite) para que possa protegê-lo e salvar sua vida, ele também lê os sinais de quando você lhe oferece verdadeira assistência. Quando dá alívio ao fígado por três dias, por exemplo, o fígado assinala e registra esse padrão de três e, com todo o cuidado, começa a se preparar para soltar as substâncias problemáticas. Com mais três dias, ele registra que está tendo a oportunidade de iniciar o processo de limpeza interna. E, nos três últimos dias, ele de fato entra no ritmo e fica em sintonia com a liberação das toxinas que costuma reter para protegê-lo. Além disso, lê os sinais de que você lhe ofereceu assistência durante três anos, seis anos e nove anos.

Alinhando-se com esses períodos de três dias de cuidados hepáticos, em um total de nove dias, você coloca o órgão em um estado de limpeza profunda que não pode ser alcançado em sete, doze, catorze, dezessete ou 21 dias de desintoxicação ou por meio de outros esquemas de números aleatórios baseados em ideais criados pelo homem. Ninguém percebe que uma limpeza que tem tudo a ver com honrar o fígado precisa ser construída em torno do número 3, para liberar com segurança os níveis de toxinas que acumulamos neste mundo moderno. Se você está se perguntando sobre A Limpeza Curativa de 28 Dias do *Médium Médico*, ela é voltada para um estado de limpeza suave, que ajuda o fígado a se desintoxicar de modo muito, muito leve enquanto ajuda a aliviar muitos problemas de saúde de uma só vez, em um horário flexível. Esse protocolo não depende de um número fixo de dias, enquanto o Resgate do Fígado 3:6:9 depende, porque ele decifra o código do fígado, alinhando-se com sua verdadeira essência e permitindo uma limpeza profunda, na qual o órgão abre suas comportas de forma segura e não perigosa. Trata-se de um processo totalmente diferente.

Se você trabalha de segunda a sexta-feira, uma das maneiras de fazer essa limpeza é começar em um sábado e terminar no outro domingo. Dessa forma, terá o primeiro fim de semana livre para facilitar o plano de alimentação, assim como para comprar ingredientes e preparar alimentos para a semana seguinte. Depois, terá o tempo e o espaço do segundo fim de semana reservados para os dias mais potentes da limpeza. Se sua semana estiver estruturada de forma diferente, ou se sua preferência for começar em outro dia por qualquer outro motivo, vá em frente e comece seu Resgate do Fígado 3:6:9 quando quiser. Trata-se de encaixá-lo em *sua* vida e apoiar *você*.

Falando em apoiá-lo, uma das grandes vantagens do Resgate do Fígado 3:6:9 é que ele protege as glândulas adrenais. Diferentemente de tantas limpezas que o fazem passar fome, forçando suas glândulas adrenais a produzirem adrenalina em excesso e sujeitando o fígado a uma tensão ainda maior no processo de absorver esse hormônio, o Resgate do Fígado 3:6:9 não destrói essas preciosas glândulas, porque não faz você passar fome. Se está preocupado com a ideia de passar fome neste plano, pode esquecer o medo. Não precisa se limitar a porções de um determinado tamanho, e os lanches entre as refeições não são apenas permitidos, eles fazem parte do programa. Mesmo que o Resgate do Fígado 3:6:9 reduza a gordura da dieta para tirar um pouco da carga que pesa sobre o fígado, ele o faz aos poucos, e, em contrapartida, você pode se saciar de outros sabores deliciosos. Coma *bastante* no Resgate do Fígado 3:6:9. Faça um estoque em casa, para que tenha uma gama de alimentos frescos e curativos na ponta dos dedos. Alimente-se bem. É o que fará melhor às suas adrenais, ao fígado e a você.

Favor observar que, durante o Resgate do Fígado 3:6:9, você não precisa tomar os suplementos de cura do capítulo anterior. Se já estiver tomando alguns desses suplementos e quiser continuar com eles, é bem-vindo a fazê-lo. Caso contrário, saiba que a limpeza em si é como um suplemento para o fígado, dando-lhe o apoio necessário para fazer seu trabalho completo de modo que você possa deixar de lado os suplementos durante os nove dias. Se continuar tomando os suplementos, o melhor talvez seja não os tomar no nono dia, quando estará desfrutando principalmente de líquidos. (Se estiver tomando medicamentos, consulte seu médico sobre seu uso.)

O fígado é muito responsável e não vai liberar uma vida inteira de toxinas e gordura acumulada em um ciclo do Resgate do Fígado 3:6:9. Isso sobrecarregaria seu organismo e, em última instância, o próprio fígado, derrotando o objetivo da limpeza. Em vez disso, ele libera o máximo que pode com segurança e depois se agarra ao resto para liberá-lo no futuro. Se está se sentindo muito mal e quer que esse futuro seja agora, após terminar um ciclo do Resgate do Fígado 3:6:9 você pode entrar diretamente em outro, começando outra vez do Dia 1 e repassando os nove dias quantas vezes quiser, até que seus sintomas melhorem. Se estiver em busca de mudanças mais graduais em sua saúde, talvez queira experimentar o Resgate do Fígado 3:6:9 uma vez por mês, com algumas Manhãs de Resgate do Fígado no meio para manutenção. Como mencionei no capítulo das substâncias problemáticas, se suspeitar que está lidando com uma quantidade razoável de substâncias problemáticas no fígado, é ideal fazer o Resgate do Fígado 3:6:9 pelo menos uma vez a cada dois ou três meses. Ou, por outro lado, talvez sinta que uma rodada lhe deu exatamente o que estava procurando neste momento de sua vida. A escolha é sua.

Faça do Resgate do Fígado 3:6:9 e da Manhã de Resgate do Fígado parte de sua vida e começará a ver e sentir os benefícios de imediato. Se repetir constantemente esses programas, ajudará a garantir que suas células sempre se renovem para melhor com o passar do tempo. Nove anos depois de começar a cuidar do fígado, você estará novo – uma versão mais saudável de si mesmo, com mais vitalidade.

OS 3

	DIA 1	DIA 2	DIA 3
AO ACORDAR	480 ml de água com sumo de limão-siciliano ou limão comum	480 ml de água com sumo de limão-siciliano ou limão comum	480 ml de água com sumo de limão-siciliano ou limão comum
MANHÃ	Café da manhã e lanche da manhã à sua escolha (dentro das diretrizes)	Café da manhã e lanche da manhã à sua escolha (dentro das diretrizes) Uma maçã (ou uma porção de molho de maçã)	Café da manhã e lanche da manhã à sua escolha (dentro das diretrizes) Duas maçãs (ou duas porções de molho de maçã)
ALMOÇO	Refeição à sua escolha (dentro das diretrizes)	Refeição à sua escolha (dentro das diretrizes)	Refeição à sua escolha (dentro das diretrizes)
MEIO DA TARDE	Duas maçãs (ou duas porções de molho de maçã) com uma a quatro tâmaras (ou os substitutos abaixo)	Duas maçãs (ou duas porções de molho de maçã) com uma a quatro tâmaras (ou os substitutos abaixo)	Duas maçãs (ou duas porções de molho de maçã) com duas a quatro tâmaras (ou os substitutos abaixo)
JANTAR	Refeição à sua escolha (dentro das diretrizes)	Refeição à sua escolha (dentro das diretrizes)	Refeição à sua escolha (dentro das diretrizes)
NOITE	Maçã (se quiser) 480 ml de água com sumo de limão-siciliano ou limão comum Chá de hibisco ou de melissa	Maçã (se quiser) 480 ml de água com sumo de limão-siciliano ou limão comum Chá de hibisco ou de melissa	Maçã (se quiser) 480 ml de água com sumo de limão-siciliano ou limão comum Chá de hibisco ou de melissa
DIRETRIZES	• Siga a Manhã de Resgate do Fígado • Evite estes alimentos: glúten, laticínios, ovos, carne de cordeiro, produtos de porco, óleo de canola • Reduza seu consumo normal de gorduras radicais (castanhas, sementes oleaginosas, óleos, coco, proteína animal etc.) em 50% e espere para comer gorduras até a hora do jantar • Se gosta de produtos de origem animal, limite-se a uma porção por dia, apenas no jantar • Substitutos das tâmaras da tarde: amoras (secas ou frescas), uvas-passas, uvas ou figos (secos ou frescos) • Foco em diversificar as frutas, os legumes e as verduras todos os dias		

Essa primeira fase é como a contagem regressiva para pular de uma prancha de mergulho. Não se deve mergulhar de uma vez. Esse é o início de um ciclo. Sem esse período de ajuste, o ciclo completo da limpeza não será tão eficaz ou bem-sucedido.

Não fazer os três primeiros dias é como fazer uma prova sem estudar. É um erro cometido por muitas limpezas inventadas por seres humanos na base da tentativa e erro, que colocam o fígado em má situação e o obrigam a trabalhar sob pressão, sem uma fase de preparação. O fígado não pode operar com confiança em uma situação como essa. Quando chegar a hora de entregar o exame, será com hesitação, sabendo que o professor folheará as páginas para encontrar resultados incompletos. Para que essa entrega seja bem-feita – para que os venenos e patógenos sejam retirados do corpo com eficácia em um momento posterior da limpeza –, é importante que o início, em especial, seja gentil com o fígado. Não podemos dar-lhe excesso de trabalho logo de cara ou colocá-lo em uma posição em que ele seja obrigado a aumentar a carga de trabalho sobre o cérebro e o coração.

Você começará cada um dos três dias com simplicidade: com 480 ml de água com sumo de limão-siciliano ou limão comum, à sua escolha, para levar para fora do organismo o lixo acumulado no fígado na noite anterior. (Se você é um fã devoto do suco de aipo matinal, é bem-vindo a tomá-lo 30 minutos após a água com sumo de limão-siciliano ou limão comum.) O resto de cada dia depende principalmente de você, desde que siga as diretrizes descritas abaixo, implemente a Manhã de Resgate do Fígado e coma lanches de maçã, que são hidratantes, ricos em glicose e hepatopurificadores.

Vamos falar sobre esses lanches de maçã. No Dia 1, você incorporará duas maçãs com uma a quatro tâmaras no período da tarde. No Dia 2, acrescentará uma maçã pela manhã e continuará com duas maçãs e de uma a quatro tâmaras à tarde. E, no Dia 3, aumentará para duas maçãs pela manhã, seguidas das duas maçãs da tarde com duas a quatro tâmaras dessa vez. Não precisa comer as tâmaras e as maçãs sozinhas. Pode misturá-las em vitaminas batidas ou apreciá-las nas receitas Maçã com Molho "Caramelo" de *Life-Changing Foods*, Tigela de Maçã com Uva-Passa e Canela de *Tireoide Saudável* ou Anéis de Maçã Caramelizada ou Molho de Maçã para Resgate do Fígado do capítulo seguinte deste livro. Se reagir às maçã cruas ou achar difícil mastigá-las, o molho de maçã cozido é um substituto perfeito. Apenas certifique-se de que, se não for feito em casa, seja um molho de maçã orgânica de alta qualidade, sem aditivos secretos como ácido cítrico, açúcar adicionado ou sabores naturais.

Subestimamos o poder da maçã porque ela é muito comum. Quando colocavam uma maçã na sua lancheira quando você era criança, você a comia? Ou tentava trocá-la ou jogá-la fora? Quando foi a última vez que você comeu uma maçã inteira? Pela memória pode parecer mais recente do que a realidade. Com pilhas brilhantes de maçã na mercearia e imagens de maçã por toda parte, estamos tão acostumados a vê-las que pensamos que elas fazem mais parte da nossa vida do que de fato as deixamos fazer. É como servir um copo de água e depois deixá-lo sobre a mesa e esquecer de bebê-lo: nos enganamos pensando que estamos comendo maçã, por causa de sua proximidade constante. Apesar do ditado que fala em "uma maçã por dia", é raro que alguém coma uma maçã todos os dias, menos ainda duas, três ou quatro – e por isso não temos a oportunidade de ver o que essa fruta pode fazer. Isso vai mudar quando você completar o Resgate do Fígado 3:6:9 e consumir 21 maçãs ou mais em nove dias. Trazer uma boa quantidade de maçã para a sua vida é transformador.

As tâmaras têm um lugar especial como "ajudantes das maçãs depois do meio-dia" neste plano, pois revigoram o motor do fígado de maneira benéfica. Há dois tipos de calor hepático: o calor hepático improdutivo que resulta de um fígado tóxico, preguiçoso e sobrecarregado e de alimentos insalubres, e um calor hepático produtivo, que aquece suavemente o órgão, preparando-o para a desintoxicação. As tâmaras criam esse segundo tipo de calor hepático, o tipo medicinal que queremos, e é por isso que elas estão presentes tanto nos 3 primeiros dias quanto nos 3 seguintes, os períodos em que damos o máximo apoio possível ao fígado para que ele possa fazer o que tem de fazer quando chegar aos últimos 3. Se não for possível comer tâmaras ao mesmo tempo que come as maçãs da tarde, tudo bem. Basta certificar-se de ingeri-las em algum momento. E, se não gosta de tâmaras, não tem acesso a elas ou quer mudar a rotina, amoras (secas ou frescas), uvas-passas, uvas e figos (secos ou frescos), nessa ordem, todos podem ser considerados como aquecedores benéficos do fígado. Você pode substituir as tâmaras por um punhado de qualquer um desses itens.

Se estiver com fome depois do jantar, recorra novamente a uma maçã ou ao molho de maçã. E, uma hora antes de ir para a cama, não deixe de ingerir mais 480 ml de água com sumo de limão-siciliano ou limão comum, bem como uma caneca de chá de hibisco ou de melissa. Esses líquidos noturnos podem levá-lo a visitar o banheiro algumas vezes durante a noite; vale a pena para a hidratação e a limpeza extra de seu organismo.

Agora vamos cobrir as diretrizes gerais d'Os 3. Para começar, você estará cortando a gordura da dieta. Qualquer que seja a quantidade de gordura radical que você coma em um dia comum, corte-a pela metade, pelo menos. Grande parte disso já se resolve pela implementação da Manhã de Resgate do Fígado. Ao renunciar às gorduras radicais pela manhã, como iogurte, granola com castanhas diversas, torradas com abacate, torradas com manteiga, vitamina batida com leite de coco ou proteína de soro de leite, *bacon*, ovos, salsichas, panquecas, *waffles* ou bebidas cremosas de café, você já estará reduzindo em muito a ingestão de gordura. Além disso, vai dar mais um passo adiante, cortando por completo as gorduras radicais até a hora do jantar. Se o corte de gorduras radicais pela manhã e depois do meio-dia não reduzir suas gorduras em 50% ao longo do dia, então reduza pela metade algumas de suas outras porções habituais de gorduras radicais e aumente sua dose de frutas, hortaliças, batata, abóbora, verduras, lentilha, quinoa ou painço para compensar. Se estiver acostumado a acrescentar azeitonas à salada, por exemplo, use a metade e acrescente, em vez disso, grão-de-bico e tomates picados. Se gosta de salmão grelhado para o jantar, sirva-se menos que o habitual e encha o prato com tacos de lentilha ou *ratatouille*. Cuidado também com os molhos e óleos, que muitas vezes são muito mais gordurosos do que imaginamos, e reduza-os de acordo. Para fazer pratos e lanches que o satisfaçam e não sejam ricos em gordura dietética, recorra às Receitas para Resgate do Fígado.

Uma das principais razões para cortar as gorduras durante Os 3 é dar ao fígado um respiro da produção incessante de bílis, a fim de que possa restaurar as reservas biliares. Liberado do processamento de tantas gorduras, ele pode usar sua energia para prepará-lo para a desintoxicação. Outra razão é você poder obter a glicose de que precisa. Como já vimos, comer menos gordura permite que o fígado absorva melhor a glicose, e aumentar as reservas de glicose e glicogênio é vital para o trabalho árduo do fígado durante Os 9, quando expulsará de si os venenos. Como na Manhã de Resgate do Fígado, batata, batata-doce e abóbora são ótimos alimentos ricos em glicose para serem consumidos durante Os 3, a fim de acumular combustível no fígado.

Se gosta de produtos de origem animal, coma uma porção deles apenas no jantar. Certifique-se de que seja uma porção de carne magra e orgânica, ou frango ou peixe, para que tenha a melhor chance de sustentar sua saúde durante esses dias de transição.

Se só come comidas cruas ou de origem vegetal, pode continuar comendo alimentos crus durante todos os 9 dias dessa limpeza. Por fim, há alguns alimentos que você deve evitar por completo durante os 9 dias inteiros: glúten, laticínios, ovos, cordeiro, canola e produtos derivados da carne de porco. Para saber mais sobre o porquê de esses alimentos retardarem sua cura, veja o Capítulo 36.

Para alguns, seguir Os 3 não será muito diferente do que fazem todos os dias. Para outros, será necessário um ajuste. Se comer um pouco diferente do normal parece irritante, lembre-se de que isso é apenas temporário. Encontre outras pessoas *on-line* que estejam fazendo a mesma coisa, convoque a família e os amigos para experimentar o resgate com você e, sempre que começar a ter um desejo de *pizza* gordurosa ou de macarrão com queijo, leia novamente esta seção para saber o "porquê" do que está fazendo. É o porquê que faz toda a diferença. No fim, os 9 dias passarão em um piscar de olhos, e você rememorará com carinho o Resgate do Fígado 3:6:9, lembrando apenas do quanto ele o fez sentir-se incrível.

OS 6

	DIA 4	DIA 5	DIA 6
AO ACORDAR	480 ml de água com sumo de limão-siciliano ou limão comum	480 ml de água com sumo de limão-siciliano ou limão comum	480 ml de água com sumo de limão-siciliano ou limão comum
MANHÃ	480 ml de suco de aipo Vitamina de Resgate do Fígado	480 ml de suco de aipo Vitamina de Resgate do Fígado	480 ml de suco de aipo Vitamina de Resgate do Fígado
ALMOÇO	Aspargos cozidos no vapor com Salada de Resgate do Fígado	Aspargos cozidos no vapor com Salada de Resgate do Fígado	Aspargos cozidos no vapor e couve-de-bruxelas com Salada de Resgate do Fígado
MEIO DA TARDE	Pelo menos duas maçãs (ou duas porções de molho de maçã) com uma a quatro tâmaras (ou substitutos) mais caules de aipo	Pelo menos duas maçãs (ou duas porções de molho de maçã) com uma a quatro tâmaras (ou substitutos) mais caules de aipo	Pelo menos duas maçãs (ou duas porções de molho de maçã) com uma a quatro tâmaras (ou substitutos) mais caules de aipo
JANTAR	Aspargos cozidos no vapor com Salada de Resgate do Fígado	Couve-de-bruxelas cozida no vapor com Salada de Resgate do Fígado	Aspargos cozidos no vapor e couve-de-bruxelas com Salada de Resgate do Fígado
NOITE	Maçã (se quiser) 480 ml de água com sumo de limão-siciliano ou limão comum Chá de hibisco ou melissa	Maçã (se quiser) 480 ml de água com sumo de limão-siciliano ou limão comum Chá de hibisco ou melissa	Maçã (se quiser) 480 ml de água com sumo de limão-siciliano ou limão comum Chá de hibisco ou melissa
DIRETRIZES	• Evite completamente as gorduras radicais (castanhas, sementes oleaginosas, óleos, coco, proteínas de origem animal etc.) • Atenha-se aos alimentos descritos na tabela acima • Coma o quanto precisar para se sentir satisfeito • Caso coma apenas alimentos crus, veja a descrição completa da limpeza para conhecer as alternativas às refeições cozidas		

Agora chegamos ao meio, o horário nobre do fígado para a limpeza. Você começará cada dia como durante Os 3, com um grande copo de 480 ml de água com sumo de limão-siciliano ou limão comum para lavar o organismo. Meia hora depois, tomará 480 ml de suco de aipo fresco e simples (a menos que tenha algum problema com suco de aipo; nesse caso, substitua-o por suco de pepino fresco e simples). Faça-o você mesmo ou encomende-o fresco da casa de sucos do bairro.

Suco de aipo: quanto posso elogiar esse tônico alcalino e vivificante? Tomado sozinho, sem acréscimos ou suplementos, de estômago vazio, ele fortalece a digestão de tudo o que você comer durante o resto do dia. Com o tempo, restaura os níveis de ácido clorídrico no estômago para melhorar a digestão a longo prazo. Ajuda a equilibrar a pressão arterial e a glicose no sangue e fornece ao seu corpo vitaminas, minerais, eletrólitos e enzimas digestivas valiosas, enquanto o hidrata em um nível celular profundo. Também mata de fome os patógenos e contém sais minerais com propriedades desinfetantes não descobertas que os tornam ativamente antivirais, combatendo os germes improdutivos no corpo. Para o fígado em particular, o suco de aipo contém sais aglomerados, subgrupos de sódio que se ligam a neurotoxinas, dermatotoxinas e outros resíduos virais, bem como substâncias problemáticas não relacionadas a patógenos, e os retiram do fígado. Os glóbulos brancos do sistema imunológico personalizado do fígado também adicionam os sais aglomerados ao revestimento de suas membranas celulares, tornando-se mais fortes, duráveis e tóxicos para os vírus – em essência, os sais aglomerados de aipo lhes dão um campo de blindagem contra os patógenos. É por isso que se deve começar o dia com esse tônico durante todo o restante do Resgate do Fígado 3:6:9. O suco de aipo pode mudar a sua vida.

O suco de aipo é uma bebida medicinal, não calórica; por isso, deve ser seguido pelo café da manhã Vitamina de Resgate do Fígado. Faça uma ou mais porções, dependendo de como estiver, e tome sempre que quiser durante toda a manhã, desde que tenha dado ao suco de aipo pelo menos 20 minutos para operar sua magia. Essa mistura deliciosa de pitaia vermelha e outras frutas curativas alimentará o fígado com glicose biodisponível e antioxidantes importantíssimos. O fígado prospera com o vermelho vivo da pitaia (e com o azul arroxeado dos mirtilos silvestres, caso você prefira a Opção A); o fato de se tratar de cores escuras e vivas significa que essas frutas contêm uma abundância de antioxidantes não descobertos para revivificar o fígado. A pitaia e os mirtilos silvestres estão ambos disponíveis na seção de frutas congeladas de muitas mercearias; também é possível encomendar pitaia congelada, pitaia em pó ou mirtilo silvestre em pó *on-line*.

Se você não é fã de banana, pode substituí-la por mamão ou deixar de fora uma fruta extra e simplesmente misturar pitaia com o(s) outro(s) ingrediente(s) na opção de vitamina que escolher. Se não tiver acesso a pitaia ou tiver forte aversão a ela, pode recorrer a mirtilos silvestres ou, em caso de dificuldade, a amoras, mirtilos cultivados ou cerejas congeladas. A fim de obter os benefícios de cura de que o fígado precisa durante Os 6, o melhor é consumir essas antocianinas de manhã, de uma forma ou de outra.

Para o almoço, comerá uma Salada de Resgate do Fígado com legumes cozidos no vapor – em específico, aspargos cozidos no vapor nos dias 4 e 5 e aspargos cozidos no vapor com couve-de-bruxelas no dia 6. O jantar será muito semelhante: salada com aspargos cozidos no dia 4, couve-de-bruxelas cozida no dia 5 e aspargos cozidos mais couve-de-bruxelas no dia 6. Pode comê-los crus, se preferir; basta certificar-se de que, crus ou cozidos ao vapor, não sejam preparados com óleo durante os dias da limpeza. Como leu no capítulo anterior, aspargos e couve-de-bruxelas são alimentos incríveis que curam o fígado. Comê-los em quantidade permite uma limpeza mais profunda: o enxofre da couve-de-bruxelas é um poderoso purgante para o fígado. Depois de comer couve-de-bruxelas, seu enxofre deixa o trato intestinal e vai direto para o fígado para fazer o bem. Os aspargos contêm um composto químico semelhante, embora não idêntico, que viaja diretamente para o fígado e desencadeia um efeito purgativo.

Se aspargos frescos e couve-de-bruxelas não estiverem disponíveis, encontre-os no corredor de alimentos congelados e estoque-os para tê-los sempre à mão. Não se preocupe se só puder encontrar os convencionais; eles são tão benéficos ao fígado que compensam qualquer desvantagem em comer aspargos e couve-de-bruxelas não orgânicos. Você pode cozinhar os legumes no vapor pouco antes da refeição ou prepará-los com antecedência e desfrutá-los frios sobre a salada. Pode, também, comê-los frescos e crus, se preferir, e pode até mesmo bater alguns dos aspargos crus na centrífuga, se desejar. Não estamos falando de um pequeno acompanhamento de hortaliças; estamos falando de porções generosas. Faça uma bela Salada de Resgate de Fígado e depois amontoe sobre ela os aspargos e/ou a couve-de-bruxelas e regue com bastante limão-siciliano, limão comum, suco de laranja ou molho de laranja "Vinagrete" em cima. Coma até não poder mais!

Nessa limpeza, você talvez se sinta mais satisfeito do que jamais esteve. Isso em parte porque aspargos e couve-de-bruxelas são supressores do apetite. Quando consumidos, o fígado tem consciência de que você está fazendo alguma coisa por ele, uma vez que esses alimentos lhe enviam a mensagem de limpeza. Ao receber essa mensagem, o fígado libera um composto químico hormonal desconhecido na corrente sanguínea, a qual o leva até o cérebro para diminuir o apetite e acalmar as adrenais, impedindo-as de se alarmarem, a fim de que o fígado possa limpar-se de modo adequado. Essa é uma das mais de 2 mil funções químicas não descobertas do fígado. Em nenhum momento dessa limpeza você deve se obrigar a comer se já estiver satisfeito. Só não se contenha se estiver com fome.

Entre o almoço e o jantar, coma maçãs (ou molho de maçã) e tâmaras (ou seus substitutos), dessa vez adicionando aipo para aumentar o apoio à glicose no sangue e às capacidades de limpeza do fígado. (Se faz seu próprio suco de aipo, pode dar uma ajuda a si mesmo separando alguns talos de aipo ao preparar o aipo para o suco da manhã.) Coma mais frutas e hortaliças se ainda tiver fome à tarde – encontre inspiração nos alimentos curativos e nas ideias de lanches deste livro.

Depois do jantar, você tem a mesma opção que em Os três de uma maçã ou molho de maçã se estiver com fome. Depois, uma hora antes de dormir, tome mais 480 ml de água com sumo de limão-siciliano ou limão comum e uma caneca de chá de hibisco ou de melissa.

Como nos 3 primeiros dias, siga o protocolo da Manhã de Resgate do Fígado durante Os 6, para dar ao fígado aquele apoio especial no começo do dia. Desta vez você vai continuar lhe dando esse apoio evitando gorduras radicais durante todo o dia e toda a noite. Castanhas, sementes oleaginosas, azeite, azeitonas, coco, abacate, produtos animais: guarde-os para sua vida pós-limpeza. Nesse ponto, se você consumisse essas gorduras, isso interromperia a limpeza. Seria como se estivesse esfregando pratos e alguém jogasse graxa na pia – seria necessário recomeçar para que os pratos ficassem limpos de fato. Para que o fígado navegue Os 6 e Os 9 com sucesso, precisa estar livre da interrupção de ser forçado a recuar e processar gorduras radicais. O fígado ainda produzirá bile para manter seu corpo funcionando durante esse tempo; só não precisa produzir a mesma bile forte para dissolver as gorduras radicais. Ao evitá-las, você permite que o fígado use sua energia para limpar-se em um nível que, de outra forma, não seria possível. Lembre-se: é muito difícil para o fígado limpar-se em um nível profundo com uma dieta rica em gordura.

Em vez de consumir alguns de seus alimentos favoritos habituais como durante os três primeiros dias, você vai se ater a frutas e hortaliças entre os dias 4 e 6. A densidade de nutrientes desse combustível curativo é bem do que seu corpo precisa nesse momento. Evitar alimentos que exigem um pouco mais de esforço para digerir vale o esforço de renunciar a eles durante esta parte da limpeza.

Para compensar, continuo dizendo que você pode *comer*. Lembre-se: não se trata de comer porções minúsculas que o tornará um herói; portanto, não se contenha durante Os 6. Não estará fazendo um favor nem a si mesmo nem a ninguém mais se passar a manhã inteira só com um copinho de vitamina. Não vai salvar o mundo provando que pode viver comendo duas couves-de-bruxelas e uma folha de alface. Não passe fome! Se o fizer, o fígado também passará – e o que ele precisa desesperadamente nesta fase é de combustível. O fígado precisa das calorias. Nos três primeiros dias, você aumentou a sua ingestão de glicose para ativar o fígado. Agora ele precisa dos alimentos da tabela dos dias 4 a 6 para que cheguem no fundo dele e o limpem, a fim de que possa estar pronto para o grande final: Os 9.

OS 9

<table>
<tr><th></th><th>DIA 7</th><th>DIA 8</th><th>DIA 9</th></tr>
<tr><td>AO ACORDAR</td><td>480 ml de água com sumo de limão-siciliano ou limão comum</td><td>480 ml de água com sumo de limão-siciliano ou limão comum</td><td>480 ml de água com sumo de limão-siciliano ou limão comum</td></tr>
<tr><td>MANHÃ</td><td>480 ml de suco de aipo
Vitamina de Resgate do Fígado</td><td>480 ml de suco de aipo
Vitamina de Resgate do Fígado</td><td rowspan="4">Ao longo do dia, consumir:
Dois copos de suco de aipo de 480 a 600 ml (um de manhã, outro no começo da noite)

Dois copos de suco de pepino e abacaxi de 480 a 600 ml (a qualquer momento)

Melão ou mamão batidos ou suco de laranja fresco (tantas porções e quantas vezes desejar)

Água (tome pelo menos 240 ml a cada três horas)</td></tr>
<tr><td>ALMOÇO</td><td>Sopa de espinafre sobre espaguete de pepino</td><td>Sopa de espinafre sobre espaguete de pepino</td></tr>
<tr><td>MEIO DA TARDE</td><td>480 ml de suco de aipo
Pelo menos duas maçãs (ou duas porções de molho de maçã) mais fatias de pepino e talos de aipo</td><td>480 ml de suco de aipo
Pelo menos duas maçãs (ou duas porções de molho de maçã) mais fatias de pepino e talos de aipo</td></tr>
<tr><td>JANTAR</td><td>Abóbora cozida, batata-doce ou batatas com aspargos e/ou couve--de-bruxelas cozidos no vapor, mais Salada de Resgate do Fígado opcional</td><td>Aspargos e/ou couve-de-bruxelas cozidos no vapor mais Salada de Resgate do Fígado opcional</td></tr>
<tr><td>NOITE</td><td>Maçã (se quiser) 480 ml de água com sumo de limão-siciliano ou limão comum
Chá de hibisco ou melissa</td><td>Maçã (se quiser) 480 ml de água com sumo de limão-siciliano ou limão comum
Chá de hibisco ou melissa</td><td>480 ml de água com sumo de limão-siciliano ou limão comum
Chá de hibisco ou melissa</td></tr>
<tr><td>DIRETRIZES</td><td colspan="3">• Continue evitando completamente as gorduras radicais (castanhas, sementes oleaginosas, óleos, coco, proteínas animais etc.)
• Coma somente os alimentos descritos na tabela acima; coma ou beba o necessário para ficar satisfeito.
• Caso coma apenas alimentos crus, veja a descrição completa da limpeza para conhecer as alternativas aos jantares cozidos</td></tr>
</table>

Aqui estamos: o momento pelo qual o fígado vem esperando desde sempre. Isso significa que é também o momento pelo qual *você* esteve esperando, porque o que faz o fígado feliz faz você feliz. Quando o fígado se aliviar dos seus fardos, você ficará surpreso com a influência positiva que isso pode ter tanto sobre seu corpo quanto sobre seu humor. Os efeitos subsequentes – as pessoas que veem a mudança em você, as outras mudanças que será inspirado a fazer em sua vida – serão amplos e profundos. Quem sabe quais vidas você vai tocar com sua saúde melhorada? Quem sabe o que vai conseguir fazer agora?

Nos últimos seis dias, você esteve aquecendo os motores do fígado e construindo suas reservas, preparando-o para que agora, nos dias 7 a 9, ele tenha força para expulsar o lixo, os trastes velhos e os venenos a que vem se agarrando há anos. Isso vai muito além da capacidade da Manhã de Resgate do Fígado de processar o lixo diário. Esses 3 dias, ricos em líquidos, constituem um território completamente novo.

Os dias 7 e 8 seguirão a mesma rotina matinal dos dias 4, 5 e 6: água com sumo de limão-siciliano ou limão comum, seguida de suco de aipo e depois de Vitamina de Resgate do Fígado. No almoço dos dias 7 e 8, você comerá uma deliciosa e nutritiva sopa de espinafre com espaguete de pepino. Embora o espaguete de abobrinha seja popular e uma grande alternativa para o de trigo em dias comuns, o espaguete de pepino é o que você quer nessa fase, porque é mais fácil de digerir. A abobrinha crua pode ser um pouco dura para o estômago, e queremos facilitar as coisas para ele durante Os 9, a fim de que a energia do corpo possa ser direcionada para a eliminação. Durante esses três dias, o fígado vai excretar pacotes de resíduos para serem entregues fora do corpo; portanto, tudo precisa estar a serviço disso. A sopa de espinafre com espaguete de pepino é perfeita para esse serviço, pois também apoia as adrenais. Você encontrará a receita completa da sopa em *Tireoide Saudável*. Se gosta de coisas simples, tudo o que precisa fazer é bater no liquidificar espinafre cru, tomate, alho, um caule de aipo picado e um pouco de suco de laranja espremido na hora, com quaisquer ervas de que goste. Essa é uma refeição muito rica e saborosa.

Como o motor do fígado já está bem aquecido a essa altura, seu lanche da tarde prescindirá das tâmaras. Em vez delas, você se concentrará na hidratação e na lavagem das toxinas, bebendo outro copo de suco de aipo de 480 ml seguido, 20 minutos depois, de pelo menos duas maçãs (ou duas porções de molho de maçã) com pepino e talos de aipo fatiados. Pode fazer todo o seu suco de aipo de uma vez pela manhã, deixando essa segunda porção na geladeira, se não tiver tempo ou vontade de ligar a centrífuga *juicer* duas vezes em um dia. Pode também comprar o suco de aipo em uma casa de sucos próxima, pedindo ambas as porções de uma só vez e guardando a segunda até de tarde.

O jantar do Dia 7 pode surpreendê-lo: batatas, batatas-doces ou abóbora cozidas no vapor, acompanhadas de aspargos e/ou couves-de-bruxelas cozidas e uma Salada de Resgate do Fígado opcional. (Caso você só coma alimentos crus, o jantar deve ser uma Salada de Resgate do Fígado com muitas frutas doces, como mamão, manga ou mesmo banana. Se for colocar banana na salada, deixe de lado o tomate; esses alimentos precisam ser consumidos em momentos diferentes para permitir uma melhor absorção de nutrientes.) Esses alimentos que saciam – batata, batata-doce ou abóbora – foram inseridos aqui para ajudar a moderar a limpeza. No início dos dias 7 a 9, as toxinas começam a ser liberadas, e essa refeição de alimentos cozidos curativos retarda um pouco o processo no intuito de que você não se sinta sobrecarregado por sintomas de desintoxicação. Lembre-se: essa não é uma limpeza imprudente. Queremos honrar a carga que o fígado vem suportando e não sobrecarregá-lo ainda mais, obrigando-o a liberar tudo de uma só vez. O jantar do Dia 8 voltará para os aspargos e/ou a couve-de-bruxelas, de preferência ambos (cozidos ou crus), com uma Salada de Resgate do Fígado opcional, para encorajar mais limpeza agora que seu corpo teve a chance de se adaptar.

As opções de lanches noturnos para os Dias 7 e 8 continuam sendo mais maçã ou molho de maçã, se ainda não estiver farto disso a essa altura. Depois, você deve tomar chá de melissa ou de hibisco uma hora antes de dormir e mais 480 ml de água com sumo de limão-siciliano ou limão comum, ou até mesmo água simples.

É então que chega ao Dia 9, um dia de líquidos para dar adeus a quaisquer venenos restantes que o fígado tenha desenterrado durante Os 6. Você começará com 480 ml de água com sumo de limão-siciliano ou limão comum, como sempre. Meia hora depois, tomará de 480 a 600 ml de suco de aipo. Depois, ao longo do restante do dia, tomará duas porções de 480 a 600 ml de suco de pepino e maçã; melão e mamão batidos no liquidificador ou suco de laranja fresco, na quantidade que quiser e sempre que tiver fome; e mais uma porção de suco de aipo de 480 a 600 ml. Sinta-se totalmente à vontade para fazer ou comprar todo o suco fresco de uma só vez pela manhã e guardar as porções posteriores na geladeira. Se você for uma pessoa pequena e não conseguir tomar tanto líquido, diminua os tamanhos das porções dos sucos, desde que não os *subestime*. Você deve ingerir esses nutrientes preciosos em quantidade suficiente para sustentar seu corpo, pois ele está trabalhando duro no processo de eliminação.

Enquanto isso, não deixe de beber água, de preferência com sumo de limão-siciliano ou limão comum, ou água pura se for isso que conseguir aguentar. Não exagere no consumo de água potável, uma vez que está consumindo tantos outros líquidos; o que você precisa é de pelo menos 240 ml a cada três horas. (Uma nota sobre a água: evite água com pH muito alto. Embora a água alcalinizada seja comercializada como uma panaceia, a verdade é que ela desequilibra o corpo. Consulte o Capítulo 34 para saber mais sobre isso.)

Para o suco de pepino e maçã, misture-os meio a meio, a menos que não goste de pepino ou maçã; nesse caso, aumente a quantidade de qualquer um dos dois que você preferir, fazendo uma mistura de 25-75 ou 75-25. Coma as maçãs de sua escolha; não pense que você precisa ficar só com a maça-verde (conhecida também como Granny Smith). Embora esse tipo seja bom, existem muitas outras maçãs que oferecem os benefícios medicinais de suas cascas vermelhas: Braeburn, Gala, Red Delicious, Fuji, Honeycrisp, Pink Lady e muitas mais. Explore o que está disponível em sua região e divirta-se experimentando diferentes tipos. Não tenha medo da casca; centrifugue as maçãs com casca para obter o máximo benefício. Se não gosta de maçã crua, não será o fim do mundo fazer suco de pepino puro. Embora lhe faltem calorias, você pode obter glicose e algumas calorias com o pepino batido.

Uma distinção importante que torna esse dia diferente dos jejuns e das limpezas com base no consumo de sucos que você talvez já tenha tentado fazer é que a mistura de aipo, pepino e maçã consumida ao longo do Dia 9 tem o equilíbrio certo de sais minerais, potássio e açúcar natural para estabilizar os índices de glicose enquanto o corpo se livra das toxinas. Nesse último dia, quando o corpo está trabalhando tanto para melhorar, é mais importante do que nunca salvaguardar as adrenais – e é exatamente isso que os tônicos especiais do Dia 9 fazem.

Se você puder, fique mais tranquilo nesse dia. Pense em deixar certos compromissos para outro momento. Talvez possa agendar o Dia 9 como um dia sagrado de descanso, ou um dia que tenha pelo menos algum tempo de descanso. No mínimo, esteja atento a tudo o que o fígado está fazendo por você durante esse período. Pare um pouco para pensar no fígado e experimente a técnica de lavagem manual do fígado descrita no final do capítulo. Esse é o fim do grande mergulho do fígado nas profundezas da purificação, e ele está indo muito bem, assim como você.

Termine esse dia como terminou os oito anteriores: água com sumo de limão-siciliano ou limão comum mais chá de hibisco ou de melissa para lavar o organismo com um fluxo líquido nutritivo e hidratante. Cada vez que levantar para urinar durante a noite, lembre-se: você está se despedindo de muitas coisas que não lhe servem mais.

É isso aí. Nove dias – um pouco mais de uma semana – e você estará em um lugar muito diferente em sua vida, não só fisicamente, mas também emocional e espiritualmente. Em sintonia agora com os segredos curativos do fígado, conseguirá, por fim, avançar.

Tempo de transição

Como o Resgate do Fígado 3:6:9 protegeu suas adrenais, você poderá voltar à vida normal sem sentir que perdeu toda a energia. Na verdade, talvez esteja se sentindo tão bem que será fácil esquecer que o fígado ainda gosta de carinho, cuidado e amor.

Se puder, tome um par de medidas extras para honrar tudo o que o fígado acabou de fazer por você. No primeiro dia de pós-limpeza, comece com a Manhã de Resgate do Fígado. Não queira deixar o fígado em choque, comemorando o fim da limpeza com bolo de chocolate, carne de porco, frango ou mesmo uma omelete de clara de ovo; líquidos e glicose de alta qualidade estão mais de acordo com o que o órgão precisa nesse momento. Além disso, veja se pode evitar gorduras radicais como coco, abacate, óleo, nozes, sementes e produtos animais; em vez disso, concentre-se nas frutas e hortaliças do Capítulo 37 e nas Receitas para Resgate do Fígado em todo o seu primeiro dia de retorno. É uma grande chance para usar as sobras de batata, batata-doce, abóbora, couve-de-bruxelas, aspargos e similares. Se puder tomar um suco de aipo e comer pelo menos uma maçã nesse dia, tanto melhor. Essas medidas o ajudarão a estabilizar o organismo à medida que ele se adapta ao fim da limpeza.

No segundo dia pós-limpeza, veja se você pode fazer de novo a Manhã de Resgate do Fígado. A tarde desse dia é um bom momento para reintroduzir as gorduras radicais. Limite-se a uma porção, seja de proteína de origem animal ou de gorduras vegetais; se for um grande fã de ambas, coma uma pequena porção de cada uma. Mais uma vez, esse é um ótimo dia para recorrer às Receitas para Resgate do Fígado (arroladas no próximo capítulo) para ideias de refeições e lanches.

Como dissemos, você pode decidir fazer mais alguns ciclos do Resgate do Fígado 3:6:9 em sequência. Se estiver lidando com sintomas ou doenças graves, por exemplo, ou se tiver muito peso a perder, pode se dedicar a essa limpeza por um período mais longo. Quando então sair dele, lembre-se das dicas acima.

O fígado ficará tão aliviado com esses cuidados tomados durante a transição de volta à vida normal que servirá muito melhor à sua saúde a longo prazo. Ao continuar seu caminho, você também pode manter quaisquer hábitos adquiridos durante o Resgate do Fígado 3:6:9: Vitamina de Resgate do Fígado para o café da manhã, maçãs à tarde, chá de hibisco antes de dormir ou qualquer outra ideia dos últimos nove dias... Se gostou, ela é sua para ser usada sempre que quiser.

Agora, dê os parabéns a si mesmo. Você já fez o Resgate do Fígado 3:6:9, e isso significa mais do que possa imaginar.

DESINTOXICAÇÃO DE METAIS PESADOS

Se os metais pesados o preocupam, concentre-se em tirá-los do organismo após fazer um ciclo do Resgate do Fígado 3:6:9. Nesse momento, seus esforços de desintoxicação de metais pesados serão mais eficazes do que nunca. O Resgate do Fígado 3:6:9 aborda o amplo grupo das substâncias problemáticas que limitam o fígado. Como parte disso, o fígado eliminará alguns metais pesados durante a limpeza – e não é qualquer limpeza que consegue fazer isso. Mais importante ainda, essa limpeza retira outros venenos e toxinas do fígado para que possa desintoxicar-se dos metais pesados tóxicos com mais sucesso depois. Liberado de outras substâncias problemáticas após a limpeza, o fígado e outras partes do seu corpo serão capazes de alcançar bolsas mais profundas de metais para extração – bolsas às quais antes não teria acesso.

Há um modo correto de desintoxicar-se dos metais pesados na vida pós-limpeza: consumindo mirtilos silvestres, coentro, suco de grama de cevada em pó, spirulina e alga *dulse* todos os dias. Essa combinação é uma maneira eficaz de expulsar os metais pesados do corpo, uma vez que esses alimentos funcionam como uma equipe especial, diferente de qualquer outra. A receita da Vitamina para Desintoxicação de Metais Pesados em *Tireoide Saudável* é uma maneira eficaz e deliciosa de obter os cinco alimentos de uma só vez. Não é apenas o fígado que fica sobrecarregado pelos metais pesados; os metais também estão presentes no cérebro das pessoas, impedindo-as de progredir na vida. O que é ótimo nessa vitamina é que ela é eficaz para extrair metais pesados de ambos os lugares. Você pode usar essa técnica de desintoxicação de metais pesados a longo prazo depois de experimentar o Resgate do Fígado 3:6:9. Isso poderá ajudá-lo a se livrar dessas perniciosas substâncias problemáticas.

TÉCNICA DE LAVAGEM MANUAL DO FÍGADO

Trata-se de uma maneira de aumentar os efeitos do Resgate do Fígado 3:6:9. Em cada um dos nove dias, pare por 5 minutos e deite-se com a mão sobre o fígado. Se você puder fazer isso em casa, em um momento de paz, ótimo. Se tudo o que puder fazer forem 10 segundos sentado à escrivaninha ou em um estacionamento, isso também funciona.

Repouse a mão no lado direito frontal do abdômen superior, sobre a área de sua caixa torácica inferior. Você pode mesmo apertar suavemente com os dedos sua última costela, ao longo do abdômen. Em todo esse caminho há pontos de pressão que despertam o fígado. Muito devagar, pressione (não cutuque com a ponta dos dedos!) a área do fígado com toda a mão. Encontre uma ilustração de anatomia se precisar ter uma boa visão de como é o fígado e onde ele está situado no abdômen. Deixe-se conectar com o fígado. Se quiser, imagine que está respirando luz branca para dentro dele. Com a mão e a atenção, está lhe dando permissão para limpar-se.

Se tiver mais alguns segundos, siga em frente e imagine o fígado como seu amigo mais querido e mais próximo – um amigo há muito perdido, que o conhece melhor do que ninguém. Sua mão é uma oferta de compaixão e tranquilidade. Conecte-se com sua natureza pacífica e envie essa mensagem de paz ao fígado. Reconhecer o fígado com essa técnica de lavagem manual faz uma profunda diferença na interligação de todas as medidas que você está tomando para cuidar dele.

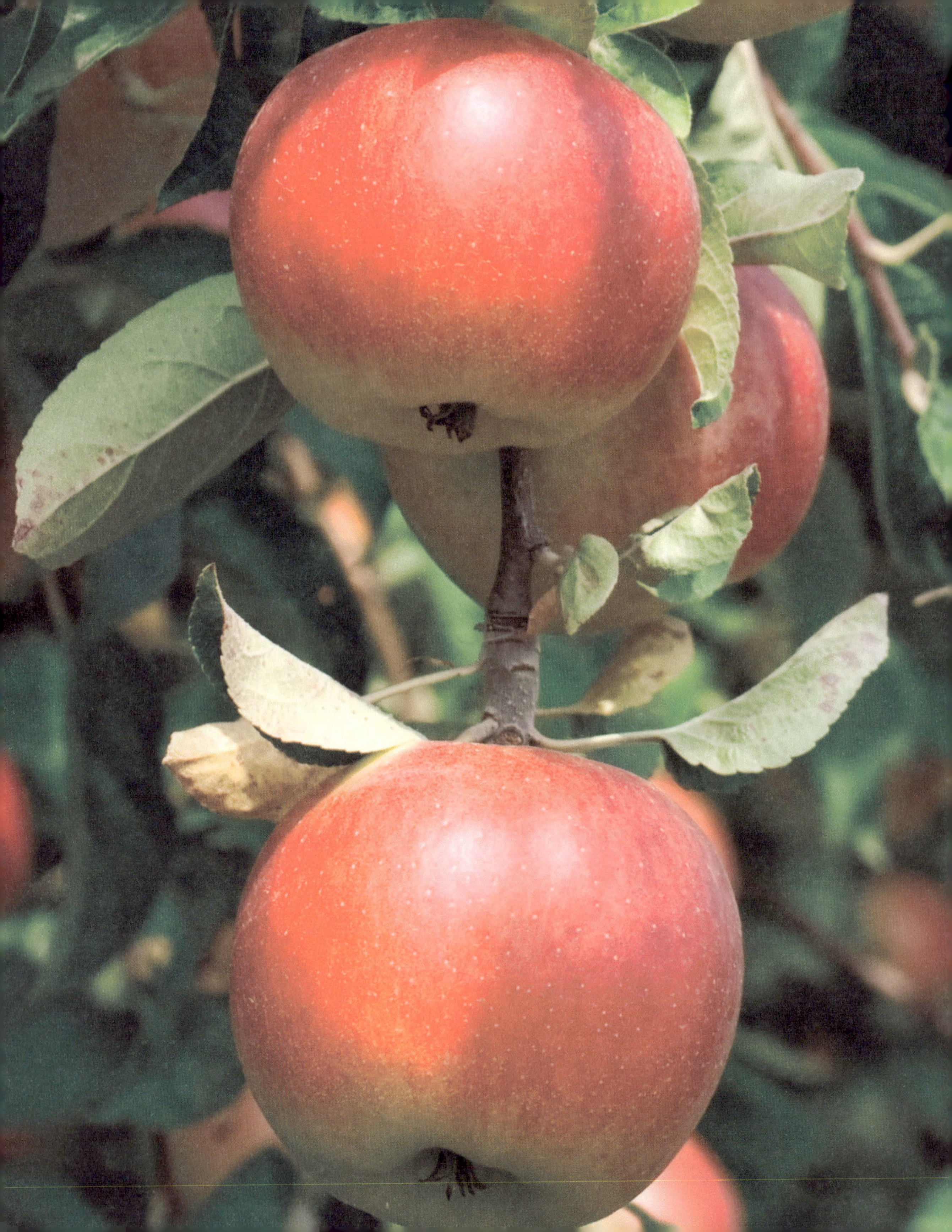

RECEITAS PARA RESGATE DO FÍGADO

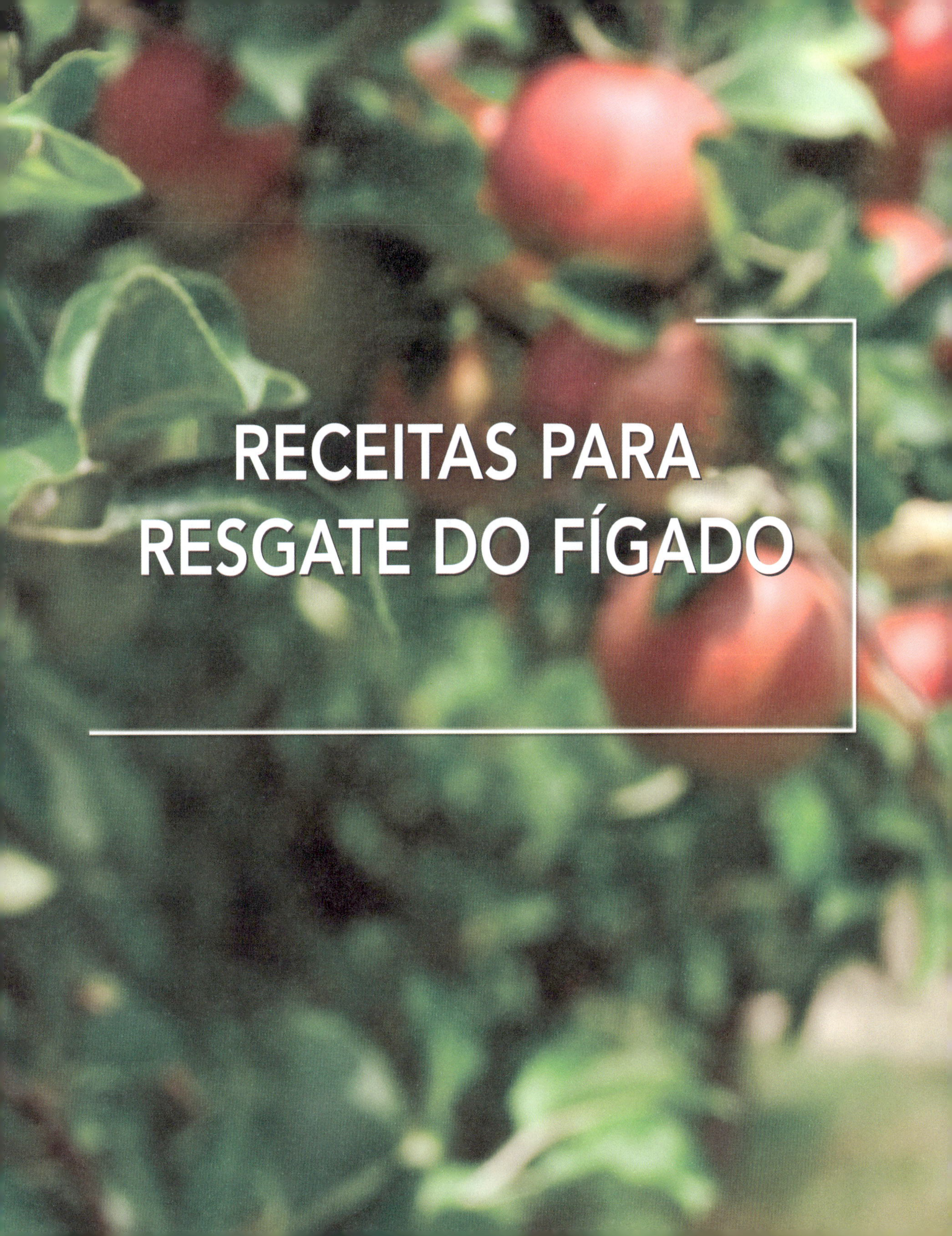

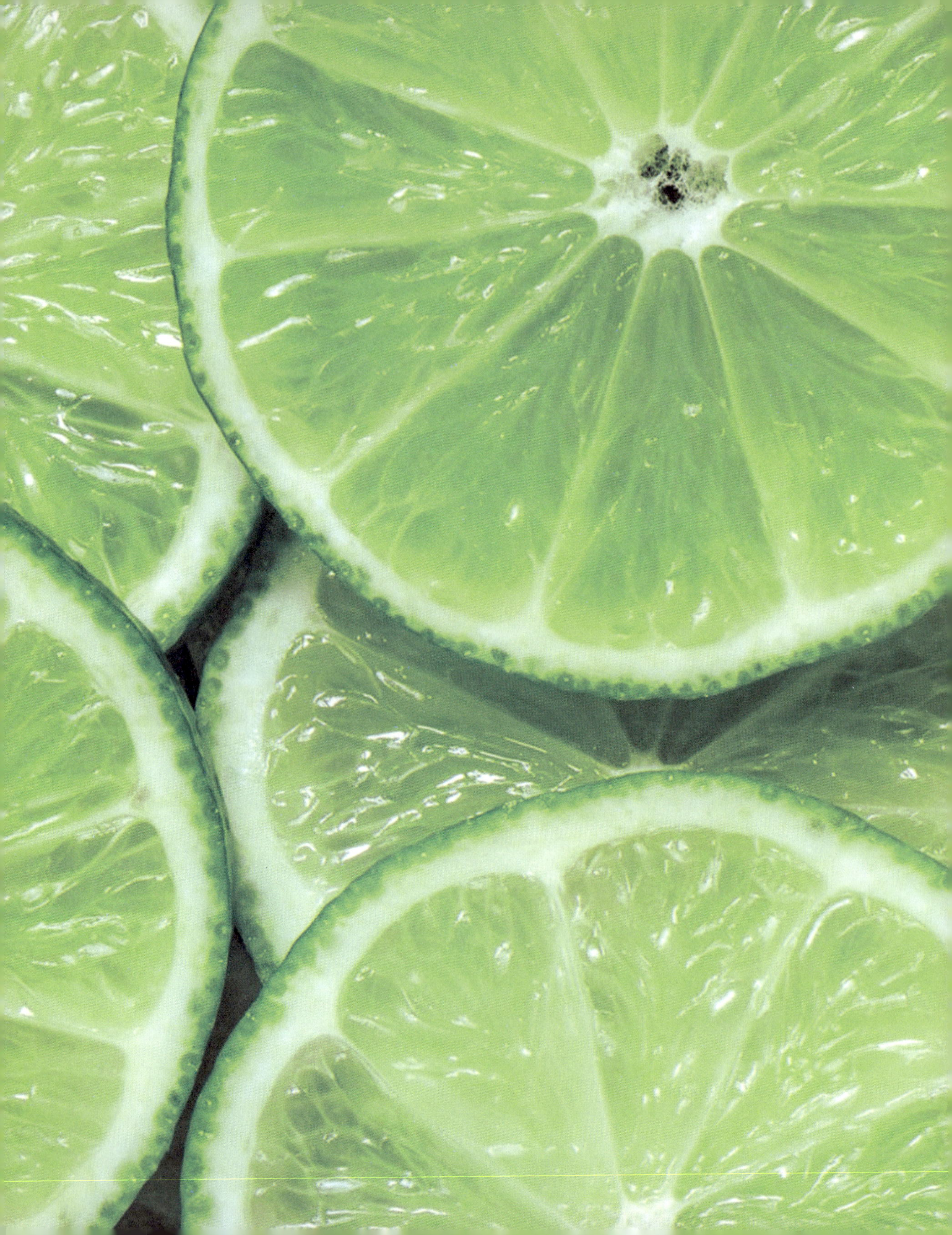

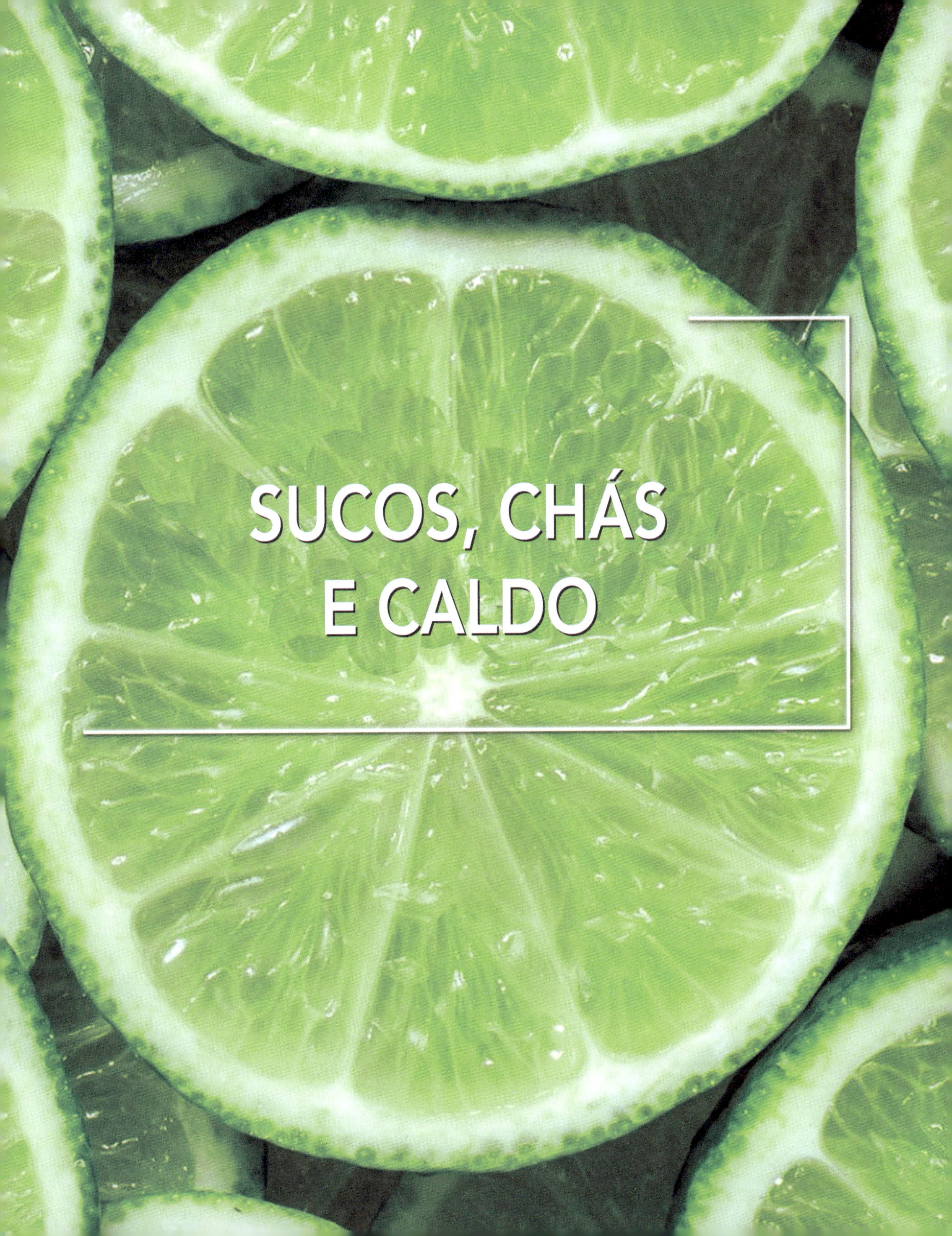

SUCOS, CHÁS E CALDO

SUCO DE RESGATE DO FÍGADO

Rende 2 porções

Os sucos são uma forma maravilhosa de obter muitos dos mais poderosos ingredientes que curam o fígado de forma rápida e fácil de digerir. Melhor ainda, você pode personalizar esse suco até encontrar suas combinações gustativas favoritas. Talvez goste de uma combinação inesperada, acrescentando folhas de dente-de-leão ou rabanetes!

2 maçãs

2 xícaras de abacaxi picado em fatias graúdas

2,5 cm de gengibre

1 talo de aipo

1 xícara de salsinha picada, sem apertar

ACRÉSCIMOS OPCIONAIS

1 xícara de brotos

4 rabanetes pequenos

1 xícara de folhas de dente-de-leão soltas

Passe a maçã, o abacaxi, o gengibre, o aipo e a salsinha por uma centrífuga.

Escolha um ou mais dos acréscimos opcionais e passe-os também pela centrífuga. Consuma de imediato para obter melhores resultados e armazene o suco restante em um recipiente hermético na geladeira.

DICA

- Alternativamente, misture todos os ingredientes em um liquidificador de alta velocidade até que se liquefaçam e, depois, coe-os com um pano.

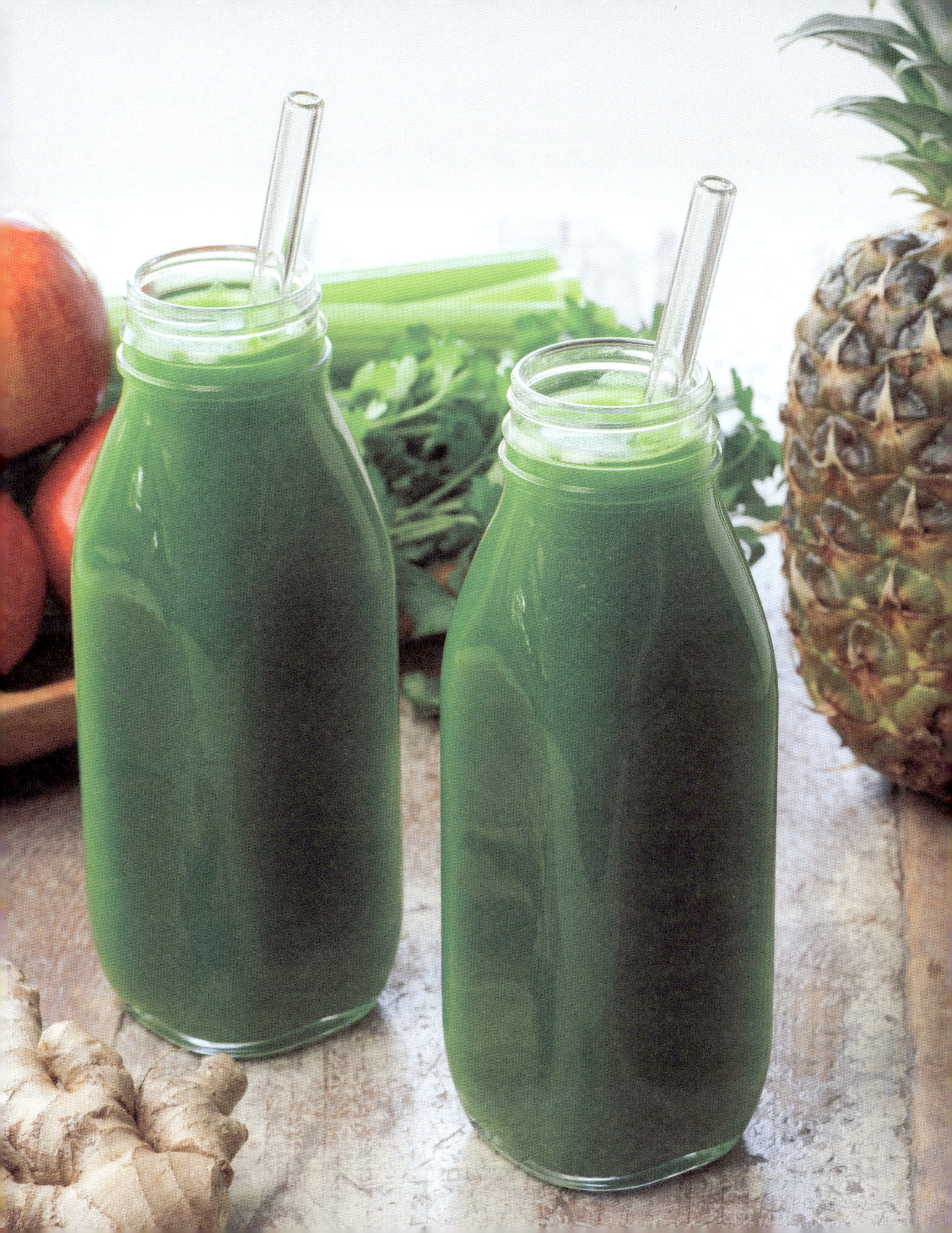

LIMONADA DE HIBISCO

Rende 2 porções

Essa limonada de hibisco é tão linda quanto deliciosa. É a bebida perfeita para o próximo encontro de amigos, além de ser simples o suficiente para ser apreciada a qualquer momento. Experimente congelá-la em cubos e usá-los para fazer uma bela água com infusão de hibisco sempre que necessário.

4 xícaras de água, divididas

2 colheres de chá de hibisco seco (veja Dicas)

½ xícara de suco de limão fresco

4 colheres de sopa de mel cru (veja Dicas)

Coloque 1 xícara de água para ferver em uma panela pequena. Retire a água do fogo e adicione o hibisco seco. Deixe o hibisco em infusão por pelo menos 10 minutos e depois coe o chá em uma caneca e coloque-a na geladeira para esfriar.

Em uma tigela média, bata as 3 xícaras de água restantes com o suco de limão e o mel até que o mel tenha se dissolvido completamente e se tenha formado uma limonada suave.

Quando o chá de hibisco tiver esfriado, misture-o com a limonada e aproveite!

DICA

- Saquinhos de chá também podem ser usados quando o hibisco seco solto não estiver disponível. Use 1 saquinho de chá de hibisco no lugar de 1 colher de chá de hibisco seco.
- Xarope de bordo pode ser usado no lugar do mel. Comece usando 3 colheres de sopa de xarope de bordo e ajuste até atingir a doçura desejada.
- A receita acima é para uma bela limonada leve que qualquer um pode desfrutar. Se estiver procurando mais benefícios medicinais, tente usar no máximo mais 2 colheres de sopa de hibisco seco para obter uma limonada de hibisco mais forte, com sabor poderosamente azedo.

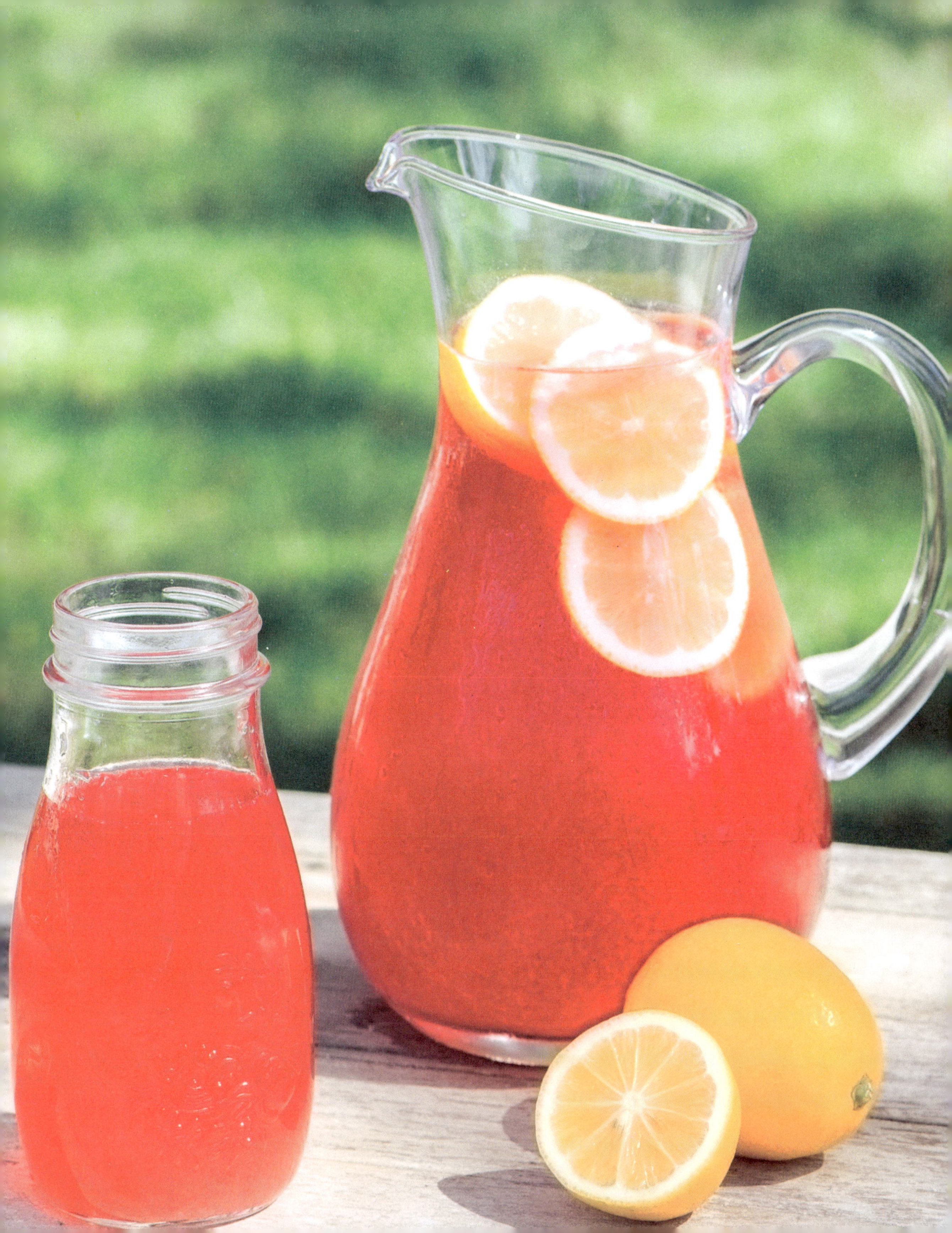

ÁGUA COM SUMO DE LIMÃO COMUM

Rende 1 porção

Embora a água com limão seja uma coisa simples, isso não deve fazê-lo se esquecer de que ela faz parte de sua rotina diária. Esse poderoso hidratante leva apenas alguns segundos para ser preparado e é extremamente benéfico para todos. Não apenas dá vida à sua água; também tem um sabor maravilhoso!

2 limões comuns
2 xícaras de água

Esprema ambos os limões na água. Beba e aproveite!

DICA

- O limão é uma fruta que demora a estragar. Quando você for pegar a estrada, pode levar alguns limões na bolsa para fazer essa bebida hidratante a qualquer momento!

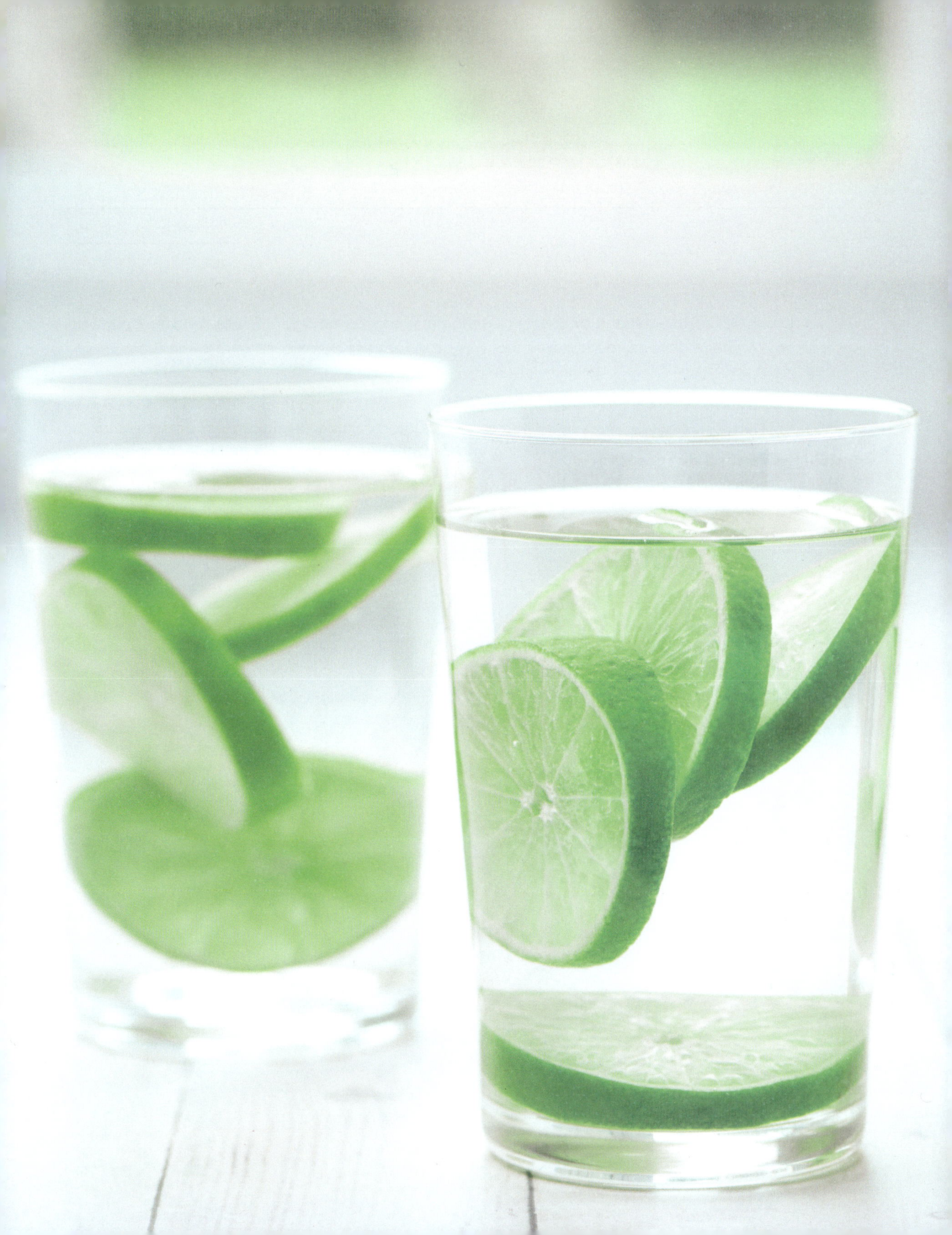

ÁGUA DE OXICOCO

Rende 2 porções

A água de oxicoco é um equilíbrio simples e perfeito entre o doce e o ácido. É fácil de fazer, bonita de se ver e uma maneira deliciosa de trazer as incríveis propriedades do oxicoco para o seu dia.

4 xícaras de água

1 xícara de oxicocos frescos

3 colheres de sopa de suco de limão comum

2 colheres de sopa de mel

Bata a água e os oxicocos no liquidificador até que se misturem bem. Coe o líquido resultante em uma peneira ou um pano e ponha-o em uma tigela de tamanho médio.

Misture manualmente o suco de limão e o mel na água de oxicoco até que o mel tenha se dissolvido completamente. Sirva e aproveite!

DICA

- Oxicocos congelados podem ser utilizados no lugar de oxicocos frescos. Basta descongelá-los com antecedência e usar ½ xícara, após descongelá-los, no lugar dos frescos.

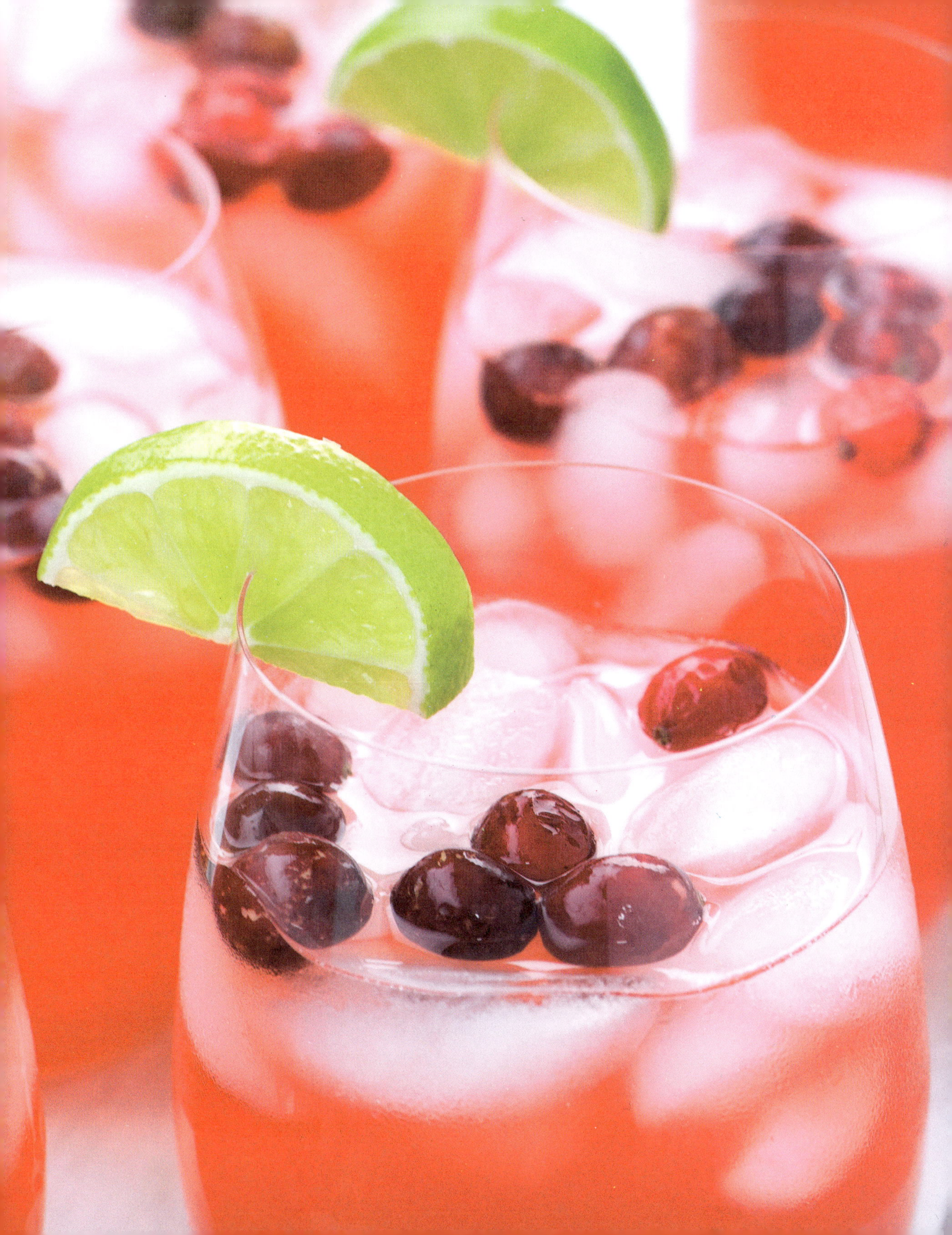

CHÁ DE RESGATE DO FÍGADO

Rende 1 porção

Esse chá substancioso é forte o suficiente para reunir as incríveis propriedades da bardana, do trevo, do dente-de-leão e da urtiga e é suave o bastante para qualquer pessoa consumir. Ajuste o mel até que a doçura seja apenas perceptível. É uma ótima ideia fazer esse chá pela manhã e deixá-lo no refrigerador para tomar um gole quente ou frio durante todo o dia.

2 xícaras de água

1 colher de chá de raiz de bardana seca

1 colher de chá de trevo--vermelho seco

1 colher de chá de dente-de-leão seco

1 colher de chá de folhas de urtiga secas

2 colheres de chá de mel (opcional)

Ferva a água em uma panela pequena ou uma chaleira.

Retire a água do fogo e acrescente as ervas aromáticas. Deixe o chá em infusão por 15 minutos ou mais.

Coe o chá e despeje-o em uma caneca. Misture o mel se desejar e aproveite!

DICA

- Os saquinhos de chá comprados na loja também podem ser usados quando o chá solto não estiver disponível. Use um saquinho de chá de raiz de bardana, um de trevo-vermelho, um de dente-de-leão e um de urtiga.

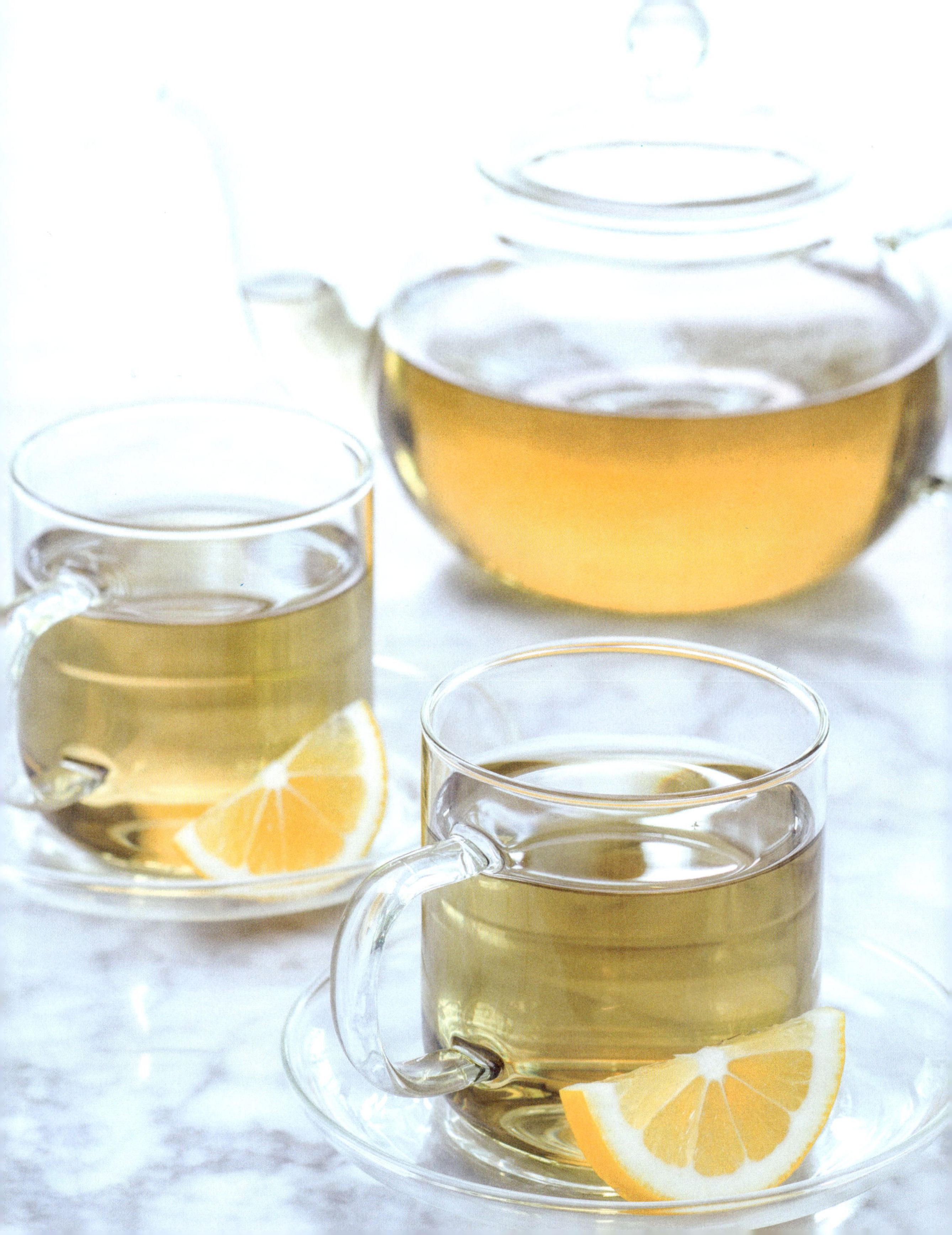

CALDO DE RESGATE DO FÍGADO

Rende de 2 a 4 porções

Esse caldo é um ouro líquido e quente que você pode tomar o dia inteiro. Às vezes pode parecer muito trabalhoso preparar um caldo, em especial quando você olha para os belos restos de hortaliças que sobram ao final. Esta receita contém uma receita bônus de curry de coco que você pode fazer com essas sobras, para que tudo seja colocado em uso. Confira nas Dicas. Como alternativa, você pode misturar o caldo com os legumes para fazer um creme.

1 talo de aipo em cubos
6 cenouras em cubos
1 abóbora em cubos
2 cebolas amarelas em cubos
2,5 cm de gengibre, descascado e picado
2,5 cm de raiz de cúrcuma, descascada e picada
1 xícara de raiz de bardana descascada e fatiada
1 xícara de coentro picado
6 dentes de alho descascados
12 xícaras de água

Coloque todos os ingredientes em uma panela grande.

Tampe a panela e leve a água para ferver em fogo alto, depois reduza o calor e ferva em fogo brando por uma a quatro horas.

Coe e desfrute como um caldo quente e nutritivo a qualquer hora do dia.

DICA

- Esta receita também pode ser apreciada como uma sopa de hortaliças em pedaços, deixando os legumes inteiros dentro do caldo.
- Prepare uma grande quantidade desse caldo e congele a sobra para uso durante toda a semana. Tente congelar o caldo em uma bandeja de cubos de gelo para fácil descongelamento posterior.
- Depois que o caldo for coado, use os restos das hortaliças em uma sopa de curry para compartilhar com os entes queridos. Basta devolver a panela ao fogo e acrescentar 2 xícaras de leite de coco, 2 colheres de chá de curry em pó amarelo, 1 colher de sopa de xarope de bordo e 1 colher de chá de sal marinho. Cozinhe até que tudo esteja aquecido e bem misturado e depois use um mixer para liquefazer parcialmente as hortaliças e criar um creme de curry amarelo. Aproveite!

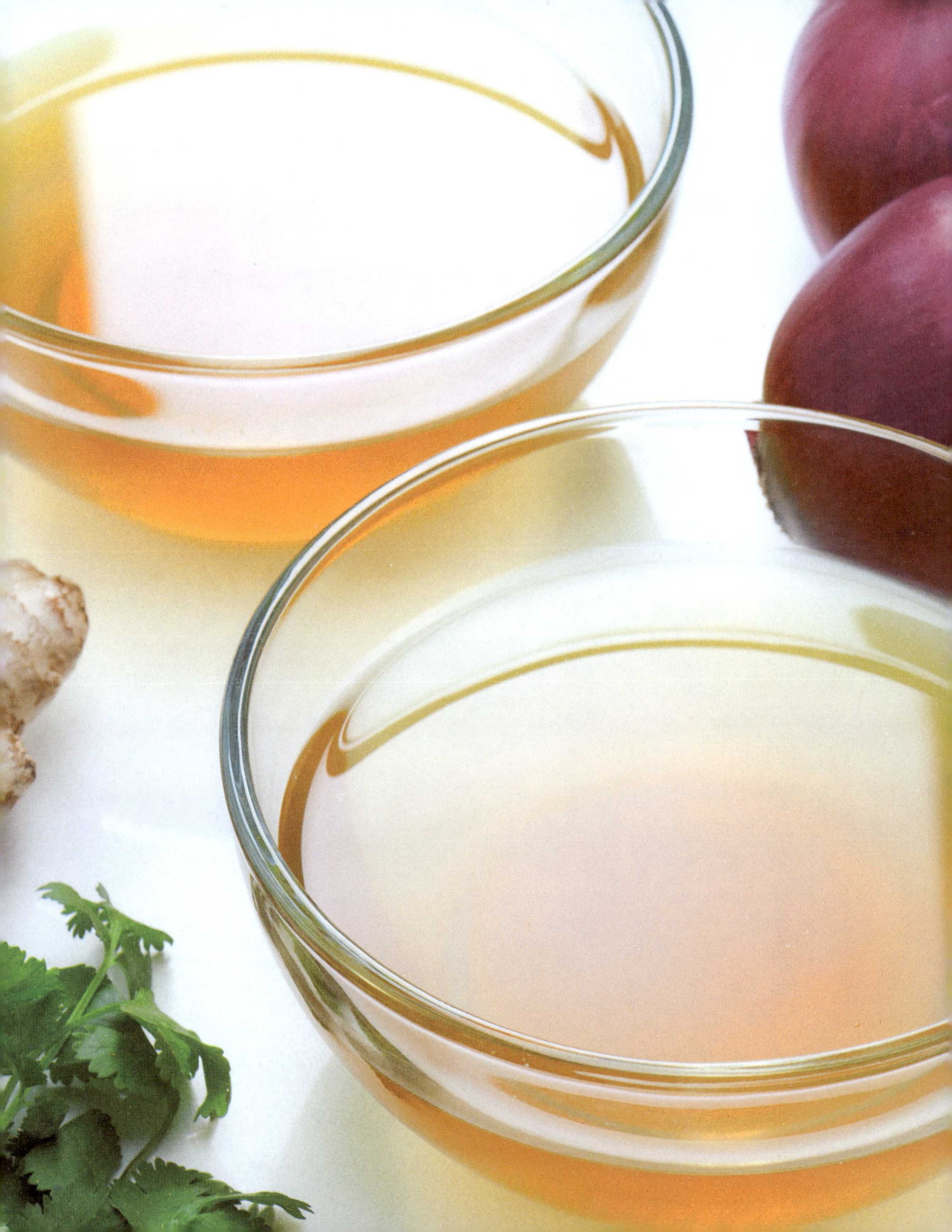

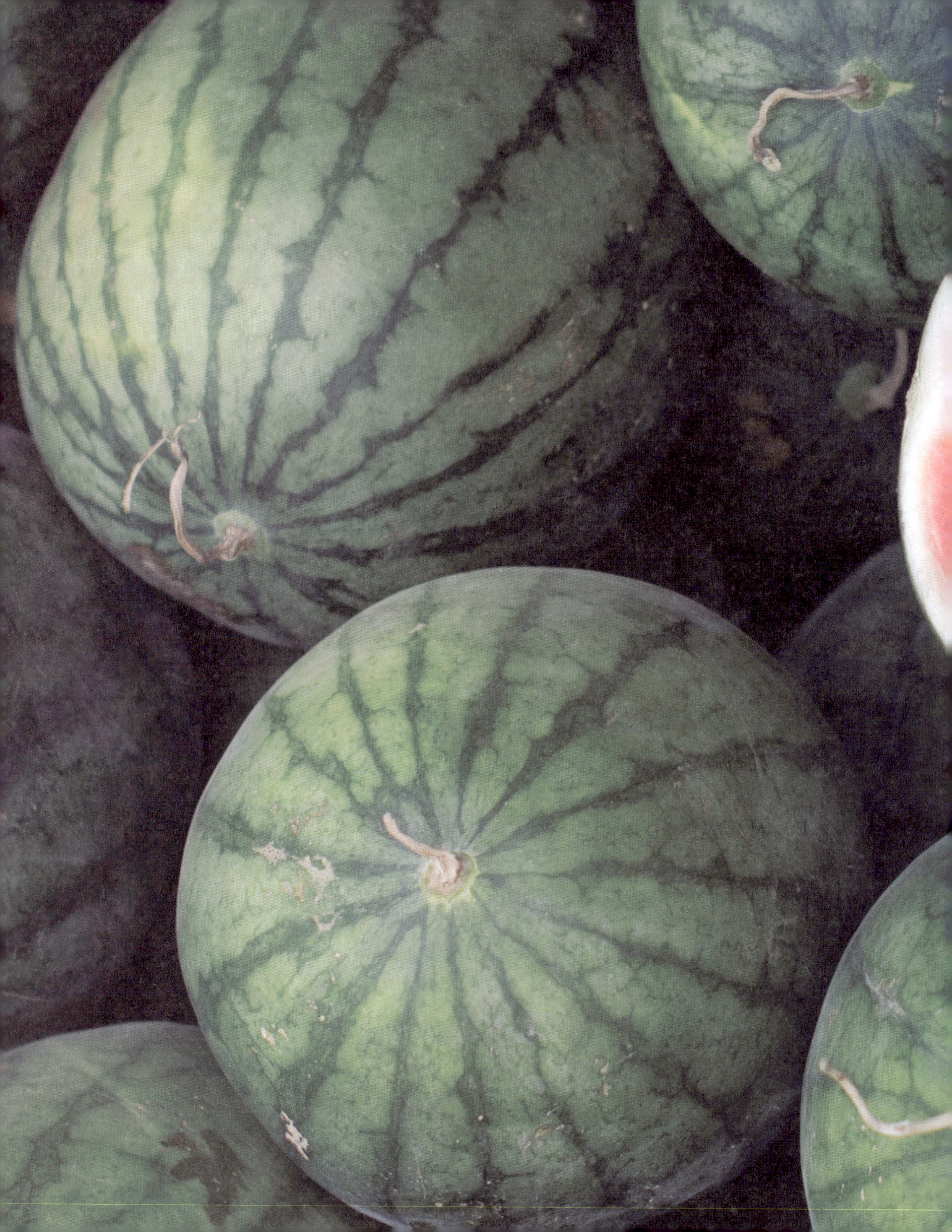

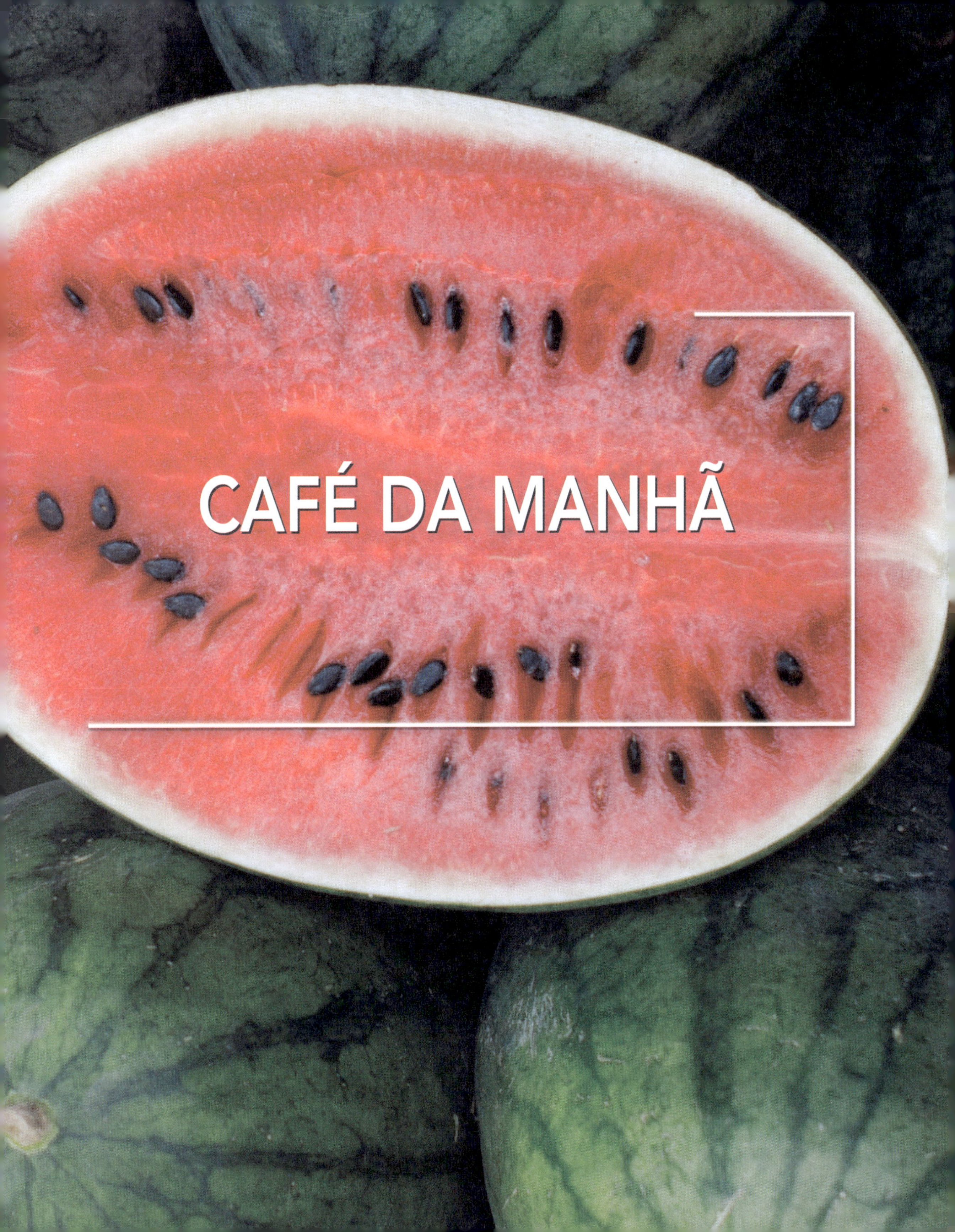

CAFÉ DA MANHÃ

VITAMINA DE RESGATE DO FÍGADO

Rende de 1 a 2 porções

A primeira opção de vitamina abaixo é um tônico rápido, simples e rico em antioxidantes para acrescentar à sua vida e para a cura profunda do fígado. A segunda opção é uma alternativa leve e alegre que reúne verduras e frutas. Se você nunca pensou em acrescentar brotos à sua vitamina, agora é o momento perfeito para experimentar. Eles são poderosos e suaves e combinam perfeitamente com o sabor suave e tropical desta delícia.

OPÇÃO A

2 bananas ou ½ mamão, em cubos
½ xícara de pitaia vermelha fresca, ou 1 pacote de pitaia vermelha congelada, ou 2 colheres de sopa de pitaia vermelha em pó
2 xícaras de mirtilos silvestres frescos ou congelados ou 2 colheres de sopa de mirtilos silvestres em pó
½ xícara de água (opcional)

OPÇÃO B

1 banana ou ¼ de mamão em cubos
1 manga
½ xícara de pitaia vermelha fresca, ou 1 pacote de pitaia vermelha congelada, ou 2 colheres de sopa de pitaia vermelha em pó
1 talo de aipo
½ xícara de brotos (qualquer variedade)
½ limão comum
½ xícara de água (opcional)

Bata todos os ingredientes no liquidificador.

Misture até ficar liso. Se quiser, acrescente até ½ xícara de água para atingir a consistência desejada.

DICA

- Se não tiver acesso a pitaia e/ou mirtilos silvestres, substitua-os por amoras, mirtilos cultivados ou cerejas.
- Tente acrescentar pelo menos um elemento congelado à sua vitamina. Isso garante que ela permaneça fria e deliciosa!

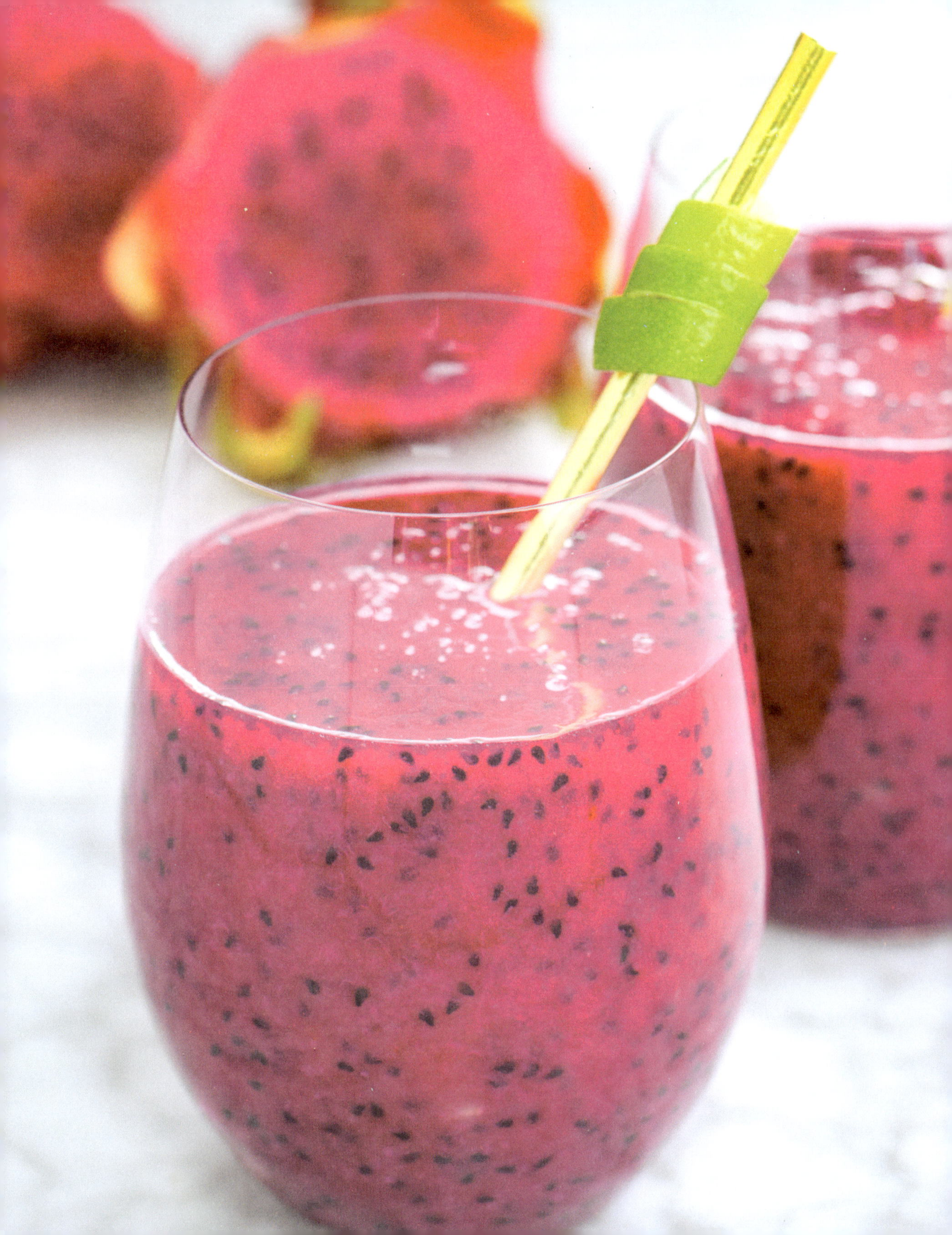

GELADINHO DE MELANCIA

Rende 2 porções

Esse geladinho é delicioso pela manhã para começar bem o dia. Amigos e familiares também vão se deliciar. Congele um pouco de melancia na noite anterior para poder prepará-lo ao acordar, ou corte alguns pedaços e deixe-os no freezer pelo menos duas horas antes.

2 xícaras de melancia fresca em cubos

2 xícaras de melancia congelada em cubos

suco de 1 limão

Bata a melancia fresca e a congelada no liquidificador com o suco de limão até misturar bem. Sirva e aproveite!

DICA

- Ajuste a quantidade de gelo substituindo a melancia congelada por melancia fresca se quiser uma bebida menos gelada.

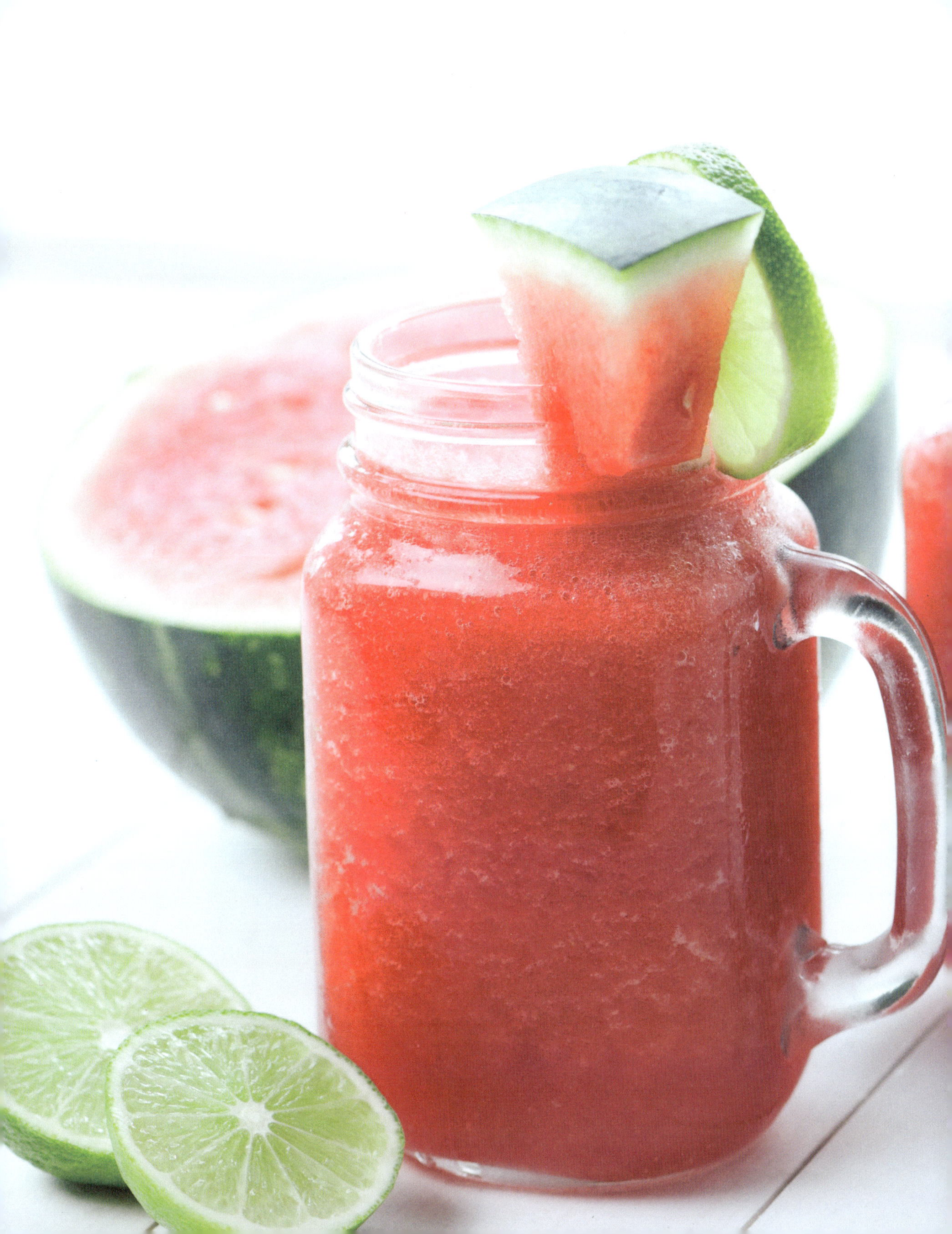

ANÉIS DE MAÇÃ CARAMELIZADA

Rende 4 porções

Nem sempre é fácil encontrar ideias divertidas e fáceis para alimentar a família, e é aí que você pode recorrer a esses anéis de maçã caramelizada. Eles são perfeitos para o café da manhã, tanto para crianças quanto para adultos. Deixe as diferentes coberturas à disposição para que cada um decore os anéis de maçã caramelizada com suas próprias opções favoritas!

suco de 1 limão, dividido

3 maçãs vermelhas

1 xícara de tâmaras Medjool sem caroço

2,5 cm de fava de baunilha (opcional)

½ xícara de água

COBERTURAS OPCIONAIS

1 xícara de framboesa

¼ de xícara de uva-passa

¼ de xícara de amoras secas

¼ de xícara de coco ralado

2 colheres de sopa de mel

Encha uma tigela grande com água fria e despeje nela metade do suco de limão.

Vire cada maçã de lado e corte-as cuidadosamente em fatias de pouco mais de meio centímetro de espessura. Use um pequeno cortador de biscoitos ou uma tampa de garrafa para tirar o miolo de cada fatia de maçã. Coloque imediatamente os anéis na tigela de água com sumo de limão para que eles não fiquem escuros.

Bata no liquidificador as tâmaras, a fava de baunilha, ½ xícara de água e o suco de limão restante até formar um "caramelo" espesso e liso.

Retire os anéis de maçã da água. Espalhe o caramelo ao longo da parte superior de cada anel e adicione a cobertura desejada!

DICA

- Se as tâmaras estiverem muito secas, tente deixá-las mergulhadas em água morna por alguns minutos antes de batê-las.

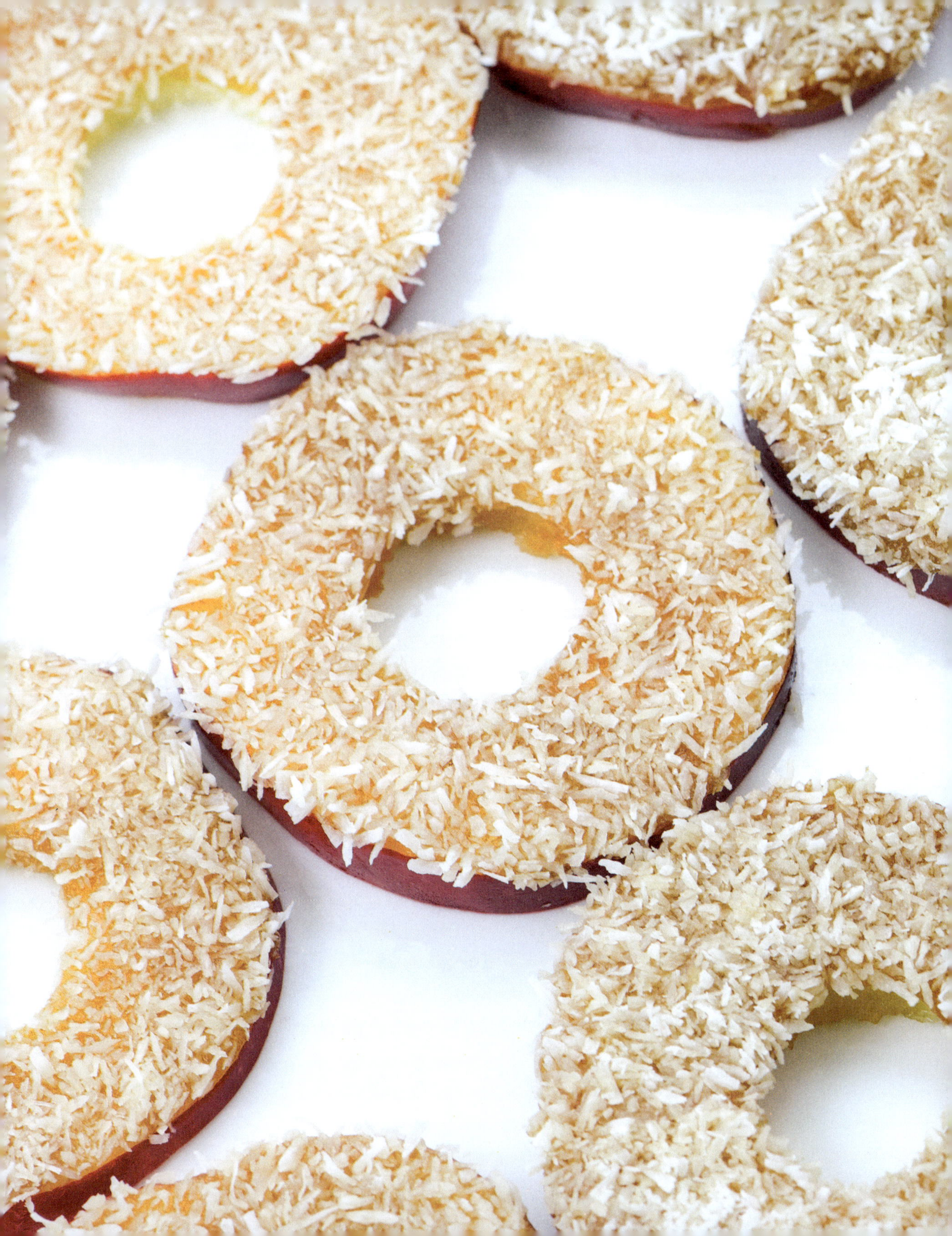

MINI *MUFFINS* DE MIRTILO SILVESTRE

Rende 16 *muffins*

Esses pedaços de mirtilo do tamanho de uma mordida saem do forno quentes, fofos e prontos para serem desfrutados no café da manhã ou a qualquer hora do dia. São um excelente acréscimo a qualquer marmita levada para o almoço ou o lanche da tarde. A massa é feita no liquidificador em minutos, tornando eses bolinhos uma opção rápida e fácil sempre que você precisar.

¼ xícara de sementes de chia branca

1 xícara de banana amassada

½ xícara de farinha de aveia sem glúten

½ colher de chá de bicarbonato de sódio

¼ colher de chá de sal marinho

¼ de xícara de xarope de bordo

1 colher de sopa de suco de limão

½ xícara de mirtilos silvestres congelados

Pré-aqueça o forno a 190 °C.

Coloque as sementes de chia branca no liquidificador e bata-as em alta velocidade, até que fiquem finamente moídas.

Acrescente o purê de banana, a farinha de aveia, o bicarbonato de sódio, o sal marinho, o xarope de bordo e o suco de limão no liquidificador e bata até obter uma mistura homogênea.

Despeje a massa em uma tigela e acrescente os mirtilos silvestres congelados, misturando-os na massa.

Forre uma forma de *muffin* com 16 minicopos e encha cada um com 1 colher de sopa de massa.

Coloque a forma de *muffin* no forno e asse por 20 minutos, até que a parte de cima dos *muffins* fique dourada e um palito inserido saia limpo. Retire os *muffins* do forno e deixe-os esfriar antes de comer. Eles continuarão se firmando por dentro enquanto esfriam.

DICA

- Só use bicarbonato de sódio sem alumínio, disponível na seção de alimentos naturais de mercados, mercearias, lojas de alimentos naturais ou on-line.

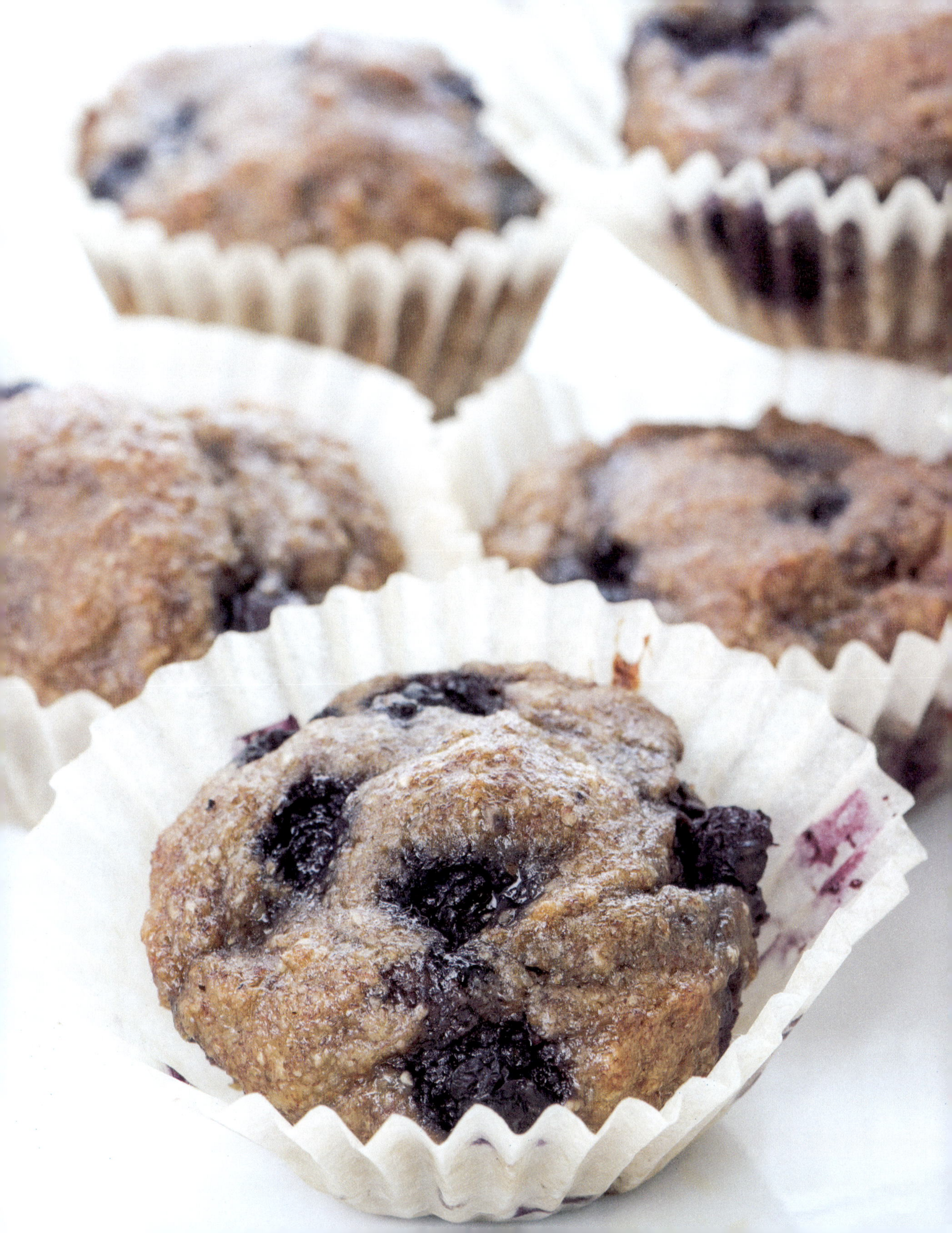

QUICHE DE GRÃO-DE-BICO

Rende de 6 a 8 porções

Esse quiche de grão-de-bico se conserva bem no refrigerador. Experimente assar uma fornada no domingo e comê-la durante toda a semana no café da manhã ou no almoço. Ele tem um sabor maravilhoso por si só e é incrível coberto com um molho de tomate com ervas, como o Molho de Tomate *Ratatouille* da página 416.

4 xícaras de floretes pequenos de brócolis

4 copos de tomate cereja ou *grape* cortados pela metade

4 xícaras de cebola roxa cortada em cubos

8 dentes de alho sem descascar

2 xícaras de água

3 xícaras de farinha de grão-de-bico

4 colheres de sopa de suco de limão fresco

2 colheres de chá de tempero de aves

2 colheres de chá de sal marinho

Pré-aqueça o forno a 200 °C.

Espalhe os floretes de brócolis, os tomates, a cebola roxa e os dentes de alho em duas assadeiras forradas com papel-manteiga e asse por 15 a 20 minutos até amaciar.

Descasque os dentes de alho assados (tendo cuidado para não queimar os dedos!) e coloque-os no liquidificador com a água, a farinha de grão-de-bico, o suco de limão, o tempero de aves e o sal marinho. Bata até formar uma massa macia.

Despeje a massa em uma tigela grande e incorpore todos os legumes assados.

Despeje essa mistura em uma forma grande de quiche ou em uma panela forrada com papel-manteiga. Você pode também dividir a massa em 12 forminhas de *muffin* forradas com papel-manteiga e fazer pequenos quiches individuais.

Asse por 30 a 35 minutos, abrindo o forno na metade desse tempo para liberar vapor. O quiche estará pronto quando a parte superior estiver dourada e um palito inserido no meio sair limpo.

Retire o quiche do forno e deixe esfriar antes de servir.

DICA

- Esse quiche se conserva bem no congelador, então faça dois e você terá um à mão para uma refeição fácil a qualquer momento. Retire o papel-manteiga antes de congelar.

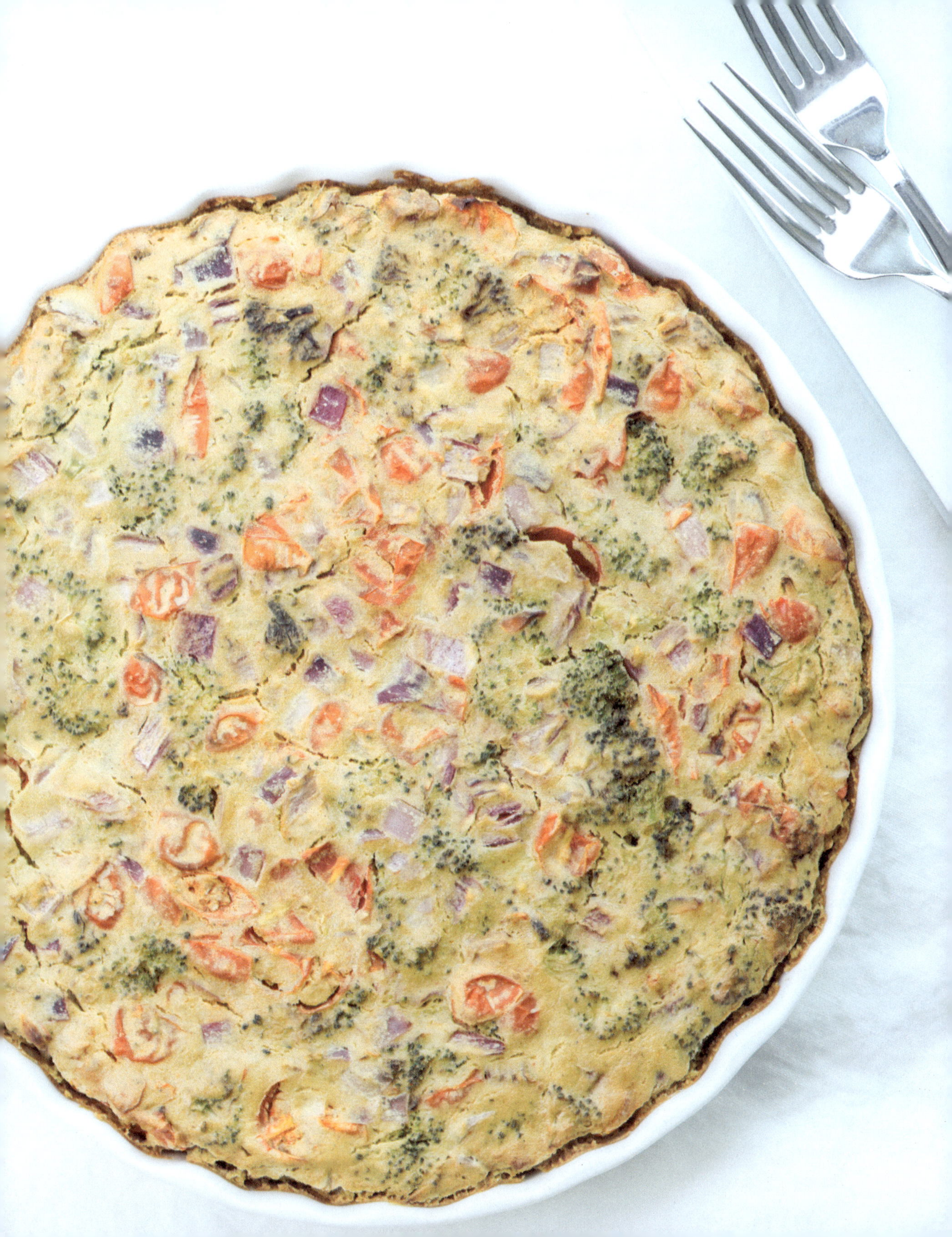

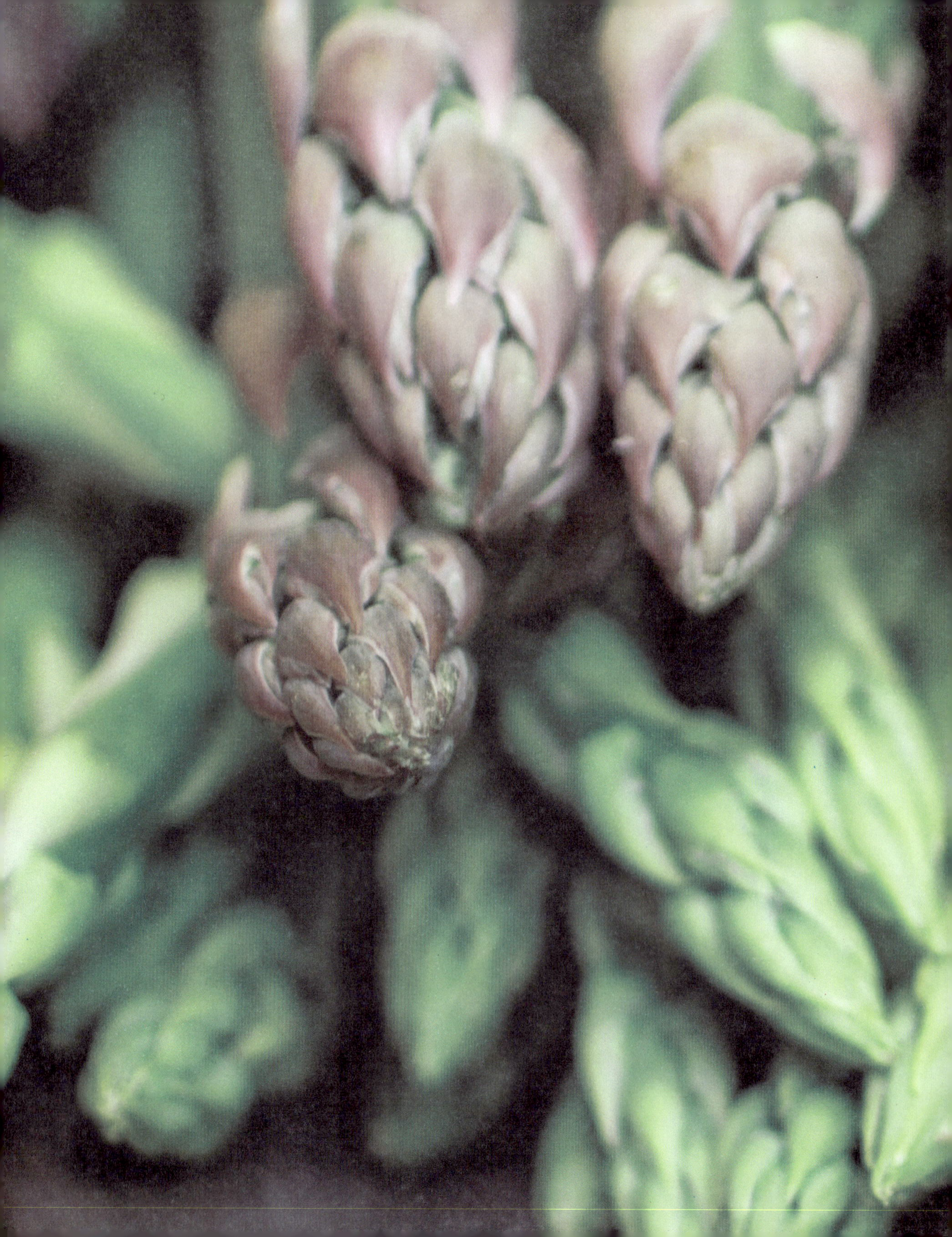

ALMOÇO

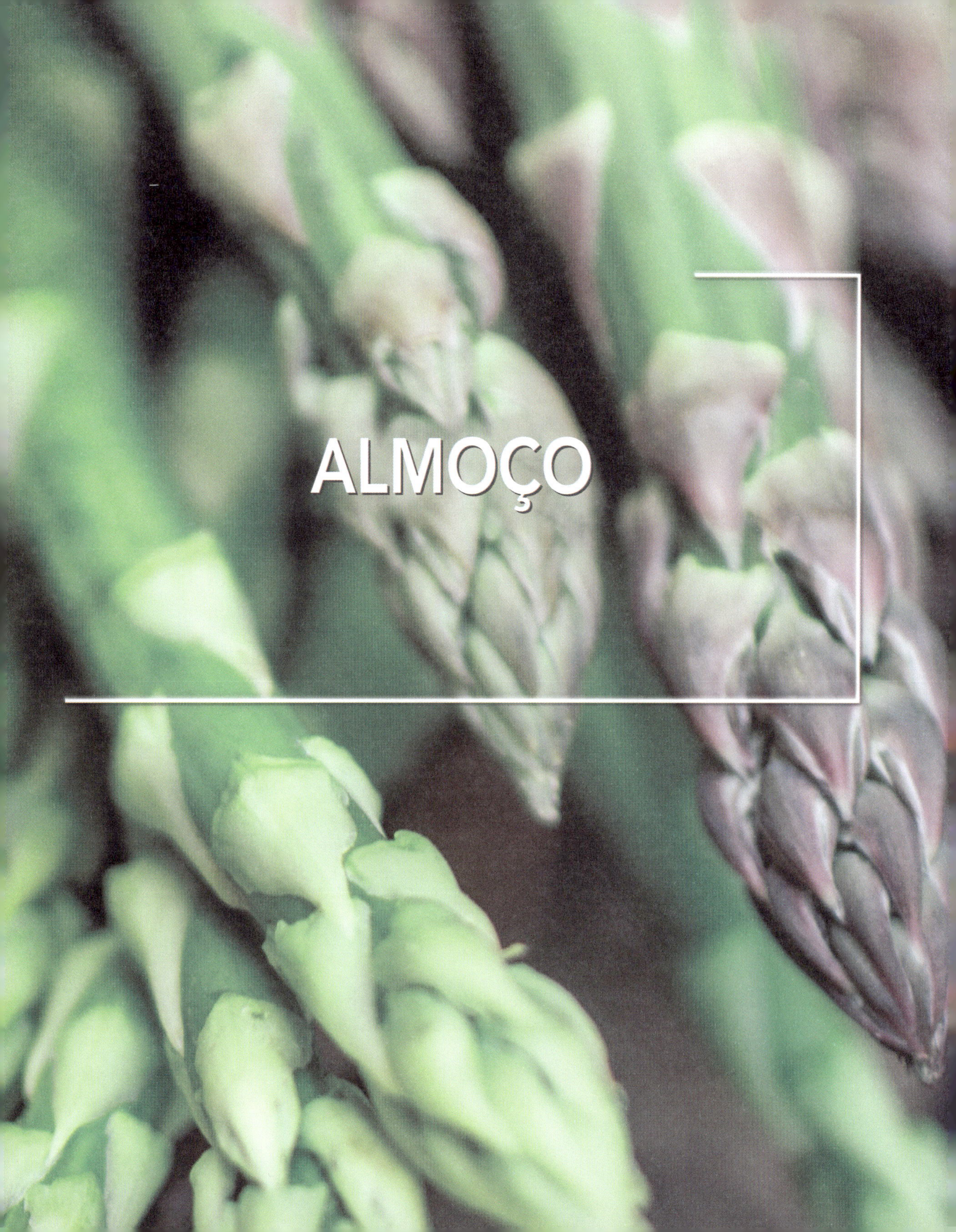

SALADA DE RESGATE DO FÍGADO

Rende de 1 a 2 porções

Estas duas opções de salada estão repletas de propriedades curativas para o fígado. São ótimas para quando você quiser uma refeição mais leve e são complementos perfeitos para uma refeição cozida, como as hortaliças cozidas no vapor do Resgate do Fígado 3:6:9. Você pode personalizar cada salada com qualquer um dos alimentos curativos do fígado relacionados no capítulo anterior, para que nunca fique entediado. Se experimentar o molho "vinagrete" de laranja sem gordura, com certeza ele se tornará um alimento básico em sua cozinha. Ele é saboroso, doce e satisfatório para qualquer pessoa.

OPÇÃO A

3 xícaras de tomate picado
1 pepino fatiado
1 xícara de aipo picado
1 xícara de coentro picado (opcional)
½ xícara de salsinha picada (opcional)
½ xícara de cebolinha picada (opcional)
8 xícaras de qualquer variedade de verdura (espinafre, rúcula, alface etc.)
suco de 1 limão-siciliano, limão comum ou laranja

OPÇÃO B

2 xícaras de repolho-roxo fatiado em fatias finas
1 xícara de cenoura cortada em cubos
1 xícara de aspargos cortados em cubos
1 xícara de rabanete cortado em cubos
2 xícaras de maçã em cubos
½ xícara de coentro picado
8 xícaras de qualquer variedade de verdura (espinafre, rúcula, alface etc.)
suco de 1 limão-siciliano, limão comum ou laranja

MOLHO OPCIONAL "VINAGRETE" DE LARANJA

1 xícara de suco de laranja
1 dente de alho
1 colher de sopa de mel
¼ de xícara de água
⅛ de colher de chá de sal marinho (opcional)
⅛ de colher de chá de pimenta-de-caiena (opcional)

Coloque os legumes e as verduras de sua escolha em uma tigela e misture-os para formar a base da salada.

Pingue o suco fresco de limão-siciliano, limão comum ou laranja por cima a gosto. Alternativamente, faça o molho "Vinagrete" de laranja mexendo todos os seus ingredientes até que fiquem bem misturados.

Mexa a salada no suco cítrico ou no molho "Vinagrete" de laranja até que tudo esteja bem misturado. Se estiver comendo com outra pessoa ou guardando um pouco para mais tarde, divida a salada em duas tigelas. Aproveite!

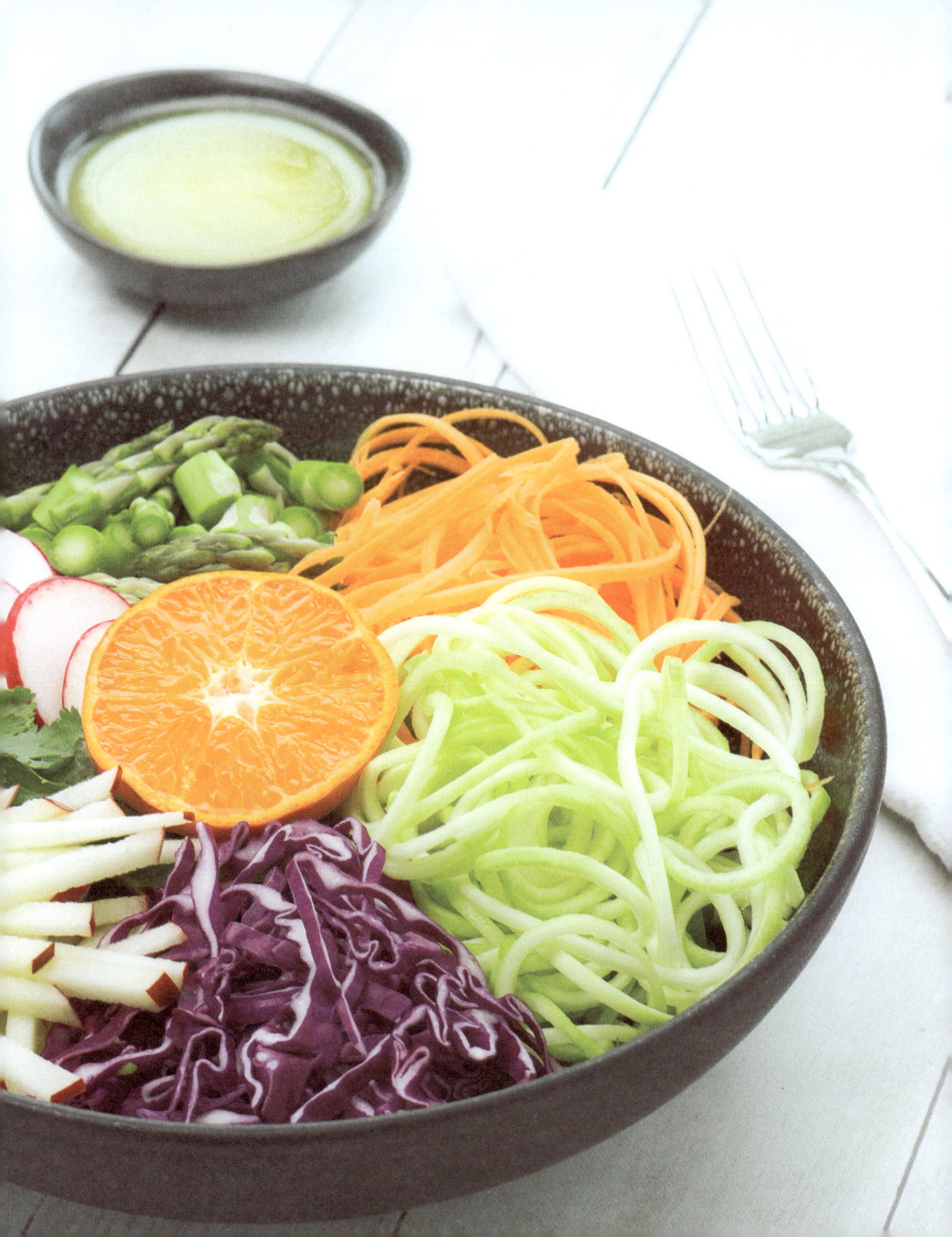

MACARRÃO DE CURRY AMARELO DE DUAS MANEIRAS

Rende 2 porções

Hoje em dia, as melhores receitas são as que podem ser personalizadas para atender às necessidades de todos. Esse macarrão de curry pode ser consumido cru ou cozido, sem gordura ou com leite de coco adicionado. Como quer que você decida prepará-lo, esse prato é fácil e delicioso. É uma opção ideal caso você esteja fazendo malabarismos ao cozinhar para outras pessoas.

2 abobrinhas descascadas
1 cenoura
1 pimentão vermelho finamente cortado
¼ de cebola finamente cortada
3 xícaras de macarrão de alga
1 ½ xícara de leite de coco (opcional)
½ colher de chá de sal marinho (opcional)
1 limão
¼ de xícara de manjericão
¼ coentro de copos

MOLHO DE CURRY AMARELO

3 xícaras de abobrinha picada
4 tâmaras Medjool sem caroço
1 dente de alho
½ xícara de folhas de coentro
2 colheres de sopa de suco de limão
2 colheres de sopa de coco aminos (opcional, veja Dica)
½ colher de sopa picada de pimenta jalapeño madura moída
½ colher de chá de curry em pó

Usando um descascador juliana ou espiralador, transforme as abobrinhas e a cenoura em "espaguete". Coloque esse espaguete em uma tigela grande com o pimentão vermelho, a cebola e o macarrão de algas.

Prepare o Molho de Curry Amarelo batendo todos os ingredientes do molho no liquidificador até obter uma consistência macia e levemente aquecida.

Para um macarrão cru de curry, despeje o Molho de Curry Amarelo sobre o preparado de hortaliças e o macarrão de algas, mexendo bem para misturar.

Para um macarrão de curry cozido, misture o Molho de Curry Amarelo, o macarrão preparado de hortaliças e algas, leite de coco e sal marinho em uma panela grande. Cozinhe em fogo médio por 10 a 15 minutos, até que o macarrão vegetal esteja tenro e bem misturado.

Sirva o macarrão de curry amarelo coberto com manjericão, coentro e um pouco de suco de limão fresco.

DICA

- O molho de coco aminos está disponível em muitas lojas de alimentos naturais e on-line. Se preferir, pode deixá-lo de fora e substituí-lo por 1/3 de xícara de chá de alga *dulse* picada ou ¼ de colher de chá de sal marinho.

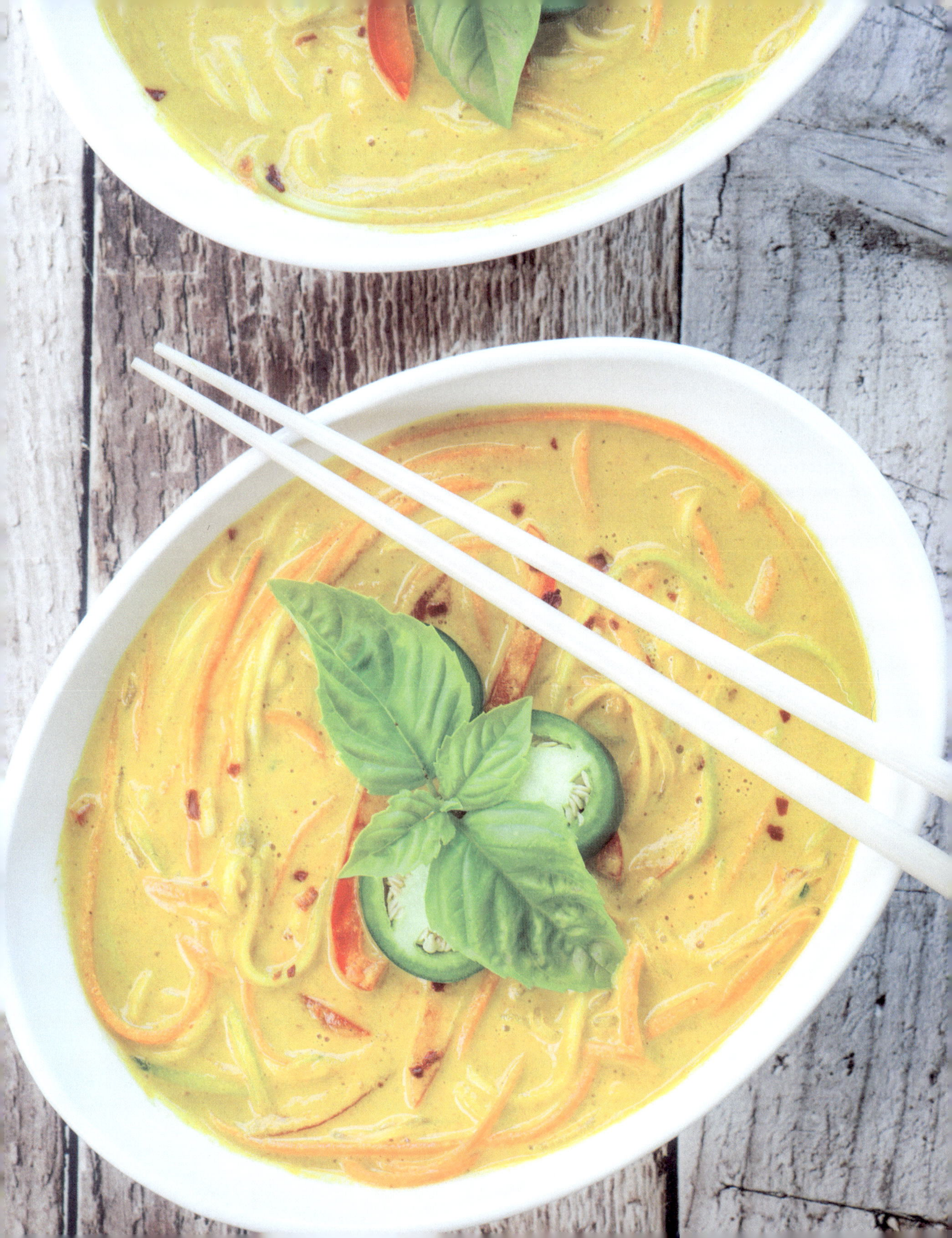

SALADA DE BATATA-DOCE E FEIJÃO PRETO COM "VINAGRETE" DE LIMÃO PICANTE

Rende de 2 a 4 porções

Essa salada é substanciosa e traz o sabor vibrante do coentro, do limão comum e da pimenta jalapeño opcional. Ela se conserva bem na geladeira; então faça uma porção dupla e poderá apreciá-la ao longo de toda a semana. Você pode também experimentar essa salada servida dentro de rolinhos de alface ou embrulhadas em tortilhas sem glúten e sem milho.

2 batatas-doces em cubos
6 dentes de alho não descascados
½ cebola roxa, cortada em cubinhos
1 pimentão vermelho, cortado em cubos
2 xícaras de chá de feijão-preto cozido
¼ de xícara de coentro picado
8 xícaras de verdura (opcional)
Sal a gosto

"VINAGRETE" DE LIMÃO PICANTE

½ copo de coentro picado
2 colheres de sopa de suco de limão
2 colheres de sopa de mel
¼ de colher de chá de sal marinho
2 dentes de alho
½ pimenta jalapeño madura (opcional)
½ xícara de água

Pré-aqueça o forno a 220 °C.

Espalhe as batatas-doces e os dentes de alho em uma assadeira forrada com papel-manteiga e coloque no forno. Asse as batatas-doces e o alho por 20 a 30 minutos, até que as batatas-doces possam ser penetradas por um garfo sem dificuldade.

Descasque e pique os dentes de alho assados (cuidando para não queimar os dedos).

Coloque as batatas-doces assadas, a cebola roxa, o pimentão vermelho, o alho assado picado e o feijão-preto em uma tigela e misture.

Para fazer o "Vinagrete" de limão picante, coloque todos os ingredientes da mistura no liquidificador e bata até formar um molho fino e homogêneo.

Essa salada pode ser consumida morna ou refrigerada. Imediatamente antes de servir, acrescente a mistura de batata-doce e feijão-preto no "Vinagrete" de limão picante. Sirva com coentro picado e sobre uma cama de verdura. Se desejar, adicione um polvilhado extra de sal marinho a gosto.

DICA

- É melhor provar uma pequena dentada da pimenta jalapeño que você estiver usando para determinar quão picante ela é. Para um tempero mais picante, acrescente um pedaço maior da pimenta jalapeño. Para um tempero mais suave, use um pedaço menor ou mesmo retire as sementes, pois elas contêm a maior parte do ardor. Se não encontrar pimentas jalapeño vermelhas, maduras, substitua-as por outro tipo de pimenta picante madura.

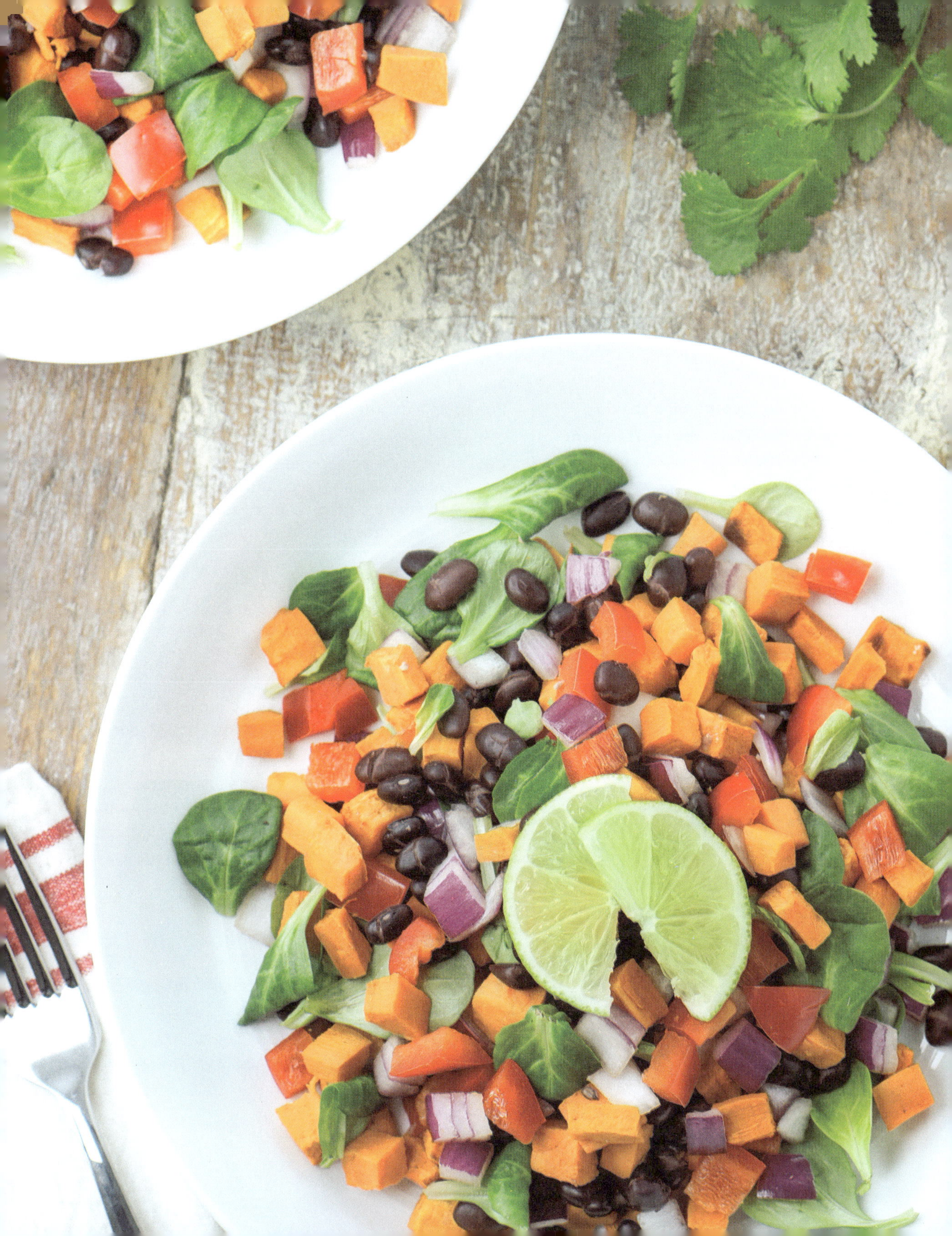

FALAFEL ASSADO COM TAHINE DE HORTELÃ

Rende de 2 a 4 porções

Esta receita deixará satisfeitos até mesmo os mais famintos. O falafel tenro e assado é envolto em alface, carregado com um arco-íris de hortaliças e, então, mergulhado nos complexos sabores do Molho *Tahine* de Hortelã. Se a hortelã não lhe agrada, sinta-se à vontade para substituí-la por qualquer outra erva fresca, como manjericão, coentro, salsinha ou estragão.

3 copos de grão-de-bico cozido

1 xícara de cebola roxa cortada em cubos grosseiros

4 dentes de alho

½ xícara de salsinha solta

½ xícara de coentro solto

½ colher de chá de sal marinho

2 colheres de chá de cominho

2 pés de alface-americana (opcional, veja Dicas)

COBERTURAS OPCIONAIS

½ pepino fatiado

½ xícara de tomates cereja ou *grape* cortados pela metade

½ xícara de repolho-roxo picado

½ xícara de cenoura triturada

MOLHO TAHINE DE HORTELÃ

1 xícara de abobrinha em cubos

½ tâmara Medjool sem caroço

2 dentes de alho

2 colheres de sopa de *tahine*

2 colheres de sopa de suco de limão

2 colheres de sopa de endro fresco

2 colheres de sopa de hortelã fresca

¼ de colher de chá de sal marinho

½ xícara de água

Pré-aqueça o forno a 180 °C.

Coloque metade do grão-de-bico no fundo do processador. Em seguida, acrescente a cebola em cubos, os dentes de alho, a salsinha, o coentro e o sal marinho. Em cima, acrescente o grão-de-bico restante. Bata todos os ingredientes juntos no processador até que estejam bem misturados.

Forre duas assadeiras com papel-manteiga. Usando 1 colher de sopa como medida, pegue a mistura de grão-de-bico, forme bolinhas e coloque-as sobre as assadeiras com espaço de 5 cm entre elas. Com cuidado, achate as pontas das bolinhas para dar-lhes uma forma de falafel.

Asse os faláfeis por 35 a 40 minutos, até que fiquem dourados e firmes por fora e macios por dentro. Manuseie-os suavemente!

Para fazer o Molho *Tahine* de Hortelã, mexa todos os ingredientes até que fiquem perfeitamente misturados.

Sirva os faláfeis sobre uma salada de alface-americana ou dentro de rolinhos individuais de alface cobertos com hortaliças e Molho *Tahine* de Hortelã.

DICA

- Esse falafel também pode ser servido em uma tortilha sem glúten e sem milho de sua escolha.
- Se preferir manter esse prato completamente livre de gordura, esqueça o Molho *Tahine* de Hortelã e combine o falafel com a "Vinagrete" de limão picante da página 404.

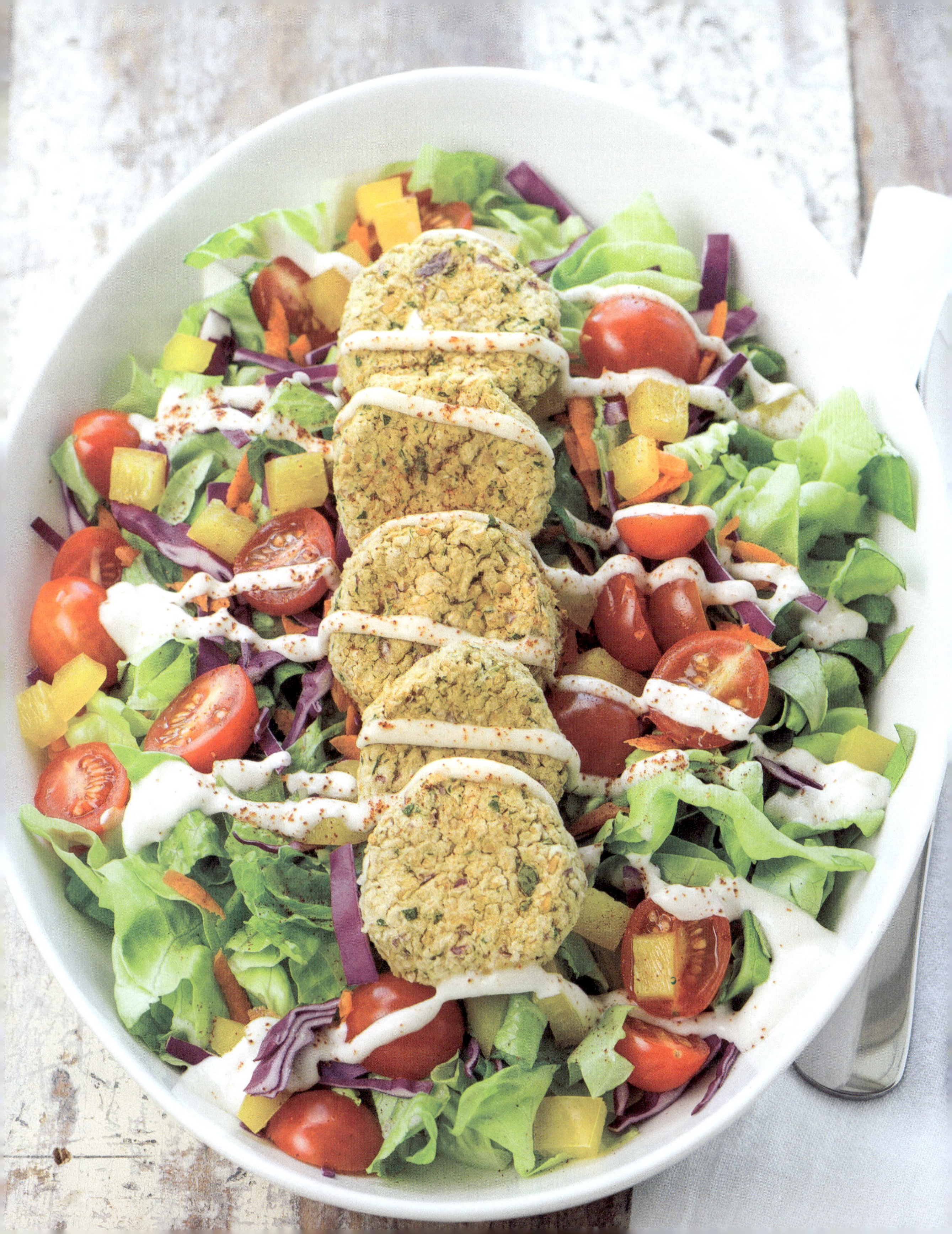

SOPA DE ABÓBORA KABOCHA

Rende de 2 a 4 porções

Essa sopa é como um abraço que vem de dentro da tigela. É cremosa, quente e reconfortante. O sabor rico e nutritivo da abóbora se mistura maravilhosamente bem com o calor do alho, da cebola e do curry. Trata-se de uma ótima opção para preparar de antemão e congelar, a fim de que você tenha uma opção de satisfação instantânea sempre que precisar.

1 abóbora kabocha média (veja Dicas)

3 xícaras de caldo de legumes (veja Dicas)

1 xícara de cebola em cubos

4 dentes de alho picados

1 colher de chá de curry em pó

½ colher de chá de sal marinho

suco de ½ limão

¼ de colher de chá de pimenta vermelha em flocos (opcional)

Leve uma panela grande com água para ferver e submerja a abóbora inteira, com caule e tudo. Ferva a abóbora por 10 minutos, virando-a de cabeça para baixo na metade do tempo. Retire a abóbora cuidadosamente e deixe esfriar.

Quando a abóbora estiver fria o suficiente para manusear sem incômodos, descasque-a, corte-a ao meio e retire as sementes. Corte a abóbora em cubos; isso deve render cerca de 4 xícaras.

Coloque a abóbora em cubos em uma panela com o caldo de legumes, a cebola picada, os dentes de alho, o curry em pó, o sal marinho e o suco de limão. Deixe o caldo ferver e depois abaixe o fogo, mexendo com frequência.

Deixe cozinhar lentamente por 15 a 20 minutos, até que a abóbora esteja tenra e totalmente cozida.

Transfira todo o conteúdo para um liquidificador e bata até ficar liso, lentamente no início, e abra a tampa para que o vapor escape pela parte superior do liquidificador.

Sirva quente cobrindo com pimenta vermelha em flocos, se quiser.

DICA

- Faça seu próprio caldo usando a receita do Caldo de Resgate do Fígado da página 384. Alternativamente, você pode encontrar caldo de hortaliças com baixo teor de sódio na mercearia (certifique-se de que não tenha óleo de canola, ácido cítrico, sabores naturais ou outros aditivos sorrateiros) ou, se não tiver outro jeito, substitua o caldo por água.
- Se não houver abóbora kabocha onde você mora, tente substituí-la por outra abóbora ou mesmo por batata-doce. Você precisará de cerca de 6 xícaras de abóbora em cubos de qualquer variedade.

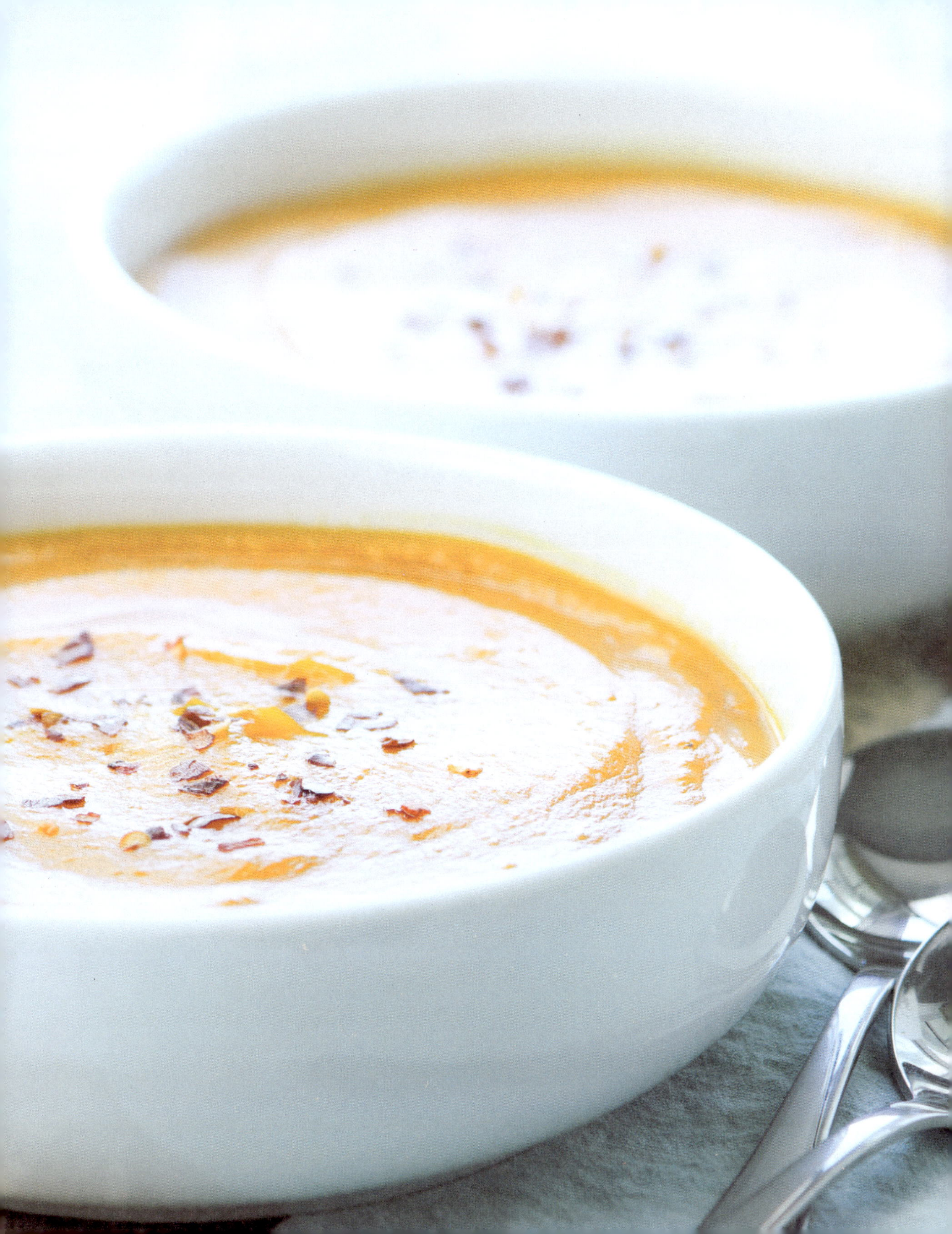

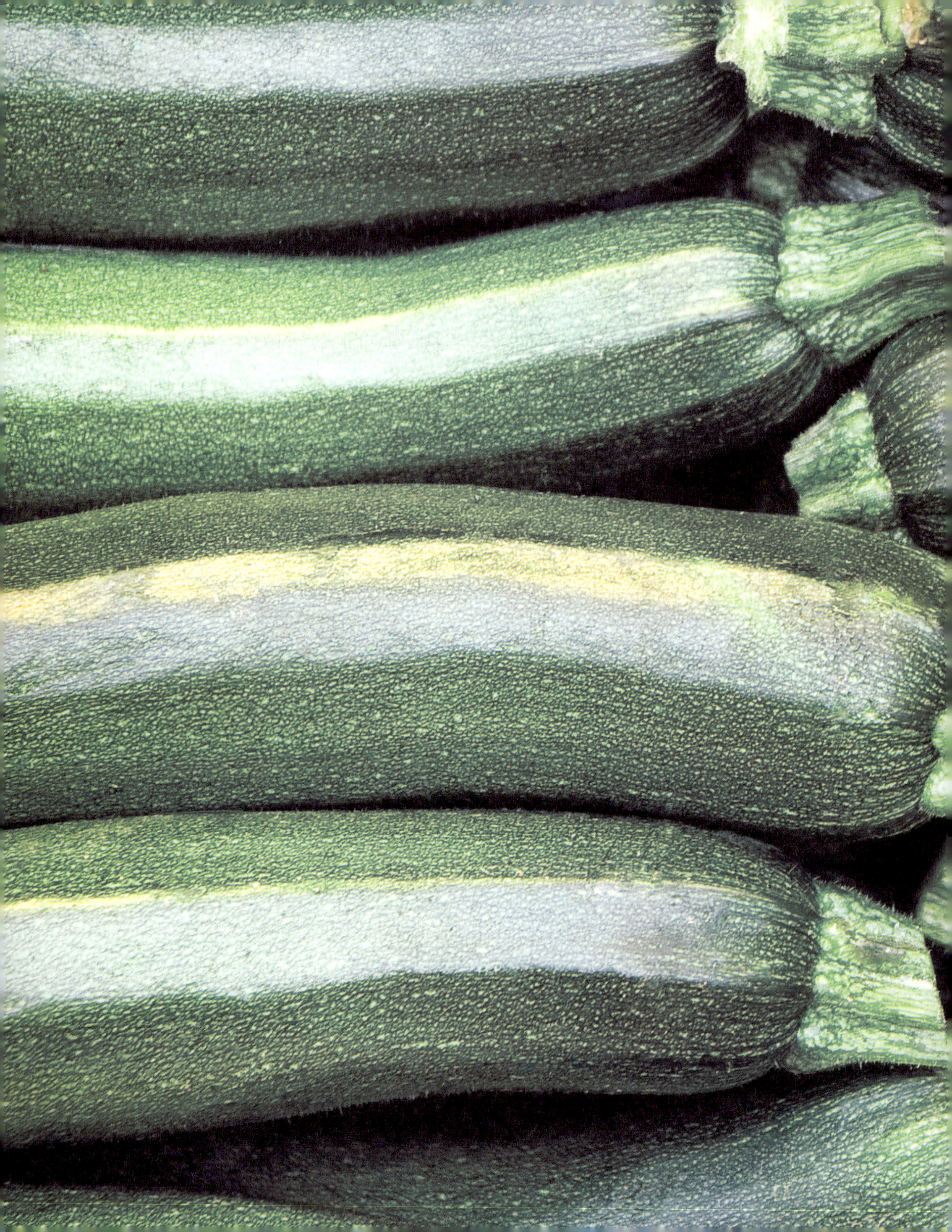

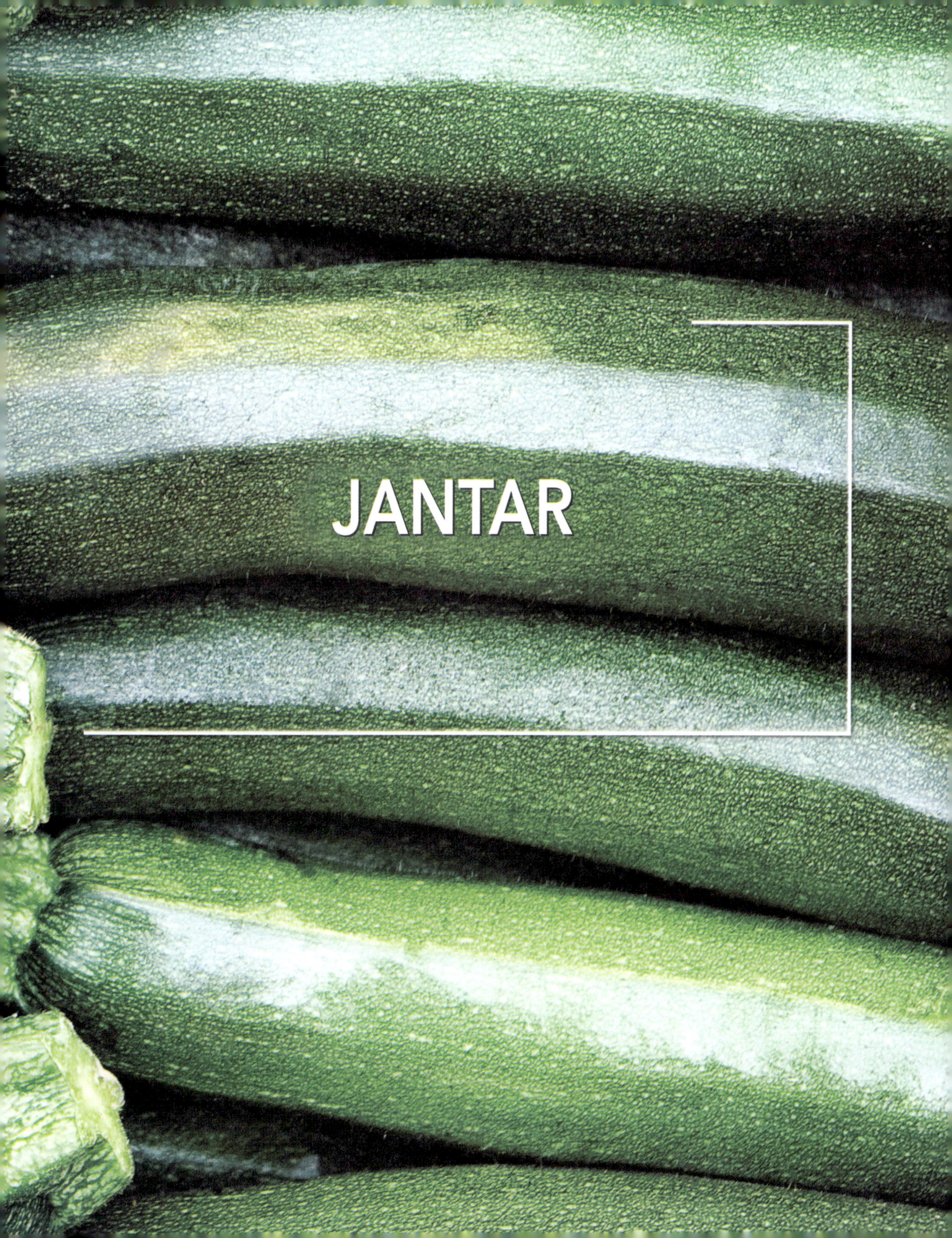

JANTAR

TACOS DE LENTILHA

Rende 3 porções

Quem não gosta de tacos? O recheio de lentilha para esses tacos de alface-romana pode ser apreciado quente ou frio, de acordo com sua preferência. Se estiver procurando algo um pouco mais substancioso, sinta-se à vontade para experimentar tortilhas sem glúten e sem milho. Para uma dose extra de sabor, esta receita combina bem com o "Vinagrete" de limão picante da página 404 ou até mesmo com o Molho Tahine de Hortelã da página 406.

1 xícara de cebola em cubos
½ xícara de caldo de legumes (veja Dicas)
1 xícara de cogumelos cortados em cubos (opcional)
4 dentes de alho picados
3 xícaras de lentilhas cozidas (veja Dicas)
1 colher de chá de tempero de aves
½ colher de chá de chili em pó
1 colher de chá de cominho
½ colher de chá de páprica
½ colher de chá de chipotle em pó
¼ de colher de chá de mel ou xarope de bordo (opcional)
½ colher de chá de sal marinho
¼ de colher de chá de pimenta-de--caiena (opcional)
2 pés de alface-romana ou americana

COBERTURAS OPCIONAIS

1 xícara de chá de tomates cereja ou *grape* fatiados
1 abacate fatiado
½ xícara de coentro picado
½ xícara de rabanete fatiado
½ xícara de repolho-roxo picado
½ xícara de cenoura ralada
3 metades de limão
1 pimenta jalapeño madura cortada em fatias finas

Salteie a cebola em 2 colheres de sopa de caldo de legumes em fogo médio-alto, por aproximadamente 5 minutos, até que ela fique tenra. Continue adicionando caldo de legumes às colheradas, conforme necessário, para que a cebola não grude na panela.

Acrescente os cogumelos, o alho, as lentilhas, o tempero de aves, o cominho, a páprica, o chipotle, o mel e o sal marinho à panela do salteado. Se quiser algum ardor, acrescente também a pimenta-de-caiena. Continue a cozinhar tudo em fogo médio-alto por 5 minutos ou até que os cogumelos estejam tenros e cozidos.

Sirva a mistura de lentilha em folhas individuais de alface-romana como se fossem tortilhas e arremate com qualquer uma das coberturas opcionais, ou todas.

DICA

- O Caldo de Resgate do Fígado da página 384 pode ser usado nesta receita, ou você pode usar caldo pronto comprado em uma loja. Como na receita anterior, certifique-se de que ele não contenha óleo de canola, ácido cítrico, sabores naturais ou outros aditivos sorrateiros. Você também pode usar água quando não for possível encontrar um bom caldo de legumes.
- As lentilhas marrons ou verdes funcionam melhor nesta receita. Prepare 1 xícara de lentilhas secas de acordo com as instruções da embalagem.

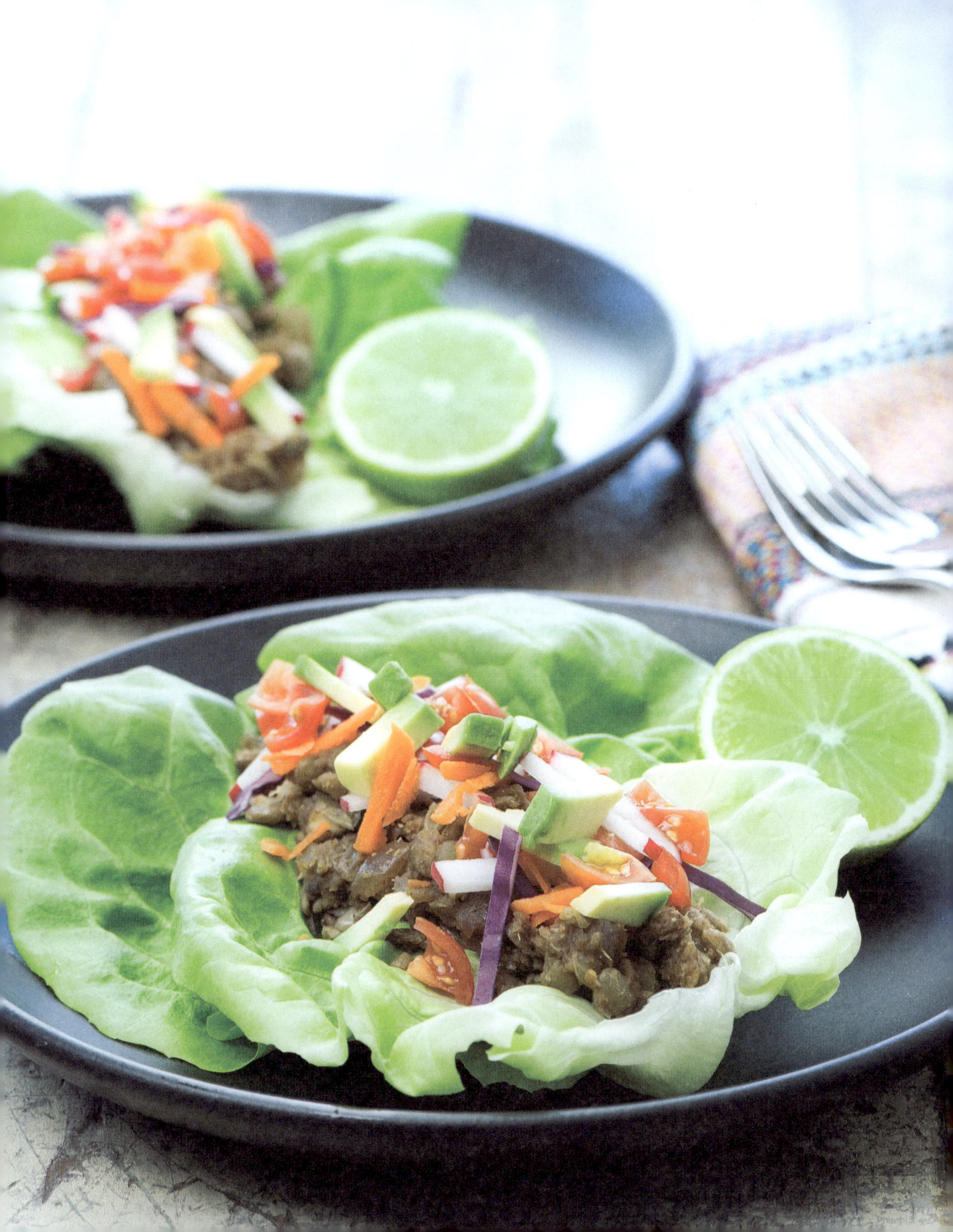

SUSHI DE COUVE-FLOR COM MOLHO DE PIMENTA TAILANDESA

Rende 2 porções

Este prato pode ser feito com arroz de couve-flor cru ou cozido. Embora a ideia de fazer seus próprios rolos de sushi possa parecer assustadora, isso é mais fácil do que você imagina. Eles não precisam ficar perfeitos para que o sabor seja ótimo! As opções para encher seus rolos de sushi são infinitas. Tente incorporar ervas frescas como hortelã, manjericão e coentro para um toque de frescor, ou amplie as possibilidades com outras hortaliças que curam o fígado, como rabanetes, aspargos ou brotos. Pode-se até mesmo incorporar legumes cozidos como batata-doce ou qualquer variedade de abóbora.

½ couve-flor
6 folhas de nori tostadas

RECHEIOS OPCIONAIS

1 pepino em fatias finas
1 cenoura em fatias finas
1 pimentão vermelho em fatias finas
1 xícara de repolho-roxo em fatias finas
1 abacate em fatias finas
½ xícara de água

MOLHO DE PIMENTA TAILANDESA

1 xícara de tomate cereja ou *grape*
1 xícara de água fria ou suco de laranja recém-espremido
¼ de xícara de tomate seco ao sol
1 dente de alho
2 colheres de sopa de suco de limão
2 colheres de sopa de mel
¼ de colher de chá de pimenta vermelha em flocos
1 colher de sopa de pimenta vermelha tailandesa picada ou pimenta jalapeño madura

Corte a couve-flor em floretes (ela deve render aproximadamente 6 copos de floretes). Coloque os floretes em um processador de alimentos e pulse até ficar com textura de arroz. Coloque o arroz de couve-flor em uma tigela média e reserve.

Se preferir arroz de couve-flor cozido, cozinhe a couve-flor processada em uma frigideira em fogo médio, mexendo com frequência por 5 a 7 minutos, até ficar macio. Não é necessário acrescentar óleo ou água na panela, pois a couve-flor em si deve permanecer úmida o suficiente para evitar a aderência. Quando o arroz de couve-flor estiver tenro, reserve-o em uma tigela média para esfriar.

Coloque uma folha de nori sobre uma tábua de corte. Acrescente cerca de ¾ de xícara de arroz de couve-flor na extremidade mais próxima de você da folha de nori e espalhe-o em uma camada uniforme, cobrindo a metade inferior da alga.

Organize os legumes do recheio (os que você quiser) no meio do arroz de couve-flor. Levante cuidadosamente o nori da borda inferior perto de você e comece a enrolá-lo com firmeza em direção à parte superior.

Pouco antes de terminar o rolo, mergulhe seu dedo na água ou no suco de laranja e passe-o ao longo da borda superior da folha. Isso ajudará o nori a grudar nele mesmo quando você completar o rolo. Usando uma faca afiada, corte cada rolo de sushi em pedaços iguais.

Para fazer o Molho de Pimenta Tailandesa, misture tomates frescos, água, tomates secos ao sol, alho, suco de limão, mel e pimenta vermelha em flocos, com até 1 colher de sopa de pimenta vermelha tailandesa picada ou jalapeño, de acordo com o ardor desejado.

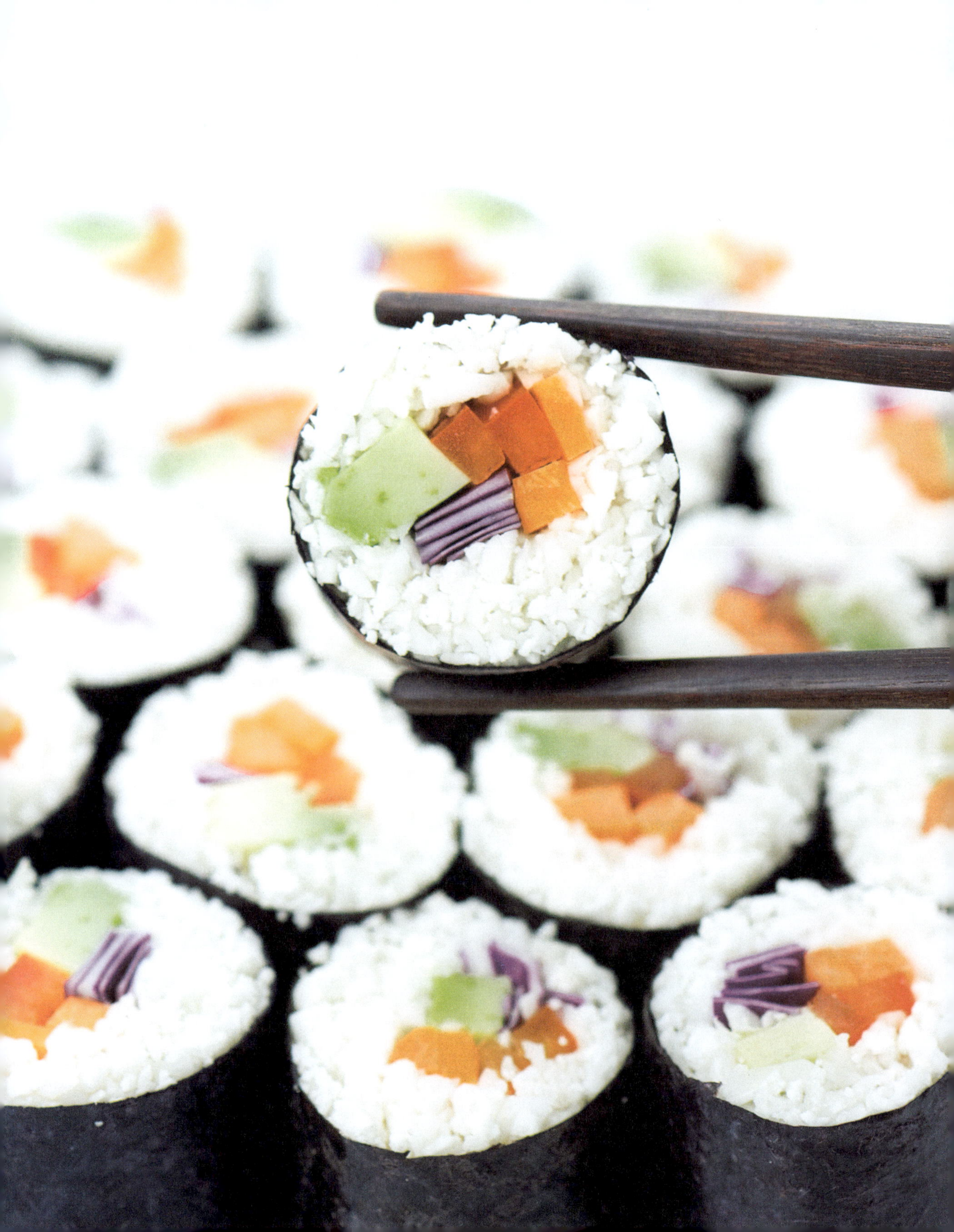

RATATOUILLE

Rende 4 porções

Ratatouille é uma dessas receitas nascidas da necessidade e da versatilidade. No final do verão, às vezes é difícil saber o que fazer com a abundância de abobrinhas, abóboras, berinjelas e tomates que brotam no jardim. Esta receita produz uma refeição reconfortante e rústica desses legumes de verão e se conserva bem o suficiente no congelador para ser apreciada no outono. Tente criar suas próprias variações de *ratatouille* para refletir os produtos sazonais em sua própria região.

1 abobrinha grande

1 abóbora grande

1 berinjela

1 pimentão vermelho

4 xícaras de quinoa cozida (opcional)

MOLHO DE TOMATE

4 tomates cortados em cubos

1 cebola amarela cortada em cubos

4 dentes de alho picados

2 colheres de sopa de pasta de tomate (veja Dicas)

½ colher de chá de sal marinho

½ colher de chá de manjericão seco

½ colher de chá de tempero de aves

⅛ de colher de chá de curry em pó

Pré-aqueça o forno a 190 °C.

Corte as abobrinhas, a abóbora, a berinjela e o pimentão vermelho em rodelas finas. Reserve.

Para fazer o molho de tomate, misture os ingredientes em uma panela de molho em fogo alto. Mexa sem parar por 2 a 3 minutos até que os tomates tenham liberado seu suco.

Baixe o fogo e continue mexendo de vez em quando, por 15 a 20 minutos, até que os tomates tenham começado a desmanchar. Usando um mixer, bata os tomates até que se forme um molho com pedaços. Alternativamente, você pode usar um liquidificador para essa etapa, misturando com pulsos e deixando a tampa aberta na parte superior para permitir que o vapor escape.

Coloque 1 xícara do molho de tomate no fundo de uma assadeira e espalhe revestindo todo o fundo. Coloque as rodelas de abobrinha, abóbora, berinjela e pimentão vermelho no padrão desejado. Cubra a assadeira com papel-manteiga e leve ao forno por 45 a 60 minutos, até que os legumes estejam macios.

Sirva o *ratatouille* coberto com o restante do molho de tomate sobre um leito de quinoa, se desejar.

DICA

- Esse molho de tomate se conserva bem no congelador, assim é possível tê-lo sempre à mão para refeições rápidas e fáceis a qualquer momento.
- Se usar polpa de tomate comprada em loja, certifique-se de que ela não contenha ácido cítrico.
- Para uma versão ainda mais rápida, corte as abobrinhas, a abóbora, a berinjela e o pimentão vermelho, misture-os no molho de tomate e cozinhe tudo por 40 a 60 minutos até que todos os legumes estejam macios.

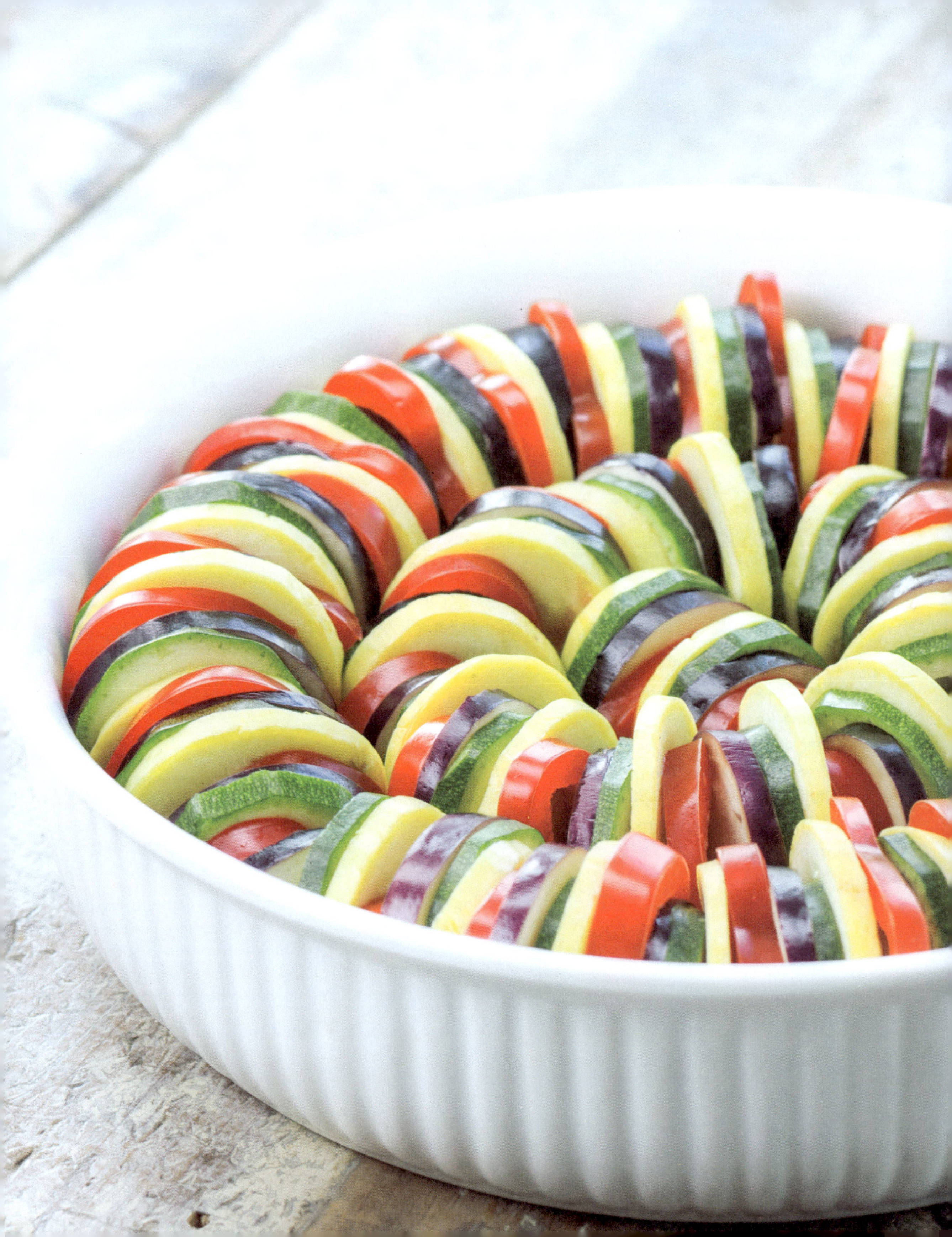

PANQUECAS DE BATATA COM SALADA DE RABANETE E PEPINO

Rende 2 porções

Essas panquecas de batata saem do forno perfeitamente crocantes e substanciosas e em seguida são cobertas com uma leve e refrescante Salada de Rabanete e Pepino, que acrescenta um sabor estimulante. Sinta-se à vontade para experimentar outras coberturas. Se tiver crianças famintas em sua vida, elas podem gostar de experimentar as panquecas de batata cobertas com purê de abacate ou feijão preto!

2 batatas russet grandes, descascadas e raladas

1 colher de sopa de farinha de araruta

½ colher de chá de sal marinho, dividido

1 pepino cortado em fatias finas

6 rabanetes cortados em fatias finas

2 colheres de chá de mel

1 colher de sopa de suco de limão

1 colher de sopa de endro picado

¼ de xícara de cebolinha picada

¼ de colher de chá de pimenta vermelha (opcional)

Pré-aqueça o forno a 220 °C.

Misture bem as batatas, a araruta e ¼ de colher de chá de sal marinho em uma tigela.

Forre duas assadeiras com papel-manteiga. Coloque a batata sobre o papel em doses de ¼ de xícara e organize-as em círculos de aproximadamente 7,5 cm de diâmetro, usando as mãos ou um cortador de biscoitos como molde. Pressione-as até que tenham aproximadamente 6 mm de espessura.

Asse as panquecas de batata por 20 minutos. Retire-as do forno e vire-as, segurando cuidadosamente as bordas do papel-manteiga e virando a folha inteira. Se necessário, retire com cuidado as panquecas de batata presas no papel-manteiga e coloque-as de volta no forno nas assadeiras sem papel por mais 5 minutos.

Enquanto as panquecas de batata estão assando, faça a Salada de Rabanete e Pepino, misturando suavemente o pepino fatiado e os rabanetes com o mel, o suco de limão, o endro, a cebolinha, o ¼ de colher de chá de sal marinho restante e a pimenta vermelha em uma tigela.

Sirva as panquecas de batata bem quentes e guarnecidas com a Salada de Rabanete e Pepino.

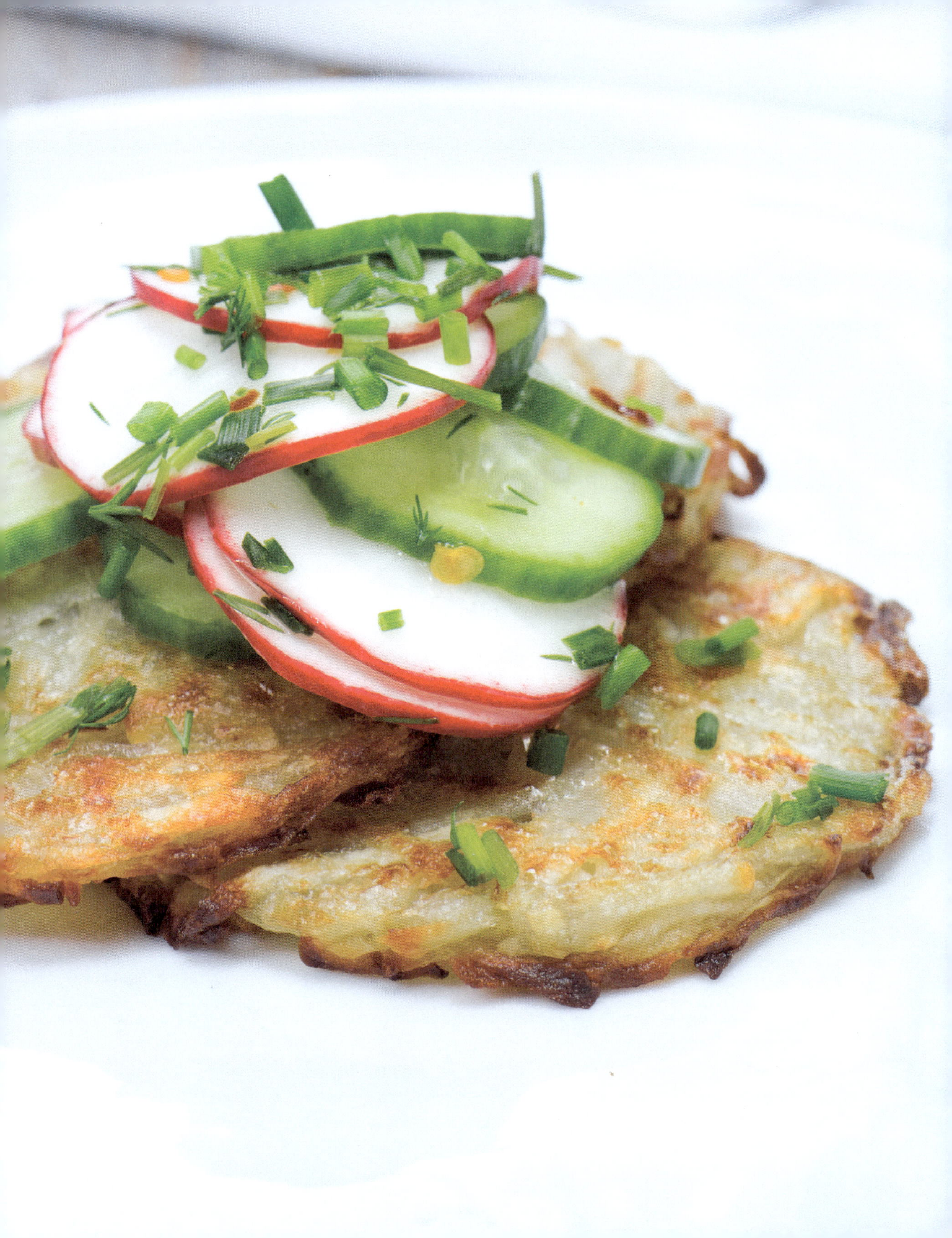

MACARRÃO ASSADO VEGANO

Rende de 2 a 4 porções

Esse prato colorido é cheio de hortaliças assadas e macias, delicadamente misturadas com um molho de tomate leve que deixa tudo úmido e saboroso. Trata-se de um ótimo prato para ser servido ao se reunir à mesa com amigos e familiares, mesmo aqueles que não costumam comer esse tipo de prato. Se estiver servindo outras pessoas, sinta-se à vontade para acrescentar um pouco de azeite de oliva a seus pratos individuais logo antes de servir. Pode estar certo de que eles comerão tudo!

3 xícaras de tomate cereja ou *grape*

1 xícara de cebola roxa fatiada

1 xícara de abobrinha picada

1 xícara de cenoura picada

1 xícara de aspargos cortados em cubos

10 dentes de alho sem descascar

½ colher de chá de suco de limão

¼ de colher de chá de sal marinho

¼ de colher de chá de pimenta vermelha em flocos (opcional)

360 g de macarrão sem glúten (veja Dicas)

4 xícaras de rúcula (opcional)

Sal marinho adicional, alga *dulse* e/ou pimenta-do-reino a gosto

Pré-aqueça o forno a 200 °C.

Espalhe os tomates, a cebola roxa, a abobrinha, a cenoura, os aspargos e o alho em duas assadeiras forradas com papel-manteiga e asse os legumes por 15 a 20 minutos, até que fiquem macios.

Descasque todos os dentes de alho assados (cuidando para não queimar os dedos) e coloque 4 deles no liquidificador com 1 xícara dos tomates assados, o suco de limão, o sal marinho e a pimenta vermelha em flocos (opcional). Bata os ingredientes até formar um molho de tomate leve e macio.

Prepare 360 g de macarrão sem glúten de acordo com as instruções da embalagem. Escorra a massa e transfira-a para uma tigela.

Misture a massa no molho de tomate. Deve haver molho suficiente para revestir levemente o macarrão. Acrescente o restante dos tomates assados, a cebola roxa, a abobrinha, os aspargos e os dentes de alho. Misture suavemente.

Sirva a massa sobre um leito de rúcula, se desejar, e acrescente sal marinho, alga *dulse* e/ou pimenta-do-reino a gosto.

DICA

- Procure uma massa sem glúten feita de arroz, quinoa, feijão ou lentilha. Tente evitar as variedades que contêm milho.
- Esse macarrão é misturado de leve com uma pequena quantidade de molho de tomate para dar sabor, mas se quiser uma porção substancial de molho de tomate por cima da massa, tente combinar esta receita com a receita de molho de tomate usada na receita de *Ratatouille*, na página 416.

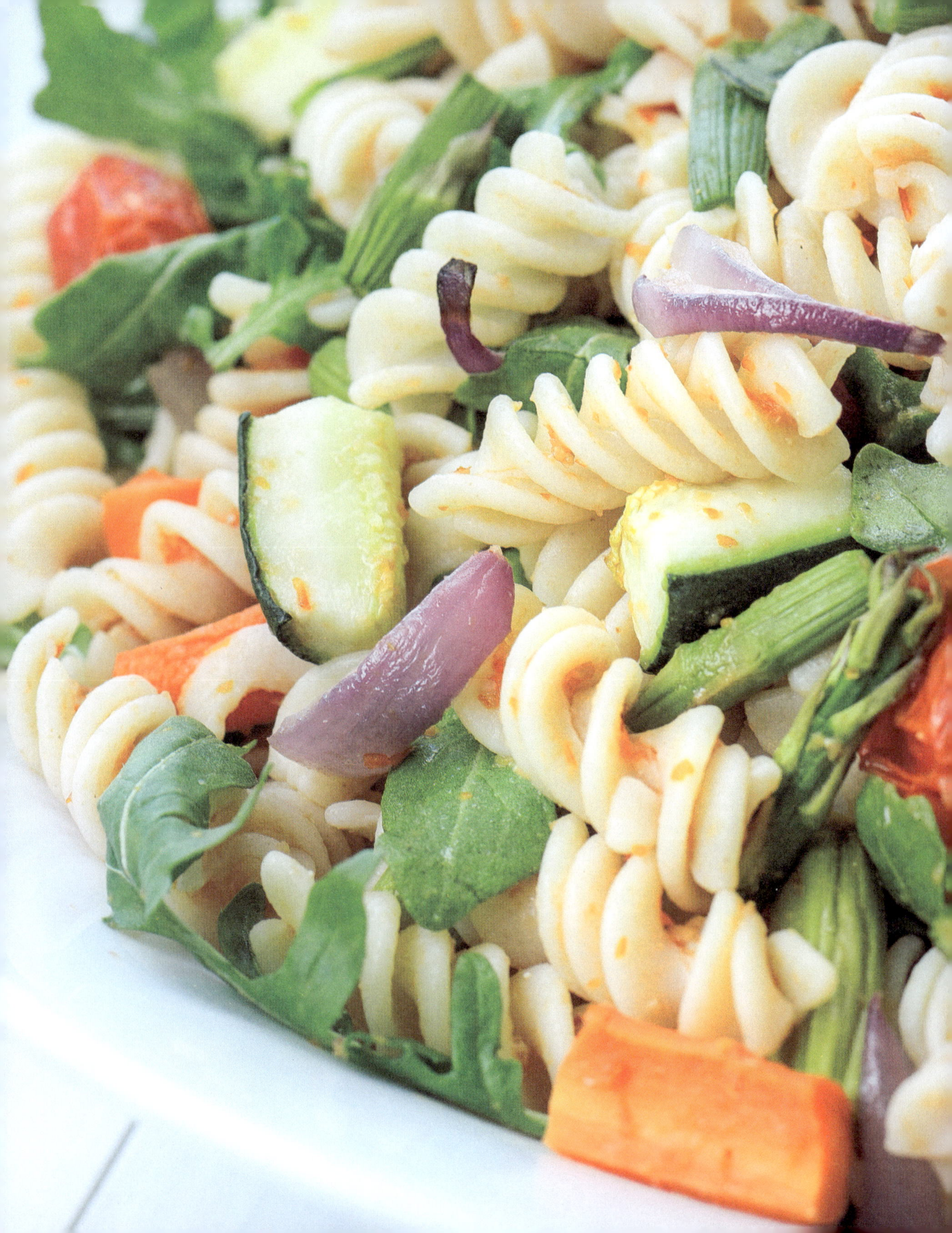

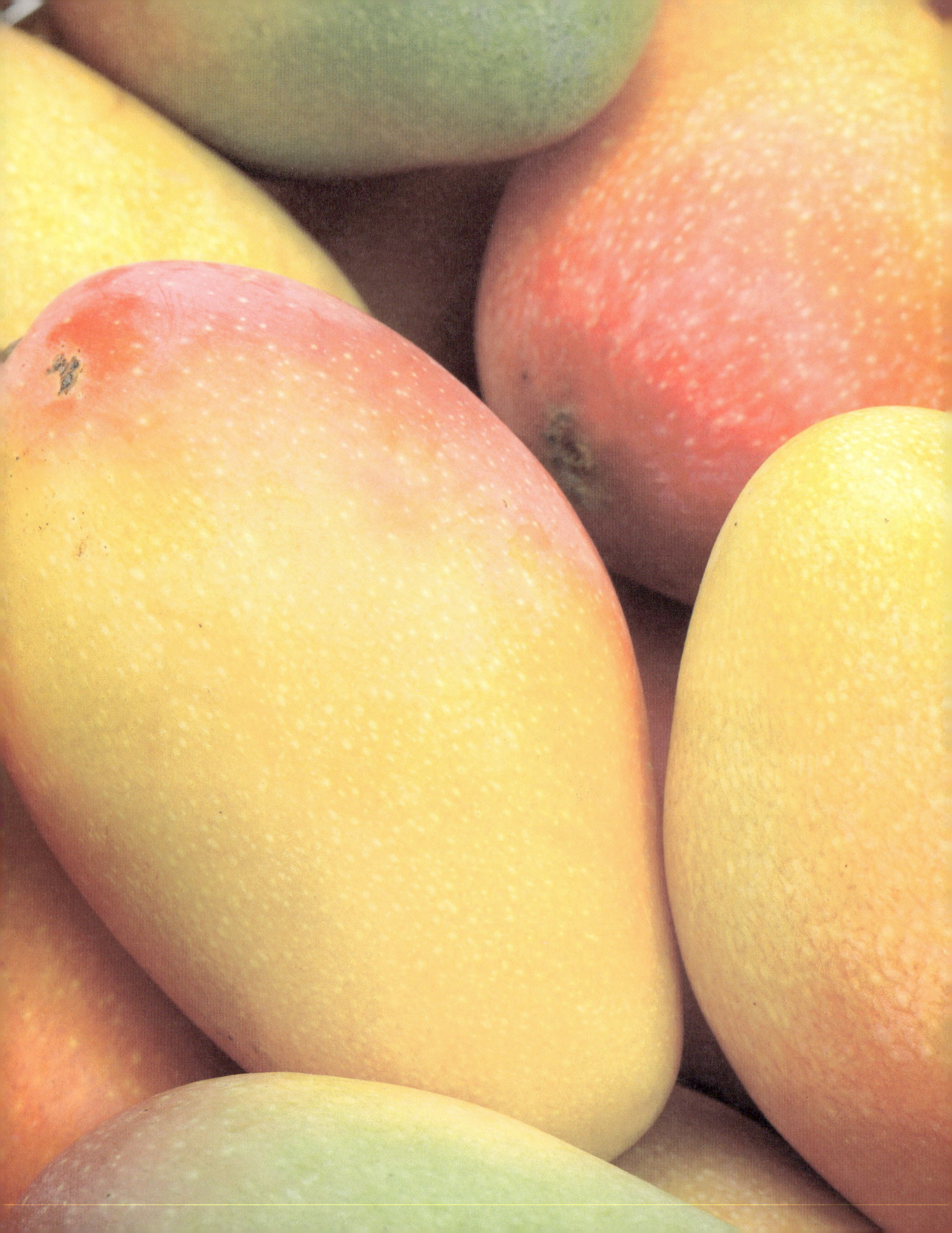

LANCHES

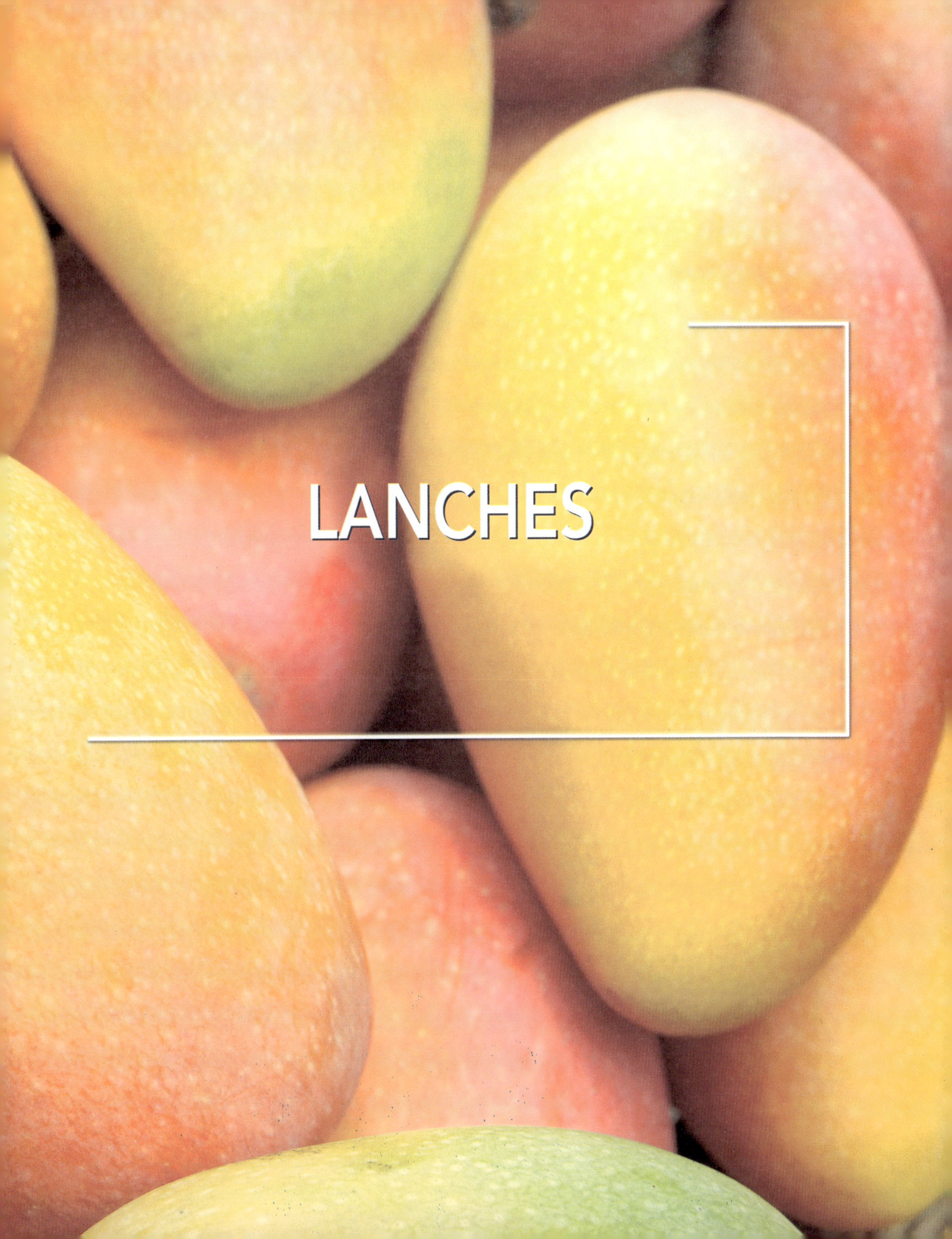

CHIPS DE ABACAXI E MAÇÃ COM MOLHO APIMENTADO DE MANGA

Rende 2 porções

Chips com molho são um lanche clássico e, nesta versão, *chips* de frutas e um saboroso molho de manga dão uma reviravolta na ideia original. Esta receita inclui instruções para fazer *chips* de maçã assada ou *chips* de abacaxi cru desidratado. Ambas são igualmente deliciosas.

4 maçãs vermelhas ou 1 abacaxi

2 xícaras de manga cortada em cubos

½ xícara de pimentão vermelho picado

¼ de xícara de cebola roxa cortada em cubos

¼ de xícara de coentro finamente picado

¼ de xícara de manjericão finamente picado

2 colheres de sopa de suco de limão

1 dente de alho picado

½ colher de chá de pimenta vermelha em pó

½ colher de sopa de pimenta jalapeño madura moída (opcional)

Para fazer *chips* de maçã assada, pré-aqueça o forno a 100 °C. Fatie as maçãs em rodelas de espessura não superior a 6 mm e disponha as fatias em duas assadeiras forradas com papel-manteiga. Asse as fatias de maçã por duas horas e, depois, retire-as do forno. Os *chips* de maçã ficarão mais crocantes à medida que esfriam.

Para fazer *chips* de abacaxi cru, corte um abacaxi em rodelas de espessura não superior a 6 mm e espalhe-as em duas bandejas desidratadoras. (Lembre-se: se tiver o estômago sensível, use os ⅔ de baixo do abacaxi, que são mais doces.) Desidrate a 40 °C por aproximadamente dezesseis horas. O tempo necessário varia de acordo com a espessura do abacaxi fatiado e o grau de umidade do ambiente.

Para fazer o molho, coloque a manga, o pimentão vermelho, a cebola roxa, o coentro, o manjericão, o suco de limão, o dente de alho e a pimenta em pó em uma tigela média e misture bem. Acrescente a pimenta jalapeño de acordo com o grau de ardor desejado.

Sirva o molho ao lado dos *chips* de maçã ou de abacaxi e aproveite!

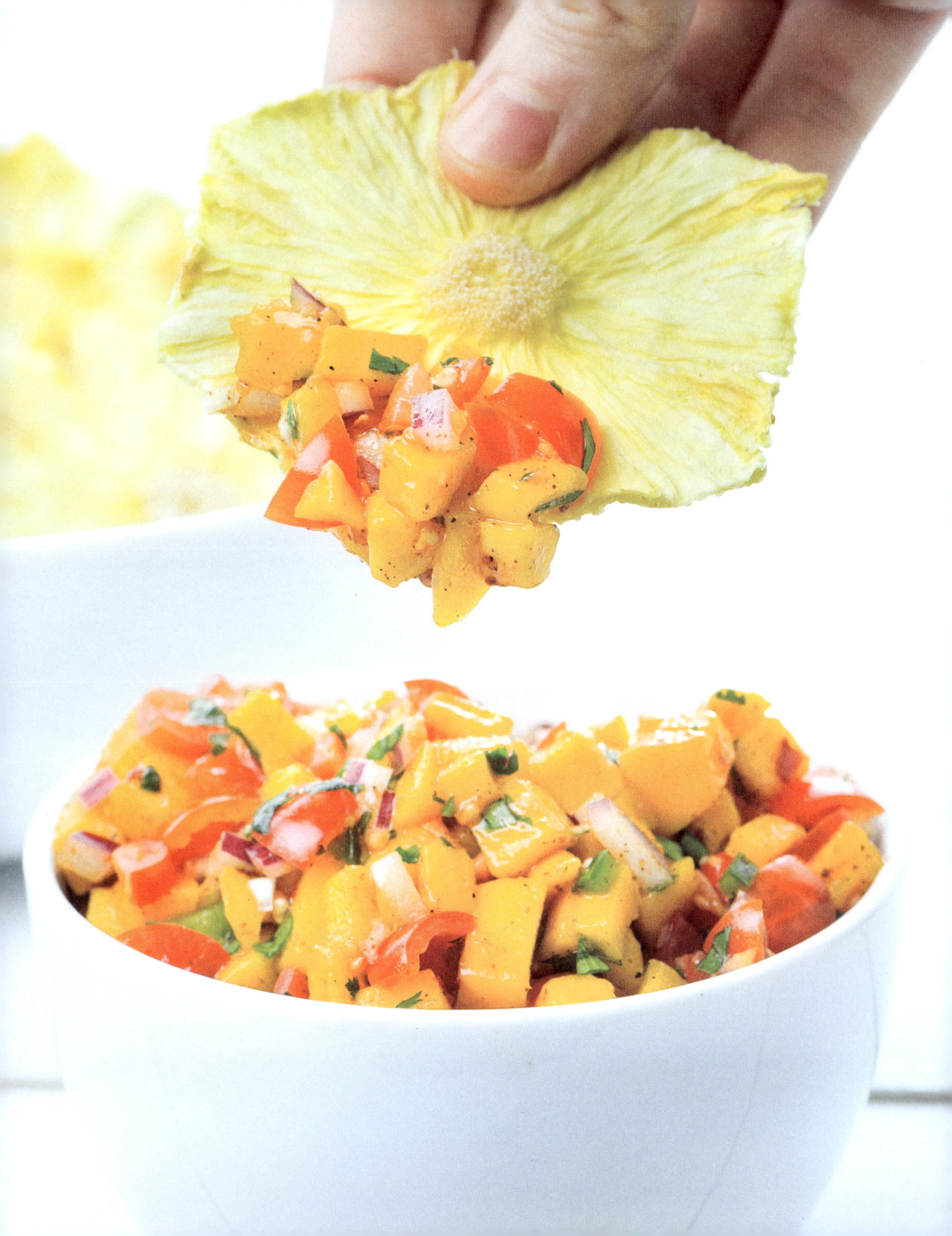

MOLHO DE MAÇÃ PARA RESGATE DO FÍGADO

Rende 1 porção

Não se deixe enganar pela simplicidade desta receita – o molho de maçã é um dos alimentos mais profundamente rejuvenescedores e revitalizantes para as células hepáticas. Trata-se realmente de um salvador do fígado. Além disso, é doce, delicioso e fácil de fazer a qualquer momento.

1 a 2 maçãs vermelhas cortadas em cubos

1 a 4 tâmaras Medjool sem caroço (opcional)

1 talo de aipo picado (opcional)

¼ de colher de chá de canela (opcional)

Bata a maçã vermelha picada e os outros ingredientes desejados em um liquidificador ou processador de alimentos até formar um creme de maçã liso e uniforme. Sirva e desfrute imediatamente ou esprema um pouco de suco de limão fresco por cima e sele bem, caso queira guardar para mais tarde.

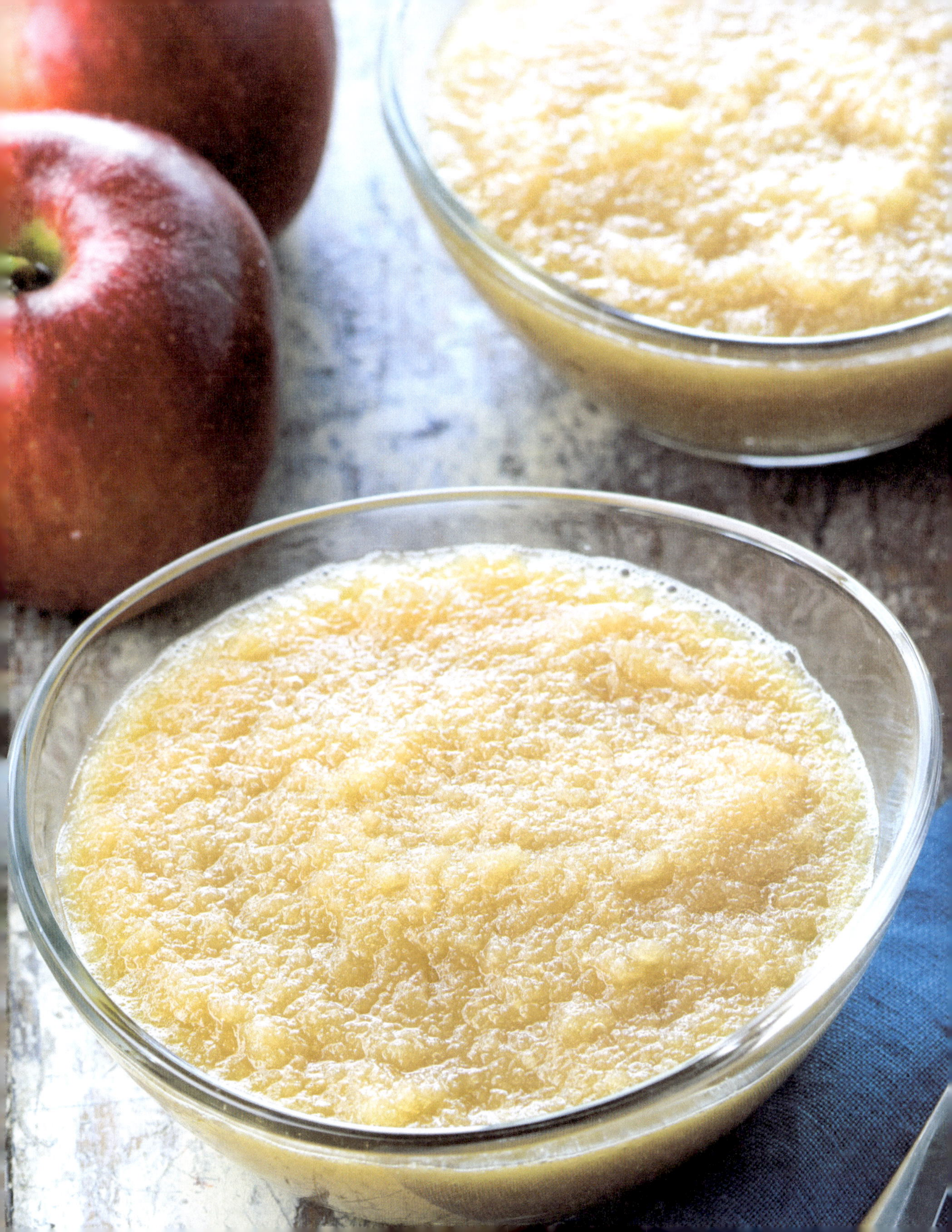

COUVE-DE-BRUXELAS ASSADA COM XAROPE DE BORDO

Rende 4 porções

Essas couve-de-bruxelas são incrivelmente atraentes. São doces, picantes, pungentes e ricas em sabor. Caso não goste do sabor picante, sinta-se à vontade para deixar de fora as especiarias. Você obterá assim uma guloseima doce e salgada que fará com que todos peçam mais.

1 kg de couve-de-bruxelas

2 colheres de sopa de suco de limão

3 colheres de sopa de xarope de bordo

1 dente de alho

¼ de colher de chá de pimenta-de-caiena

¼ de colher de chá de páprica

¼ de colher de chá de pimenta vermelha em flocos

½ colher de chá de sal marinho, dividido

Pré-aqueça o forno a 230 °C.

Prepare as couves-de-bruxelas removendo os caules e as hastes e cortando-as verticalmente pela metade. Isso deve render cerca de 6 xícaras de couves-de-bruxelas cortadas.

Coloque o suco de limão, o xarope de bordo, o dente de alho, a pimenta-de-caiena, a páprica, a pimenta vermelha em flocos e o ¼ de colher de chá de sal marinho no liquidificador e bata até formar uma marinada lisa.

Em uma tigela grande, misture as couves-de-bruxelas na marinada.

Espalhe as couves-de-bruxelas com a face para baixo em duas assadeiras forradas com papel-manteiga. Reserve na tigela o que sobrou da marinada.

Asse as couves-de-bruxelas por 15 a 20 minutos até começarem a escurecer. Para maior crocância, grelhe-as por 1 minuto antes de retirá-las do forno.

Devolva imediatamente as couves-de-bruxelas assadas à tigela e misture-as com a sobra da marinada. Polvilhe o restante do ¼ de colher de chá de sal marinho por cima e sirva imediatamente para melhores resultados.

DICA

- Não deixe de reservar a marinada. Misturar novamente as couves-de-bruxelas na marinada depois de assadas faz com que absorvam o sabor extra e fiquem ainda mais deliciosas!

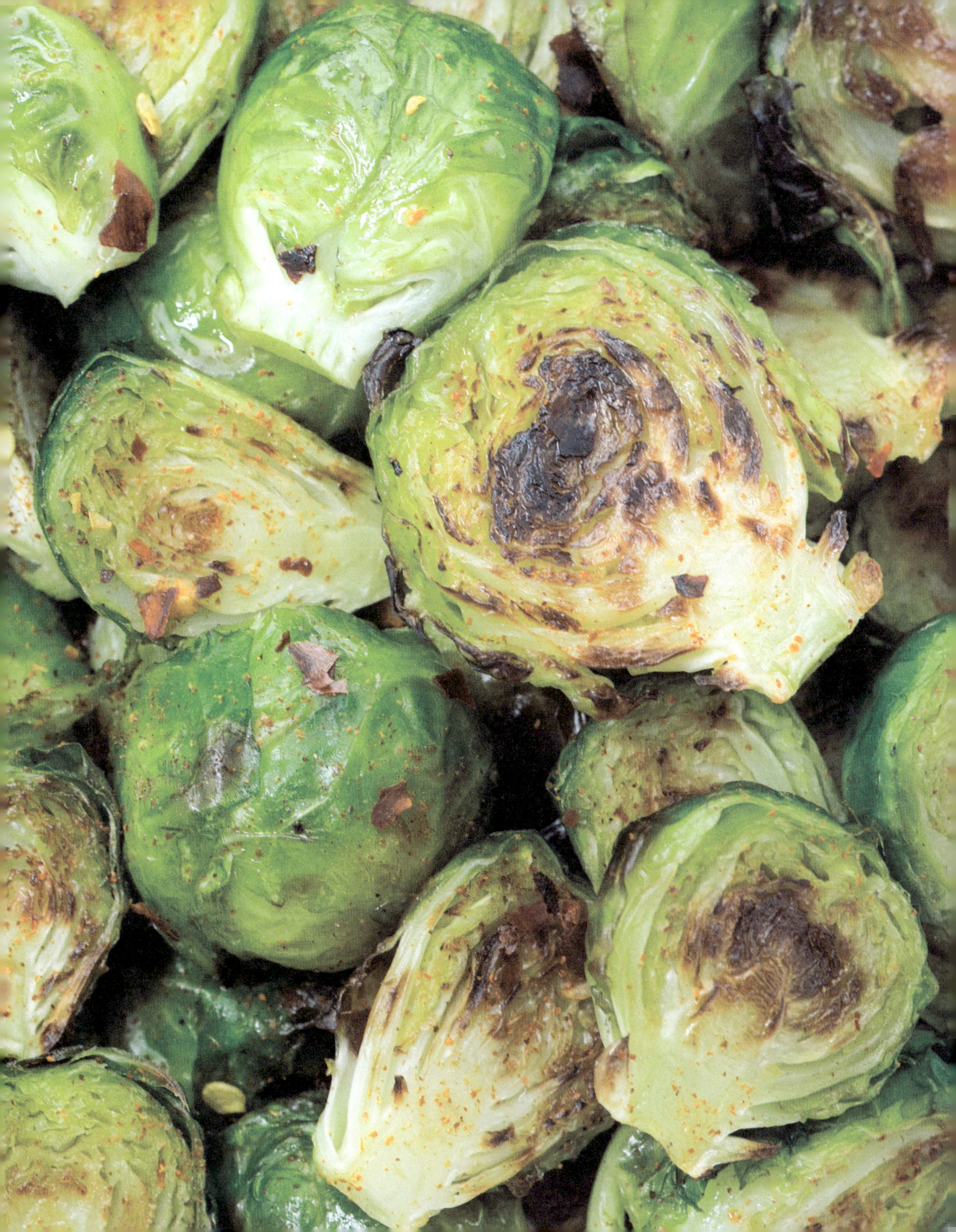

BRUSCHETTA DE BATATA

Rende 4 porções

Ninguém sentirá falta de *crostini* com essa *Bruschetta* de Batata. Quanto mais saborosos forem os tomates, mais ousada e maravilhosa será esta receita. Em cubos com alho, manjericão e sal marinho, esses tomates cantarão os sabores do verão diante das tenras fatias de batata assada.

2 batatas russet grandes ou 4 batatas russet pequenas

2 xícaras de tomates cereja ou *grape* em cubinhos

2 dentes de alho picados

5 folhas de manjericão fresco picado

¼ de colher de chá de sal marinho

suco de ½ limão

1 colher de chá de mel (opcional)

Sal marinho adicional, alga *dulse* e/ou pimenta-do-reino a gosto

Pré-aqueça o forno a 220 °C.

Fatie as batatas no sentido do comprimento em formas ovais longas com cerca de 6 mm de espessura e disponha-as em uma assadeira forrada com papel-manteiga.

Asse as batatas por 25 a 30 minutos até dourar a parte de cima.

Bata o suco de limão, o sal marinho, o alho e o mel (se desejar) em uma tigela pequena. Acrescente os tomates picados e misture.

Disponha as fatias de batata assada em uma bandeja de servir e cubra-as com os tomates picados e o manjericão picado. Arremate cada *bruschetta* com uma pitada extra de sal marinho, alga *dulse* e/ou pimenta-do-reino a gosto.

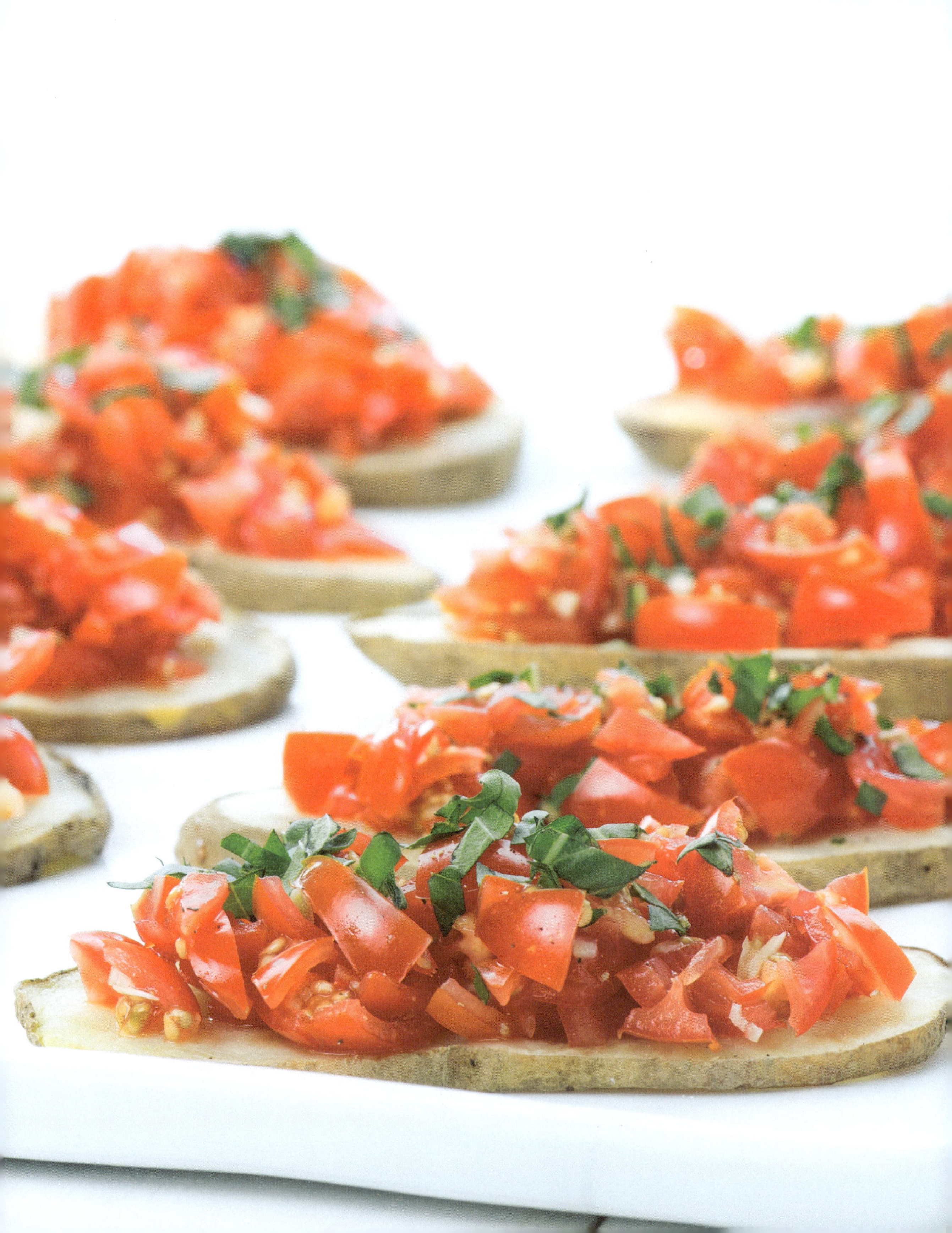

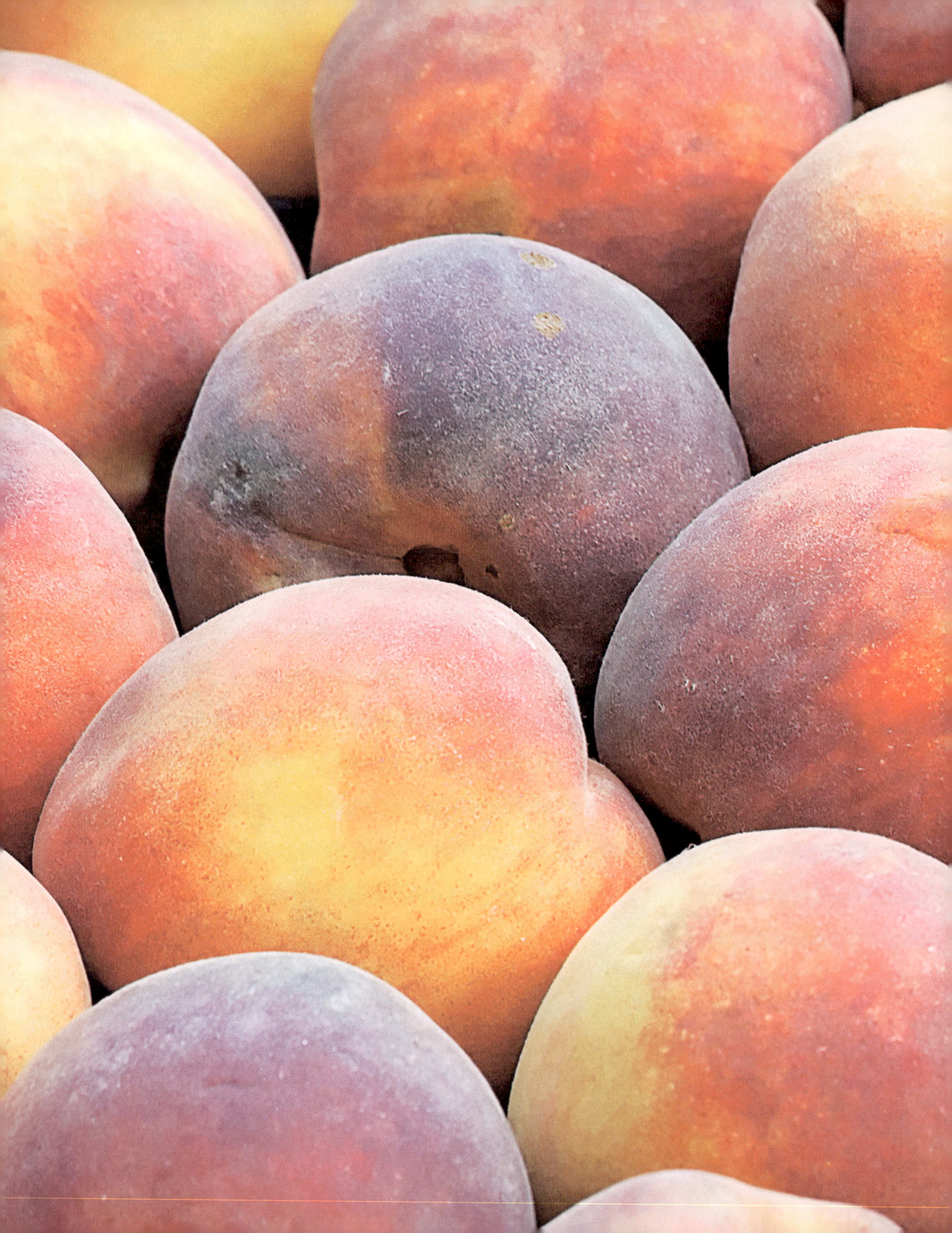

SOBREMESAS

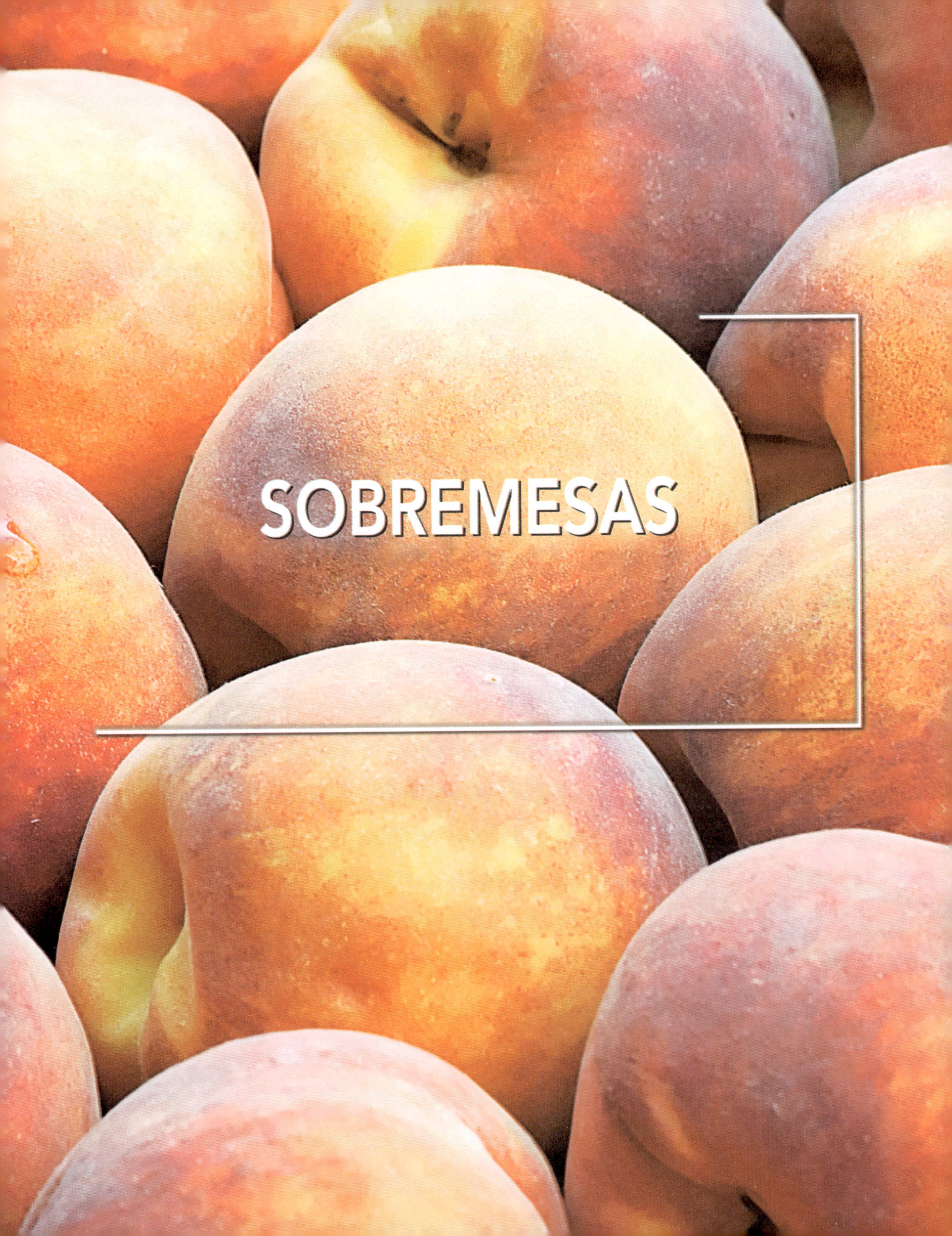

SORBET DE PÊSSEGO COM GENGIBRE

Rende 4 porções

Esse *sorbet* pode ser feito o ano inteiro com pêssegos congelados adquiridos no mercado ou pêssegos que você mesmo congelou no auge do verão. A doçura dos pêssegos combina perfeitamente com a pungência do gengibre e o brilho do suco de limão Meyer. Se os limões Meyer não estiverem disponíveis, substitua-os por suco de limão comum e ajuste o mel até que a doçura desejada seja atingida.

1 pedaço de gengibre descascado do tamanho de meio polegar

4 xícaras de pêssegos em fatias congelados

1 colher de sopa de suco de limão Meyer

1 colher de sopa de mel (veja Dicas)

½ xícara de água

Coloque o gengibre no processador de alimentos e processe até ficar finamente picado.

Ponha os pêssegos congelados, o suco de limão e o mel no processador de alimentos e bata tudo junto por 2 a 3 minutos, até misturar bem. Acrescente a água lentamente, apenas o suficiente para manter tudo em movimento. Também pode ser útil desligar o aparelho e raspar as laterais do processador de alimentos.

O *sorbet* estará pronto quando se obtiver uma textura lisa e uniforme. Esse *sorbet* ficará macio. Para uma consistência mais firme, transfira o *sorbet* para um recipiente e congele-o por três a quaro horas antes de servir.

DICA

- Caso você utilize pêssegos congelados comprados na loja, certifique-se de que não contenham ácido cítrico.
- Se gosta de coisas extra doces, sinta-se à vontade para aumentar a quantidade de mel até obter exatamente o sabor que deseja!

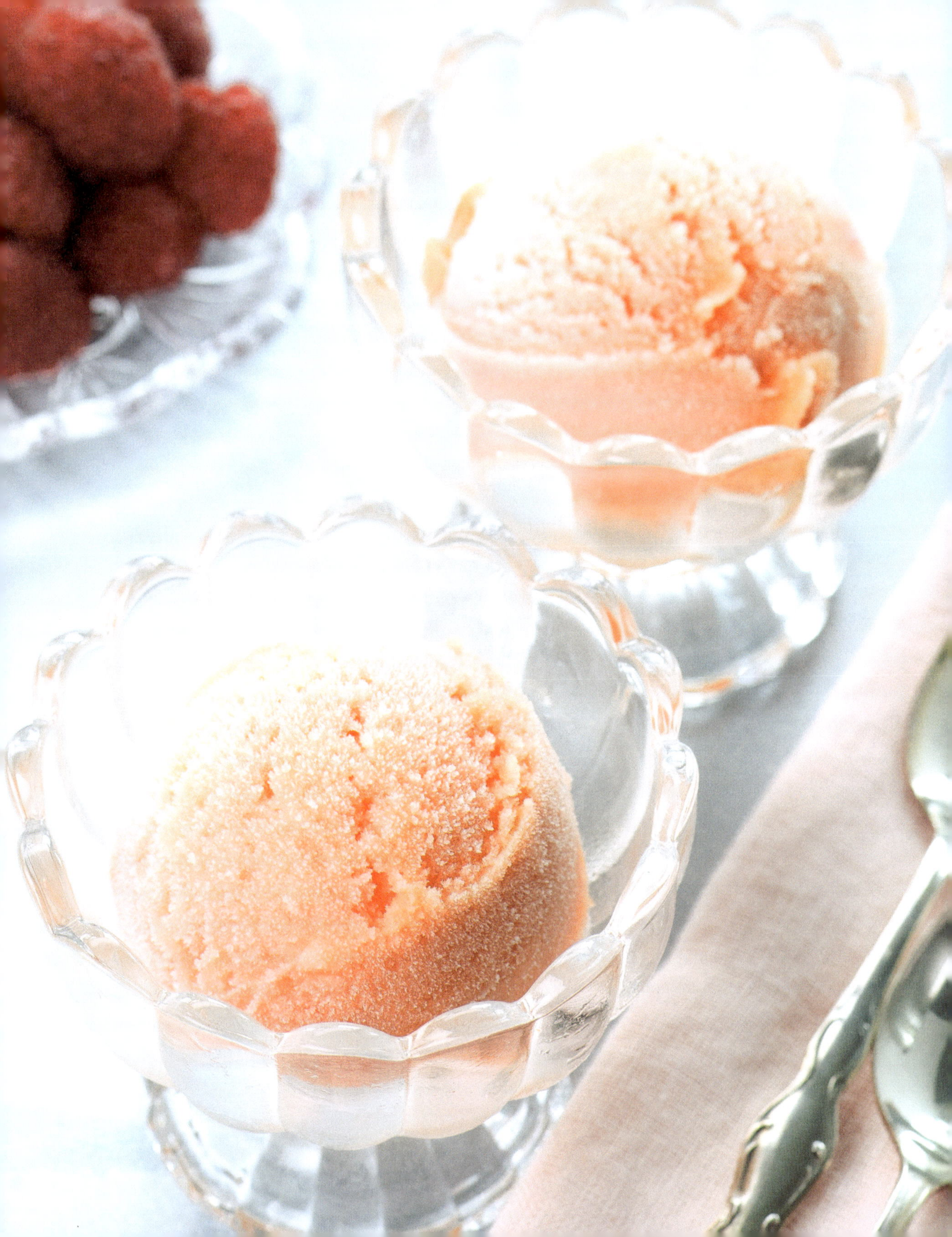

BANANA FOSTER ASSADA

Rende 3 porções

Pode parecer difícil encontrar receitas de sobremesas saudáveis e sem gordura, que sejam ricas e satisfaçam a vontade de comer doces. Bem, não procure mais. Esta receita de Banana *Foster* Assada é tão antiga quanto a original, mas contém apenas os melhores ingredientes para o seu corpo e a sua alma. Desfrute-a simples ou sirva com Creme de Banana Nice. De qualquer forma, você vai cair para trás de tão deliciosa que é essa sobremesa.

3 bananas

2 ½ colheres de sopa de xarope de bordo, dividido

½ colher de chá de canela

2 colheres de chá de açúcar de bordo

⅛ de colher de chá de sal marinho (opcional)

Pré-aqueça o forno a 200 °C.

Corte as bananas ao meio no sentido do comprimento e disponha-as em uma assadeira forrada com papel-manteiga.

Em uma tigela pequena, mexa ½ colher de sopa do xarope de bordo com a canela, o açúcar de bordo e o sal marinho até misturar bem.

Pincele as fatias de banana com as 2 colheres de sopa restantes do xarope de bordo, certificando-se de revestir ambos os lados.

Espalhe a mistura de canela uniformemente ao longo da parte superior das fatias de banana e asse-as no forno por 15 a 18 minutos, até que as bananas fiquem macias e douradas.

Tire as bananas assadas do forno e sirva com o Creme de Banana Nice, se desejar.

CREME DE BANANA NICE

Rende 3 porções

3 bananas congeladas

2 colheres de sopa de água morna

Pique as bananas congeladas e coloque-as no processador de alimentos. Processe as bananas, acrescentando água morna às colheradas, conforme necessário, para evitar a aderência. Pare de processar quando as bananas adquirirem uma consistência suave e macia.

Desfrute imediatamente ou coloque no *freezer* para endurecer por duas a quatro horas.

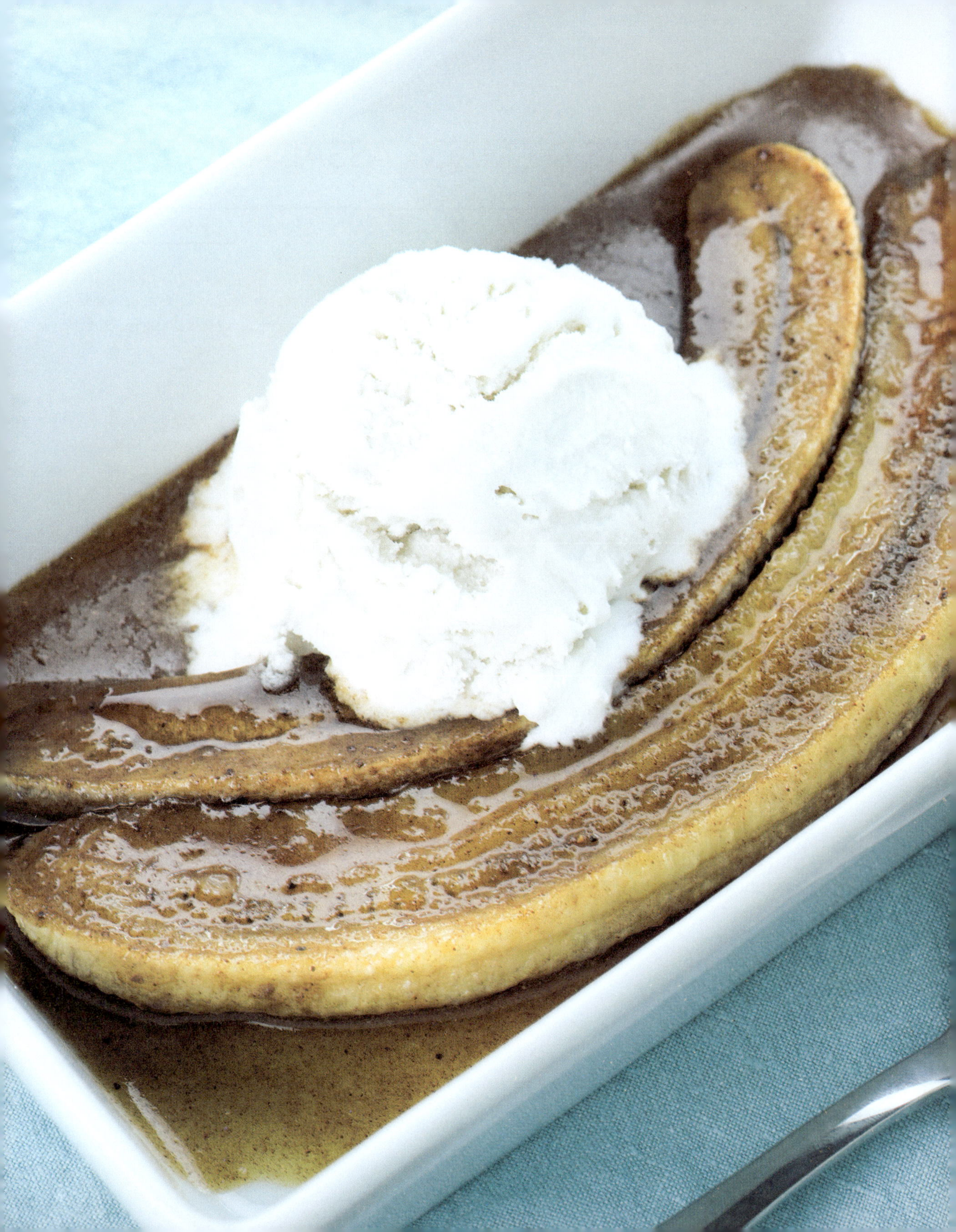

ROSAS DE MAÇÃ ASSADAS

Rende 4 porções

As rosas de maçã assada são como o recheio de uma torta de maçã sem a crosta, lindamente preparadas em ramequins e consumidas quentes, recém-saídas do forno. O recheio é sempre a melhor parte, certo?

4 maçãs vermelhas

4 colheres de sopa de xarope de bordo, dividido

1 colher de sopa de suco de limão fresco

¾ de colher de chá de canela, dividida

Pré-aqueça o forno a 200 °C.

Em uma tigela grande, bata 3 colheres de sopa do xarope de bordo, o suco de limão e ½ colher de chá de canela até misturar.

Com uma faca ou um fatiador, corte as maçãs em fatias finas e mexa as fatias na mistura de xarope de bordo até que estejam bem revestidas.

Organize as fatias de maçã em 4 pequenos ramequins. Divida a colher de sopa de xarope de bordo restante sobre a parte de cima dos ramequins. Arremate cada um deles com um pouco mais de canela em pó.

Leve ao forno por 20 a 25 minutos até que as maçãs tenham amolecido e estejam levemente douradas. Retire do forno e coma enquanto ainda está quente!

DICA

- Essa sobremesa curativa também pode ser combinada com a receita do Creme de Banana Nice da página 436 para se tornar ainda mais deliciosa.

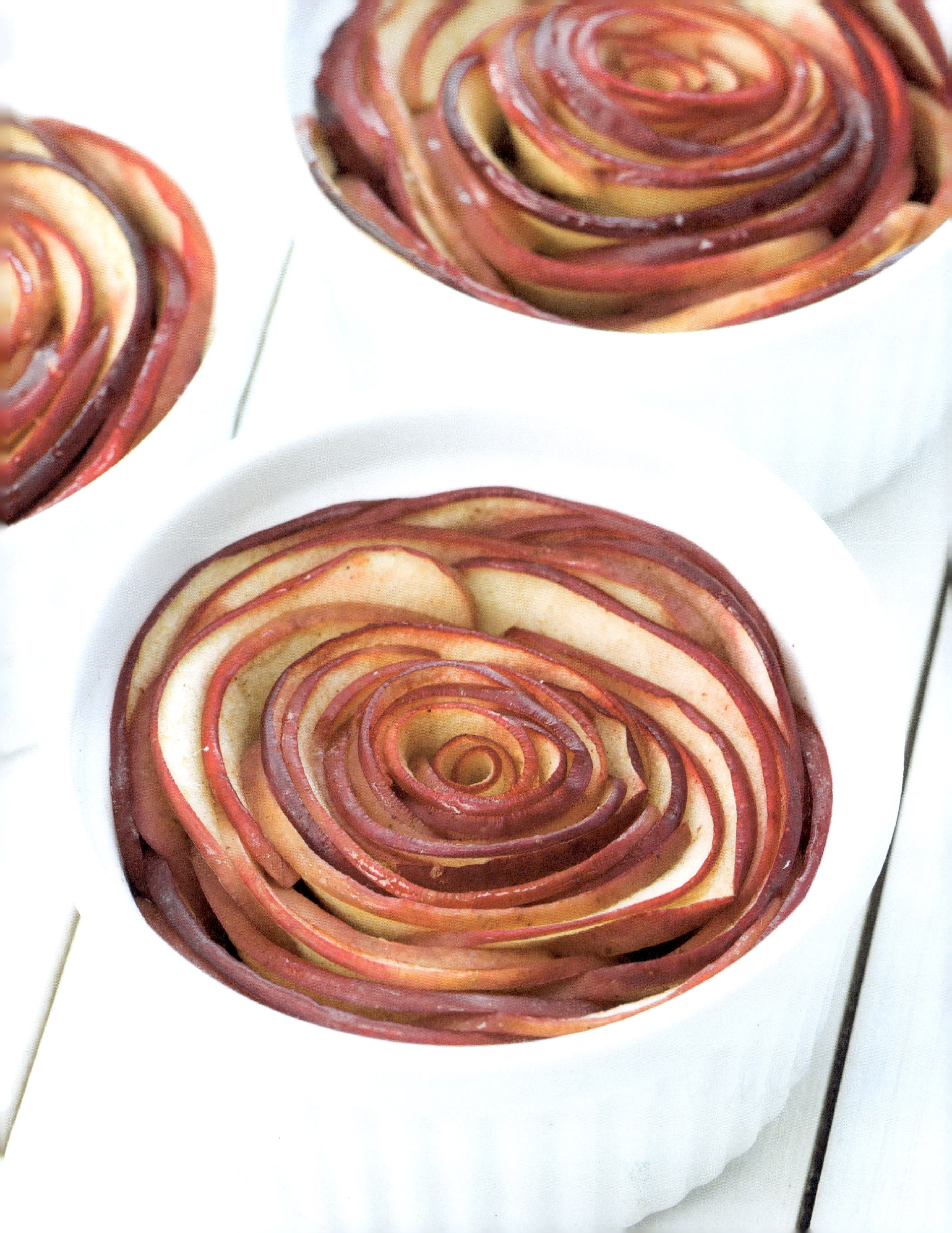

CAPÍTULO 40

Meditações de Resgate do Fígado

Quando se trata de trabalhar com o fígado e em prol do fígado, pouco significa muito. Quando você quer a atenção de outra pessoa, tudo o que precisa para seguir em frente é um tapinha nas costas dado por um amigo, colega, chefe, professor, mestre, mentor ou alguém que você ama – quando alguém que você admira o vê na multidão e o reconhece, mesmo que por um segundo, todo o seu mundo se transforma. Um intervalo de 5 minutos para apanhar um pouco de ar fresco, arejar as ideias e encontrar um pouco de paz, esse é outro momento em que uma pequena pausa para respirar pode lhe dar tudo de que você precisa. Para um órgão que não recebe nenhum cuidado ou atenção durante a maior parte do tempo – é o cérebro que recebe toda a atenção –, o fato de você parar um momento para se sintonizar com o fígado por meio das meditações deste capítulo pode ter um efeito poderosíssimo. Isso não é brincadeira. Faz uma diferença enorme saber quais são as necessidades, responsabilidades e lutas do fígado e como ele trabalha duro. Uma vez que isso esteja em sua consciência, estas meditações podem ativar a cura em um nível totalmente novo.

Se quiser, você pode pôr música para tocar em qualquer uma dessas meditações, para ajudar a relaxar o fígado. Qualquer coisa que você ache relaxante irá acalmar o fígado. A tensão do nervo hepático é um tópico que não recebe nenhuma atenção, mas isso é muito importante. Um dos motivos é que o estado do fígado afeta muito a digestão. Para deixar o fígado ainda mais à vontade, tente pôr boas músicas para tocar uma vez por dia, enquanto se prepara para comer uma refeição. Se a música estiver relaxando você, ela irá acalmar seu trato digestório e reduzir conflitos e tensões no fígado, permitindo que ele auxilie o processo de digestão com muito mais facilidade, o que, por sua vez, beneficia o fígado em um círculo virtuoso.

Em vez de o fígado atender às suas necessidades 24 horas por dia, 7 dias por semana, estas técnicas estão aqui para ajudá-lo a atender um pouco às necessidades do fígado. A meditação hepática pode ser um processo incrível. O fígado considera estas meditações extremamente valiosas. Praticá-las por apenas alguns minutos dá ao fígado a atenção, o reconhecimento, o cuidado e o respeito que ele deseja; além disso, ele se estabiliza, se equilibra e se fortalece ao mesmo tempo. Se você mostrar ao fígado que compreende a situação dele, ele terá a paz necessária para curar-se, de modo que você possa enfim encontrar alívio.

MEDITAÇÃO PACÍFICA NO BANHO PARA O FÍGADO

Encha a banheira com água a uma temperatura confortável para você, sem estar escaldante nem fria. Acrescente de 1 a 3 colheres de sopa de sal marinho e 2 colheres de sopa de algas *kelp* em pó; deixe uma esponja marinha boiando na água. Entre no banho, feche os olhos e imagine-se em um redemoinho marinho, uma pequena piscina de hidromassagem de água salgada em uma praia distante, onde você pode relaxar. Se for aventureiro, pode até imaginar que está dentro do fígado, embora isso não seja necessário. A alga em pó transformará seu banho em um ambiente marinho, dando vida à água e criando um tônico para banho que o fígado reconhecerá como praticamente igual à água do mar. Pegue a esponja – quando sua mão encostar nela, o fígado saberá de imediato que ela de fato veio do oceano.

O fígado está sempre tentando encontrar equilíbrio dentro do corpo. Ele trava nossas batalhas por nós e nos protege de todas as maneiras que você leu – e este banho lhe permite fazer uma pausa. O propósito da meditação é servir ao fígado, mas ela o faz colocando o corpo, a mente e o espírito em um estado de calma para que o fígado possa baixar a guarda por um instante. É uma pausa entre as batalhas, tanto para você quanto para o fígado. É uma chance para o fígado relaxar e dizer: "Ufa, meu trabalho está feito por enquanto. Deixe-me descansar".

Outro aspecto crucial do banho é que ele retira a negatividade de todo o corpo, inclusive do fígado, porque seu grau de aterramento é altíssimo. Ao mergulhar nessa água semelhante à do oceano, agarrar-se à esponja e ver-se em um mar tranquilo, o fígado se acalma e a negatividade sai de você.

Essas pequenas férias, que finalmente dão paz ao fígado, contribuem para sua longevidade. Também preparam o fígado para a cura que você quer que ele obtenha e o colocam em um estado de maior receptividade às meditações seguintes. Mesmo que você só faça esta meditação no banho uma vez por mês ou uma vez a cada seis meses, as outras meditações ainda terão grande valor – este banho oceânico ajudará a colocar o processo em movimento. Você pode ficar na banheira de 5 a 45 minutos, embora o ideal seja de 20 a 30. Não se trata de uma técnica em que os benefícios são proporcionais ao tempo de banheira.

Se não houver banheira, você pode fazer uma versão reduzida dessa meditação usando um escalda-pés durante o mesmo período de tempo. Encha uma bacia grande com água morna, acrescente 1 colher de chá de sal marinho e algas em pó, mergulhe seus pés nela e imagine-se mergulhando-os no oceano. Mergulhe uma esponja do mar no escalda-pés e passe-a nos pés (ou peça ajuda a alguém caso não consiga alcançá-los) para dar aquele toque final.

Se por acaso não puder fazer nem o banho nem o escalda-pés, não se preocupe. Você ainda pode se beneficiar das outras meditações para pacificar o fígado.

MEDITAÇÃO EM MOVIMENTO PARA O REJUVENESCIMENTO DO FÍGADO

Saia para caminhar no ritmo que lhe parecer confortável. Ao inspirar enquanto caminha, imagine que está enviando o oxigênio diretamente para o fígado. Em geral, vemos a respiração como concentrada nos pulmões. Neste caso, imagine o fígado como seus pulmões, recebendo todo aquele oxigênio e saturando-se dele.

Esta meditação melhora a circulação dentro do fígado, bem como o crescimento de novas células hepáticas para que o órgão possa se rejuvenescer com células saudáveis. Ela é especialmente útil no período de três meses antes de cada terceiro aniversário, quando as células hepáticas estão particularmente dedicadas à renovação. Mas não deixe que isso o impeça de praticá-la em outros momentos; ela também é benéfica no meio desses períodos.

Não há restrição de tempo para esta meditação ambulante. Para a pessoa que só pode caminhar por 30 segundos, 1 minuto, ou 5 minutos, ela ainda é valiosa. Se não puder caminhar, quando fizer a Meditação Noturna de Reversão de Doenças encontrada mais adiante neste capítulo, peça aos anjos com quem está trabalhando que rejuvenesçam suas células hepáticas. Se não tiver problemas para caminhar, caminhe pelo tempo que quiser. Não precisa ser uma caminhada isolada em um ambiente perfeitamente sereno. Você pode, por exemplo, estar caminhando de volta do almoço com um amigo; a certa altura cada um segue seu caminho e você então decide fazer a meditação enquanto se dirige para seu carro. Se é fumante e não está pronto para parar de fumar, tente não fumar durante esta meditação.

MEDITAÇÃO PARA O RESFRIAMENTO DO FÍGADO

O fígado vive preocupado por não sabermos sequer que ele existe, uma vez que vivemos isolados dele, ferindo-o por acidente e sem saber como cuidar desse órgão. Para mostrar apreço pelo fígado, fale com ele. Em voz alta ou dentro da mente, comunique-se com ele como se fosse um amigo, um ente querido ou mesmo uma alma gêmea. Diga que quer cuidar dele. Mesmo que não esteja fazendo isso agora, diga que quer cuidar dele no futuro. Diga-lhe que o ampara e o apoia. Diga ao fígado que você o ama.

Isso ajuda o fígado a esfriar. Ele acumula muito calor com os confrontos diários, outras responsabilidades e lutas, e esse calor tóxico – que não deve ser confundido com o calor benéfico da desintoxicação – o deixa constantemente à beira do espasmo. Com o calor desintoxicante, o fígado pode liberar venenos; com o calor tóxico, esquenta sem a capacidade de liberar venenos. O calor tóxico atrai mais calor tóxico – ninguém sabe quanto o fígado esquenta quando estamos dirigindo, por exemplo. Lidar com os outros carros no trânsito nos coloca o tempo todo à beira de um confronto, e isso pode aproximar o fígado de um estado espasmódico. (Trata-se do mesmo calor que resulta da formação de cálculos biliares.) Com o alto grau de estresse e pressão em nossa vida, nosso fígado anseia pela tranquilidade, pela calma e pelo frescor desta meditação.

Você pode falar com o fígado a qualquer hora e em qualquer lugar. Transforme esse processo em uma meditação completa se quiser, talvez quando tiver um pouco mais de tempo durante a pausa para o almoço, ou faça isso quando quiser que seu fígado saiba que você não o esqueceu.

MEDITAÇÃO PARA O FORTALECIMENTO DA PRODUÇÃO BILIAR

Para esta meditação, será muito útil contar com uma gravação de água corrente natural, como a de um riacho, mas você pode fazê-la mesmo sem isso. De qualquer forma, deite-se de costas, seja na cama, em um sofá, em um tapete de yoga ou em um cobertor estendido no chão, desde que o local lhe pareça protegido. Feche os olhos e imagine-se caminhando até um rio ou riacho. Ele tem uma corrente suave e relaxante; você dá alguns passos para dentro e logo se encontra com a água pela cintura. A água é agradavelmente fresca, nada que lhe dê uma sensação de frio.

Você começa a caminhar em direção ao outro lado, com as mãos flutuando sobre a superfície, sem pressa alguma. A água está nivelada agora, e você leva seu tempo a cada passo, sentindo a areia e as pedras lavadas do rio estimulando os pontos de pressão em seus pés descalços. Quando se aproxima do meio do riacho, chega a um ponto mais profundo; a água começa a subir pela cintura e pelas costelas até cobrir toda a sua área hepática. Esse é o ponto mais fundo do rio. Você continua andando devagar, calculando o ritmo para que o trajeto de um lado para o outro não demore menos que 20 minutos.

A meditação pode durar mais, se você quiser; pode durar o tempo que você quiser. Continue a se imaginar caminhando em direção à outra margem, onde árvores e prados o esperam.

Com o tempo, o nível da água voltará a descer até sua cintura. À medida que se aproxima da margem, ele vai descendo cada vez mais até chegar aos pés. Você agora está caminhando para fora sobre a grama. Veja-se deitando na grama e ouça a água correndo. Quando estiver pronto, saia da meditação. Você acabou de dar apoio ao fígado para a produção de bile, a fim de que ela possa ajudar na digestão das gorduras e que suas reservas biliares possam ser repostas.

MEDITAÇÃO PARA MATAR VÍRUS E OUTROS PATÓGENOS

A luz solar contém forças misteriosas e, quando estamos expostos a ela em nossa vida cotidiana, ela entra em certos órgãos para acesso posterior. Os raios solares são complexos. Eles contêm uma quantidade infinita de informações às quais o corpo humano se conecta. A medicina e a ciência não têm ideia de que a luz solar tem muito mais poder de cura e força vital do que o que já foi descoberto. Se os raios solares pudessem ser pesados, medidos e analisados, as descobertas seriam profundas, até inacreditáveis.

É completamente desconhecido o fato de que, à medida que você recebeu esses raios ao longo da vida, alguns foram diretamente para o fígado. Sempre que o fígado estava indo bem, ele conseguia reservar os raios que não utilizava no momento. Mesmo que não esteja muito saudável e não possa armazenar novos raios, ele tem os raios antigos armazenados. Esta meditação tem por finalidade ativar a luz solar não utilizada que o fígado armazenou e liberar seu poder bruto.

Escolha uma hora tranquila do dia e um lugar para se deitar ou sentar que esteja longe do sol. Por mais que o sol possa nos ajudar e apoiar o sistema imunológico em outros momentos, há razões para ficar longe dele neste caso. Para começar, você vai *imaginar* que está no sol, abrindo bem os olhos e olhando diretamente para ele. Se estivesse de fato no sol, teria de trabalhar para bloquear o sol real; além disso, você poderia por acidente abrir os olhos e danificá-los olhando para o sol. Com esta meditação, você quer ser capaz de deixar entrar até a última gota de luz solar visualizada, e estar sob o sol de verdade impediria isso. Por outro lado, quando você está meditando deitado sob o sol, é fácil adormecer e se queimar. A propósito, quem vai trabalhar aqui são seus poderes imaginativos, de modo que não se trata de aumentar o calor até 40 graus ou visitar uma sauna para imitar o calor do sol. Deixe sua mente fazer o trabalho – é ela quem vai girar o interruptor para liberar a luz do sol armazenada dentro do seu fígado.

Deitado ou sentado em um lugar confortável, imagine-se em um lugar isolado do sol. Se você quiser, pode ser uma praia, mas talvez prefira imaginar que está em um campo – o que quer que o faça sentir-se melhor. Dê vazão ao seu lado naturista e imagine-se deitado sem roupa alguma, em um local seguro e privado. Com os olhos fechados, imagine que os está abrindo para o sol, o qual olha para você lá do céu e envia seus raios para dentro do seu fígado. Agora veja esses raios solares visualizados irradiando, ativando e devolvendo à vida os raios solares do passado, que o fígado armazenou. Visualize um interruptor sendo ligado para ativar os raios armazenados, os quais se tornam uma luz poderosa que destrói os patógenos – vírus, por exemplo – que residem em seu fígado. Enquanto a luz se irradia por todo o órgão, visualize-a como uma arma contra esses patógenos relacionados aos mais diversos sintomas e doenças, desde acne até supercrescimento bacteriano no intestino delgado, passando por doenças autoimunes e tumores, cistos e outros tecidos cancerosos. Imagine um micróbio e imagine a luz entrando, cercando-o e matando-o. Toda vez que você respira fundo e a libera, veja a luz ficar mais forte em todo o fígado, trazendo seu poder para as fendas escuras e escondidas do órgão e expulsando quaisquer criaturas sorrateiras. Tanto ao inalar quanto ao exalar o ar, veja essa luz crescer.

O ideal é que essa meditação dure entre 25 e 45 minutos – se durar mais, você ficará queimado de sol. (Brincadeira! Você não poderá se queimar de sol se estiver fazendo a meditação corretamente.)

MEDITAÇÃO MATINAL PARA FORTALECER O SISTEMA IMUNOLÓGICO DO FÍGADO

Experimente esta meditação a qualquer momento entre o despertar e o meio-dia. Se puder, comece deitado de barriga para baixo. (Se não puder, deite-se de lado.) Na inspiração, veja-se respirando luz ametista ou violeta para dentro do fígado pelas costas. Agora exale da mesma cor. Continue respirando a luz para dentro e para fora. Não force um padrão de respiração incomum. Para estimular o sistema imunológico hepático, a respiração precisa estar em seu ritmo normal e natural. Após cerca de 5 minutos, vire-se de costas, se puder. Continue a inalar e exalar a luz ametista ou violeta, dessa vez trazendo-a para dentro e para fora do fígado pela frente. Uma vez transcorridos 5 minutos, vire-se novamente de barriga para baixo e respire a luz para dentro do fígado pelas costas; faça isso por mais 5 minutos. Vire-se de costas uma última vez e respire a luz colorida para dentro e para fora do fígado pela frente pelos 5 minutos restantes. Não há problema se os intervalos de 5 minutos não forem perfeitos. No final, o total deve dar cerca de 20 minutos.

Por fim, levante-se lentamente (ou sente-se, se não puder) e depois respire fundo a luz ametista ou violeta, vendo-a entrar no fígado tanto pela frente quanto por trás de uma só vez. Enquanto exala o ar, envie a luz por ambos os lados. Fique em pé (ou sentado) por 1 ou 2 minutos, sempre inalando e exalando a luz mais profundamente do que antes. Quando terminar, você já poderá se dedicar a qualquer atividade, pois fortaleceu o sistema imunológico do fígado – o que é extremamente importante para protegê-lo contra doenças causadas por patógenos e exposições tóxicas que prejudicam o sistema imunológico hepático e o impedem de funcionar da melhor maneira.

MEDITAÇÃO MATINAL PARA SOLTAR AS CÉLULAS DE GORDURA DO FÍGADO

Esta é uma meditação a ser realizada ao acordar; quanto mais cedo pela manhã, melhor ela funciona. Deitado de costas, dobre cuidadosamente a perna direita e leve o joelho em direção ao peito. Se tiver articulações inchadas, artrite reumatoide, problemas nas costas ou qualquer outra limitação, não precisa levar o joelho até o peito. Faça isso apenas se for uma posição a que você está acostumado e que funcione para você, caso contrário, leve o joelho até onde for confortável, talvez até um ponto em que possa alcançá-lo com as mãos. Se você não conseguir movê-lo de maneira alguma, tudo bem também. Faça apenas o que for capaz. Segure por cerca de 30 segundos. Solte a perna e deite-se por 30 segundos. Agora dobre a perna esquerda e traga esse joelho na sua direção por 30 segundos. Solte a perna e deite-se por 30 segundos. Essa é uma sequência de movimento de pernas. Repita a sequência quatro vezes. O que essa primeira parte da meditação faz é liberar os líquidos retidos ao redor do fígado, aliviando a pressão nos vasos linfáticos enquanto você bombeia o líquido para fora. Se não consegue fazer, de fato, os movimentos, imagine-se fazendo.

Após as sequências de perna, deite-se relaxado de costas. Descanse as duas mãos, com os dedos entrelaçados se você quiser, sobre a área do fígado. Não force; relaxe os cotovelos. Imagine que suas mãos são ímãs ou ventosas de sucção, que soltam e extraem as células de gordura do órgão. Imagine a energia subindo até suas mãos, como se elas tivessem sua própria atração gravitacional ou outra força que libere a energia estagnada e presa dentro do fígado, atraindo-a. Imagine isso do modo como você precisar, seja como partículas de areia indo para cima ou em sua própria imagem mental. Continue por 10 minutos.

Agora voltamos às sequências de movimentos de pernas, fazendo outras quatro sequências (oito movimentos de perna no total, quatro de cada lado, com descansos no meio, todas em intervalos de aproximadamente 30 segundos). Depois fique mais 10 minutos deitado, descansando as mãos sobre o fígado enquanto visualiza as células gordurosas despertarem-se e deslocarem-se à medida que a energia do órgão se solta. Termine com quatro últimas sequências de movimento com as pernas. Essa é uma ótima meditação para fígado pré-gordo, gordo, estagnado ou preguiçoso, para ajudar a estimular a drenagem linfática e dispersar as gorduras do fígado para a corrente sanguínea e para fora do corpo.

MEDITAÇÃO NOTURNA DE REVERSÃO DE DOENÇAS

Esta meditação noturna requer um pouco de trabalho angelical. Em específico, você vai chamar os Anjos da Ordem, que trazem ordem aos fígados enfermos, inflamados ou enfraquecidos. Esse poder angélico se aplica a todos os problemas hepáticos. Aplicam-se as mesmas regras de invocação de anjos que descrevi em meus livros anteriores: você deve pedir a ajuda deles em voz alta. Um sussurro é suficiente, e a língua de sinais funciona para quem não pode falar. Antes de ir para a cama – pode ser enquanto escova os dentes, coloca os filhos na cama ou veste o pijama –, diga: "Anjos da Ordem, por favor, venham fazer uma sequência de cura em meu fígado". Se for para a cama e perceber que se esqueceu de pedir com antecedência, tudo bem. Peça agora que já está deitado.

Quando estiver pronto, deite-se, feche os olhos e imagine três anjos ao redor da cama. Cada pessoa imagina os anjos de uma maneira diferente. Algumas pessoas veem luz e asas. Alguns veem luz e mais nada. Alguns veem uma figura dentro da luz. Alguns veem uma figura completa de uma mulher com asas; alguns veem uma figura completa de uma mulher sem asas. O que quer que veja, traga três dessa figuras à mente. Os anjos da reversão de doenças são do sexo feminino, não do sexo masculino; isso você precisa saber. Visualize os três anjos andando ao redor de sua cama, espaçados uniformemente, em um círculo. Se outra pessoa estiver na cama com você, tudo bem. Continue pensando sobre os anjos. Você precisa se concentrar neles andando ao redor da cama.

Veja os Anjos da Ordem criando, com suas mãos, uma pressão de luz no círculo e aplicando essa pressão de luz em seu corpo, de tal modo que ela penetra em seu fígado. Essa luz contorna outras partes de seu corpo e é especificamente destinada ao fígado, no qual pode eliminar doenças, saturar e ajudar a diminuir cistos e tumores, além de reparar células danificadas. Trata-se de luz angelical para qualquer coisa relacionada ao fígado. Se tiver qualquer sintoma ou doença mencionados neste livro, desde doença autoimune até acne, essa luz será útil. Mesmo que seja apenas um fígado preguiçoso, a luz está lá para ajudar a reverter esse processo.

Continue imaginando os anjos em volta de sua cama e enviando luz para seu fígado pelo tempo que desejar, seja 3 minutos, 5 minutos, meia hora ou até adormecer. Guarde essa meditação para as horas noturnas.

MEDITAÇÃO PARA ELIMINAÇÃO DE TOXINAS

O fígado já estará se desintoxicando diariamente se você comer os alimentos certos para a limpeza, fizer a Manhã de Resgate do Fígado e o

Resgate do Fígado 3:6:9, experimentar as receitas e talvez os suplementos deste livro. Você pode usar esta técnica com tudo o que já está fazendo a fim de oferecer um nível adicional de desintoxicação.

Esta meditação tem por finalidade aliviar o fígado de qualquer tensão ou espasmo, ao mesmo tempo que permite a ele sentir-se seguro o suficiente para se desintoxicar – se for o caso – sem a preocupação de ser chamado ao dever a qualquer momento. Você já teve alguma tarefa, um emprego ou uma responsabilidade em que apenas precisasse fazer uma pausa e respirar ar fresco antes de voltar ao calor do caos, podendo ser chamado a qualquer momento para ajudar alguém? Já teve sua pausa interrompida porque foi chamado para atuar, seja como vendedor em uma concessionária de carros, como assistente veterinário em um hospital de animais, como enfermeiro em uma instituição de cuidados, como caixa em um restaurante movimentado, como mãe ou pai de uma criança pequena? O fígado precisa daquele momento de plenitude durante o qual tem certeza de que não vai ser pressionado ou chamado a atuar. Esta meditação ajuda a permitir que o fígado libere as substâncias problemáticas no meio das ocupações da sua vida.

Tire alguns momentos a qualquer hora do dia, seja pela manhã, à tarde ou à noite, e imagine um muro ao seu redor. Escolha qualquer muro que funcione para você se sentir seguro, e não preso, seja um muro de luz, árvores, sebes, roseiras, uma casa favorita ou um edifício sagrado. Ao fazer isso, pense em privacidade e paz e convença-se de que está sozinho e não será incomodado, mesmo que esteja sentado à mesa em um restaurante, com pessoas ao seu redor, ou fazendo isso em um espaço tranquilo e calmo. Você pode manter seus olhos abertos e sentar-se, deitar-se ou até ficar em pé.

Uma vez que tenha se imaginado isolado do mundo, ou pelo menos que a agitação, o ruído e o caos estão a uma distância segura, diga ao fígado que gostaria que ele se desintoxicasse. O fígado receberá a mensagem e sentirá que não haverá adrenalina subindo por suas veias para saturá-lo e fazê-lo trabalhar em excesso. Assim, ele irá liberar, de modo eficiente, pequenas quantidades de toxinas ao lado de um composto químico que as direciona e transporta com segurança para fora do corpo. A meditação pode durar de 5 a 20 minutos, ou mais, se você quiser. Mesmo depois de parar a meditação e voltar para o tumulto da vida, as substâncias químicas especiais que foram liberadas tomarão conta do processo a partir daí e continuarão a expulsar toxinas de seu corpo durante o resto do dia e da noite, liberando você para viver sua vida.

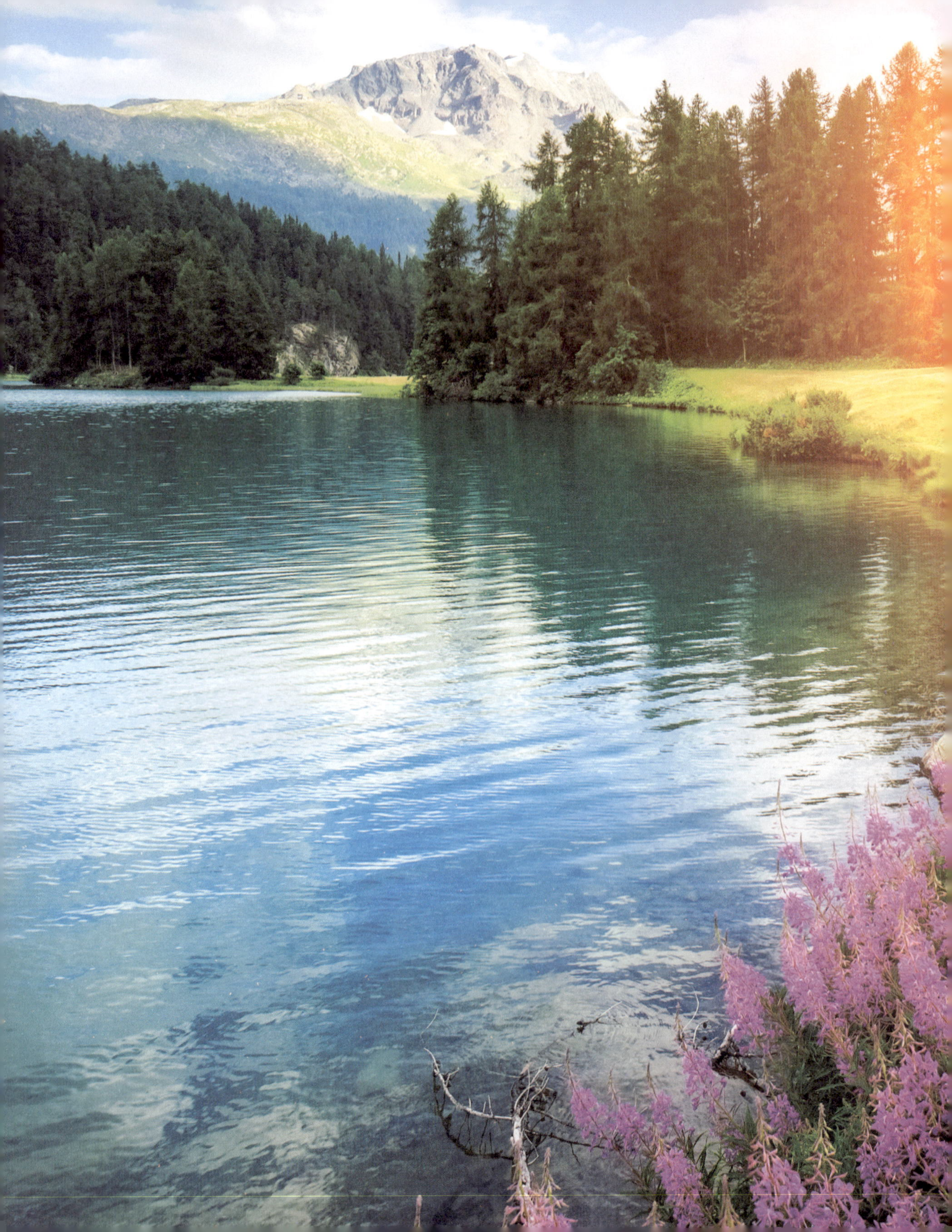

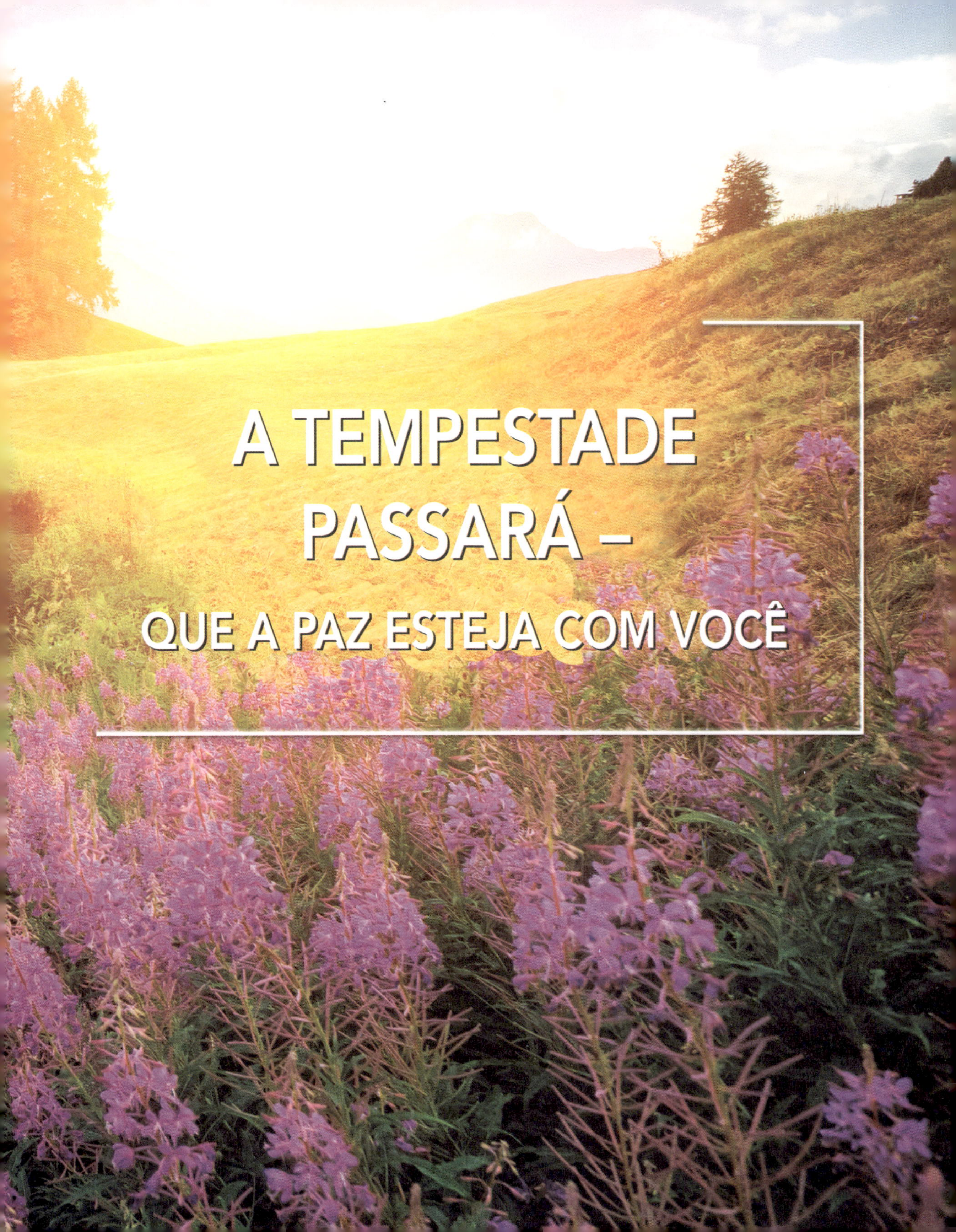

A TEMPESTADE PASSARÁ –

QUE A PAZ ESTEJA COM VOCÊ

"Quando encontra a paz dentro de si, conectando-se às palavras vivas que absorveu ao longo destas páginas, você se torna um farol que ilumina o caminho para os outros."

CAPÍTULO 41

A Tempestade Passará: Que a Paz Esteja com Você

Se está lidando com um problema de saúde, sei que encontrar a paz pode ser uma de suas maiores dificuldades. Embora saiba, agora, que o fígado é o pacificador do corpo e que trazer paz ao fígado pode mudar sua vida, se estiver sofrendo essa paz talvez lhe pareça muito distante. Basta perder o sono por uma noite, ficar resfriado por uma semana ou sofrer com uma lesão por um mês para que a paz seja perturbada. Quando nos confrontamos com uma doença crônica que já dura dois, três, cinco, dez anos ou mais, encontrar a paz é muito mais difícil. E esse é um grande desafio, pois a doença crônica é um dos estados em que mais precisamos de paz. É por isso que tantos portadores de doenças crônicas se dedicam à espiritualidade para apoiar seu bem-estar, uma vez que seu corpo permanece um mistério.

Há várias maneiras de encontrar a paz quando se está doente. Uma delas é saber o que há de errado com você – acabar com o mistério e perceber que seu corpo não o decepcionou. Outra é saber o que fazer para curar-se. Uma terceira é saber que a cura *é possível*, sobretudo agora que você conhece a verdade. O propósito das palavras do Espírito é oferecer cada um desses elementos. Descobrir que há um fígado perturbado por trás de tanto sofrimento; saber como cuidar do fígado como ele deve ser cuidado; e saber que o resgate do fígado é possível – esses conhecimentos podem colocá-lo instantaneamente no caminho da paz.

Se estiver lidando com um sintoma, uma lesão ou uma doença, lembre-se de que seu corpo físico está trabalhando ativamente para encontrar a paz para você. Mesmo quando você está doente, o fígado está orquestrando uma missão de paz, comunicando-se com outros órgãos e células, com o sistema imunológico e até mesmo com o cérebro, na tentativa de manter a comunhão do corpo e levar você a um estado interior de paz. Ao usar as informações deste livro, você dá ao fígado ainda mais recursos para manter a paz. Nosso corpo trabalha naturalmente em prol da paz. Tudo que precisamos fazer é apoiá-lo.

A ALMA DA PAZ

Há outro aspecto da paz, que é ter compaixão por si mesmo. A compaixão é a alma da paz, o poder da paz, o caminho para a paz, a vida da paz, a fonte da paz, a resposta à paz, a criadora da paz. Pensamos na paz como uma ausência – uma ausência de dor, sofrimento, doença, ódio, violência, guerra –, quando ela é também essa presença da compaixão.

Por que a autocompaixão e não o amor-próprio? O amor-próprio é bom. Trata-se de amar quem você é, apreciar quem você é, e pode chegar até à aceitação de quem você é e da sua aparência. Parece funcionar perfeitamente quando tudo vai bem. Mas... e quando passamos por uma situação difícil? Quando lutamos e sofremos, a coisa muda de figura. O amor-próprio não engloba o sentido de autocura como a autocompaixão faz. O amor-próprio por si só não pode lhe conceder a paz. Quando seu foco é o amor-próprio, ele pode crescer até você amar mais a si mesmo do que a qualquer pessoa ao seu redor. A compaixão, por sua vez, nos desperta para o mundo mais amplo.

Também não é o amor que mantém duas pessoas juntas em um relacionamento. No auge de um novo romance, com dinheiro no bolso e a vida cor-de-rosa, o amor pode ser abundante. Quando surge um desafio, o amor não é mais suficiente, porque o amor humano não é o criador da paz. Quantos relacionamentos são "eu te amo, eu te amo, eu te amo" até o dia em que algo dá errado e os membros do casal se tornam inimigos mortais? O amor por outra pessoa pode se transformar rapidamente em ódio, a menos que a compaixão esteja envolvida. A compaixão é a cola dos relacionamentos. Ela mantém o amor vivo e impede que o amor azede e se transforme em ódio. Se você comparar o amor com uma maçã, a compaixão é seu miolo.

Isso também vale para o amor-próprio – sem a autocompaixão, ele pode se transformar em ódio a si mesmo com demasiada facilidade. Se de repente você desenvolver uma doença crônica ou sofrer um desafio emocional, o amor-próprio poderá desaparecer e o ódio a si mesmo poderá tomar seu lugar. O ódio a si mesmo é um dos maiores obstáculos à paz. Quando um atleta se machuca, pode desenvolver rapidamente o ódio a si mesmo, porque se sente desconectado de si, sem poder alcançar os resultados que antes alcançava. A mãe que conseguia cuidar de tudo até sintomas atravessarem seu caminho pode começar a duvidar de si mesma e a se sentir fracassada. O funcionário que tinha todas as respostas no local de trabalho e, de repente, não consegue mais trabalhar porque uma condição o impede pode começar a se desprezar, pensando que logo não será mais necessário. Não são apenas nossos monólogos interiores que trazem à tona esses sentimentos. Podemos também ouvir de fontes externas – de uma forma ou de outra, em voz alta ou não – que a doença é culpa nossa. A péssima teoria autoimune, que postula que o corpo ataca a si mesmo; a péssima teoria genética, que diz que genes defeituosos criam doenças; as péssimas tentativas de explicar a doença dizendo que você mesmo a manifestou – todas essas coisas podem fazer você odiar as próprias fibras do seu ser. Essas teorias são as que mais destroem a paz do corpo, da mente, da alma, do coração e do espírito, se não há uma autocompaixão que lhe dê um bastião de paz profundamente enraizado.

Não sabemos que o fígado nos vê como um bebê, uma criança a quem ele deve cuidar e alimentar, e que usa sua natureza compassiva para cuidar de nós. Pensamos, em vez disso, que o corpo está desistindo de nós. Perdemos o contato com toda a compaixão por nós mesmos, isso quando tínhamos compaixão para começar; ela parece desaparecer quando já estamos sofrendo há muito tempo de uma dor qualquer. Quanto mais antiga a dor, o sintoma ou a doença, mais distante nos parece a autocompaixão. Em vez disso, nos perguntamos: "O que há de errado comigo?". A verdade, porém, é que a compaixão não nos abandona. Embora possa parecer que ela se foi, na verdade está mais próxima do que nunca, esperando que nós lhe estendamos a mão e a encontremos.

O ódio a si mesmo pode assumir vida própria. Ele é uma fera que só pode ser domada pela compaixão. Essa autocompaixão deve ter um significado dentro dela; não pode ser uma mera palavra vazia. A compaixão tem substância, e é isso que devemos acessar e compreender. Ter compaixão por você mesmo é uma liberação – uma liberação do julgamento, uma liberação das dívidas, uma permissão para que você seja perdoado como ser humano.

Há dois tipos de perdão: o perdão normal e o perdão compassivo. O perdão normal não traz consigo a paz. O perdão compassivo é o verdadeiro perdão; ter compaixão por si mesmo *é* o verdadeiro meio para que você seja perdoado – perdoado especialmente por aquilo pelo que se culpou, mas que não foi criação sua. Somente a compaixão pode nos livrar dos julgamentos que fizemos sobre nós mesmos. Ainda que pensemos ter cometido um erro, que, ainda por cima, nos parece um erro grande, a compaixão pode nos libertar da fera voraz que é o ódio a si mesmo. O mais provável é que esse erro seja bem pequeno no quadro geral. Todos nós cometemos erros. Se você se sente preso por causa de um erro, sente que esse erro de alguma forma o prendeu em uma jaula com a fera da culpa, a mera palavra *autocompaixão* não o libertará. Encontrar a verdadeira compaixão por si mesmo é que vai abrir a jaula, libertar você e mandar a fera embora.

A autocompaixão é uma poderosa revelação. É um momento em que você se ajoelha e sente a bênção derradeira do "Você foi perdoado" vindo da mais alta origem. É a sensação de que ser você mesmo é importante, e mais do que isso: é um vínculo com o conhecimento de que Deus e os céus se importam com você. É acessar essa bondade suprema que está ao mesmo tempo fora e dentro de você. Essa revelação expulsa o ódio a si mesmo, remove o veneno mortal de suas veias e de sua alma.

Diz-se que "Deus é amor", mas Deus não é somente amor. Deus é amor *incondicional.* A mente humana sempre colocará condições ao nosso amor por nós mesmos e pelos outros. Não podemos evitar. Pensamos que podemos sentir amor incondicional, mas o que realmente podemos fazer é recorrer à compaixão ao ao lado do nosso amor. Compaixão mais amor: essa é a forma humana do amor incondicional. O amor incondicional de Deus é maior e mais poderoso. Para sentir algo parecido com isso por nós mesmos ou por outras pessoas, para ter uma sensação de paz, é a compaixão que precisamos encontrar.

Muitas vezes, quando as pessoas pensam que têm compaixão por si mesmas, o que elas têm é, na verdade, autoconfiança. É sobre esse alicerce que temos construído o nosso mundo: confiança, e não compaixão. Assim que algo dá errado, a confiança, como o amor, vai embora. Você pode moldar uma vida inteira em torno da confiança, acreditando em si mesmo por causa de suas conquistas; mas, no final, se não conseguir alcançar algo maior ou melhor, ou se falhar em alguma coisa, a confiança e a crença em si mesmo podem desaparecer em um piscar de olhos. Com a luz apagada, o escuro da dúvida toma seu lugar. A confiança é importante; todos nós devemos agarrá-la quando pudermos. No entanto, ela não tem a força da compaixão. A confiança não é a resposta para o ódio a si mesmo. Não é a morada da paz. A confiança vem e vai com o vento. Se não há compaixão quando a autoconfiança se vai, o dano para a saúde da alma e do corpo pode ser imenso. Se, por outro lado, você mantém dentro de si a compaixão, você pode até perder a confiança que isso não o desanimará. Pode falhar em alguma coisa, pode adoecer, alguém em quem você confiava pode decepcioná-lo – mas a compaixão irá permanecer. Quer acredite em si mesmo ou perca a confiança em si mesmo, a compaixão o manterá firme e conservará sua paz. A compaixão por si mesmo cura. Seu profundo poder de cura pode tirá-lo de suas doenças para que você recupere a confiança, e sua crença em si mesmo se tornará cada vez mais forte.

Mesmo assim, nós não controlamos o mundo. A ausência de paz é uma constante no mundo exterior. Não podemos controlar o livre-arbítrio das bilhões de almas que habitam este planeta. Podemos, no entanto, ganhar controle sobre a nossa própria paz. Podemos trabalhar para criar a paz dentro de nosso corpo atendendo às necessidades do fígado, o guardião da paz física do corpo. E podemos cultivar a compaixão, o pacificador não físico do corpo. Se você insistir em controlar o livre-arbítrio de todos, não terá paz nem trará paz aos que estão ao seu redor.

Digamos que uma figura icônica tenha vivido sua vida trabalhando pela paz mundial, mas não deu a seu filho nenhuma compaixão ou paz. A criança, que só queria ser reconhecida e aceita, sofreu durante anos enquanto seu pai se esforçava para mudar o mundo. É um caso clássico de como podemos nos concentrar na direção errada. O encanador que não tem tempo para consertar as tubulações de sua própria casa – isso não é culpa dele; ele precisa ganhar a vida consertando os banheiros dos outros. O notório sapateiro cujas crianças não têm sapatos e, por isso, não têm paz ao caminhar – isso é justificável: ele precisa trabalhar e vender seus produtos de couro para garantir que a família tenha comida na mesa. O que não se justifica é que os filhos do pacificador não tenham paz. O pacificador por *hobby*, a pessoa movida pela paixão que segue a ilusão de que será capaz de controlar o livre-arbítrio de mais de 7 bilhões de pessoas – e que esse elevado objetivo o isenta das obrigações para com aqueles que lhe são mais próximos – está trabalhando contra seu próprio sonho.

Isso porque há uma diferença entre paixão e compaixão. É a paixão que celebramos e até mesmo exaltamos. E, assim como o amor, ela tem seu valor. No entanto, perdemo-nos ao colocar toda a energia em nossas paixões ou pensando que a paixão é um passe livre. Não é. Ter paixão por alguém não é o mesmo que ter compaixão por essa pessoa. Elas se misturam facilmente o tempo todo; as pessoas acreditam que são a mesma coisa. Se você tem paixão por uma causa caritativa, isso não significa que você vai ter compaixão por ela e pelas pessoas a quem serve. Talvez sinta essa compaixão, mas ela não será automática se você tiver paixão. Essa é a diferença – apesar de tantas vezes a paixão ser vista como compaixão, trata-se de duas forças separadas. Se você tem paixão por um certo passatempo ou uma missão, isso não equivale a fazer essas coisas com compaixão ou lembrar de olhar para cima a partir de seu foco singular de interesse próprio. Você pode estar tão fixado na paixão que deixa de demonstrar compaixão pelas pessoas da sua casa, para que seus entes queridos possam caminhar na paz. Não podemos confundir a paixão com a compaixão; isso é um desastre absoluto. Basta olhar para os exemplos históricos daqueles que exercitaram sua paixão pela paz mundial enquanto negligenciavam o uso da compaixão. Somente quando amor, confiança, perdão e paixão se unem à compaixão é que podem nos impulsionar rumo a um mundo melhor.

A VONTADE DE SER LIVRE

Voltemos a um pensamento: o livre-arbítrio. Por mais importante que seja a fé, ela por si só não cria a paz ao nosso redor. O livre-arbítrio de cada pessoa permite que essa alma escolha o que ela quiser e, se sua vontade não for pacífica, ela não estará em paz. Não temos controle sobre os outros indivíduos. Não podemos mandá-los cuidar de seus fígados e experimentar a paz dentro de si mesmos ou tomar um caminho pacífico na vida. Ainda assim, o livre-arbítrio é necessário. Ele nos dá a oportunidade de estarmos livres dos desígnios dos outros em nossa vida. Permite que cometamos erros para que possamos aprender com eles. O livre-arbítrio também é essencial em nossa busca pessoal pela paz. Embora seja ele que permite que alguns escolham o oposto da paz, se o livre-arbítrio não existisse não poderíamos escolher a busca da paz dentro de nós mesmos. Neste mundo, talvez não tenhamos a oportunidade de estar livres de todas as preocupações e todos os problemas. Precisamos, por nossa própria vontade, tentar encontrar nossa paz e nossa liberdade.

Você não precisa ser uma "pessoa espiritual" para querer paz dentro de si; não precisa ser um ser iluminado para buscar o básico, a direção responsável por encontrar a paz. Se sente que talvez não seja uma pessoa muito espiritual, isso não significa que não tenha o poder e a glória de ver o que está certo e errado ao redor e dentro de você. Pode ser uma mãe trabalhadora que não tem tempo para dedicar-se a livros e aulas espirituais, nem a oportunidade de ir ao seu santuário, sua igreja ou seu monumento favorito para uma oração regular e dedicada – não deixe que isso a faça sentir que não é suficientemente iluminada. Se estiver olhando ao redor e pensando que outra pessoa, talvez um vizinho espiritualizado, tem mais paz interior, não se preocupe. Você não precisa dar a volta ao mundo e rezar no topo de uma montanha para encontrar ou manter a paz. Ser espiritual é uma mentalidade que muitos escolhem, e isso não significa que seus corações estejam verdadeiramente voltados para isso. As pessoas que passam a vida inteira procurando a paz em retiros e empreendimentos têm dificuldade para encontrá-la. Já vi pessoas descerem de seus retiros no topo da montanha após trinta dias ou seis meses sem, no entanto, terem paz. Alguns usam suas riquezas para colocar-se em um ambiente glorioso e, embora possam, como os viajantes, encontrar momentos de paz, essa paz não se *sustenta*. Mal sabem eles que estão procurando a coisa errada.

Para conseguir essa paz, eles precisam estar em busca de compaixão. Você pode estar em uma cabana de palha, em uma cama de palha, na miséria, faminto, com feridas por todo o corpo, e ter mais paz do que alguém com as maiores riquezas, no ambiente mais puro e belo, ou alguém que tem a capacidade e os recursos para rezar em santuários em todo o mundo. Trata-se de saber se está apaixonado por si mesmo e pelos outros. O mesmo caminho para a paz está disponível para você e para qualquer um que tenha ficado em retiros durante meses ou escalado as montanhas mais altas: a compaixão.

Muitas vezes esquecemos nosso próprio corpo, nossos próprios órgãos, e nos concentramos no que está fora de nós. Para sobreviver, nos dias de hoje somos obrigados a prestar atenção constante e vigilante a um fluxo contínuo de informações sobre o que está acontecendo lá fora. Sobretudo quando vivemos um momento difícil, ou quando alguém nos desafia, somos forçados a prestar atenção ao que está acontecendo ao nosso redor. Se passamos todo o nosso tempo assim, preocupados com o que está fora de nós, seja ao nosso redor, seja mais longe, nós nos perdemos. Desistimos da paz do nosso próprio coração, da nossa alma e do nosso corpo físico quando tentamos apagar incêndios que ninguém pode controlar. Isso não significa que devamos ser narcisistas. Não significa preocupar-nos apenas conosco ou amar apenas a nós mesmos. Não significa que não devemos lutar pelas causas em que acreditamos ou que não devemos lutar por nossos entes queridos. Significa que devemos tomar consciência do que decidimos buscar. Quanto mais você pensa que pode controlar o que está acontecendo no mundo, mais se perde e mais desiste do seu estado interior de paz. Muito do que tentamos evitar é inevitável. Use seu livre-arbítrio para instigar a autocompaixão e usar essa autocompaixão para escolher com sabedoria quais incêndios apagar, aqueles que sente que de fato pode controlar, para manter um estado físico e emocional seguro e pacífico.

TODAS AS TEMPESTADES PASSAM

Autocompaixão – como a encontramos? Quando enfrenta um julgamento, uma crise, uma dificuldade, a perda de um ente querido, o sofrimento de um amigo ou membro da família, um desafio financeiro, uma lesão, uma doença ou qualquer outra tempestade da vida, como você pode ser bondoso consigo mesmo? Primeiro, é preciso ver o desafio como ele é: uma tempestade. Por mais que furacões, nevascas e outras tempestades possam ser perturbadores quando chegam, eles também vão embora. Quando enfrentamos "mau tempo" em nossa vida pessoal, correndo o risco de perdermos a paz, mas em seguida reconhecemos que todas as tempestades vão embora mais cedo ou mais tarde, podemos manter alguma paz durante a própria tempestade. Não importa o que pensamos, acreditamos ou tememos; quer queira, quer não, *todas as tempestades passam, tudo muda, nada permanece igual*. É a lei.

O aspecto das tempestades da vida que muitas vezes mais parece perturbar nossa paz é que não temos controle sobre seu redemoinho de escuridão. Nosso livre-arbítrio não governa o clima das tempestades nem o clima da vida. E ainda assim é nessa falta de controle que podemos ganhar nossa paz. Mesmo que se trate de uma longa tempestade e você esteja nela há anos, ainda assim ela passará porque nada permanece igual. Nada. O fato de essa lei estar fora de nossas mãos – é aí que está a paz.

Se você está em uma tempestade e pensa que as coisas vão piorar, saiba que os ventos podem mudar – e que, ao contrário, tudo pode melhorar. Se ainda não tiver melhorado, vai melhorar, porque... adivinhe? Tudo muda. E se a tempestade em sua vida está piorando em vez de melhorar neste momento, encontre a paz no fato de que ela não pode ficar pior do que já está; e, como tem de mudar, não pode ficar como está. Mesmo se você *quisesse* que ela piorasse, não poderia fazer isso. Mesmo se odiasse tanto alguém que quisesse que a situação dessa pessoa ficasse pior, ela mudaria. Mesmo que tivesse um desejo subliminar de estar doente – desejo que, de qualquer forma, não existe –, ele não poderia mantê-lo doente. Mesmo se estivesse atraindo sua doença – o que, de qualquer forma, não pode acontecer –, você não poderia atraí-la para sempre. Por quê? Todas as tempestades passam, todas as coisas mudam, nada permanece sempre igual.

Perdemos nossa paz pensando que algo ruim vai nos acontecer. Perdemos nossa paz quando algo ruim nos acontece. Perdemos nossa paz ao pensarmos que causamos algo ruim que tenha nos acontecido. No entanto, temos de ter visão ampla. Devemos olhar para além da tempestade, mesmo enquanto ela está acontecendo, sabendo que a tempestade é regida pela lei e, no fim, passará. Devemos ver além da escuridão da tempestade. Temos de olhar para a frente. Se teme que algo ruim aconteça com você ou ao seu redor, conforte-se com o pensamento de que, mesmo que tal coisa aconteça, ela não poderá definir você, porque no fim ela irá embora. *Você não é essa coisa má. Não importa o que você pensa ou acredita, o ruim não é você.*

Com muita frequência, achamos que merecemos o mal de alguma forma, porque somos de alguma forma ruins. Quando percebemos que o mal é uma tempestade, podemos ver que *não somos parte da tempestade*. Mesmo que a tempestade pareça chamar seu nome, julgando-o e apontando-lhe o dedo – um diagnóstico, por exemplo, que coloca a culpa no seu corpo, dizendo que ele ataca a si mesmo, ou uma teoria da moda que diz a uma mãe com um filho doente que ela está tomando as medidas erradas para que ele melhore – saiba que, independentemente de qualquer coisa, a tempestade não é você. Encontre a compaixão por si mesmo nesse conhecimento e, então, use a paz que a autocompaixão lhe dá para se separar da tempestade. Saiba que a tempestade não permaneceria mesmo que quisesse, que você não tem controle sobre o fato de que ela passará, porque a tempestade não é você, o mau não é você, o mau não o define, as dificuldades que estão acontecendo não são quem você é. Se a doença é sua tempestade, encontre compaixão e paz ao saber que seu corpo nunca se atacará e que ele o ama de modo incondicional. Mesmo quando se trata de sobrecarregar o fígado, o problema ainda não é você. Você não sabia do que o fígado precisava. O mundo não lhe deu apoio para o fígado.

Entendendo tudo isso, você pode conduzir seu navio pela tempestade e pela escuridão. Quando a chuva começar a cair e as ondas começarem a balançá-lo de um lado para o outro, você poderá ser um visionário, testemunhando as maravilhas que ainda vivem sob a superfície e vendo que logo encontrará um novo porto seguro. Enquanto isso, seu barco o manterá protegido e lhe dará paz – esse barco é o conhecimento de que a tempestade vai passar. Alguém vem aborrecendo você? Tudo muda; nada permanece o mesmo. Seu relacionamento terminou? Tudo muda; nada permanece o mesmo. Perdeu sua alma gêmea e agora acha que nunca mais encontrará outra? Tudo muda; nada permanece sempre igual. Todas as tempestades passam. Essa sabedoria lhe permite ver que você não é a fonte do seu sofrimento. A fonte é o clima, e você pode tomar medidas para se proteger dele.

PALAVRAS VIVAS

Porque as palavras que você leu ao longo deste livro vêm do Espírito do Altíssimo, o Espírito de Compaixão, elas estão vivas. Isso mesmo; há palavras que estão mortas e palavras que têm vida. Qualquer um que coloque o coração e a alma em sua escrita não escreve palavras mortas. Se você fala a partir do coração e da alma, essas palavras não estão mortas. Há também palavras regurgitadas ou tiradas de outra fonte ou destinadas a manipular – essas palavras podem estar mortas.

Além de tudo isso, há palavras que vivem para sempre. As palavras deste livro são de fato palavras vivas. Não só porque coloco meu coração e minha alma ao escrevê-las, mas porque elas vêm de uma fonte espiritual. Estas palavras estarão aqui por gerações; sempre brilharão, independentemente dos tempos. Nunca envelhecerão nem se tornarão inúteis, porque o que o Espírito me permite documentar é a bíblia da saúde, e o Espírito é a essência viva da palavra *compaixão*. Mesmo que haja momentos em que sinta que não pode perseverar, estas palavras perseverarão por você. Estão aqui para que você se agarre; são as mãos que se estendem para puxá-lo para cima quando você está pendurado em um penhasco.

Palavras vivas têm luz; palavras mortas só podem conter escuridão. Por causa de sua fonte, as palavras vivas deste livro têm luz e expulsam a doença das pessoas. A doença é a escuridão. As palavras mortas, por sua vez, podem levar as pessoas para a escuridão. Podem nos conduzir a becos sem saída, quer percebamos no momento, quer não. Às vezes nos enganam com truques de mágica ou miragens. Se as seguirmos, ao final nos veremos desiludidos. Não que as palavras mortas não possam ter sentido. Ainda podemos aprender com elas, da mesma forma que podemos aprender com o estudo de flores prensadas, cuidando para não as tocar nem as segurar e transformar em pó. As palavras vivas são como as flores ainda no campo.

Mesmo que a confiança tenha sido rompida e a esperança dentro de seu coração e sua alma esteja diminuída na sua jornada, as palavras vivas podem ser a esperança que você sente que perdeu. Quando a luta diária o deixa cego, as palavras vivas podem ver por você até você estar pronto para ver a luz de novo com seus próprios olhos. Já as palavras mortas, de onde quer que venham, seja dos livros sobre saúde ou de outro lugar, podem se tornar parte de você e podem acabar sobrecarregando-o; mas as palavras vivas o elevam. Elas têm o poder de libertá-lo.

SEJA O FAROL

Quando falamos a palavra *paz* a torto e a direito sem pensar no que ela realmente significa, diminuímos seu valor a ponto de percebê-la como um trapo velho, um lenço de papel amassado, um copo de papel usado. Ela se torna uma palavra desprovida de todo poder real. Falada em voz alta, não entra no coração ou na alma da pessoa que a ouve; entra por um ouvido e sai pelo outro, porque não tem o significado que um dia teve, há muito tempo.

Quando voltamos a nos envolver com o significado da paz, encontramos um sentimento que toma conta de nós e nos tira o fôlego por um instante – a paz de estar envolvido em um cobertor quente, como a luz do sol sobre a pele, como uma refeição quente e caseira em uma noite fria, tudo isso ligado a uma força superior benevolente que de alguma forma nos diz que, não importa o que aconteça, no final tudo vai dar certo. A verdadeira paz tem poder e dá alívio, ela é uma janela para a liberdade em relação ao que este mundo nos faz passar e às vezes tira de nós – uma liberdade que você pode usar para curar-se.

No momento em que tem compaixão por si mesmo, você entra em uma relação com o que está por trás das estrelas. Conecta-se com os céus. Conecta-se com Deus. Disso vem a paz.

Por já haver passado por dificuldades, você pode ter mais paz, mesmo que ainda tenha problemas, do que alguém que lhe parece ter a máxima liberdade: alguém que nunca se perdeu pelo caminho, que nunca teve que parar e olhar para dentro. O que você sofreu em seu coração, seu espírito, sua alma, seu corpo e seu profundo ser o levou a um lugar onde tudo o mais desaparece e você pode ver que a compaixão é a parte mais verdadeira de quem somos. Testemunhou que, mesmo entre provações e contratempos, você ainda é digno.

Compaixão não significa que você possa estalar os dedos e consertar o mundo; significa, no entanto, que pode mudar o mundo das outras pessoas – não tentando controlá-las, mas simplesmente sendo quem é. Quando encontra paz dentro de si mesmo, conectando-se às palavras vivas que absorveu destas páginas, você se torna um farol que ilumina o caminho para os outros. Digo-lhe com toda a verdade: a luz que está em você elimina a escuridão, pois a escuridão não pode existir na presença da luz.

Com sua compaixão, você pode incutir paz nos entes queridos e nos outros que o procuram em busca de ajuda. Mesmo que eles ainda não tenham superado seus problemas emocionais, físicos ou espirituais, a experiência da sua compaixão pode lhes conceder breves momentos de paz que podem até se prolongar e se tornar parte deles. Trata-se de um poder dentro de você concedido do alto pelo Espírito de Compaixão e pelo Anjo da Paz, para que você cumpra sua obra divina e santa neste planeta. Digo-lhe com toda a verdade: você detém um grande poder dentro de si.

Que a paz esteja com você.

ÍNDICE REMISSIVO

NOTA: As referências de página em *itálico* referem-se a fotos de receitas.

D

F

G

H

I

J

K

L

M

N

O

S

W

X

Z

AGRADECIMENTOS

Obrigado a Patty Gift, Anne Barthel, Reid Tracy, Margarete Nielsen, Diane Hill, a todos da Rádio Hay House e ao restante da equipe da Hay House por sua fé e seu compromisso em levar a sabedoria do Espírito ao mundo para que ele possa continuar a mudar vidas.

Helen Lasichanh e Pharrell Williams, vocês são videntes extraordinariamente amáveis.

Gwyneth Paltrow, Elise Loehnen e sua dedicada equipe do GOOP, seu carinho e sua generosidade são uma inspiração profunda.

Dra. Christiane Northrup, sua inesgotável devoção à saúde da mulher tornou-se uma estrela no universo.

Dra. Prudence Hall, seu trabalho abnegado para esclarecer pacientes que precisam de respostas renova o verdadeiro e heroico significado da palavra *médico*.

Craig Kallman, obrigado por seu apoio, sua defesa e sua amizade nesta jornada.

Chelsea Field e Scott, Wil e Owen Bakula, como pude ser tão abençoado a ponto de ter vocês em minha vida? Vocês são verdadeiros pregadores da causa do Médium Médico.

Kimberly e James Van Der Beek, há um lugar especial no meu coração para vocês e suas famílias. Estou verdadeiramente grato por ter cruzado com vocês nesta vida.

Nanci Chambers e David James, Stephanie e Wyatt Elliott, não posso agradecer o suficiente por sua querida amizade e seu permanente incentivo.

Lisa Gregorisch-Dempsey, seus atos de bondade têm sido profundamente significativos.

Grace Hightower De Niro, Robert De Niro e família, vocês são seres preciosos e cheios de graça.

Liv Tyler, é uma imensa honra fazer parte de seu mundo.

Jenna Dewan, seu espírito de luta é uma inspiração a ser contemplada.

Lisa Rinna, obrigado por usar incansavelmente sua influência para difundir a mensagem.

Marcela Valladolid, conhecer você é um presente em minha vida.

Kelly Noonan, obrigado por sempre cuidar de mim. Isso significa muito.

Às seguintes almas especiais cuja lealdade eu aprecio, apresento meus agradecimentos: Jennifer Aniston; Calvin Harris; Michael Bernard Beckwith; LeAnn Rimes Cibrian; Hana Hollinger; Sharon Levin; Nena, Robert e Uma Thurman; Jenny Mollen; Jessica Seinfeld; Jennifer Meyer; Kelly Osbourne; Demi Moore; Kyle Richards; Caroline Fleming; India.Arie; Kristen Bower; Taylor Schilling; Kerri Walsh Jennings; Rozonda

Thomas; Peggy Rometo; Debbie Gibson; Carol, Scott e Christiana Ritchie; Peggy Lipton, Kidada Jones e Rashida Jones; Naomi Campbell; Jamie-Lynn Sigler; Amanda de Cadenet; Marianne Williamson; Gabrielle Bernstein; Sophia Bush; Maha Dakhil; Bhavani Lev e Bharat Mitra; Woody Fraser, Milena Monrroy, Midge Hussey e todos da Hallmark's Home & Family; Morgan Fairchild; Patti Stanger; Catherine, Sophia e Laura Bach; Annabeth Gish; Robert Wisdom; Danielle LaPorte; Nick e Brenna Ortner; Jessica Ortner; Mike Dooley; Dhru Purohit; Kris Carr; Kate Northrup; Kristina Carrillo-Bucaram; Ann Louise Gittleman; Jan e Panache Desai; Ami Beach e Mark Shadle; Brian Wilson; Robert e Michelle Colt; John Holland; Martin, Jean, Elizabeth e Jacqueline Shafiroff; Kim Lindsey; Jill Black Zalben; Alexandra Cohen; Christine Hill; Carol Donahue; Caroline Leavitt; Michael Sandler e Jessica Lee; Koya Webb; Jenny Hutt; Adam Cushman; Sonia Choquette; Colette Baron-Reid; Denise Linn e Carmel Joy Baird. Eu valorizo profundamente a todos vocês.

Aos médicos compassivos e outros curadores do mundo que mudaram a vida de tantos: tenho um tremendo respeito por vocês. Dr. Alejandro Junger, Dr. Habib Sadeghi, Dra. Carol Lee, Dr. Richard Sollazzo, Dr. Jeff Feinman, Dra. Deanna Minich, Dr. Ron Steriti, Dra. Nicole Galante, Dra. Diana Lopusny, Dr. Dick e Noel Shepard, Dra. Aleksandra Phillips, Dra. Chris Maloney, Dr. Tosca e Gregory Haag, Dr. Dave Klein, Dra. Deborah Kern, Dra. Darren e Suzanne Boles, Dra. Deirdre Williams e os falecidos Dr. John McMahon e Dr. Robin Karlin – é uma honra chamá-los de amigos. Obrigado por sua infinita dedicação ao campo da cura.

Sou muito grato a David Schmerler, Kimberly S. Grimsley e Susan G. Etheridge por me darem apoio.

Um agradecimento muito caloroso e sincero a Muneeza Ahmed; Lauren Henry; Tara Tom; Bella; Gretchen Manzer; Kimberly Spair; Stephanie Tisone; Megan Elizabeth McDonnell; Ellen Fisher; Hannah McNeely; Victoria e Michael Arnstein; Nina Leatherer; Michelle Sutton; Haily Cataldo; Kerry; Amy Bacheller; Michael McMenamin; Alexandra Laws; Ester Horn; Linda e Robert Coykendall; Tanya Akim; Heather Coleman; Glenn Klausner; Carolyn DeVito; Michael Monteleone; Bobbi e Leslie Hall; Katherine Belzowski; Matt e VanessaHouston; David, Holly e Ginnie Whitney; Olivia Amitrano e Nick Vazquez; Melody Lee Pence; Terra Appelman; Eileen Crispell; Bianca Carrillo-Bucaram; Jennifer Rose Rossano; Kristin Cassidy; Catherine Lawton; Taylor Call; Alana DiNardo; Min Lee e Eden Epstein Hill.

Obrigado às inúmeras pessoas, inclusive às das comunidades do Médium Médico, a quem tive o privilégio e a honra de ver desabrochar, curar e transformar.

Obrigado ao Grupo de Apoio ao Praticante. Sejam abençoados por partilhar o valor de suas experiências e levar seus ensinamentos aos outros. Vocês estão mudando o mundo.

Sally Arnold, obrigada por sua luz tão brilhante e por emprestar sua voz ao movimento.

Ruby Scattergood, sua paciência magistral e as inúmeras horas de dedicação formaram heroicamente a verdadeira espinha dorsal deste livro. A série Médium Médico não seria possível sem sua redação e sua edição. Obrigado por suas consultorias literárias.

Vibodha e Tila Clark, seu gênio criativo tem sido uma incrível mão na roda para a causa de ajudar os outros. Obrigado por estar conosco ao longo dos anos.

Friar e Clare: *No meio da sua praça, e de um e de outro lado do rio, estava a árvore da vida, que produz doze frutos, dando seu fruto de mês em mês; e as folhas da árvore são para a saúde das nações.*

Sepideh Kashanian e Ben, obrigado por seu carinho, seu amor e seu calor humano.

Ashleigh, Britton e McClain Foster e Sterling Phillips, obrigado por sua devoção e seu trabalho árduo. Somos abençoados em tê-los ao nosso lado.

Jeff Skeirik, obrigado pelas melhores fotos, cara.

Jon Morelli e Noah, vocês dois são inteiros coração.

Robby Barbaro e Setareh Khatibi, sua inabalável positividade eleva todos à sua volta.

Por seu amor e seu apoio, como sempre, agradeço à minha família: minha esposa luminosa; papai e mamãe; meus irmãos, sobrinhas, sobrinhos, tias e tios; meus campeões Indigo, Ruby e Great Blue; Hope; Marjorie e Robert; Laura; Rhia e Byron; Alayne Serle e Scott, Perri, Lissy e Ari Cohn; David Somoroff; Joel, Liz, Kody, Jesse, Lauren, Joseph e Thomas; Brian, Joyce e Josh; Jarod; Brent; Kelly e Evy; Danielle, Johnny e Declan; e todos os meus entes queridos que estão do outro lado.

Por último, obrigado ao Espírito do Altíssimo por dar a todos nós a sabedoria compassiva dos céus, que nos inspira a manter a cabeça erguida e levar os dons sagrados que, por bondade sua, recebemos. Obrigado por me aguentar ao longo dos anos e me lembrar de manter o ânimo e a positividade, com sua infinita paciência e sua disposição de responder às perguntas que faço em busca da verdade.

TABELAS DE CONVERSÃO

As receitas deste livro utilizam as medidas norte-americanas para ingredientes líquidos e secos ou sólidos (colher de chá, colher de sopa e xícara). As tabelas a seguir são fornecidas para ajudar os cozinheiros de fora dos Estados Unidos a preparar as receitas. As equivalências são aproximadas.

Xícara	Pó fino (p. ex.: farinha)	Grãos (p. ex.: arroz)	Granulados (p. ex.: açúcar)	Sólidos macios (p. ex.: manteiga)	Líquidos (p. ex.: leite)
1	140 g	150 g	190 g	200 g	240 ml
¾	105 g	113 g	143 g	150 g	180 ml
⅔	93 g	100 g	125 g	133 g	160 ml
½	70 g	75 g	95 g	100 g	120 ml
⅓	47 g	50 g	63 g	67 g	80 ml
¼	35 g	38 g	48 g	50 g	60 ml
⅛	18 g	19 g	24 g	25 g	30 ml

Equivalentes úteis para ingredientes líquidos, por volume					
¼ c. de chá				1 ml	
½ c. de chá				2 ml	
1 c. de chá				5 ml	
3 c. de chá	1 c. de sopa		½ onça líquida	15 ml	
	2 c. de sopa	⅛ xíc.	1 onça líquida	30 ml	
	4 c. de sopa	¼ xíc.	2 onça líquida	60 ml	
	5⅓ c. de sopa	⅓ xíc.	3 onça líquida	80 ml	
	8 c. de sopa	½ xíc.	4 onça líquida	120 ml	
	10⅔ c. de sopa	⅔ xíc.	5 onça líquida	160 ml	
	12 c. de sopa	¾ xíc.	6 onça líquida	180 ml	
	16 c. de sopa	1 xíc.	8 onça líquida	240 ml	
	1 *pint*	2 xíc.	16 onça líquida	480 ml	
	1 *quart*	4 xíc.	32 onça líquida	960 ml	
			33 onça líquida	1000 ml	1 l

Equivalentes úteis para ingredientes secos, por peso		
(Para converter onças em gramas, multiplique o número de onças por 30.)		
1 onça	¹⁄₁₆ libra	30 g
4 onças	¼ libra	120 g
8 onças	½ libra	240 g
12 onças	¾ libra	360 g
16 onças	1 libra	480 g

Equivalentes úteis para temperaturas de forno e fogão

Processo	Fahrenheit	Celsius	Marcas nos botões do forno
Ponto de congelamento da água	32° F	0° C	
Temperatura ambiente	68° F	20° C	
Ponto de fusão da água	212° F	100° C	
Assados	325° F	160° C	3
	350° F	180° C	4
	375° F	190° C	5
	400° F	200° C	6
	425° F	220° C	7
	450° F	230° C	8
Gratinar			Gratinar

Equivalentes úteis para comprimento				
(Para converter polegadas em centímetros, multiplique o número de polegadas por 2,5.)				
1 polegadas	2,5 cm		2.5 cm	
6 polegadas	½ pé		15 cm	
12 polegadas	1 pé		30 cm	
36 polegadas	3 pé	1 jarda	90 cm	
40 polegadas			100 cm	1 m